前列腺癌精准诊断与治疗

主　审　郭应禄　周利群
主　编　宋　刚
副主编　王　伟
助　理　黄　聪

人民卫生出版社

知常达变 至精至微

医无止境 仁心仁术

己亥孟春

郭应禄

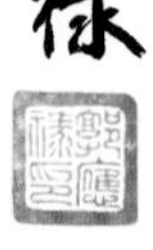

编委会名单

主　审　郭应禄　周利群
主　编　宋　刚
副主编　王　伟
助　理　黄　聪

编　委（以姓氏笔画为序）

王立祥　中国人民解放军总医院第三医学中心
王建业　北京医院
王荣福　北京大学第一医院
王海涛　天津医科大学第二医院
王霄英　北京大学第一医院
叶定伟　复旦大学附属肿瘤医院
田　野　首都医科大学附属北京友谊医院
邢念增　中国医学科学院肿瘤医院
齐　琳　中南大学湘雅医院
杨　志　北京大学肿瘤医院
何　群　北京大学第一医院
何志嵩　北京大学第一医院
辛钟成　北京大学第一医院
宋　刚　北京大学第一医院
张　旭　中国人民解放军总医院第一医学中心
张　凯　北京大学第一医院
张　骞　北京大学第一医院
陈　山　首都医科大学附属北京同仁医院
罗　军　约翰·霍普金斯大学医学院
金　杰　北京大学第一医院
周芳坚　中山大学肿瘤防治中心
周利群　北京大学第一医院
胡林军　北京市朝阳区桓兴肿瘤医院
姚旭东　同济大学附属第十人民医院
高献书　北京大学第一医院
郭宏骞　南京大学医学院附属鼓楼医院
戴　波　复旦大学附属肿瘤医院

编　者（以姓氏笔画为序）

马　鑫　中国人民解放军总医院第一医学中心

主编介绍

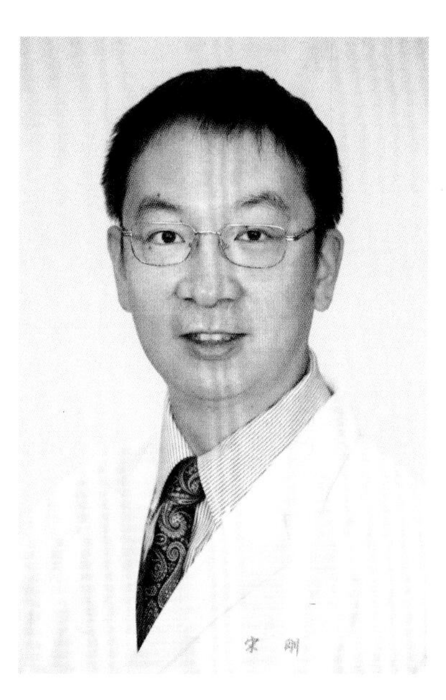

宋 刚

男，北京大学第一医院泌尿外科、北京大学泌尿外科研究所、国家泌尿男生殖系肿瘤研究中心副主任医师、副教授、硕士生导师。北京大学泌尿外科学博士，美国南加尼福利亚大学凯克医学院访问学者。中国老年医学学会肿瘤分会全国委员，中国医疗保健国际交流促进会泌尿生殖分会全国委员，北京市抗癌协会泌尿男生殖系肿瘤分会青年委员会委员，北京市科学技术委员会医疗卫生领域专家库成员，欧洲泌尿外科学会国际会员，美国泌尿外科学会官方杂志 *the Journal of Urology* 审稿人。

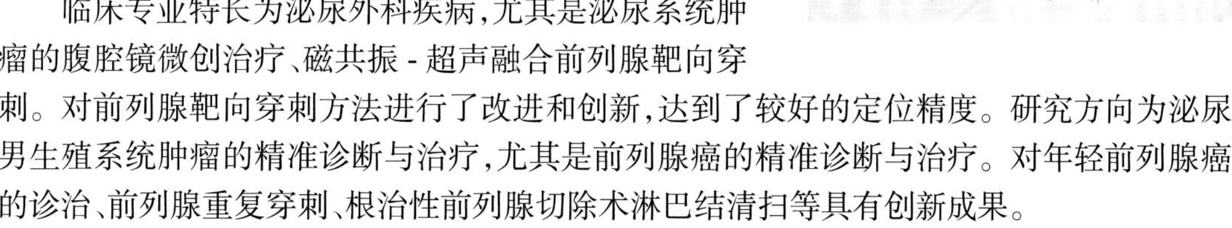

临床专业特长为泌尿外科疾病，尤其是泌尿系统肿瘤的腹腔镜微创治疗、磁共振 - 超声融合前列腺靶向穿刺。对前列腺靶向穿刺方法进行了改进和创新，达到了较好的定位精度。研究方向为泌尿男生殖系统肿瘤的精准诊断与治疗，尤其是前列腺癌的精准诊断与治疗。对年轻前列腺癌的诊治、前列腺重复穿刺、根治性前列腺切除术淋巴结清扫等具有创新成果。

承担 3 项省部级科研课题，2 项院级课题。担任《前列腺癌实用指南》副主译，《坎贝尔 - 沃尔什泌尿外科学》（第 9 版）主译助理，《中国泌尿外科专科医师培训教程》主编助理，参编泌尿外科专著 10 余部。发表 SCI 论文、核心期刊文章 20 余篇。多次在欧洲泌尿外科学会年会（EAU）、美国泌尿外科学会年会（AUA）、国际泌尿外科学会年会（SIU）、世界腔内泌尿外科学会年会（WCE）、欧洲肿瘤内科学会亚洲年会（ESMO ASIA）上口头发言、壁报交流。获得北京大学第八届青年教师教学演示竞赛（医科类）二等奖，2011 年获中华医学会“挑战自我　追求卓越”全国青年泌尿外科医师技能大赛三等奖。

科普著作《北大专家画说泌尿疾病》医学科普丛书(3 册)获得中国科普创作领域最高奖项——第五届中国科普作家协会优秀科普作品奖(图书类)金奖,科技部 2018 年全国优秀科普作品,国家卫生健康委员会 2018 年新时代健康科普作品征集大赛(科普图书和科普文章类)入围作品,2018 中国医界好书。丛书大胆创新,用文学化的文字结合艺术化的图画传播深奥的医学知识。韩启德院士、郭应禄院士评价他的作品:做到了让外行容易懂,而内行不觉浅;展现出了科学之美、通俗之美、文学之美、思想之美,以及医学科普特有的“健康之美”。

在临床、科研、科普方面创新以外,还善于利用新媒体平台进行学术交流和创新。创办的“泌尿肿瘤医师”微信公众号秉承读书、思考、创新的理念,倡导读书之风,引导深入思考,促进医学创新!

序

本人在20世纪50年代即提出医学诊断要精准、医生治病要精准。此处“精准”二字并非现代精准医学中与基因相关的“精准”，而是指临床的诊断和治疗要做到精细和准确，要有针对性。纵观医学发展的历程，就是一个从未知到已知，从粗放到精准的过程：所用的药物针对性越来越强、副作用越来越小，所采取的手术越来越精细、越来越直击要害又损伤最小。对于前列腺癌，此种精准化趋势尤为明显。前列腺穿刺经历了医师手指引导下的盲穿、经直肠系统穿刺，现在发展到更为精准的靶向穿刺，根治性前列腺切除术则经历了经会阴前列腺根治性切除术、耻骨后解剖性根治性前列腺切除术以及保留与重建并举的根治性前列腺切除术的演变，前列腺癌内分泌治疗更是经历了从激素非依赖性前列腺癌到去势抵抗性前列腺癌概念的变迁，直接引发前列腺癌内分泌治疗药物的进一步精准化，现在更有雄激素剪切变异体7的检测用来指导新型内分泌治疗……这一切变化得益于疾病诊断上“精准化”，随后带来疾病治疗上“精准化”。

如何系统地理解和应用前列腺癌精准诊断与治疗领域的新观念、新技术，是摆在泌尿外科医师面前亟待解决的问题。《前列腺癌精准诊断与治疗》一书给出了答案，从形式和内容上做出了创新。

创新一：体例的创新。

本书将每个章节分成四个部分：临床问题、最新进展、实例演示、专家述评。这四个部分形成提出问题、分析问题、解决问题、总结问题的完整逻辑思路，启发读者思考，便于读者较好地理解和掌握新技术。

创新二：内容的创新。

本书选取的新观念、新技术在国际上兴起时间不长，在国内大型医疗机构刚刚开始应用。紧贴实际的内容利于国内同行追赶甚至达到国际领先水平，利于增强中国医师的自信心。

创新三：团队的创新。

编写本书的医师来自国内顶尖医疗机构临床一线，他们不仅精通自身业务，还对新技术有着较好的领悟力和应用能力，是新观念、新技术引进和推广应用的重要骨干。

本书的主编宋刚医师不仅业务扎实，在临床工作中注重创新，还善于总结经验，汇集成实用的医学专著。本书的编纂和出版，是一件十分值得期待的事情。希望能在前列腺癌精准诊断与治疗的领域给读者以准确、系统和实用的知识。希望参加编写本书的中青年泌尿外科骨干医师百尺竿头、更进一步！

中国工程院院士 郭应禄

2018 年 11 月

前言

前列腺癌一直是泌尿、男性生殖系统肿瘤诊断和治疗的重要部分之一。其多病灶、异质性强、影像学诊断阳性预测值不高等特点，决定了前列腺癌的诊断即是较为复杂的过程。加之治疗手段多样，包括根治性治疗（根治性前列腺切除术、根治性放疗等）、内分泌治疗（经典内分泌治疗、新型内分泌治疗等）、化疗等，选择起来较为复杂。在前列腺癌的诊疗过程中，原有诊疗技术和流程越来越满足不了临床的需要；近些年，随着更为准确的肿瘤标记物、更为精准的前列腺靶向穿刺技术、更为精细的根治性前列腺切除术、更有针对性的化疗或新型内分泌治疗策略等的兴起和应用，前列腺癌诊疗向精准化、精细化、个体化方向大步前进。很多技术在中国大型医疗机构开始应用。因此，很多临床一线医师对系统介绍前列腺癌精准诊断与治疗的专业书籍有着迫切的希望。此处“精准”的含义与“精准医学”中“精准”二字的含义不同，并非指基因的改变，而是中文通常意义上的“精准”含义。

作为一部力图反映近几年在国际上最新精准诊断和治疗的书籍，本书理论和实践并重，在章节内容的选择和编排上遵循以下原则：体现“精准”的含义，例如前列腺靶向穿刺、PSMA 在前列腺癌中的应用等，将前列腺癌诊断彻底“精准化”；所选新技术代表今后的发展趋势，预计 5~10 年后会在中国普遍应用和发展；新技术目前已在中国开始初步应用，一定要“接地气”，纯粹介绍国际上新出现而在国内不易应用的新技术不是本书的范围。

本书每个章节分成四个部分：临床问题、最新进展、实例演示、专家述评。第一部分临床问题的提出是一切技术和药物创新的出发点，注重强调新技术的缘起，注重启发读者深入思考。第二部分最新进展介绍解决临床问题的新观点、新技术，亮点是阐述本领域最重要的数篇研究文章。临床问题、最新进展这两部分内容注重理论研究，因为理论是解决实践问题的基础，只有将理论讲通、讲透，临床实践才能顺利开展。第三部分为实例演示，为本书的重点和亮点，按照适应证、禁忌证、所需器材清单、团队要求、操作步骤、要点解析等结构，详细阐述新技术的应用流程，强调可操作性、实用性，力图让读者可以按图索骥实践之。第四部分是专家述评，概述新技术的产生、发展，指出目前存在的问题、解决方案及未来的发展方向，是本书的点睛之笔，由全国最顶尖专家执笔。

本书邀请了全国 50 余位泌尿外科、医学影像科、核医学科、放疗科、肿瘤内科的医师编写。在本书撰写过程中，为了使读者更好地理解和应用新观念、新技术，他们付出了辛勤的劳动，在此向各位参加编写的编委、编者致以谢意！

本书所探讨的是前列腺癌诊断和治疗的新技术，本书的构架和体例亦不同以往，鉴于个人认识的局限和新技术的迅猛发展，书中难免有错讹之处，请全国读者和专家不吝赐教，共同探讨，一起推动前列腺癌精准诊断与治疗技术的发展。

2018 年 11 月

目录

第一部分　前列腺癌精准诊断

第 1 章　医学文献的精准解析 …… 3

第 2 章　前列腺健康指数（PHI）与前列腺癌 …… 10

第 3 章　前列腺多参数磁共振成像在前列腺癌诊断中的应用 …… 18

第 4 章　磁共振成像 - 超声（MRI-US）融合前列腺靶向穿刺活检术 …… 37

第 5 章　前列腺特异性膜抗原（PSMA）正电子发射计算机断层显像（PET/CT）在前列腺癌诊断中的应用 …… 47

第 6 章　前列腺癌病理诊断新进展 …… 56

第 7 章　人工智能在前列腺癌病理诊断中的应用 …… 69

第 8 章　雄激素与前列腺癌的关系 …… 78

第 9 章　遗传型前列腺癌 …… 93

第二部分　前列腺癌精准治疗

第 10 章　机器人辅助腹腔镜根治性前列腺切除术 …… 105

第 11 章　六步法腹腔镜根治性前列腺切除术 …… 128

第 12 章　保留神经的腹腔镜根治性前列腺切除术 …… 136

第 13 章　根治性前列腺切除术精准尿路重建 …… 146

第 14 章　3D 腹腔镜根治性前列腺切除术淋巴结清扫 …… 157

第 15 章　寡转移前列腺癌的外科精准治疗策略及临床实践 …… 167

第 16 章 前列腺癌精准放疗……178
第 17 章 前列腺癌局灶治疗……197
第 18 章 前列腺癌精准化疗……205
第 19 章 前列腺癌精准主动监测……217
第 20 章 前列腺癌内分泌治疗新理论……227
第 21 章 雄激素受体剪切变异体 7（AR-V7）与去势抵抗性前列腺癌……240
第 22 章 前列腺特异性膜抗原（PSMA）靶向前列腺癌治疗……251
第 23 章 前列腺癌免疫治疗……260
第 24 章 根治性前列腺切除术术后尿控的评估与治疗……270
第 25 章 根治性前列腺切除术术后阴茎功能的康复及阴茎起勃器植入术……283
第 26 章 老年前列腺癌患者的治疗选择——精准评估的意义……294
第 27 章 患者对前列腺癌的认识及对治疗的期许……304
第 28 章 前列腺癌患者的心理健康……307

后记……318
索引……320

第一部分

前列腺癌精准诊断

第 1 章

医学文献的精准解析

临床问题

第一节　为什么要对医学文献进行解析?

医学生在大学本科见习、实习阶段,医学知识来源于教材(纸质、多媒体)和老师面授等。本科生知识体系构建遵循教材的编排顺序,从流行病学、病因、症状、体征、实验室检查、辅助检查、诊断、鉴别诊断,最后到治疗及预后。本科生接受的绝大部分都是具有定论的内容,很少存在争议,此种教材式的完整知识体系有利于学生学习。住院医师、研究生进入临床实践后,知识来源于专业书籍和文献、临床指南以及教授查房等。住院医师或研究生的知识体系完全不同于本科生,专业文献中富有争议的内容非常常见,有时候甚至是完全相左的结论。这才是临床医学的本来面貌,医学就是在争论中得到发展。

医学文献最终得以发表,需要经过研究设计、研究实施、数据分析、文章撰写、同行评议、编辑加工等过程,呈现在杂志上的是其较为完美的一面。文献反映了本领域的最新进展,具有一定临床指导意义。不过,不同杂志上发表的文章,其参考价值并不相同,甚至良莠不齐、差别巨大。为快速、高效地了解本领域的最新进展,有些医师偏好阅读临床指南。临床指南对知识进行了二次利用,较好的指南还附有文献质量评估,能较好地反映本学科的进展。不过,不同专业的学会对同一疾病阐述的侧重点不同,有时可能产生较大差别。同样,同一病情不同医师查房也可能会有不同意见。

2017 年夏天,某著名中文媒体微信公众号发布消息:某公司宣布全球首次 HIV 疫苗人体临床试验结果。志愿者对 HIV 疫苗耐受性良好,并且 100% 产生了对抗 HIV 的抗体。消息很振奋人心! 不过,该媒体很快自我更正:前述报道有误。只要是疫苗,进入人体即会产生抗体,有抗体不等于能够预防疾病;该实验不是人体试验,是数年前猴子的试验结果。事情的反转令公众大跌眼镜。作为医学专业人士，不应该满足于仅从大众媒体获取经过编辑加工的医学信息，必须进行信息溯源，对原始文献信息进行评价分析，才能科学地加以吸收应用。本例中查询美国国立卫生院（NIH）网站新闻，即可明确原有消息不准确。当下，各种微信公众号盛行，其中有许多传播专业医学知识的优秀微信公众号，读者在便捷、高效获取最新专业知识的同时，还应该保持对原始文献进行溯源和解析的能力。

所以，从住院医师或者研究生培养阶段开始，就应该学会医学文献解析，养成遍览群书、汲取精华、不偏信、不盲从的学习习惯和能力。

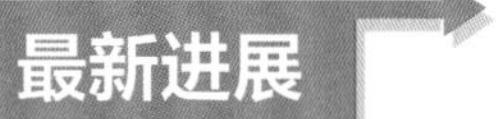

第二节　如何对医学文献进行解析？

进行医学文献解析，绕不开一个名词——循证医学。循证医学是指对人群样本进行高质量研究，用数学的方法评估数据利与害的风险，指导临床上对患者的个体化诊断和治疗。

文献分为原创文章和总结其他论文的文献。原创文章有自身数据的支撑，可能为一家机构的数据，也可能涉及数家甚至几十家机构，但均是对原始数据进行分析。总结其他论文的文献包括系统综述和 Meta 分析（又称荟萃分析），是对原创文章的再加工。Meta 分析是定量的系统综述，将研究同一问题的不同文献数据进行整合和统计分析，从而得出结论。理论上，Meta 分析结论具有较高证据等级。Meta 分析好比一部高效的矿石加工机，采集加工的是金矿，必然产出金子。但是，若送入机器加工的是普通石头，再好的 Meta 分析出来的也只能是砖头。因此，Meta 分析的文献筛选非常重要，带有偏见的选择会有非常大的偏倚。不要轻信 Meta 分析的结论，一定要详细了解文献筛选过程，阅读 Meta 分析的原文。

对于原创文章，可以从以下几个方面进行解析：

1. 文章的临床意义是什么？能否解决临床中的一个或几个问题？是否具有创新性？

研究的临床意义是文章最为核心的内容。例如药物研究，当新的肿瘤药物研发出来，目前又没有针对此阶段肿瘤的其他药物，就要用安慰剂对照的方法验证新药的有效性。如果有现成的药物，必须与既有药物对照（阳性对照）才能验证新药更好的或者非劣性效果。新术式与旧术式的比较，新诊断方法与旧诊断方法的比较，都是临床研究的意义所在。有少量的文献，描述报道新术式围手术期情况，没有与既往术式比较的结果，也并非完全不行。关键在于术式要新，当此术式大量开展，就不能再以描述性质的形式撰写文章了。文章能够发表的前提是该研究具有创新性或部分创新性。阅读每一篇文章时，不要被满眼的数据迷惑，抓住文章的意义以及创新性进行第一步分析至关重要。如果文章过不了创新性第一关，后续部分再如何精彩也意义不大。

2. 作者研究的对象是什么样的患者？这些患者的同质性如何控制？是否有患者基线数据表格？

临床研究的对象多为患有某一疾病的患者。很多文章对患者情况进行了规定，即入组标准。入组标准是研究的基石，结果与干预手段密切相关，患者的基线状态更是影响重大。

很多研究同一问题的文章结论不同甚至相左，多数原因在于患者入组标准不完全一样。患者基线数据表格往往是文章的第一个表格，其作用非常重要。患者基线数据一致性越高越好，最后的结果越可信。例如，比较肾癌的靶向药物治疗效果，对患者的肾脏肿瘤病理性质、分期、分级等基线数据进行限定，则患者的同质性就会控制得比较好。但对于前列腺穿刺患者，虽然将前列腺特异性抗原（prostate-specific antigen，PSA）、磁共振等结果控制到一定范围，患者的穿刺结果还是区别很大，这是因为前列腺癌本身异质性较大，外部指标 PSA、磁共振等不足以将患者内部特征同质化。因此，深入分析文章基线数据表格的临床意义，比看到表面上整齐划一的数据更有意义。

3. 研究的设计是什么？是否合理？是否得到很好的贯彻？

解析一篇医学文献，除了明确研究的意义、研究的对象，还需要明确研究的设计是什么。研究设计分为观察性研究和临床试验设计。观察性研究又分为横断面研究、队列研究、病例对照设计。横断面研究是在某一个时间点对某类患者进行研究。队列研究是对一组队列患者进行随访研究。病例对照设计是将患病者与非患病者对照研究。临床试验设计则是采取干预的手段进行研究。随机对照盲法研究是临床试验设计的“金标准”。但并非所有试验都需要这个“金标准”。第三节实例演示部分会有介绍。

4. 研究的终点指标是什么？终点指标是否合理？是否采用了替代指标？

研究方案设计时，主要终点指标即应确定。对于肿瘤研究，疾病无进展生存率（progression-free survival，PFS）、疾病特异生存率（disease-specific survival，DSS）、总生存率（overall survival，OS）是常用的研究指标。疾病特异生存率表明真正与肿瘤相关的生存率，具有较高的评价意义。而总生存率考虑了患者服用药物产生的副作用对寿命的影响，具有更全面的评价意义。有时，PFS、DSS、OS 需要随访的时间较长时，往往采用替代指标。一个最为典型的例子就是前列腺癌相关研究中，往往将 PSA 作为替代指标。由于 PSA 在前列腺癌诊断和治疗中的优异表现，将其作为替代指标有一定道理，不过，不少研究中不同治疗方法 PSA 无进展生存率差别较大，但总生存率却是一样。对于此种类型的结果，需要审慎对待，做出符合临床意义的判断。

5. 统计学方法是否选用合理？

统计学方法的重要性不言而喻。样本量的估计、统计方法的选用等有相关书籍阐述，在此不详述。建议在研究设计阶段即提交统计专业人士审阅。

6. 文章结论是否可以由结果顺利导出？文章结论是否以偏概全？

有些文章，实验方案设计较为合理，结果较为明确，但结论与结果之间逻辑跳跃较大，结论较为牵强。此种情形，读者需要审慎对待结论。

7. 作者指出了本文的局限性吗？文章包含致命的缺陷吗？

任何文章都有局限性，文章末尾往往是作者自我陈述局限性的部分。有一点需要引起注意的是，作者陈述的局限性以外是否还隐藏着更大的偏倚、更为重大的缺陷，避免被有些文章的“障眼法”迷惑。

8. 摘要是否很好地概括了主要内容？文章题目切题吗？

摘要是文章的窗口，读者通过摘要初步了解文章的主要构架、主要结果、最终结论。阅读完摘要后，细读全文时，需要比对摘要是否很好地概括了全文的内容，是否是全文的浓缩精华，是否与正文内容存在一定偏差？文章的题目与文章要表达的主要思想是否一致，是否会造成歧义？

从以上 8 个方面进行分析，有助于读者“主动解析”文章，有助于吸收精华思想，有助于摒弃片面结果，最终形成对文章的全面认识和理解。

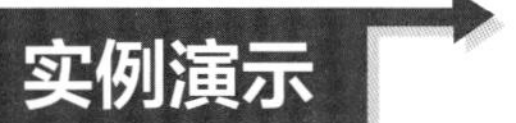

第三节　泌尿外科文献解析实例演示

【适应证】

1. 新的诊断方法的验证文章。
2. 新的药物或手术效果比较的文章。

【禁忌证】

无。

【所需器材清单】

1. 医学文献原文全文（一定要阅读原文全文，只阅读文献的二次利用文章是不够的）。
2. 对该疾病诊断与治疗的全面了解。
3. 医学统计学、医学伦理学基础知识储备。

【团队要求】

1. 泌尿外科医师。
2. 泌尿肿瘤内科医师。
3. 统计学专业人士。

【操作步骤】

文题：Use of prostate systematic and targeted biopsy on the basis of multiparametric MRI in biopsy-naive patients（MRI-FIRST）：a prospective，multicentre，paired diagnostic study

请自行阅读原文（DOI：10.1016/S1470-2045（18）30569-2）[1]。

1. 文章的临床意义是什么？能否解决临床中的一个或几个问题？是否具有创新性？

此文章要解决的问题是确立首次前列腺穿刺前多参数磁共振检查的作用。在欧美国家，多参数磁共振主要用于重复前列腺穿刺之前检查。随着前列腺靶向穿刺的兴起和应用，多参数磁共振检查是否对于前列腺靶向穿刺具有指导意义呢？该文章对此进行分析，内容具有创新性，其结论可能会对临床具有很好的指导作用。

2. 作者研究的对象是什么样的患者？这些患者的同质性如何控制？是否有患者基线数据表格？

研究对象是首次进行前列腺穿刺的患者。为保证患者的基线数据一致，作者做出了以下限定：前列腺特异性抗原在 20ng/ml 以内；前列腺直肠指诊没有发现包膜外侵犯；患者没有接受过前列腺穿刺、没有接受过经尿道前列腺电切术、没有接受过前列腺癌内分泌治疗等。以上条件将患者进行了限定，具有一定合理性。

3. 研究的设计是什么？是否合理？是否得到很好的贯彻？

该文章的研究设计是前瞻性、多中心、自身对照研究。共有 16 家中心（11 家大学医院，2 家肿瘤中心，3 家私立医院）参加此项研究。所有符合入组条件的患者先行多参数磁共振检查，再在局麻下行系统穿刺以及靶向穿刺（多参数磁共振阴性者仅行前列腺系统穿刺）。研究对系统穿刺的针数（12 针），靶向穿刺的针数（每个靶点 3 针，最多 2 个靶点）进行了规定。研究方案获得了当地伦理委员会的批准并在临床试验网站上做了登记（ClinicalTrials.gov）。从总体来看，研究设计较为合理。总共 251 例患者，其中 27 例违背方案。作者将 251 例结果与去除违背方案 27 例的 224 例结果比较，二者并无差异。

需要着重指出的是，作者采用自身对照，即同一患者既接受系统穿刺，又接受靶向穿刺（当然，多参数磁共振阴性的患者仅接受系统穿刺）。对于前列腺穿刺研究来说，完全可以在同一患者上既进行系统穿刺又进行靶向穿刺，自身对照在控制患者基线一致性方面比随机对照具有更大的优势。由于是自身对照，文章中患者基线数据表格就相对简略。

不过，该文章方案仍然存在以下偏倚：两家医院入组了超过三分之一的患者，比例太高，对于多中心研究广泛代表性有不利影响；前列腺靶向穿刺的机构采用的方法并不一致：5 家采用认知融合，10 家采用磁共振 - 超声融合，1 家采用认知融合联合超声增强造影；先系统穿刺，系统穿刺引起的局部小出血灶可能会影响靶向穿刺的定位。在大多数研究中，一般是先进行靶向穿刺，再进行系统穿刺。

由此，我们可以体会到研究设计的重要性。好的研究设计能将无关的影响因素尽量去除，能较好地控制偏倚，能较好地得到执行。阅读临床文章，一定重视研究方案的阅读和理解。

4. 研究的终点指标是什么？终点指标是否合理？是否采用了替代指标？

该研究的终点指标定义清楚。鉴于临床有意义前列腺癌（clinically significant prostate cancer，csPCa）的定义不统一，作者先做了 3 个定义：csPCa-A 是指 IUSP 分级组 2 或以上的患者；csPCa-B 指 csPCa-A 或 IUSP 分级组 1 中穿刺针最大肿瘤长度≥6mm 的患者；csPCa-C 指 IUSP 分级组 3 或以上的患者。由此可见，csPCa-B 定义最为宽泛，csPCa-C 定义最为严格，肿瘤的恶性程度最高，csPCa-A 介于中间。研究的主要终点是 csPCa-A 的检出率，次要终点是 csPCa-B 和 csPCa-C 的检出率，临床无意义前列腺癌（IUSP 分级组 1，且穿刺针最大肿瘤长度 <6mm）的检出率。研究终点指标非常清楚，文章的结果部分即是围绕主要终点、次要终点来阐述。因为不涉及到长时间随访，不涉及到主要终点获取难度，研究未采用替代指标。

5. 统计学方法是否选用合理？

统计学方法最好提交统计专业人员分析，本章节不做深入讨论。

6. 文章结论是否可以由结果顺利导出？文章结论是否以偏概全？

文章结果表明对于 IUSP 分级组 2 前列腺癌的检查率，系统穿刺与靶向穿刺相同。两者联合的检出率比单独一种方法为高。结论“首次穿刺前多参数磁共振检查有助于提高临床有意义前列腺癌检出率”很自然由结果推导而出。文章结论较为客观。

7. 作者指出了本文的局限性没有？包含致命的缺陷吗？

作者在文末指出了本研究的 5 点不足。作者指出没有进行可以作为诊断“金标准”的模板穿刺。其实，这不能算很大的不足，因为模板穿刺每隔 5mm 穿刺一针，很多患者不一定能够接受，在大多数研究中并没有采用模板穿刺。研究采用的先系统穿刺，后靶向穿刺的模式值得商榷，最好将顺序交换。

相比之下，不同机构采用的不同靶向穿刺模式倒是本研究的真正不足。虽然有 Meta 分析表明磁共振直接引导穿刺、认知融合穿刺、磁共振 - 超声融合穿刺对于临床有意义前列腺癌的检出率相同[2]。不过作为一个可能证明首次穿刺前多参数磁共振检查有临床意义的研究，最好统一靶向穿刺的方案，这样得出的结论才更有说服力。有 8 例患者，多参数磁共振阳性，但靶向穿刺结果为阴性，反而是系统穿刺发现前列腺癌，其中可能的原因即是靶向穿刺的准确性不够。

8. 摘要是否很好地概括了主要内容？文章题目切题吗？

文章摘要很好地反映了全文内容。文章题目很好地反映了文章的主题。

【要点解析】

1. 阅读医学文献一定要读原文全文，不能满足于阅读二次利用的文章。

2. 研究的临床意义最为重要，重要性甚至高于研究设计。设计再好的研究如果脱离临床实际、不能很好地解决临床实际问题也是空中楼阁。

3. 患者的基线一致性往往是影响结果非常重要的原因。

4. 重要文章的统计学部分最好由统计专业人士把关。

5. 一定要注意文章的结论是否能从结果顺利导出，避免牵强附会。

6. 列出文章的优点、不足，全面评价文章。

（宋 刚）

专家述评

近些年，泌尿临床肿瘤学取得了长足的发展，从靶向药物的问世，免疫治疗取得突破，到肿瘤基因位点的明确化，外科手术精准化、微创化，越来越要求泌尿肿瘤医师具备内外兼修的能力。读书、思考、创新是对医师的要求，其中读书的重要性首屈一指。面对海量的文献资源，如何查询相信在今天都不是问题。如何从文献中提取出有用的资源，如何避免混杂信息的干扰，就需要用到文献解析的方法。循证医学是进行文献解析时重要依据。循证医学是指对人群样本进行高质量研究，用数学的方法评估数据利与害的风险，指导临床上对患者的个体化诊断和治疗。用循证医学研究疾病，结论较为可靠，具备指导临床的意义。针对每一篇医学文献，如果能从以下几个方面进行文献解析则会大有裨益。

1. 临床意义及创新性。
2. 患者基线表格。
3. 研究设计。
4. 研究终点指标。
5. 统计学方法。
6. 结果、结论关系。
7. 文章局限性。
8. 摘要和文题。

任何时候都要牢记：临床意义是所有临床文献的基石。无论研究设计、统计学方法如何变化，临床意义都具有无可辩驳的重要性。这需要医师对于该领域具有较好的了解和掌握。

作为新时代条件下的泌尿肿瘤医师，从读书做起，会读书、会思考，最终才能会创新！

（宋　刚）

参考文献

[1] ROUVIÈRE O, PUECH P, RENARD-PENNA R, et al. Use of prostate systematic and targeted biopsy on the basis of multiparametric MRI in biopsy-naive patients (MRI-FIRST): a prospective, multicentre, paired diagnostic study. [J]. Lancet Oncol, 2018, Nov 20, [Epub ahead of print].

[2] WEGELIN O, VAN MELICK H H E, HOOFT L, et al. Comparing Three Different Techniques for Magnetic Resonance Imaging-targeted Prostate Biopsies: A Systematic Review of In-bore versus Magnetic Resonance Imaging-transrectal Ultrasound fusion versus Cognitive Registration. Is There a Preferred Technique? [J]. Eur Urol, 2017, 71(4): 517-531.

第 2 章

前列腺健康指数(PHI)与前列腺癌

临床问题

第一节　前列腺健康指数概述

目前公认的早期检测前列腺癌的最佳方法是直肠指诊(digital rectal examination,DRE)联合前列腺特异性抗原(prostate-specific antigen,PSA)。对于血清 PSA>10ng/ml 或者 DRE 阳性的可疑患者,临床上通过经直肠前列腺超声(transrectal unltrasonography,TRUS)引导下的前列腺系统性穿刺活检,取得组织病理后方可确诊。对于血清 PSA≤4ng/ml 的患者,发生前列腺癌的风险相对较低(14%),可以通过定期检查进行监测。而血清 PSA 4~10ng/ml 目前是国内外公认的诊断灰区,患者发生前列腺癌的风险约 25%,需要结合其他血清学衍生指标或者影像学检查进一步判断。目前常用的 PSA 衍生指标包括游离 PSA(free PSA,fPSA)、游离 PSA 百分比(%fPSA=fPSA/tPSA)、PSA 密度(PSA density,PSAD)、PSA 速率(PSA velocity,PSAV)。其中游离 PSA 百分比是目前提高 PSA 灰区前列腺癌检出率的有效方法,国内推荐 %fPSA>0.16 为正常参考值。

1979 年 Wang 和同事发现并纯化了 PSA。PSA 是一种丝氨酸蛋白酶,由前列腺上皮细胞生成,良性或恶性肿瘤细胞均可生成。因外伤或疾病造成的前列腺结构异常可能会造成 PSA“渗漏”至血液中。

血清中的 PSA 主要以游离“非复合物形式”(fPSA)存在或者以一种“复合物”(cPSA)形式存在。“复合”形式存在的 PSA 主要与血清蛋白酶抑制剂 α1- 抗胰糜蛋白酶结合。通常血清中 70%~90% 的 PSA 是 PSA 复合物,其余是游离 PSA。已经证明血清中的游离 PSA 与总的 PSA 比例(%fPSA)能显著地提高区分前列腺癌与良性前列腺疾病的能力,尤其对于总 PSA 在 4.0~10.0ng/ml 范围内的患者尤为有效。血清中游离 PSA 占总的 PSA 比例越高,表明前列腺癌患病可能性越低,而当游离 PSA 占总的 PSA 比例低于 10% 时,则表明癌症患病可能性较高。前列腺特异性抗原同源异构体(proPSA)和良性前列腺特异性抗原(BPSA)代表游离前列腺特异性抗原的独特形式,相对于单独的 PSA,游离 PSA(fPSA)或前列腺特异性抗原结合物(cPSA)这两种形式体现的疾病相关性更密切。

相对于良性前列腺增生(benign prostate hyperplasia,BPH)组织,外周区癌组织中截断形式的 proPSA 含量升高。proPSA 含量在前列腺肿瘤组织中升高。proPSA 在有结节的 BPH 移行区组织内含量相对于外周区组织内的含量升高。已经发现 proPSA 包括由原始和由截断前导肽组成的形式。原始 proPSA 形式含有一种由 7 个氨基酸组成的前导肽([-7]proPSA)。截断形式的 proPSA 主要包括 5 个氨基酸前导肽([-5]proPSA),4 个氨基酸前导肽([-4]proPSA)和 2 个氨基酸前导肽([-2]proPSA)这三种形式。其中[-2]proPSA 最受关注,因为它是在肿瘤提取物中发现的主要形式,而且在前列腺肿瘤中的免疫染色显色比例高于良性组织。此外,在体内,这 5 种被发现的 PSA 同源异构体(proPSA)形式中,稳定性最佳的形式是[-2]proPSA。

由于 PSA 缺乏足够的前列腺癌特异性,良性前列腺增生、前列腺炎或者外伤都可能导致 PSA 的升高,因此不可避免会有假阳性的产生,从而引起不必要的活检和花费,对患者的身心造成不利影响。因此,探索更加敏感和特异的肿瘤标志物对于提高前列腺癌的早期诊断具有非常重要的意义。近年来,PSA 前体(proPSA)日益受到人们的关注。proPSA 是游离 PSA 的一部分(约占 33%),以多种类型存在。完整的 proPSA([-7] proPSA)比 PSA 分子的 N 端多出了一段由 7 个氨基酸组成的前导肽,在人类激肽释放酶 2 和 4(hK2 和 hK4)的作用下发生完全或部分裂解,形成 PSA、[-5] proPSA、[-4]proPSA 和[-2]proPSA。在各种 proPSA 分子中,[-2]proPSA(p2PSA)分子结构最稳定,且具有最佳的前列腺癌特异性,可以有效区分前列腺癌和非前列腺癌患者。2005 年美国食品及药物管理局(Food and Drug Administration,FDA)已批准 p2PSA 为前列腺癌的检测指标。

为了避免单一血清 PSA 检测带来的偏差,进一步引入前列腺健康指数(Prostate Health Index,PHI),由 PSA、fPSA 和 p2PSA 三个指标通过以下公式计算得出:$(p2PSA/fPSA)\times\sqrt{tPSA}$。研究表明,综合三个指标计算得出的 PHI 值越高,前列腺癌风险越大。PHI 的肿瘤特异性和诊断准确度均高于传统指标,可有效避免 PSA 灰区时不必要的活检。目前 PHI 已获欧洲药物管理局(EMA)和美国 FDA 的批准可用于前列腺癌的早期诊断,而且从 2014 年起被明确列入美国国家综合癌症网络(NCCN)的前列腺癌早期诊断指南中:“对于从未做过活检或初次活检阴性的人群,当 tPSA>3ng/ml,如果 %fPSA<10% 且 PHI>35 时,患有前列腺癌的可能性升高”。

最新进展

第二节　PHI 的研究进展

一、PHI 有助于预测活检结果,鉴别前列腺癌或高分级前列腺癌

2015 年,Loeb 等开展的多中心前瞻性试验纳入 658 名年龄≥50 岁、DRE 阴性、PSA

4~10ng/ml 且接受了前列腺活检的男性患者。对于所有前列腺癌患者，PHI 的 AUC 值最高(0.708)，高于 %fPSA（AUC 0.648）和 PSA（AUC 0.516）；对于 Gleason 分级≥7 的前列腺癌患者，PHI 的 AUC 值也是最高(0.707)，高于 %fPSA（AUC 0.661）和 PSA（AUC 0.551）。当 PHI=28.6 时，检测灵敏度 90%，选用该数值作为诊断界值时，可以使 30.1% 实际患有前列腺良性疾病或惰性前列腺癌的患者免于不必要的活检，而 %fPSA 仅能避免 21.7%。2016 年来自约翰·霍普金斯大学医学院的 Schwen 等针对 80 例非裔美国籍前列腺癌患者开展的研究表明，在 PSA 2~10ng/ml，PHI 可以预测高分级的病理结果，从而鉴别出高风险的患者。2016 年欧洲的 Stephan 等人的研究共纳入 480 名前列腺癌患者，PSA<20ng/ml，该研究发现 PHI 可以非常有效地区分各种分级的前列腺癌（采用 2014 ISUP Gleason 评分标准）。2014 年，中国上海地区多家医院（华山医院、长海医院、复旦肿瘤医院和新华医院）联合开展了多中心研究，以评估 PHI 在中国前列腺癌患者诊断的应用价值[1,2]。这是第一个在中国大陆人群中进行的 PHI 应用性能的研究。该研究共纳入 636 例患者，全部接受前列腺穿刺活检。该研究发现，无论是在整个人群，还是特定的 PSA 区间（包括 2~10ng/ml、10~20ng/ml、 >20ng/ml 三组），PHI 的曲线下面积都是最大的，最高可达 0.90(95% CI 0.83~0.97)。单独使用 tPSA 作为检测指标时，为了达到 90% 的前列腺癌检出率，需要对 636 例患者中的 457 例进行活检（tPSA>7.9ng/ml）；单独使用 PHI 作为检测指标时，为了达到 90% 的前列腺癌检出率，需要对 636 例患者中的 362 例进行活检（PHI>40.4），PHI 的应用可减少 21% 的活检。同样地，为了达到 90% 的高分级前列腺癌检出率，使用 tPSA 和 PHI 分别作为检测指标时，需要活检的人数分别为 378（tPSA>10.5ng/ml）和 327（PHI>45.7），PHI 的应用可减少 13% 的活检。2015 年，北京大学第一医院发表了中国北方单中心病例对照研究的成果，该研究共纳入 140 例患者，分为 PSA 4~10ng/ml 和 10~20ng/ml 两组。两组中前列腺癌组和非癌组的 PHI 都有显著差异，相比传统指标 PSA 的肿瘤特异性更高，可以提高前列腺癌的诊断准确性。

二、PHI 用于前列腺癌风险预测模型

为了减少不必要的活检，目前临床使用不同的前列腺癌风险预测模型作为判断依据，PHI 的引入增加了风险预测的准确性。2016 年 Loeb 等人开展的多中心研究共纳入 728 名 PSA 2~10ng/ml 且 DRE 阴性的前列腺穿刺患者，他们依据年龄、历史活检结果、前列腺体积、PSA 和 PHI 建立了高分级前列腺癌的预测模型，并和现有的预测模型 PCPT+PHI 和 ERSPC+PHI 分别进行比较，同时也考察了 PHI 的引入对于 PCPT 和 ERSPC 模型的影响。研究发现，无论对于所有的前列腺癌还是高分级前列腺癌，该研究建立的含 PHI 数学模型的预测准确性最高，且引入 PHI 后所有的数学模型预测准确度都有显著提高。上海复旦肿瘤医院的朱耀等基于 PHI 开发了适合中国男性的前列腺癌预测模型[3,4]，适用人群是 PSA 4~10ng/ml 且 DRE 阴性的前列腺癌患者。首先招募 347 例男性建立预测模型，随后招募 230 例男性对该模型进行验证。与其他预测指标相比，PHI 的 AUC 最高达 0.839（P<0.001）。如果模型中纳入年龄、前列腺体积和 PHI，AUC 可达 0.877(95% CI 0.813~0.938)。验证组的 AUC 为 0.786(95% CI 0.678~0.894)。如果设定前列腺癌风险界值为 5%，与传统活检法相比较，该模型可以将不必要的活检从 42.6% 降低至 27%，且不会增加误诊病例。

三、PHI 有助于前列腺癌的主动监测

目前临床上根据 PSA 水平、Gleason 评分和临床分期，将前列腺癌患者分为低危、中危、高危三个等级，以便于临床指导治疗和判断预后，其中 Gleason 评分 >7 的患者属于高危人群。

当临床诊断为前列腺癌时，虽然根治性治疗对于患者的生存率有一定帮助，但是同时也可能会降低他们的生活质量，增加手术并发症的可能。为了防止前列腺癌的过度治疗，一般可对患者采取主动监测（active surveillance，AS）的处理方法。在主动监测过程中，当肿瘤进展达到预定的进展阈值时才给予治疗。通常采用 PSA 作为主动监测的指标，偶尔也会通过 PSA 速率进行判断。2012 年来自约翰·霍普金斯大学医学院的 Tosoian 等采用 PHI 作为前列腺癌主动监测的指标，共纳入 167 名患者，该研究发现，与 PSA 相比，PHI 可以更准确地对前列腺癌进行风险分级。在随访过程中，Gleason 评分升高患者的 PHI 也显著升高；PHI 可以准确预测主动监测过程中患者的 Gleason 评分升高，准确度高达 82%。

四、PHI 有助于判断前列腺癌复发风险

2015 年 Lughezzani 等发表了一项单中心前瞻性研究结果，该研究纳入了机器人辅助腹腔镜根治性前列腺切除术（robot-assisted laparoscopic radical prostatectomy，RARP）治疗的临床局限性前列腺癌患者，排除了接受新辅助治疗或随访小于 2 年的患者。将生化复发（biochemical recurrence，BCR）定义为术后总 PSA≥0.2ng/ml 且 RARP 术后水平升高。研究发现，术前 PHI 水平可以区分 RARP 后 BCR 的高风险与低风险患者，最显著的截断值是 82。对于术前 PHI 水平 <82 的患者，其 2 年无 BCR 生存率为 97.7%，而 PHI 水平≥82 的患者为 69.7%（P<0.001）。

五、PHI 与其他前列腺癌新型指标的比较

2012 年美国 FDA 批准了尿液前列腺癌抗原 3（prostate cancer antigen 3，PCA3）的检测可用于评估重复前列腺穿刺活检的必要性。2013 年 Scattoni 等研究提示，对于 PSA 2~15ng/ml 和 / 或 DRE 阳性的患者，相比其他参数，PHI 和 PCA3 可以提高前列腺癌诊断的灵敏度和特异性，用于指导临床是否活检的决策。不论初次活检或是重复活检，PHI 都比 PCA3 更准确。同年 Ferro 等进一步细化了研究人群，针对 300 名 PSA 2~10ng/ml 拟初次活检的患者，决定曲线分析（decision curve analysis，DCA）显示当前列腺癌风险高于 25% 时，PHI 的预测价值高于 PCA3。四激肽释放酶评估得分（4-kallikrein score，4K score）也是一种综合型的前列腺癌指标，主要包括人激肽释放酶 2（hK2）、完整 PSA（intact PSA）、游离 PSA 和总 PSA 四个检测。其中完整 PSA 指的是一种游离的但是没有活性的 PSA。Nordstrom 等人的研究表明，4K score 组合和 PHI 在预测前列腺癌和高分级前列腺癌上等效，与 tPSA 相比，二者都能减少不必要的活检。不过目前关于 4K score 的研究文献相对较少，对于其临床应用价值仍需进一步研究。

第三节　PHI 密度（PHI density，PHID）的提出与进展

为了提高 PSA 诊断效率，应用一些 PSA 衍生指标协助诊断，比如 PSAD，PSAV 等。PSAD 是将 PSA 数值除以前列腺体积得出，众所周知前列腺体积与前列腺癌呈负相关，因此，尽管还存在局限性，PSAD 相比 PSA 对疾病的预测能力更强，在某些情况下已经用于临床。在前文中已经提到，通过多中心研究显示，PHI 对前列腺癌，以及临床有意义前列腺癌的诊断效力相较 PSA 更高。通过 PHI 指标的筛查可以避免一部分患者进行有创的前列腺穿刺活检或是行昂贵的多参数磁共振的检查。就像 Loeb 等人研究指出如果只对 PHI 指数大于或等于 28.6 的患者进行活检，可以避免 30.1% 无肿瘤患者接受无谓的穿刺活检。不过，同时会有 10.1% 的患者漏诊，其中 6% 的患者 Gleason 评分≥7。

因此基于 PSAD 的灵感，将 PHI 联合前列腺体积的 PHID 的概念又应运而生。通过经直肠超声测量前列腺体积，然后将 PHI 指数除以前列腺体积就得出了 PHID 的数值。研究显示 PHID 的敏感度和特异度都高于 PHI 指标。

Tosoian 等人研究指出 PHID>0.43 时，对于前列腺癌的诊断敏感度可达 98%，特异度为 38%。在研究队列，中位的 PHID 值为 0.7，非前列腺癌患者中位 PHID 为 0.53，前列腺癌患者中位 PHID 为 1.21，两者存在明显差异。PHID 值处于高位的 1/4 的病人中，中高危前列腺癌占 80%；而 PHID 处于低位的 1/4 的病人中，中高危前列腺癌仅占 3.6%。相较于 PSA、PSAD、游离 PSA 和 PHI，PHID 区分前列腺癌与非前列腺癌能力更强。以 0.43 作为界值可以避免 38% 的无意义穿刺活检。

在另一项意大利研究中，Mearini 等人纳入了 PSA2~10ng/ml 患者研究 PHID 诊断效力。研究队列中，中位的 PHID 值为 0.76，非前列腺癌患者中位 PHID 为 0.65，前列腺癌患者中位 PHID 为 1.38，两者存在明显差异。以 0.43 作为界值，对于前列腺癌的诊断敏感度可达 90.7%，特异度为 30.2%。而在一项日本的研究中，他们纳入了 239 例 PSA2~10ng/ml 可疑前列腺癌患者，其中 18% 直肠指诊异常，其中 22.2% 的患者穿刺为阳性。以 0.66 作为 PHID 的界值，其灵敏度和特异度分别为 95% 和 30%。

但目前有关 PHID 的研究还存在局限性。首先研究多为单中心，例数并不多，主要原因是虽然 PHI 已经被指南推荐用于临床，但实际应用的人数并不多。其次，研究纳入的人群都是经过前列腺穿刺的患者，未经前列腺穿刺的患者并未纳入。考虑到未经穿刺者也存在漏诊可能，而后续相关的随访资料并不全面，因此要推广到人群还存在一定问题。第三，PHID 数值的确定非常依赖于精确的前列腺体积的测定。目前研究中还是主要应用 TRUS 来进行前列腺体积的测量，这就有赖于测量医师的经验，而且存在一定的主观性；目前通过 MRI 测量的研究还很少。第四，现有的研究都没有纳入诸如多参数磁共振，尿液相关指标等影响临床决策的因素，因此还存在局限性。

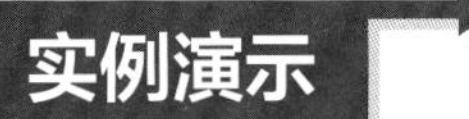

第四节　PHI 在前列腺癌筛查中的实际应用

【适应证】

1. 男性，PSA：2~10ng/ml。
2. 直肠指诊提示阴性结果。
3. 其他符合指南中的情况。

【禁忌证】

1. 采血前使用了度他雄胺或非那雄胺，或使用了其他对 PHI 检测有影响的药物（睾丸激素、雄性凝胶等）或治疗。
2. 在采血前 6 周内接受了前列腺操作，可能影响 PSA 值。
3. 急性前列腺炎、尿道感染、接受过经尿道前列腺切除术（TURP）。

【所需器材清单】

1. 常规血液采集设备、采血针、抗凝管。
2. 离心机、EP 管。
3. -80℃冰箱用于保存样品。
4. PSA 同源异构体测定试剂盒。
5. 免疫分析系统。
6. PSA 同源异构体校准品，浓度分别为 0 和约为 10，20，50，100，500 以及 5000pg/ml；PSA 同源异构体质控品或其他经批准的商用质控品；全自动免疫检测系统用底物液；全自动免疫分析仪用清洗缓冲液；全自动化学发光免疫分析仪用清洗缓冲液。

【团队要求】

1. 具有前列腺癌诊疗经验的泌尿外科医师。
2. 具有采血、使用离心机等经验的医师助理或护士。
3. 具有以上所述设备及试剂的检验科。

【操作步骤】

1. 血液采集　无需对患者样品进行特殊制备。应当在对前列腺进行操作前，如 DRE、前列腺按摩、经直肠超声检查（TRUS）和前列腺活检前采集样品。DRE 可能造成[-2]proPSA、fPSA 和 PSA 出现一过性升高。因此，建议在前列腺活检和检测取样之间间隔 6 周。建议用血清样品进行[-2]proPSA、fPSA 和 PSA 检测，不得使用血浆样品。只能使用经认可的医疗技术采集到的不含抗凝剂的血样采集管内的血样，并避免溶血。

2. 血液样本离心　应当允许样品完全凝固，通过离心分离血清。应当在血液采集后 3 小时内处理（离心）和冷藏样品。

3. 保存样品注意事项　如果准备在采集后 24 小时内分析血清样品，则样品应当保存在 2~8℃条件下。准备保存较长时间（最多 5 个月）的样品应当在 -20℃或更低温条件下冻存。

准备保存超过 5 个月的样品应当在 –70℃条件下冻存。重复冻融处理对 fPSA 和 PSA 含量或[–2]proPSA 含量没有影响。但是，建议对融化的样品进行速冻。新鲜样本允许冻融两次。浑浊血清样品或含有异物的样品应当在分析前经过离心处理。制备样品时应当采取以下指南：确保分析前已经清除残留纤维蛋白和细胞物质。离心处理按照血液采集管生产商推荐指南进行。每个实验室都应当制定自己的血液采集管和血清分离物验收标准。这些产品在不同生产商、不同时间和不同批次之间可能存在差异。

4. 样本检验　在装载到设备上前，通过轻轻地几次倒置试剂盒，来混合新（未打孔）试剂盒内的内容物。不要倒置开口（打孔）的试剂盒。

每次检验均使用 50μl 样品体积。关于要求的最低样品体积，请参考适当的系统操作手册和 / 或帮助系统。

系统默认的样品测量结果单位是 pg/ml。

所有检测都要求有一个激活的校准曲线。对于 PSA 同源异构体试剂盒，要求 B03704 REV1.0 4/18 每隔 28 天校准一次。

质控品模拟患者样品特性，对免疫化学分析系统的性能监测至关重要。质控材料应当被包括在所有患者样品测试中。可能在一个校准周期内经历超过 6℃温度改变的实验室应当包括与所有患者样品密切相关的质控材料。包括 PSA 同源异构体质控品或其他 FDA 批准上市的至少包括两个被检测物浓度的质控品。

使用者根据药物非临床研究质量管理规范或实验室认证要求和适用法律可决定更频繁使用质控品或其他质控品。对质控品的重组和保存应遵循生产商的指南。每个实验室都应当建立平均值和可接受范围以确保系统适当性能。不在可接受范围内的质控品检测结果可能代表无效检测结果。检查从上次质控品检测结果符合要求那个时点之后的所有测试结果。

患者 PSA 同源异构体测试结果由系统软件自动计算。通过保存的校准数据，根据测量光度确定样品中被检测物含量。患者 PSA 同源异构体测试结果和 PHI 结果可用适当界面查看。

【要点解析】

1. 注意临床适应证：PSA 处于临床灰区，直肠指诊阴性的患者。
2. 采血后及时离心，不能立刻送检应立即在冰箱中保留样本。
3. 检验仪器应及时校准。

（朱　耀）

专家述评

多个国家和地区的前列腺癌诊疗指南推荐 50 岁以上男性每年应接受例行直肠指诊和血清 PSA 检测。对于有前列腺癌家族史的男性人群，应该从 45 岁开始进行每年 1 次的检查。但是在血清 PSA 传统灰区水平（4~10ng/ml）时较低的穿刺阳性率使得前列腺穿刺活检时机的选择变得相当困难。同时国内外均有研究表明即使在 tPSA10~20ng/ml 时前列腺癌的检出率并未显著高于传统 PSA 灰区。随着血清 PSA 检查引入常规体检，患者初查 tPSA 在 4~20ng/ml 间的比率越来越高。若单以 tPSA>4ng/ml 为穿刺指征，会导致许多不必要的穿刺。

p2PSA 是 PSA 前体的一种截短异构体,在所有 PSA 前体的截短异构体中最稳定、肿瘤特异性最高。2005 年,美国国立癌症研究所旗下的癌症早期检查研究网络发现,p2PSA 可用于预测前列腺癌,并且与肿瘤的侵袭性相关。针对该网络的数据分类与回归树分析结果显示,综合了 tPSA、fPSA 和 p2PSA 的算法在前列腺癌诊断方面可以获得最好的灵敏度和特异度。PHI 是综合了 tPSA、fPSA 和 p2PSA 浓度的一个多因子数学综合指数。国内外多项研究结果均显示,PHI 具有比 tPSA 和 %fPSA 更好的诊断效能。应用 PHI 指标可以明显降低不必要的穿刺活检,提高前列腺癌检出率,并更有效地发现高风险的前列腺癌。

目前国外的指南已推荐 PHI 用于临床筛查,但该指标在中国应用尚不广泛,中国的研究人群也主要集中在接受过前列腺穿刺的患者人群,未经穿刺的高危人群目前还没有相应的数据及后续随访情况。因此我们也期待在中国实际应用后能填补这一研究的空白,让我们对这一指标有更深入的认识。

(叶定伟　戴 波)

参考文献

[1] NA R,YE D,LIU F,et al. Performance of serum prostate-specific antigen isoform [-2]proPSA (p2PSA) and the prostate health index (PHI) in a Chinese hospital-based biopsy population [J]. Prostate,2014,74(15):1569-1575.

[2] NA R,YE D,QI J,et al. Prostate health index significantly reduced unnecessary prostate biopsies in patients with PSA 2-10ng/mL and PSA>10ng/mL:Results from a Multicenter Study in China [J]. Prostate,2017,77(11):1221-1229.

[3] TANG B,HAN C T,LU X L,et al. Preoperative prostate health index predicts poor pathologic outcomes of radical prostatectomy in patients with biopsy-detected low-risk patients prostate cancer:results from a Chinese prospective cohort [J]. Prostate Cancer Prostatic Dis,2018,21(1):64-70.

[4] 朱耀,唐钵,戴波,等. 前列腺健康指数在中国男性前列腺癌诊断中的应用研究[J]. 中华外科杂志,2017,10:734-737.

第3章

前列腺多参数磁共振成像在前列腺癌诊断中的应用

临床问题

第一节　普通磁共振成像技术对前列腺癌诊断的局限性

20世纪80年代开始使用T1WI和T2WI进行前列腺磁共振成像(magnetic resonance imaging,MRI),这种常规磁共振图像对于显示肿瘤是否突破包膜、侵犯神经血管束、侵犯精囊腺、膀胱、直肠的效果很好,但对前列腺癌的诊断特异性较低,仅可对肿瘤的分期进行辅助诊断,且不同诊断医师之间的差异很大,难以满足临床实践的需要。随着技术进步、功能序列出现,包括扩散加权成像(diffusion weighted imaging,DWI)、磁共振波谱(magnetic resonance spectroscopy,MRS)和动态对比增强(dynamic contrast enhancement,DCE),MRI明显提高了前列腺癌诊断准确率,对肿瘤的位置、体积、分期提供重要的信息;对Gleason评分≥7的前列腺癌具有非常高的敏感性,并且可以检出经直肠超声引导下系统性穿刺漏诊的位于前列腺前部的肿瘤,具有重要的临床应用价值。因此目前推荐使用多参数磁共振成像(multiparametric magnetic resonance imaging,mpMRI),即结合常规序列与功能序列综合评价前列腺癌。

第二节　MRI检查技术要求

一、检查前准备

MRI检查前应仔细询问患者病史及症状,获得PSA结果及变化情况,直肠指诊是否有可

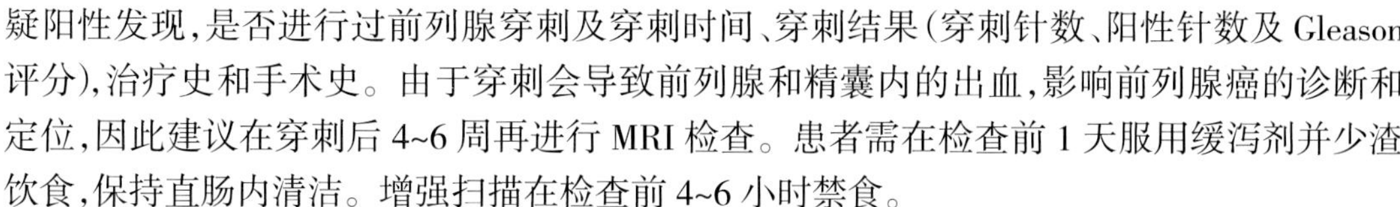
疑阳性发现，是否进行过前列腺穿刺及穿刺时间、穿刺结果（穿刺针数、阳性针数及 Gleason 评分），治疗史和手术史。由于穿刺会导致前列腺和精囊内的出血，影响前列腺癌的诊断和定位，因此建议在穿刺后 4~6 周再进行 MRI 检查。患者需在检查前 1 天服用缓泻剂并少渣饮食，保持直肠内清洁。增强扫描在检查前 4~6 小时禁食。

二、磁场强度

1.5T 和 3.0T MRI 都可以应用于前列腺检查，但是不能使用 1.5T 以下 MRI。由于 3.0T 比 1.5T 信号噪声比（signal-to-noise ratio，SNR）、空间分辨率及时间空间率均提高，所以更推荐使用 3.0T MRI。

三、线圈

直肠内线圈（endorectal coil，ERC）与相控阵表面线圈相比缩短了与前列腺的距离，增加了图像 SNR、图像分辨率。用 ERC 获得的 T2WI 图像可以更加清晰显示前列腺内部解剖分区、前列腺与周围脂肪、静脉以及前列腺与直肠间脂肪间隙。但是 ERC 缺点是操作相对复杂，不仅增加了检查成本和时间，患者需要承受一定的不适，而且图像上容易出现变形和伪影。近年某些 1.5T 机器采用增加外部相控阵线圈单元和射频通道（例如 16 通道或以上）数量的方法，在不使用 ERC 条件下仍然可以保证图像分辨率。一般认为不使用 ERC 的 3.0T MRI 图像质量与使用 ERC 的 1.5T MRI 图像质量相当。

四、mpMRI 扫描基本序列及参数

MpMRI 基本扫描序列包括 T1WI、T2WI、DWI 及其生成的表观扩散系数（apparent diffusion coefficient，ADC）图和 DCE。扫描范围要包括前列腺和双侧精囊腺，且扫描范围、定位方向要保持一致。

1. T1WI 及 T2WI　T1WI 和 T2WI 是前列腺 MRI 检查必不可少的序列。

T1WI 选择压脂或不压脂的自旋回波（spin echo，SE）或梯度回波（gradient echo，GRE）序列。T1WI 的主要作用是判断前列腺和精囊腺内是否有出血，避免错误的判断。另外，也可以清晰显示前列腺腺体的轮廓，判断是否存在骨转移、淋巴结转移。而且，在对比增强之前，也需要行平扫序列。

T2WI 选择快速自旋回波序列（fast-spin-echo，FSE 或 turbo-spin-echo，TSE）在不同方位成像：轴位、冠状位和矢状位（表 3-1）。T2WI 的主要作用是对前列腺进行准确的解剖分区，评估是否有腺体内的异常信号，是否有前列腺外侵犯（extraprostatic extension，EPE）和淋巴结转移。外周带前列腺癌通常表现为类圆形的或边界不清晰的局限性低信号。但是，这种影像学表现并不特异，也可以见于前列腺炎症、出血、腺体萎缩、增生、穿刺后瘢痕或治疗后改变（如内分泌治疗后、射频消融术后等）。移行带前列腺癌通常表现为边界不清的均匀中度低信号（“擦木炭画征”或“脏手指印征”），边缘毛糙的不规则形，缺乏完整的低信号包膜，伴或不伴尿道括约肌或前纤维基质带的侵犯。病灶具备上述的特点越多，则临床有意义前列腺癌

的可能性越大。但是前列腺增生常常和癌混淆，在 T2WI 上很难鉴别。前列腺增生分为以腺体增生为主（T2WI 呈高信号）、间质增生为主（T2WI 呈低信号）或混合型增生（T2WI 呈高低不等的混杂信号），尤其是间质增生为主的区域，与前列腺癌很难鉴别。

3D T2WI 由于各向同性，对前列腺解剖细节显示得更清晰，可以明确区分病灶与部分容积效应。理论上 3D T2WI 会降低 T2 对比，但是可以使用恢复脉冲进行补偿[1]。Rosenkrantz 等人[2]发现，3D T2WI 的图像 SNR 虽然有所降低，但在主观评价上与 2D T2WI 差异不明显；3D 与 2D T2WI 对前列腺癌的发现率及分期效能相当（69.7% vs. 69.3%）。此外 3D T2WI 图像可以与超声实时图像融合进行超声引导下靶向穿刺，提高穿刺阳性率。

表 3-1　前列腺 mpMRI 检查的基本扫描序列及技术要求[3,4]

常规序列	扫描方向	范围	层厚	采集参数	层面内分辨率	其他要求
T1WI	轴位	前列腺 + 精囊腺				
T2WI	轴位 矢状位 冠状位	前列腺 + 精囊腺 FOV：12~20cm	3mm 无间距		≤0.7mm（相位编码方向）×≤0.4mm（频率编码方向）	
DWI	轴位	前列腺 + 精囊腺 FOV：16~22cm	≤4mm 无间距	TE：≤90ms， TR：≥3000ms	≤2.5mm×≤0.4mm	高 b 值 ≥1400s/mm^2 重建 ADC 图，计算 ADC 值
DCE	轴位	前列腺 + 精囊腺	3mm 无间距	TR：<100ms， TE：<5ms	≤2mm×≤2mm	0.1mmol/kg，2~3ml/s 团注对比剂，最大时间分辨率为 15s，持续采集≥2 分钟

2. DWI　DWI 采用自由呼吸的自旋回波平面回波成像（echo planar imaging，EPI）序列，采用频率选择法进行脂肪抑制减少化学位移伪影。EPI 采用单次激发记录一整幅图像的技术，其优势在于明显降低运动伪影和精确的扩散系数。因为采集时间非常短，所以可以在一次检查中对同一层面采集多幅不同扩散敏感性的图像。

DWI 反映的是活体器官或组织中水分子的自由随机运动，即布朗运动。DWI 通过施加扩散敏感梯度，显著增加序列对水分子扩散的敏感性，引起 MR 信号减低。衰减程度依赖于水分子的表观扩散系数和扩散敏感系数 b 值的大小。DWI 测量的分子运动只能以 ADC 来表达，且 b 值越高，DWI 对水分子的运动越敏感。由于肿瘤组织与正常组织的扩散特性存在明显差异，因此前列腺癌通常在 DWI 上表现为高信号，ADC 图上表现为低信号。ADC 值与 Gleason 评分呈负相关，同时预测前列腺癌侵袭性。以 ADC 值 $<1.005\times10^{-3}m^2/s$（b 值 0，100，400，800s/mm^2）为标准预测 Gleason 评分≥7 前列腺癌的敏感性和特异性分别为 90.5% 和 62.5%[5]。

3. DCE　DCE 采用快速 T1WI GRE 序列，进行约 2~5 分钟持续扫描来评价增强特征，避免遗漏体积小的临床有意义前列腺癌。前列腺癌多表现为早期强化，一般将早期明显强化、随后又快速流出的增强曲线类型（流出型）定义为癌，而将渐进性强化（流入型）的增强曲线类型定义为非癌。但是强化曲线类型的临床价值有一定争议，Hansford 等人[6]研究认为，DCE 时间 - 信号曲线类型对区别前列腺癌和正常前列腺组织具有非常有限的临床价值（AUC=0.58 ± 0.04~0.63 ± 0.04），并且读片者仅对流出型曲线的一致性良好（Kappa 值 = 0.66~0.79），对流入型和平台型曲线类型的一致性一般（Kappa 值 =0.49~0.78）。

4. 其他可选的序列　由于临床工作中需要对确诊前列腺癌的病例进行分期，而 PSA、DRE 或穿刺常常不能提供足够的信息，因此 MRI 就显得尤为重要。在实际工作中需要根据不同的检查目的增加一些可选的序列（表 3-2），以对盆腔的淋巴结或骨质进行充分的评价，因此要求至少有一个序列扫描范围要达腹主动脉分叉水平用于评价盆腔淋巴结。

表 3-2　根据检查要求可增加的序列[3,4]

常规序列	扫描方向	范围	作用	其他要求
T1WI 同、反相位	轴位	盆腔，包括双侧髂嵴	显示脊柱、骨盆骨转移，盆腔、腹股沟淋巴结转移	
T1WI 同、反相位	矢状位	前列腺基底部至腹主动脉分叉以上	显示脊柱、骨盆骨转移，盆腔、腹股沟淋巴结转移	
DWI	轴位	盆腔	显示淋巴结转移、骨转移	中等 b 值如 $b = 500s/mm^2$
MRS	轴位	前列腺	显示病变的代谢特点，用于鉴别病变性质，反映病变侵袭性	获得波谱曲线图及对应体素（胆碱 + 肌酸）/ 枸橼酸盐[（Cho+Cre）/Cit]比值

最新进展

第三节　前列腺影像报告与数据系统（Prostate Imaging-Reporting and Data System，PI-RADS）

2012 年欧洲泌尿生殖放射学会（European Society of Urogenital Radiology，ESUR）首次以专家共识的形式提出前列腺 MRI 指南（PI-RADS v1）[7]。但由于评分细则繁琐，没有区分外周带和移行带，同时存在 DCE 强化类型争议较大等问题，2014 年美国放射学院（American College of Radiology，ACR）、ESUR 和 AdMeTech 基金会共同提出 PI-RADS v2，旨在结合实际工作的诊断经验通过简易的框架结构简化读片流程[4]。PI-RADS v2 明确了 mpMRI 检查的主要目的是对临床有意义前列腺癌的检出、定位和分期。临床有意义前列腺癌的定义是：Gleason 评分≥7、伴或不伴癌灶体积≥$0.5cm^3$、伴或不伴前列腺外侵犯。

1. PI-RADS v2 评分标准　PI-RADS v2 对临床有意义前列腺癌的可能性提出 5 分制评分，对每一个序列及其相关表现提供了详细的影像分级标准（表 3-3~表 3-6）。1 分：临床有意义前列腺癌的可能性非常小；2 分：临床有意义前列腺癌的可能性较小；3 分：临床有意义前列腺癌的可能性不确定；4 分：临床有意义前列腺癌的可能性较大；5 分：临床有意义前列腺癌的可能性非常大。读片时，首先确定病灶位置，再使用不同序列对病灶性质进行评估（图 3-1）。如果病灶位于外周带，则首先对 DWI/ADC 图进行评分：当 DWI 及 ADC 图评分为 1、2、4、5 分时，该分为最终评分；当 DWI/ADC 图评分为 3 分时，应同时考虑 DCE 图像的表现：DCE 表现为阳性者，最终评分为 4 分；DCE 表现为阴性者，最终评分仍为 3 分。如果病灶位于移行带，则首先对 T2WI 进行评分：当 T2WI 评分为 1、2、4、5 分时，该分为最终评分；当 T2WI 评分为 3 分时，应同时考虑 DWI/ADC 图评分：只有 DWI/ADC 图评分为 5 分时，最终评分才为 4 分；否则最终评分仍为 3 分。对于 PIRADS 4 分和 5 分的病灶，需要进一步进行 TNM 分期。

表 3-3　DWI 对外周带及移行带 PI-RADS v2 评分标准[4,8]

评分	标准	外周带		移行带	
		图例（ADC 图）	图例（DWI）	图例（ADC 图）	图例（DWI）
1	ADC 图及高 b 值 DWI 上均无异常				
2	ADC 图模糊不清的低信号				
3	ADC 图局灶性轻或中度低信号，且高 b 值 DWI 等信号或轻度高信号				
4	ADC 图局灶性显著低信号，高 b 值 DWI 显著高信号，且最大径线 <1.5cm				
5	影像表现同 4 分，最大径线≥1.5cm；或有明确前列腺外侵犯行为				

表 3-4　T2WI 对外周带 PI-RADS v2 评分标准[4,8]

评分	标准	图例
1	均匀高信号（正常）	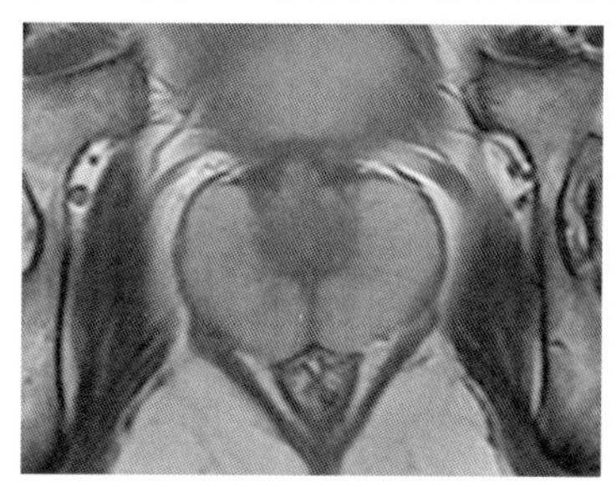
2	线状或楔形的低信号；或弥漫性轻度低信号（通常边界不清）	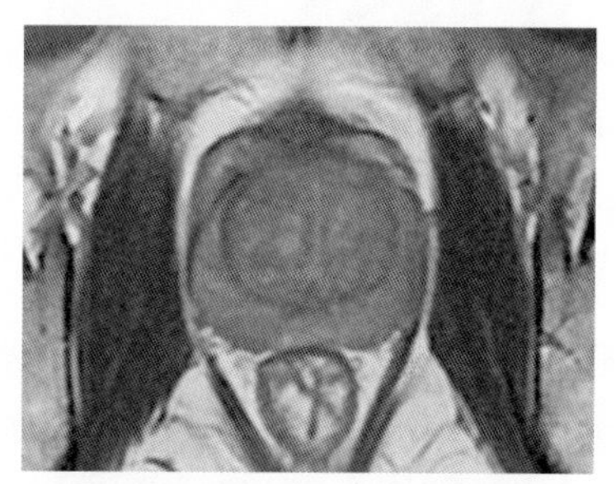
3	不均匀信号；或不局限的、圆形、中度低信号；或所有不符合 2 分、4 分、5 分的情况	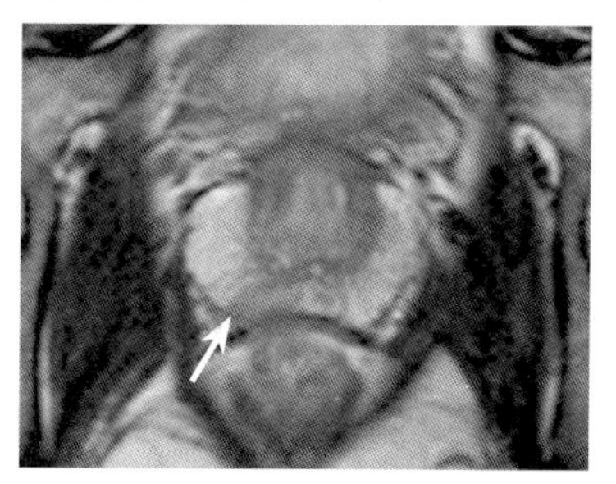
4	界限清楚的、均匀的中低信号，局限于腺体内，且最大径线 <1.5cm	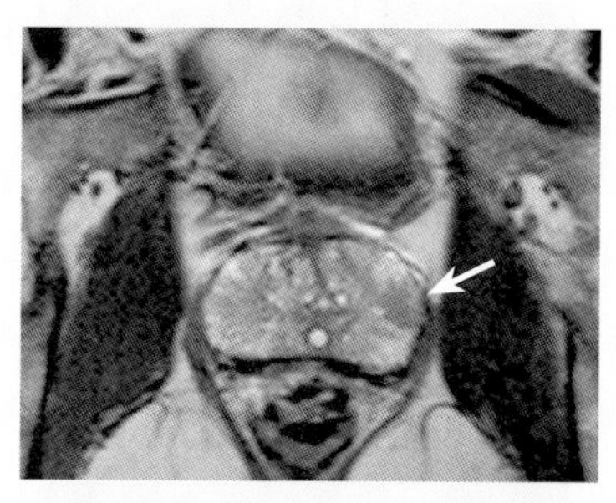
5	影像表现同 4 分，最大径线≥1.5cm；或有明确前列腺外侵犯行为	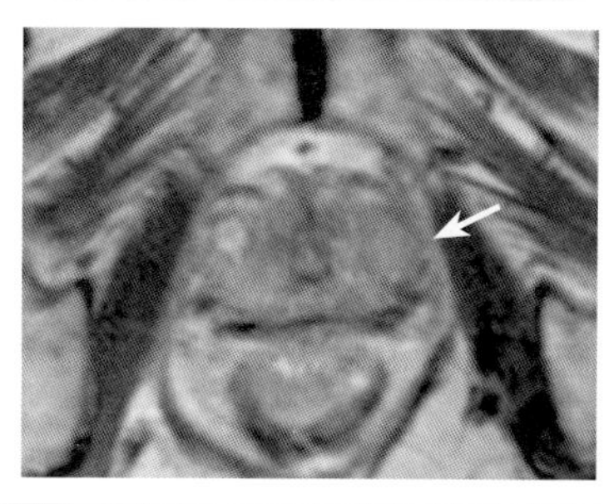

表 3-5　T2WI 对移行带 PI-RADS v2 评分标准[4,8]

评分	标准	图例
1	均匀中等信号（正常）	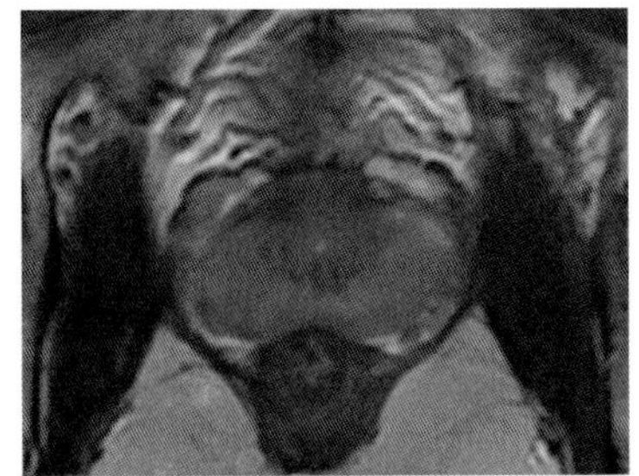
2	界限清楚的低信号；或不均匀的、有包膜结节（BPH）	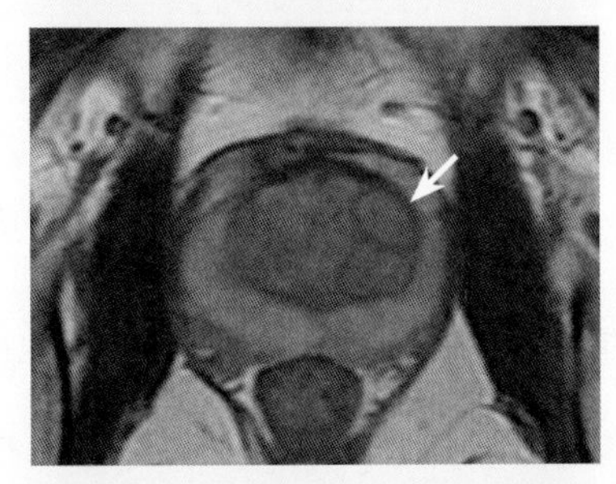
3	边界遮盖的不均匀信号；所有不符合 2 分、4 分、5 分的情况	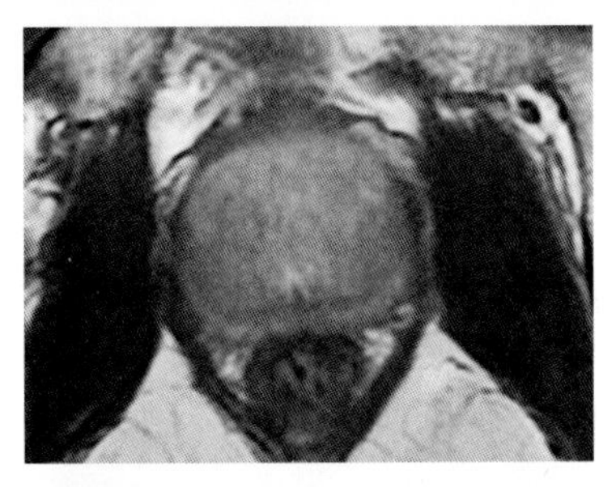
4	双凸透镜形或界限不清的、均匀中等强度低信号，且最大径线 <1.5cm	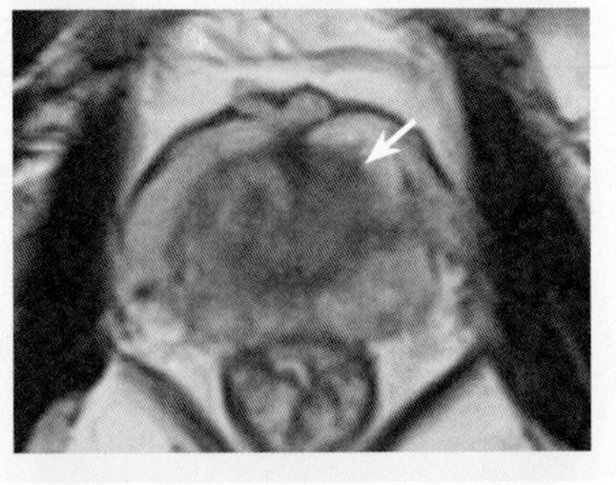
5	影像表现同 4 分，最大径线≥1.5cm；或有明确前列腺外侵犯行为	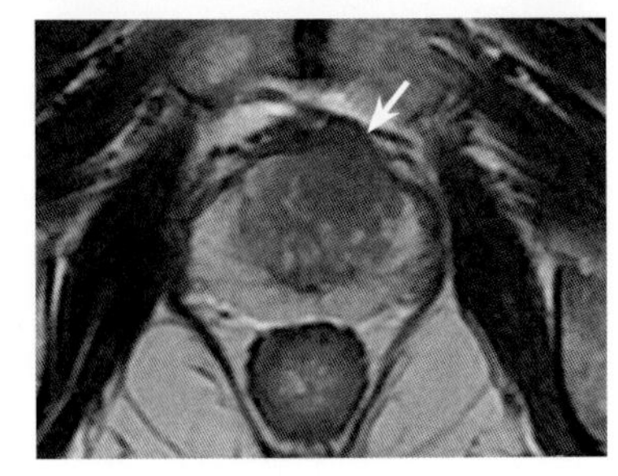

表 3-6　DCE 对外周带及移行带 PI-RADS v2 评分标准[4,8]

评分	标准	图例
–	无早期强化；或弥漫性强化，但在 T2WI 或 DWI 上未见相应局灶性病灶；或局灶性强化，但在 T2WI 上相应病灶为 BPH 的特征性表现	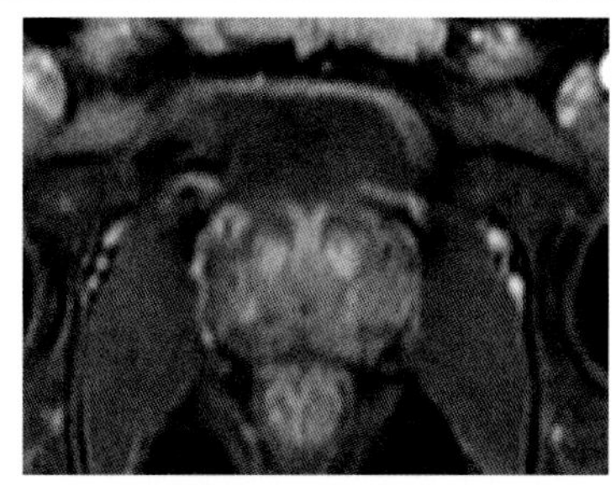
+	局灶性强化，且早于或与邻近前列腺组织同步强化，且在 T2WI 或 DWI 上相应区域有可疑发现	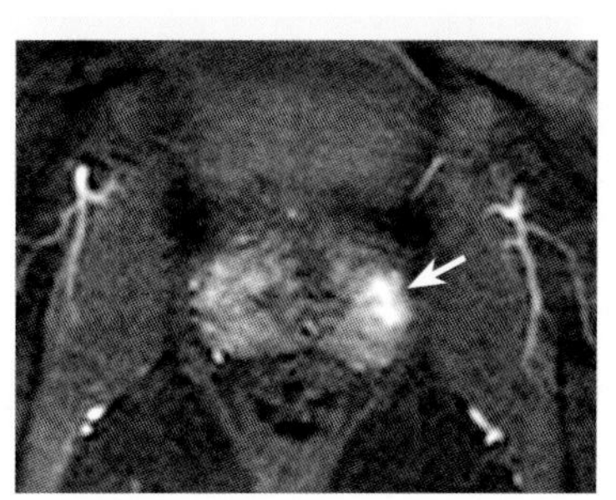

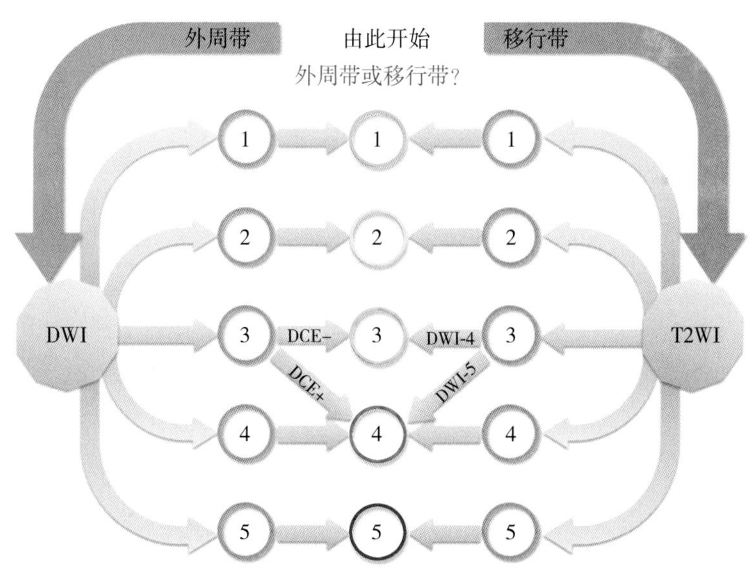

图 3-1　PI-RADS v2 评分流程图

PI-RADS v2 明确提出了 mpMRI 应该对可疑病灶的体积进行测量并在诊断报告中提示，最低要求是在轴位图像上测量病灶的最大径：位于外周带的病灶在 ADC 图上测量；位于移行带的病灶在 T2WI 上测量。如果病灶最大径位于冠状位或矢状位，则应同时报告最大径和测量平面。如果轴位不能清晰显示病灶范围，则应选择其他位置测量并报告。

2. 前列腺癌的分期　PI-RADS v1 对前列腺外侵犯进行 5 分制评分（表 3-7），评价内容包括：前列腺包膜（图 3-2）、精囊腺（图 3-3）、尿道括约肌（图 3-4）、直肠壁（图 3-5）、神经血管

表 3-7　PI-RADS v1 前列腺外侵犯的评分标准[7]

标准	评分	征象
包膜外侵犯	1	病灶与包膜邻接
	3	包膜不规则，回缩或增厚
	4	包膜神经血管束增粗
	4	膨突，包膜缺损
	5	可测量的包膜外病灶
精囊腺	1	增大
	2	T2WI 低信号
	3	精囊角消失
	4	强化，扩散受限
远端括约肌	3	相邻肿块
	3	括约肌低信号消失
	4	累及括约肌的异常强化
膀胱颈	2	相邻肿块
	3	膀胱肌壁低信号消失
	4	累及膀胱颈的异常强化

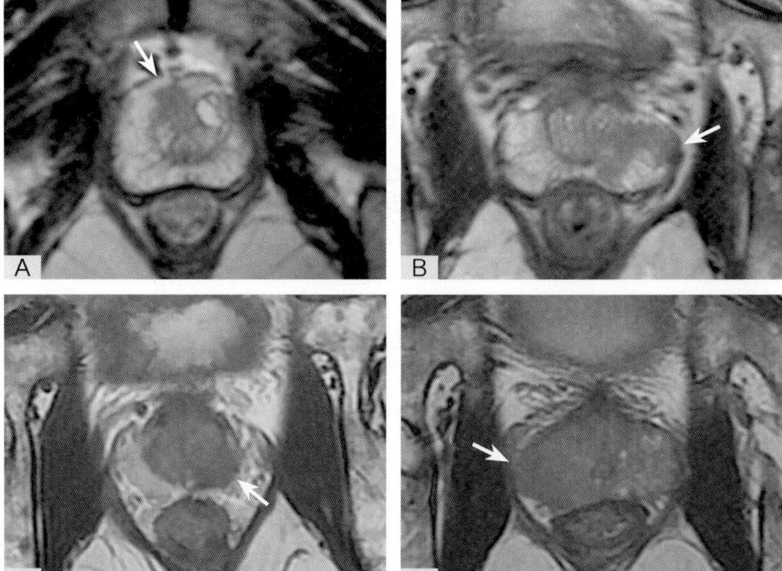

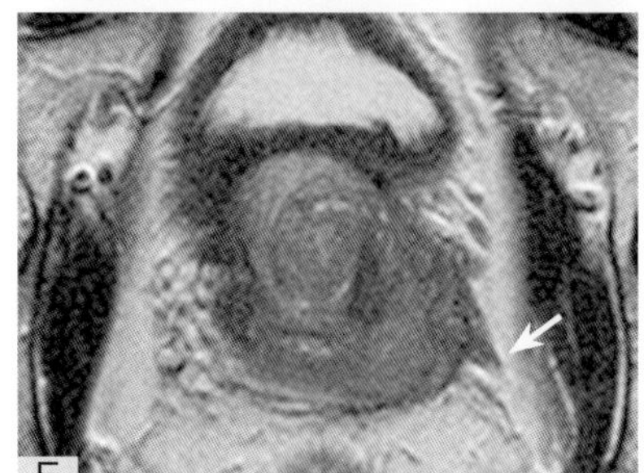

图 3-2　轴位 T2WI 图像评价包膜。(图 3-2A) ECE 评分 1 分，癌灶与前列腺包膜之间可见正常的外周带信号；(图 3-2B) 癌灶紧邻左侧包膜但未引起包膜形变且接触长度 <1cm；(图 3-2C) ECE 评分 3 分，癌灶紧邻左侧包膜引起局部包膜回缩；(图 3-2D) ECE 评分 4 分，癌灶引起局部包膜膨隆且局部包膜不规则，但未见明显的包膜外病灶；(图 3-2E) ECE 评分 5 分，癌灶突破包膜侵入周围脂肪组织

束(图 3-6)和膀胱颈(图 3-7)。PI-RADS v2 删除了详细的评分细则,仅仅对阳性表现进行了文字描述,而且新增加“病灶与包膜接触长度 >1.0cm”为包膜外侵犯的征象之一。

淋巴结转移的主要征象包括淋巴结短径 >0.8cm,淋巴结形态变圆或不规则,伴或不伴中心坏死(图 3-5 和图 3-7)。前列腺癌晚期好发骨转移(图 3-5 和图 3-7),且为成骨性转移,多于红骨髓富集的部位,如颅骨、胸骨、盆腔、脊柱、长骨近端。

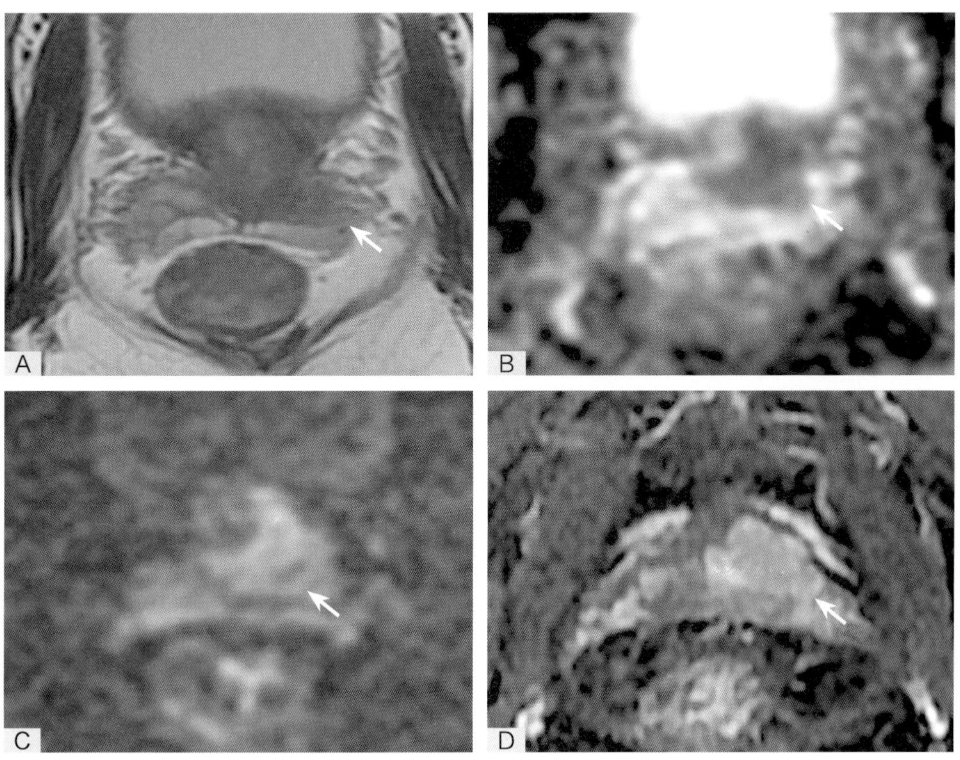

图 3-3　前列腺癌侵犯精囊腺表现。左侧精囊腺根部 T2WI(图 3-3A)局限性明显低信号,ADC 图(图 3-3B)信号减低,DWI(图 3-3C)呈高信号,DCE(图 3-3D)相对应明显强化

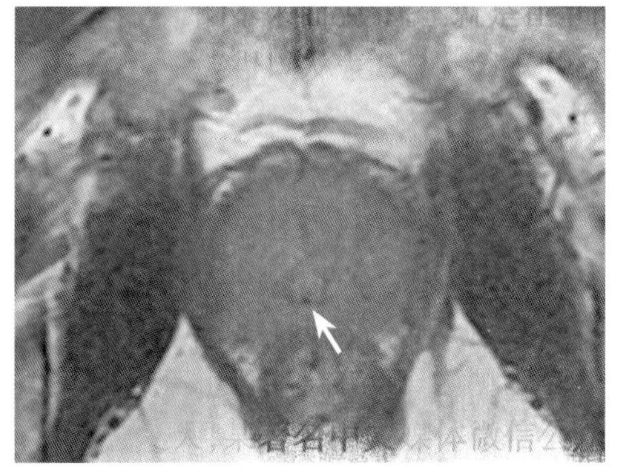

图 3-4　前列腺癌侵犯尿道括约肌。轴位 T2WI 图像示弥漫前列腺癌导致尿道括约肌正常环形低信号不连续

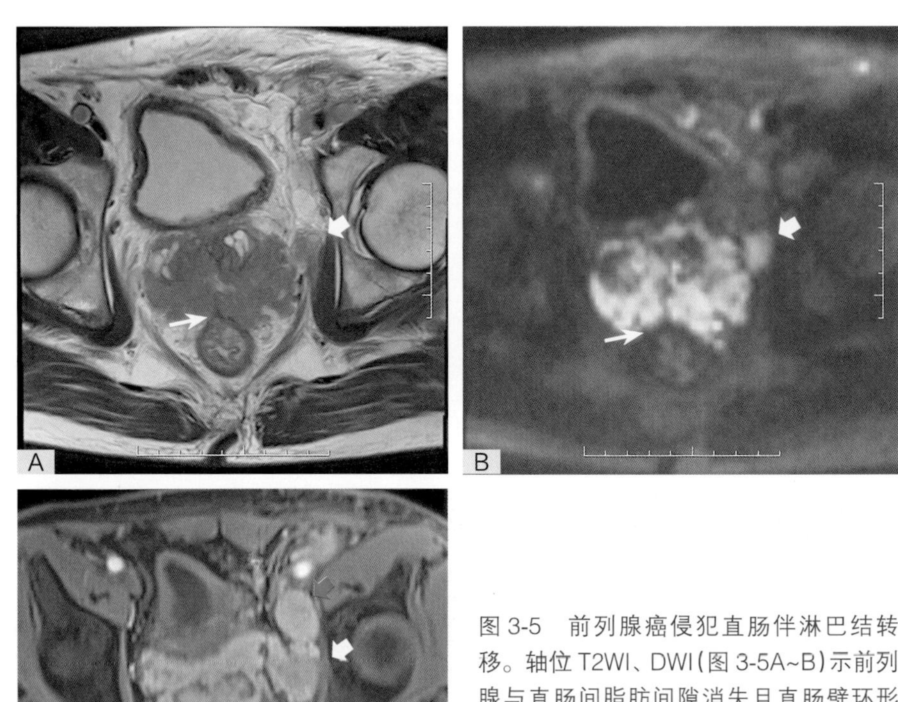

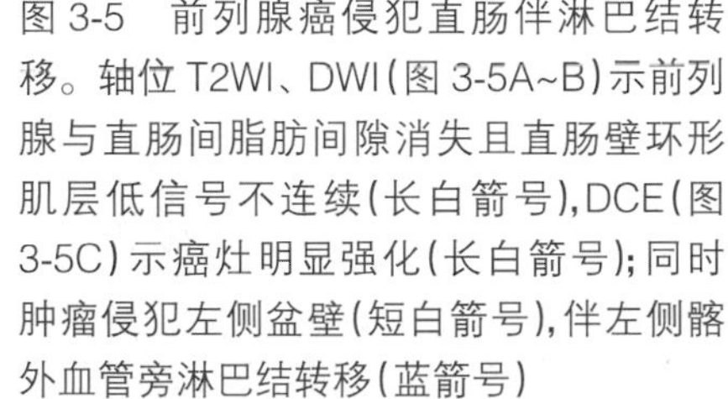

图 3-5 前列腺癌侵犯直肠伴淋巴结转移。轴位 T2WI、DWI(图 3-5A~B)示前列腺与直肠间脂肪间隙消失且直肠壁环形肌层低信号不连续(长白箭号),DCE(图 3-5C)示癌灶明显强化(长白箭号);同时肿瘤侵犯左侧盆壁(短白箭号),伴左侧髂外血管旁淋巴结转移(蓝箭号)

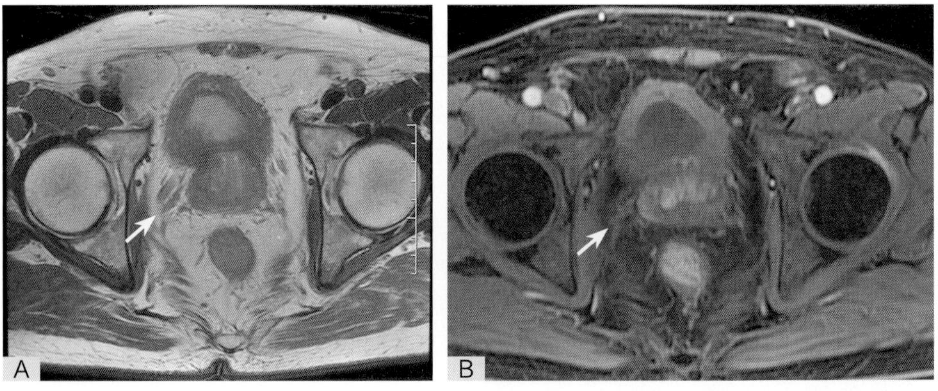

图 3-6 前列腺癌侵犯神经血管束。轴位 T2WI(图 3-6A)示右侧神经血管束增粗,DCE(图 3-6B)示右侧神经血管束局部早期强化且不规则增粗

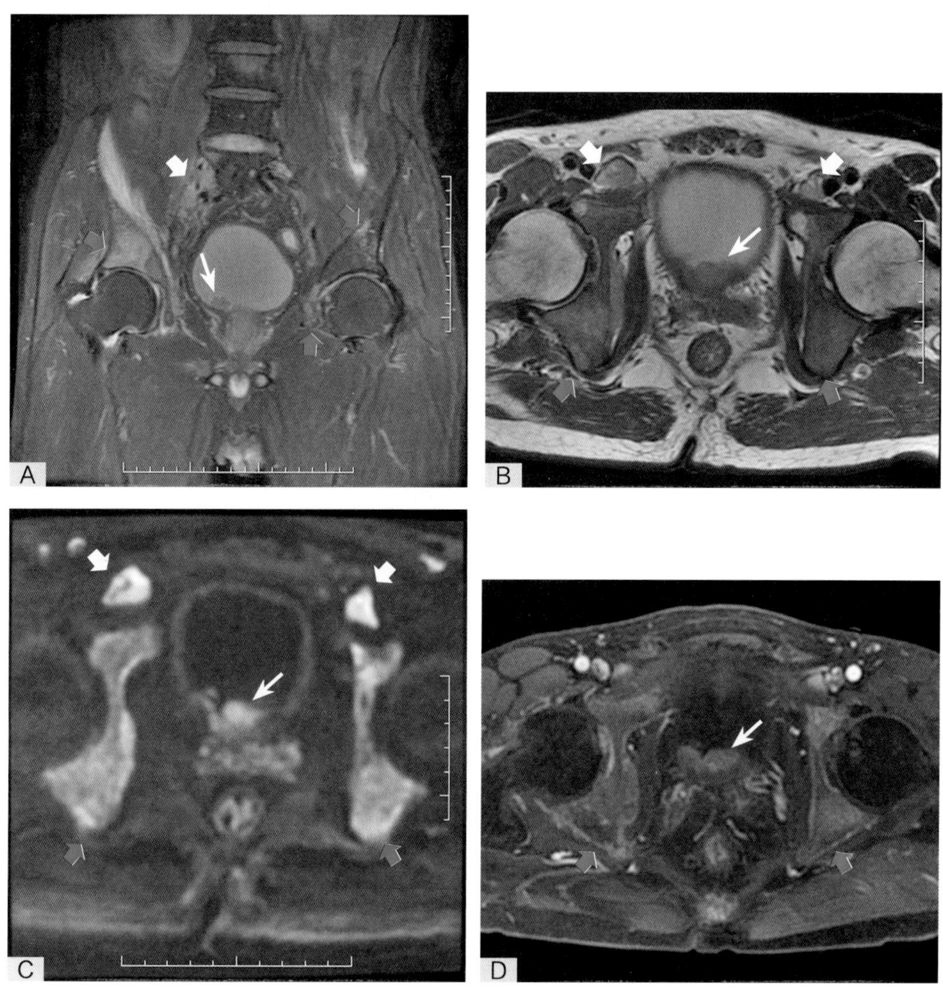

图 3-7　前列腺癌侵犯膀胱，伴淋巴结转移和骨转移。冠状位压脂 T2WI、轴位 T2WI、DWI 及 DCE（图 3-7A~D）示膀胱颈部异常信号伴明显强化（长白箭号）；同时伴右侧髂总、双侧髂外血管旁淋巴结转移（短白箭号），及双侧髂骨、耻骨和坐骨弥漫转移伴明显强化（蓝箭号）

第四节　前列腺癌治疗后 mpMRI 评价

前列腺癌治疗后使用 mpMRI 检查可以判断是否有局部复发或远处转移。根治性前列腺切除术术后由于前列腺组织缺失，导致膀胱位置下移，膀胱尿道吻合口信号不均匀（图 3-8）；若复发则表现为 T2WI 稍高信号，DWI 高信号，ADC 图信号减低，DCE 不均匀强化（图 3-9）。放射治疗和内分泌治疗会导致正常前列腺和精囊腺腺体萎缩，纤维结缔组织增加，在 T2WI 上呈弥漫低信号，正常解剖结构显示不清，肿瘤与正常腺体分界不清（图 3-10），因此 T2WI 对识别残余肿瘤或肿瘤复发有一定困难。此时使用 DWI/ADC 和 DCE 尤其重要。肿瘤复发后 mpMRI 表现为原本萎缩的前列腺出现局部或整体不规则增大，包膜不规则呈结节状改变，与其他条件下的复发类似。

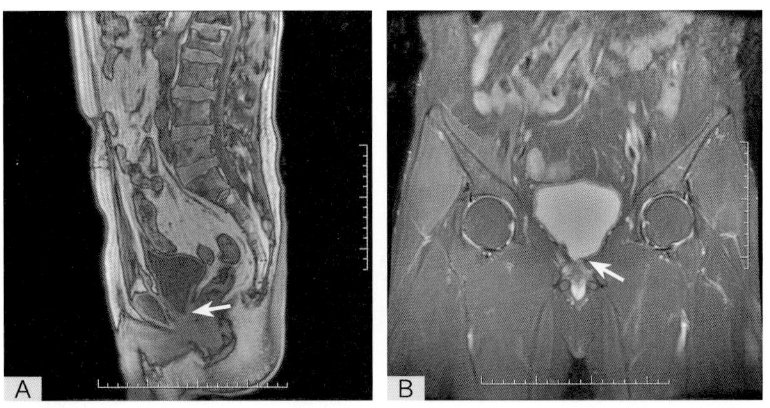

图 3-8　前列腺根治术后改变。矢状位 T1WI(图 3-8A)及冠状位压脂 T2WI(图 3-8B)示膀胱颈口位置下移,局部呈尖角状改变

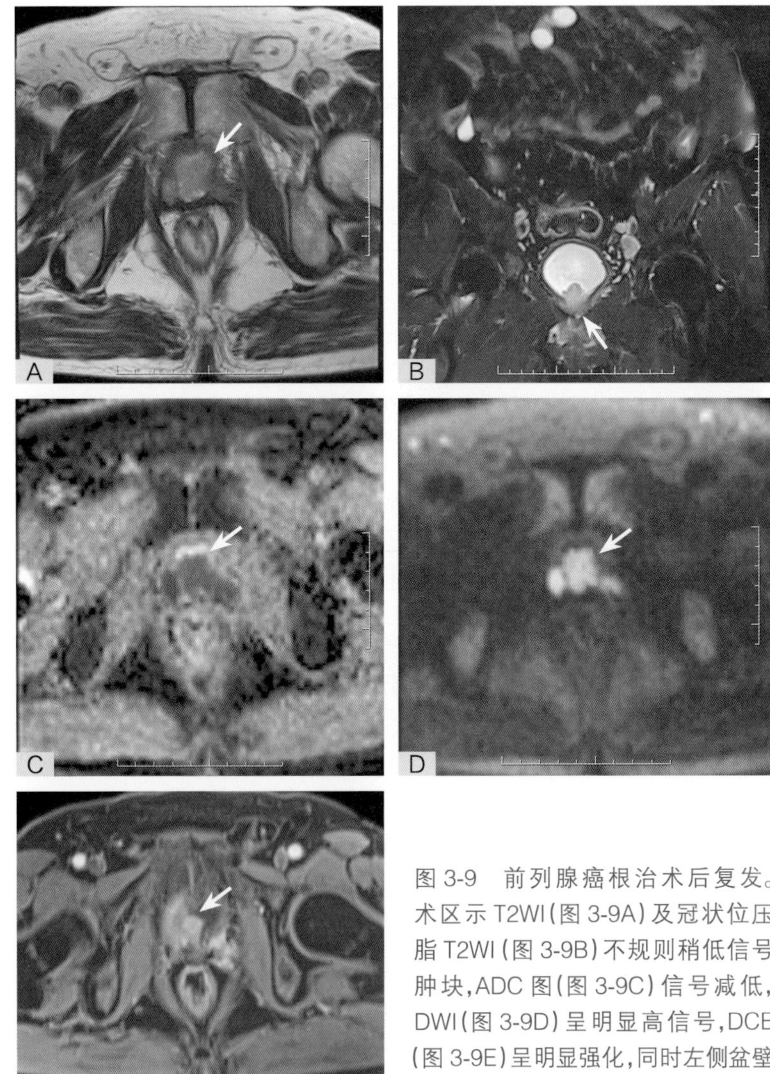

图 3-9　前列腺癌根治术后复发。术区示 T2WI(图 3-9A)及冠状位压脂 T2WI(图 3-9B)不规则稍低信号肿块,ADC 图(图 3-9C)信号减低,DWI(图 3-9D)呈明显高信号,DCE(图 3-9E)呈明显强化,同时左侧盆壁受侵犯

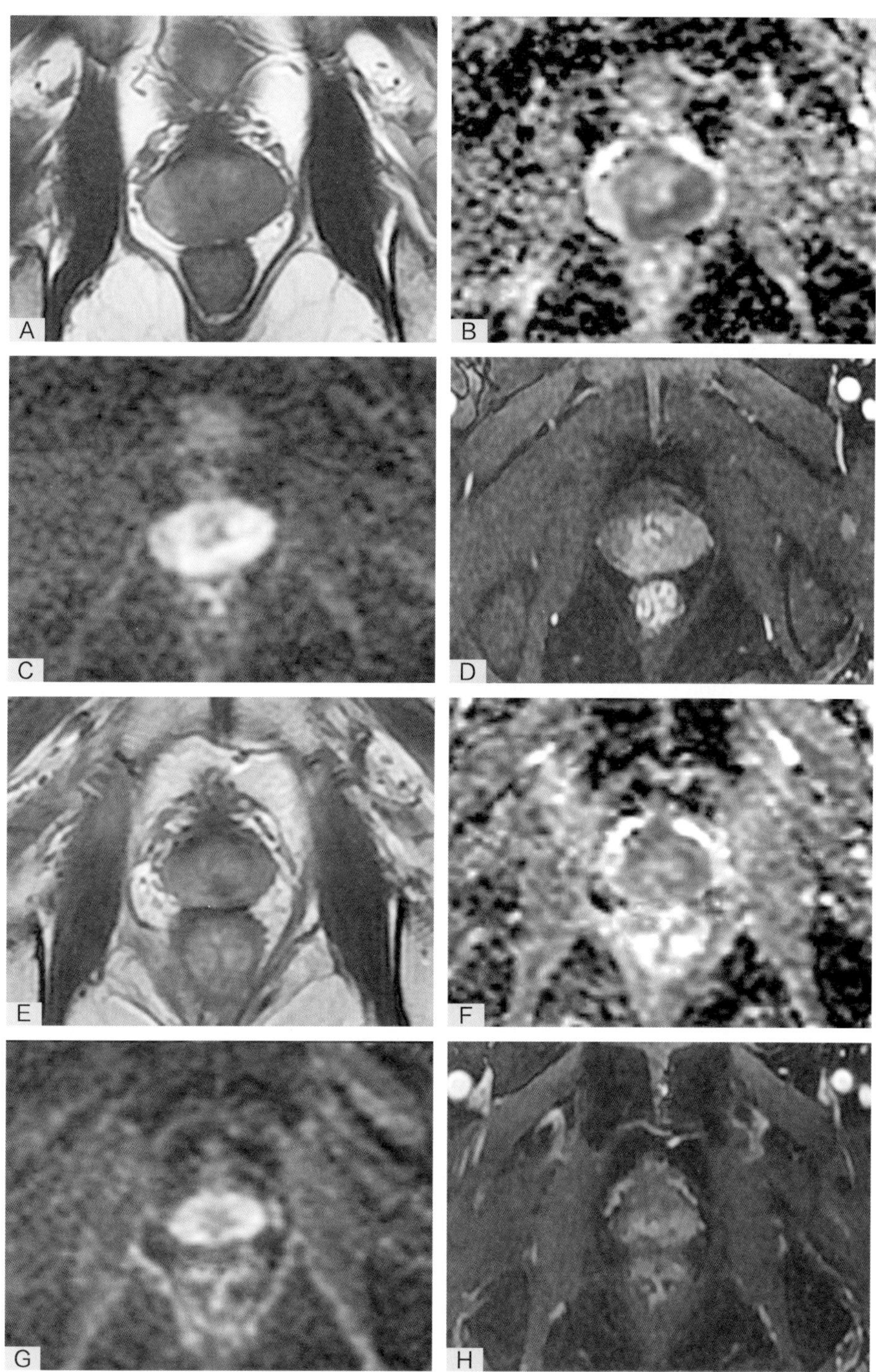

图 3-10　前列腺癌放射治疗前、后改变。同一患者治疗前(图 3-10A~D)双侧外周带癌,肿瘤边界清晰;治疗后(图 3-10E~H)示前列腺体积变小,解剖分区模糊,肿瘤体积缩小且边界较前模糊,异常信号程度较前减轻

第五节　MpMRI 在前列腺癌主动监测中的作用

主动监测（active surveillance，AS）是为了使局限性前列腺癌患者在正确时机进行有效治疗、避免过度治疗，但同时需要积极观察患者病情进展情况，目前仅用于低危组的前列腺癌患者。虽然有极少数患者可能会失去治愈机会，但主动监测具备明显优势：2/3 患者终生无需治疗，避免了不必要治疗伴随的副作用，同时提高了生活质量。

若要讨论 mpMRI 在主动监测中的作用，首先是证明 mpMRI 对临床有意义前列腺癌的检出价值。Siddiqui[9]前瞻性研究了 1003 例 mpMRI 表现阳性同时 PSA 升高和 / 或直肠指诊异常的患者，发现 69% 患者 MRI/US 融合靶向穿刺和系统性穿刺结果一致，但靶向穿刺诊断了 30% 高危癌和 17% 低危癌。170 例最终行根治性前列腺切除术的患者，MRI/US 融合靶向穿刺对比 TRUS 系统性穿刺提高了诊断准确性（77% vs.53%），特异性相近（68% vs.66%）。最终认为 MRI/US 靶向穿刺对比系统性穿刺增加了高危癌的检出。Almeida 等[10]研究亦认为 PI-RADS v2 可以为主动监测患者进一步排除临床有意义前列腺癌可能性。Ahmed[11]发现与 TRUS 穿刺相比，mpMRI 有更高的敏感性（93% vs. 43%，P<0.001）和特异性（89% vs. 74% P<0.001）。158 例（37%）MRI 表现阴性患者中只有 17 例证实为临床有意义前列腺癌，且无一例患者有 Gleason 4 级或更高级别肿瘤。452 例患者在 TRUS 穿刺中没有发现肿瘤或只有 Gleason 6 分肿瘤，其中有 119 例证实为临床有意义前列腺癌，第一位 Gleason 4 级肿瘤共 13 例。上述研究表明 mpMRI 是发现临床有意义前列腺癌最有优势的影像检查方式，虽然不能完美检出所有侵袭性病灶，但效果要优于 TRUS 穿刺；对考虑进行主动监测的患者来说，mpMRI 是一种筛选并进行监测的理想检查方式。因此，目前建议对系统性穿刺诊断为低危癌患者行 mpMRI 检查，避免漏诊高级别肿瘤。

MpMRI 表现是影响主动监测患者重新分组的重要因素。Schoots[12]总结发现 mpMRI 表现阳性的患者对比阴性患者更可能发生肿瘤级别升高（43% vs.27%）；行 MRI 检查和重复系统性穿刺的主动监测患者中有 70%（340/488）MRI 表现阳性，而在随诊过程中初次 MRI 阳性表现的患者 39%（115/298）肿瘤级别升高，初次 MRI 表现阴性的患者 17%（18/107）肿瘤级别升高；初次 mpMRI 阳性患者行 MRI 引导下靶向穿刺有 47%（84/179）肿瘤级别改变。随后 Schoots[13]分析总结 6 篇 1159 例主动监测患者中，792 例初次 MRI 阳性患者随访过程中 35% 肿瘤级别升高，367 例初次 MRI 阴性患者随访过程中仅 12% 肿瘤级别升高；仅行 MRI 引导下靶向穿刺可能比系统性穿刺漏诊更多肿瘤级别升高（10% vs 7%）。Martin-Malburet[14]分析 77 例符合主动监测条件但行手术的患者，49 例患者 mpMRI 表现阳性；其中 45 例患者根治病理表现临床有意义前列腺癌，后者包括 mpMRI 阳性者证实临床有意义前列腺癌 34 例（69%），mpMRI 阴性者临床有意义前列腺癌 11 例（39%）。以上研究均表明虽然 mpMRI 表现阳性意味侵袭性肿瘤风险增加，需要重新归组；但 mpMRI 表现阴性也可能存在侵袭性肿瘤，因此无论 mpMRI 表现如何，均需要穿刺进一步证实。

在主动监测过程中，mpMRI 是一项非常重要的观察手段。Walton[15]通过分析 58 例主动监测患者 mpMRI 阳性可能性评分、病灶直径或数量的变化，发现 mpMRI 诊断病理进展的敏感性和特异性分别为 53% 和 80%。Felker[16]回顾性分析 49 例主动监测患者，首次 mpMRI 检查与复查时间间隔 6 个月以上，通过对比主要病灶（index lesion）的评分、体积和 ADC 值的变化发现 mpMRI 表现进展对预测病理进展的诊断敏感性、特异性分别为 37%、69%。Recabal[17]认为单纯行 MRI 靶向穿刺或系统性穿刺会漏诊高级别肿瘤（分别为 10%、7%）。Raichi[18]通过系统性穿刺 +MRI 引导下靶向穿刺方式入组 131 例主动监测患者并以同样方式将 29 例（22.1%）随访患者重新归组，随访第 1 年和第 4 年的无重新归组生存率（reclassification free survival rate）分别为 93%、70%；mpMRI 预测重新分组的敏感性、特异性、阳性预测值和阴性预测值分别为 61%、69%、45% 和 81%。Thurtle[19]随访 145 例主动监测患者中 23 例（15.9%）出现疾病进展，20 例病理进展、3 例 mpMRI 表现进展；20 例病理进展的患者中 6 例 mpMRI 或 PSA 均无变化，10 例 mpMRI 表现进展、4 例 PSA 升高后行重复穿刺证实。上述研究均肯定了 mpMRI 在监测肿瘤病理进展中具有重要作用，但若单纯依靠 mpMRI 而拒绝穿刺是有风险的；更何况 mpMRI 表现进展至何种程度再重新归组至今为止没有定论。MpMRI 表现无变化时依然不能排除病理进展，因此依然需要进行重复穿刺。

总之，mpMRI 是一种对临床有意义前列腺癌检出、主动监测重新归组以及随访均起重要作用的影像检查方式，但 mpMRI 目前仍然不能取代穿刺[20]。

实例演示

第六节　PI-RADS 应用的实例演示

【适应证】

1. PSA 升高或 DRE 阳性，临床疑诊前列腺癌者。
2. 首次前列腺穿刺阴性但临床仍疑诊前列腺癌。
3. 前列腺穿刺阳性需要 mpMRI 进一步评价。
4. 前列腺癌随诊（未接受任何前列腺癌治疗）。

【禁忌证】

1. 装有心脏起搏器、动脉瘤术后者。
2. 既往发生过钆对比剂严重不良反应。

【所需器材清单】

1. 使用 1.5T 或以上 MRI 设备。
2. 增强患者禁食 6 小时，需做肠道准备。
3. 增强患者需携带两周内血肌酐结果，并在检查后 48~72 小时内复查。

【团队要求】

1. 熟悉前列腺解剖及 mpMRI 检查序列的技师。
2. 具有前列腺多参数磁共振阅片经验 500 例以上的影像科医师。

【操作步骤】

患者，男性，73 岁，主因“PSA 升高半年”就诊，最近一次 PSA 为 19.76ng/ml，直肠指诊前列腺增大明显，中央沟消失，质韧，未及结节。

1. 确认扫描序列完整和良好的图像质量。

2. 发现病灶、确定病灶位置。

3. 选择合适的序列并根据信号特点、病灶大小进行初步评分。

4. 评价是否有前列腺外侵犯。

5. 根据 PI-RADS v2 评分系统确定最终评分。

6. 首先评价移行带　观察 T2WI，发现可疑病灶（长箭号），定位于左侧体部移行带，此病灶呈不均匀低信号，内侧缘界线模糊，符合 $PI\text{-}RADS_{T2WI}$ 3 分；然后需要根据 ADC/DWI 评分决定最终评分：病灶于 ADC 图呈明显局限性低信号，DWI 高信号，最大径线 1.8cm，符合 $PI\text{-}RADS_{ADC/DWI}$5 分，则提高 $PI\text{-}RADS_{T2WI}$ 4 分为最终 PI-RADS 4 分。另外移行带多发有包膜的混杂 T2WI 信号结节，符合 PI-RADS 2 分。

7. 其次评价外周带　观察 ADC 图发现可疑病灶（短箭号），定位于右侧体部外周带，此病灶呈局灶性显著低信号，DWI 显著高信号，最大径线 <1.5cm，符合 $PI\text{-}RADS_{ADC/DWI}$ 4 分；病灶与包膜接触长度 <1cm 且局部包膜连续，最终 PI-RADS 评分 4 分。

8. 综合以上(图 3-11)，此例患者需报告两处病灶，分别为左侧体部移行带(PI-RADS 4 分)和右侧体部外周带（PI-RADS 4 分）。

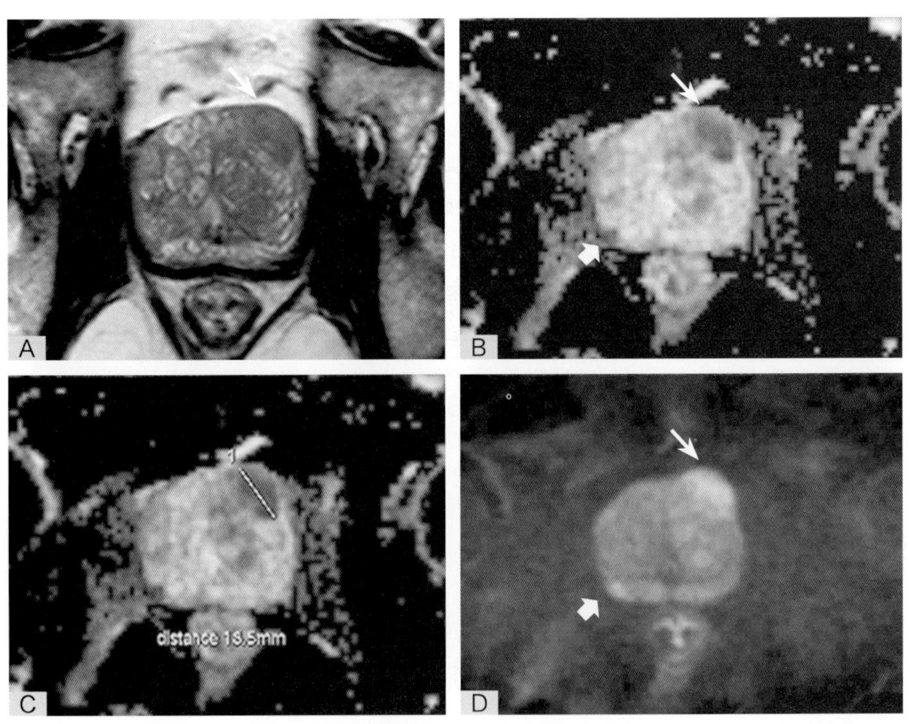

图 3-11　实际应用举例，图 A~D 依次为 T2WI、ADC 图和 DWI

【要点解析】

1. 对于多个病灶，首先从体积最大或存在前列腺外侵犯的病灶开始评价。
2. 对交界部位的病灶定位目前可依据病灶中心位置定位。
3. 观察 T1WI 注意排除出血的影响。

（王慧慧）

专家述评

PI-RADS v2 基于研究数据和专家共识，建立了前列腺 mpMRI 图像解读和报告规范，提高了前列腺 mpMRI 的诊断准确性，但读片者一致性欠佳，因此仍然迫切需要不同地区的研究数据进行指导，逐步发展和优化。若术前检查可以准确预测肿瘤体积，则可以为患者选择合适的治疗方式并提高患者预后评估的准确性，mpMRI 作为一种无创性的检查相对于 PSA 或 DRE 受到更多关注。由于目前的技术条件限制，mpMRI 常常低估前列腺癌的体积和浸润范围，也有学者认为 MRI 对低级别的肿瘤或病理体积小的肿瘤容易出现高估体积的情况，尤其是对 Gleason 3 分的癌灶。

除上述内容提及的功能序列外，mpMRI 还有很多新技术单独或联合应用研究，比如多 b 值 DWI、扩散张量成像（diffusion tensor imaging，DTI）、扩散峰度成像（diffusion kurtosis imaging，DKI）；动态增强扫描定量指标、动脉自旋标记技术（arterial spin labeling，ASL）；MRI 弹性成像；超高场强 MRI；MRI/PET 等。虽然多数研究结果支持新技术的应用，但仍然需要大规模临床数据的验证。

目前人工智能医学影像研发和应用引起全世界学者的关注和如火如荼的投入，成型产品不断涌现，但仍然缺乏广泛应用于临床实践的前列腺 mpMRI 产品。目前不断优化的前列腺计算机辅助诊断（CAD）系统正逐渐显示出其在提高前列腺 mpMRI 诊断效能的潜能。而根据图像纹理分析的方法，分析前列腺癌图像纹理分析定量参数的特征，从而找到前列腺癌与增生的客观可量化的定量参数，也可以提高前列腺癌的诊断效能。

随着前列腺癌临床诊治技术的进展，未来 MRI 的功能将进一步拓展。对行前列腺 mpMRI 的患者进行长期随访，研究不同序列对最终临床结局的影响，才能确定 MRI 技术的真正效能。

（王霄英）

参考文献

[1] LIM K K，NOE G，HORNSEY E，et al. Clinical applications of 3D T2-weighted MRI in pelvic imaging［J］. Abdom Imaging，2014，39（5）：1052-1062.

[2] ROSENKRANTZ A B，NEIL J，KONG X，et al. Prostate cancer：Comparison of 3D T2-weighted with conventional 2D T2-weighted imaging for image quality and tumor detection［J］. AJR Am J Roentgenol，2010，194（2）：446-452.

[3] 王霄英 . MR 临床手册［M］. 人民卫生出版社，2013.

[4] WEINREB J C，BARENTSZ J O，CHOYKE P L，et al. PI-RADS Prostate Imaging-Reporting and Data System：

2015, Version 2[J]. Eur Urol, 2016, 69(1): 16-40.

[5] NOWAK J, MALZAHN U, BAUR AD, et al. The value of ADC, T2 signal intensity, and a combination of both parameters to assess Gleason score and primary Gleason grades in patients with known prostate cancer[J]. Acta Radiol, 2016, 57(1): 107-114.

[6] HANSFORD B G, PENG Y, JIANG Y, et al. Dynamic Contrast-enhanced MR Imaging Curve-type Analysis: Is It Helpful in the Differentiation of Prostate Cancer from Healthy Peripheral Zone[J]? Radiology, 2015, 275(2): 448-457.

[7] BARENTSZ J O, RICHENBERG J, CLEMENTS R, et al. ESUR prostate MR guidelines 2012[J]. Eur Radiol, 2012, 22(4): 746-757.

[8] 秦岫波, 王蕊, 高歌, 等. 前列腺多参数 MRI 报告进展: 基于第 2 版前列腺影像报告和数据系统的结构式报告的构建[J]. 肿瘤影像学, 2016, (2): 111-116.

[9] SIDDIQUI M M, RAIS-BAHRAMI S, TURKBEY B, et al. Comparison of MR/ultrasound fusion-guided biopsy with ultrasound-guided biopsy for the diagnosis of prostate cancer[J]. JAMA, 2015, 313(4): 390-397.

[10] ALMEIDA GL, PETRALIA G, FERRO M, et al. Role of multi-parametric magnetic resonance image and PIRADS score in patients with prostate cancer eligible for active surveillance according PRIAS Criteria[J]. Urol Int, 2016, 96(4): 459-469.

[11] AHMED H U, EL-SHATER BOSAILY A, BROWN L C, et al. Diagnostic accuracy of multi-parametric MRI and TRUS biopsy in prostate cancer (PROMIS): a paired validating confirmatory study[J]. Lancet, 2017, 389(10071): 815-822.

[12] SCHOOTS I G, PETRIDES N, GIGANTI F, et al. Magnetic resonance imaging in active surveillance of prostate cancer: a systematic review[J]. Eur Urol, 2015, 67(4): 627-636.

[13] SCHOOTS I G, NIEBOER D, GIGANTI F, et al. Is magnetic resonance imaging-targeted biopsy a useful addition to systematic confirmatory biopsy in men on active surveillance for low-risk prostate cancer? A systematic review and meta-analysis[J]. BJU Int, 2018, 122, (6): 946-958.

[14] MARTIN-MALBURET A, MARCQ G, LEROY X, et al. [Pathology findings after radical prostatectomy for prostate cancer in patients eligible for active surveillance: Contribution of multiparametric MRI to treatment decision[J]. Prog Urol, 2018, 28(8-9): 425-433.

[15] WALTON DIAZ A, SHAKIR NA, GEORGE AK, et al. Use of serial multiparametric magnetic resonance imaging in the management of patients with prostate cancer on active surveillance[J]. Urol Oncol, 2015, 33(5): 202.e1-7.

[16] FELKER ER, WU J, NATARAJAN S, et al. Serial Magnetic Resonance Imaging in Active Surveillance of Prostate Cancer: Incremental Value[J]. J Urol, 2016, 195(5): 1421-1427.

[17] RECABAL P, ASSEL M, SJOBERG DD, et al. The Efficacy of Multiparametric Magnetic Resonance Imaging and Magnetic Resonance Imaging Targeted Biopsy in Risk Classification for Patients with Prostate Cancer on Active Surveillance[J]. J Urol, 2016, 196(2): 374-381.

[18] RAICHI A, MARCQ G, FANTONI JC, et al. Active surveillance in prostate cancer: Assessment of MRI in the selection and follow-up of patients[J]. Prog Urol, 2018, 28(8-9): 416-424.

[19] THURTLE D, BARRETT T, THANKAPPAN-NAIR V. Progression and treatment rates using an active surveillance protocol incorporating image-guided baseline biopsies and multiparametric magnetic resonance imaging monitoring for men with favourable-risk prostate cancer[J]. BJU Int, 2018, 122(1): 59-65.

[20] BRIGANTI A, FOSSATI N, CATTO J W F, et al. Active Surveillance for Low-risk Prostate Cancer: The European Association of Urology Position in 2018[J]. Eur Urol, 2018, 74(3): 357-368.

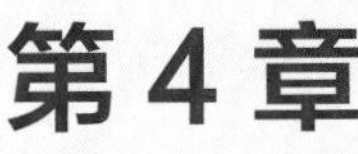

磁共振成像 - 超声(MRI-US)融合前列腺靶向穿刺活检术

以全球视角来看,中国前列腺癌发病率相对较低。但近十年来,中国前列腺癌的发病率显著上升。在上海、北京等相对发达地区,前列腺癌一跃成为泌尿、男性生殖系统肿瘤中发病率最高的肿瘤类型。笔者所在单位根治性前列腺切除术例数从 15 年前的数十例 / 年,到现今约 500 例 / 年,从一个侧面反映了近些年前列腺癌发病率的迅速增长。

前列腺癌是泌尿、男性生殖系统肿瘤中诊断最为复杂的肿瘤之一。相对于其他泌尿、男性生殖系统肿瘤,前列腺癌具有以下三大特点:

第一,多病灶分布。前列腺中往往存在单个或者多个癌灶,空间分布散在。好发于外周带,移行带出现癌灶的几率亦不低。

第二,影像学(主要指磁共振成像检查)诊断前列腺癌病灶的特异性远不及其他泌尿、男性生殖系肿瘤如肾肿瘤(约 90%~95%)。因此,确诊前列腺癌必须依靠前列腺穿刺活检病理。

第三,前列腺中每个癌灶对人体的危害性并不完全相同。癌灶分为临床有意义癌(clinically significant cancer)和临床无意义癌(clinically insignificant cancer)。目前,两者的划分没有统一标准。多数文献采用以下标准:Gleason 评分 7 分或者 7 分以上者为临床有意义癌,Gleason 评分 6 分或者 6 分以下者为临床无意义癌。从生物学性质来讲,只有临床有意义癌最终会威胁人体健康。因此,前列腺穿刺活检的目的不仅仅在于确诊或排除前列腺癌,更重要的是确诊或排除临床有意义癌。大量发现临床无意义癌,会导致过度诊断及随之而来的过度治疗。

理解前列腺癌的以上三个特点,对于讨论前列腺癌精准诊断及精准治疗至关重要。

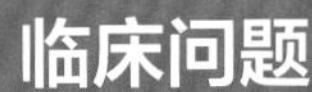

第一节 前列腺系统穿刺活检概述及其局限性

目前,诊断前列腺癌的标准方法是经直肠超声引导下前列腺系统穿刺活检术(transrectal

ultrasound systematic prostate biopsy)。在经直肠超声引导下，从肛门进针，经过直肠，按照从外周到旁正中，从基底、中部到尖部的顺序进行穿刺活检，总共穿刺约10~12针。系统穿刺(systematic biopsy)一词的含义在于按照前列腺解剖系统分区域，针对每个区域进行穿刺活检。

理论上，活检针数愈多，前列腺癌的检出率愈高。因此，在传统10~12针系统穿刺基础上大幅增加针数，前列腺癌的检出率会提高。此穿刺方法称为"饱和"穿刺。不过，凡事均有度，过多的穿刺针数并不能成正比例地提高前列腺癌的检出率，同时穿刺相关并发症会升高(诸如感染、出血、尿潴留等)。目前，将穿刺针数达到20针或者20针以上者称为饱和穿刺。

系统穿刺、饱和穿刺是指前列腺穿刺方案。经直肠穿刺是指穿刺途径而言。与此对应，还有经会阴穿刺途径。患者取高截石位，穿刺针从阴囊后方，肛门前方约3cm×3cm范围的会阴皮肤处进入前列腺，称为"经会阴"前列腺穿刺。与经直肠穿刺一样，超声探头同样是置于直肠内。

经直肠前列腺系统穿刺具有穿刺简便，仅需局麻或者不用麻醉，所需设备较少，可以在门诊进行等优点，在中国已经广泛开展。最严重的并发症为感染中毒性休克，与经直肠途径的肠道细菌有关。不过，经过碘伏严格消毒直肠，可以大幅降低此并发症发生率。另外，由于是按既定方案分区活检，对于一些小的病灶容易漏诊，因此存在较高的假阴性率(约47%)[1]。需要引起重视的是，根据近些年研究发现，系统穿刺检出的前列腺癌有部分为临床无意义癌。在主动监测概念逐渐为中国泌尿外科医师熟悉的今天，前列腺穿刺活检检出临床有意义癌而不是临床无意义癌已成为泌尿外科医师的共识。对传统的系统穿刺进行完善，已成为前列腺癌精准诊断的当务之急。

最新进展

第二节 多参数磁共振成像在前列腺诊断及穿刺活检中的应用

最初MRI判断前列腺癌是依据T2WI(T2-weighted imaging)低信号，虽然特异性较超声低回声信号为好，但远不能满足对前列腺癌病灶的筛选与判别。随着MRI技术的发展，多参数MRI除了T2WI，还包括弥散加权相(diffusion-weighted imaging，DWI)、动态对比增强(dynamic contrast-enhanced，DCE)等，综合这些参数对前列腺上可疑病灶进行评分，即为前列腺影像报告和数据系统(Prostate Imaging-Reporting and Data System，PI-RADS)。2012年公布第一版，目前执行的是2015年公布的第2版。

PI-RADS v2(PI-RADS第2版)将临床有意义癌可能性从低到高分成五个等级，即PI-RADS 1~5。但并不意味着PI-RADS 1可以排除前列腺癌，以及PI-RADS 5一定是前列腺癌。进行评分时，T2WI和DWI各分成5分，DCE分成阴性和阳性两个结果，综合结果即为PI-RADS评分。外周带和移行带分别评价且方法不同。

目前，若干文献表明，多参数MRI是评价前列腺癌敏感性和特异性最好的无创检查。

由于前列腺癌多病灶分布的特点,可选治疗方法较多,并不是所有前列腺癌都有根治性前列腺切除术术后的标本以供分析,因此仍然以系统穿刺作为诊断的金标准。

2017 年 Lancet 杂志上刊登的有关 PROMIS 研究的文章对多参数 MRI 的作用进行了深入阐述[2]。PROMIS 研究是第一个对多参数 MRI 和经直肠活检诊断准确性进行研究的盲法试验。PROMIS 研究入选标准为 PSA 小于 15ng/ml 的患者,在穿刺前接受多参数 MRI,随后进行经直肠系统穿刺(transrectal ultrasound-guided prostate biopsy,TRUS-biopsy)+ 模板穿刺(template prostate mapping biopsy,TPM-biopsy)。多参数 MRI 的 5 分分级法近似于 PI-RADS 评分。模板穿刺每隔 5mm 穿刺一针,几乎不会遗漏前列腺的任何病灶,因此作为前列腺癌诊断的"金标准"。以此为标准,多参数 MRI 诊断临床有意义癌的敏感性为 93%,特异性为 41%,阳性预测值为 51%,阴性预测值为 89%。虽然多参数 MRI 的特异性不高,但能使约四分之一的患者避免前列腺穿刺活检。值得注意的是,PROMIS 研究关注的是在穿刺前接受多参数 MRI 检查,以此得出可将多参数 MRI 作为穿刺前的分检手段。目前中国几乎所有的患者均在穿刺前接受 MRI 检查,中国学者应该在此方面有所作为。

多参数 MRI 除了用于前列腺癌的影像诊断,第二大优势即为可以引导前列腺穿刺。本章有详细介绍。

总之,多参数 MRI 在前列腺癌的诊断和穿刺活检中应用越来越广泛。与影像科团队的密切合作,是泌尿外科医师进行前列腺癌精准诊断必不可少的一环。

第三节　磁共振成像 - 超声(MRI-US)融合前列腺靶向穿刺活检术

前节已阐述多参数磁共振成像能对前列腺病灶进行数字化的精准报告(PI-RADS 评分第 2 版)。磁共振成像技术的进步为前列腺穿刺活检提供了非常有利的发展契机。近些年,在传统系统穿刺(systematic biopsy)基础上,在新型影像成像技术引导下针对可疑病灶的靶向穿刺(targeted biopsy)技术迅速发展起来。

目前,新型影像技术主要指多参数磁共振成像。其引导的前列腺穿刺分为数类,各种文献报道的角度不完全一致。为便于理解,兼顾未来技术发展趋势,笔者暂将影像学引导下前列腺靶向穿刺分为以下几类(图 4-1)。

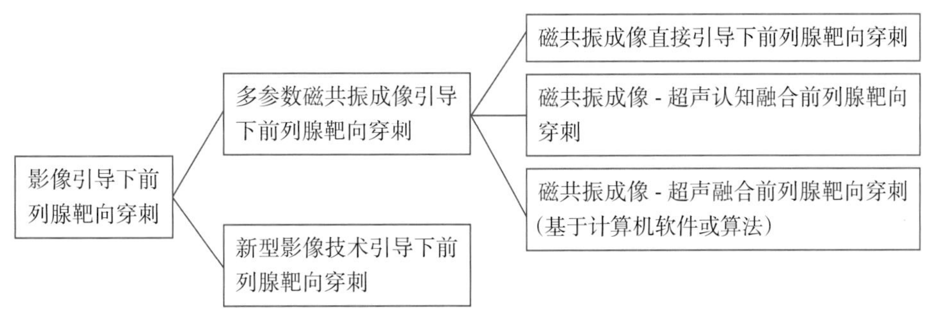

图 4-1　影像引导下前列腺靶向穿刺分类

理论上，磁共振成像直接引导下（in-bore，in gantry）前列腺靶向穿刺是最为理想的前列腺穿刺方式。原因在于：①多参数磁共振成像对于前列腺癌病灶的数字化评估分析；②实时的磁共振成像能够清楚地显示可疑病灶位置，引导穿刺精准到位。不过，磁共振成像直接引导下前列腺穿刺在临床中没有得到广泛应用。因为：①耗时：磁共振成像扫描、可疑病灶判读、穿刺针进针方向调整、穿刺路径准确执行等，均需要较长时间。靶向穿刺需要数小时才能完成，没有更多的时间实施系统穿刺；②花费高：磁共振设备的使用、专用穿刺设备的配备、医疗人力资源的投入等，均需要较高的花费。

理想的前列腺穿刺技术需要达到两个“可视”（visible）：①病灶可视；②穿刺过程可视。毫无疑问，在病灶可视方面，多参数磁共振成像较之超声等其他影像学检查具有绝对优势。而超声在监控整个穿刺过程和穿刺路径方面具有较大优势。将两个“可视”的优势结合起来，即为磁共振成像 - 超声融合前列腺靶向穿刺活检（MRI-US fusion targeted prostate biopsy）。

磁共振成像 - 超声融合前列腺靶向穿刺活检又细分为认知融合（cognitive）和软件融合。认知融合指医师在穿刺前阅读磁共振影像片，记住可疑病灶的位置信息，在实际超声引导下穿刺过程中，依据人体大脑中储存的病灶位置信息，将穿刺针对准相应的位置进行穿刺。医师的大脑是定位信息从磁共振传递到超声的媒介。认知融合前列腺穿刺不需要额外的设备，简便易行。不过，此项技术非常依赖于医师的经验，可重复性不够高，尤其是针对 <1cm 的小病灶做到精准穿刺有一定困难。真正的磁共振成像 - 超声融合前列腺靶向穿刺技术依靠计算机软件或者特殊算法将磁共振成像上可疑病灶的位置信息定位到实时超声上，具有较好的准确性和较高的可重复性。狭义的磁共振成像 - 超声融合前列腺靶向穿刺即指基于计算机软件或者特殊算法的融合穿刺，广义的概念还包括认知融合前列腺靶向穿刺活检。本章后续的内容主要限定于狭义的融合穿刺概念。

超声技术的发展，例如弹性成像、解析度更高的超声等，为今后在超声直接引导下前列腺靶向穿刺提供了可能。因此，上述分类预留了空间。

磁共振成像 - 超声融合前列腺靶向穿刺过程分为影像勾画（contouring）、影像融合（fusion）和影像追踪（tracking）三个主要步骤。

第一步为影像勾画，分为自动勾画、半自动勾画和手动勾画等。勾画之后选定对位点进行影像融合。

第二步为影像融合，是指将磁共振上前列腺的影像与超声上前列腺的影像进行重合，借此获知可疑病灶在超声上的定位信息。分为刚性（rigid）融合和弹性（elastic）融合。刚性融合又称为硬融合，指简单地将二者图像重叠在一起，没有考虑到超声图像中直肠探头造成前列腺形变的影响等。弹性融合又称软融合，将前列腺形变计算在内，应用计算机软件进行补偿。

第三步为影像追踪，是指磁共振成像图像需要随超声影像同步运动和变换，即需要借助一定的技术使二者同步。目前，主流的影像追踪技术分为电磁追踪和机械追踪。电磁追踪需要在病床旁配备外部小型电磁发生器，发射一定的电磁信号（注意：与磁共振成像的电磁信号不一样），将方块糖大小的电磁信号接收器安装在超声探头上。电磁发生器相当于天上的 GPS 卫星，电磁信号接收器相当于地面不断运动的汽车。汽车不间断和 GPS 卫星沟通，获取定位信息。同理，超声探头上的电磁信号接收器不断和小型电磁发生器交流位置信息，从而能使储存的磁共振成像图像与实时的超声图像同步运动，当然也包括不同角度切面的变换。机械追踪的原理在于应用机械臂记录、报告超声探头的位置和超声切面变化，使磁共振成像图像与超声图像同步运动。电磁追踪的优点在于占用空间小，缺点在于电磁信号稳定性不够高；机械追踪能够做到更精准的定位，但设备需要占用较大的空间。

前列腺穿刺途径分为经直肠途径和经会阴途径。无论何种途径，超声探头均需要放置在直肠，探头型号和形状略有区别。经会阴途径需要配备穿刺架和步进器（stepper）。步进器前进或者后退一格的距离为 5mm。因为步进器的稳定定位作用，可获取稳定的前列腺横断面图像，必要时可使用超声探头侧扫（side fire）功能切换为矢状面。步进器和穿刺架为经会阴途径的前列腺穿刺提供了非常稳定的成像角度和进针路径。由此，可以将步进器视为机械追踪结构的一部分。

目前，国外市场上磁共振成像 - 超声融合设备有近 10 种。大部分将融合软件植入超声设备，其操作原理见上所述。在实际应用中取得了较好的精度和较高的前列腺癌检出率。然而，在实际操作过程中也显示出需要改进之处，例如影像追踪不稳定，影像融合过程没有充分考虑磁共振成像与超声成像本质上的区别，即使是弹性融合，亦没有将二者图像很好地融合在一起。医学影像学的进步带动了前列腺靶向穿刺，靶向穿刺精准度的进一步提高反过来会推动影像诊断的进一步精准化。

第四节　前列腺靶向穿刺与系统穿刺的对比研究

近年来，磁共振成像 - 超声融合前列腺靶向穿刺在发达国家迅速开展。美国 FDA 批准了 7 套用于磁共振成像 - 超声融合前列腺靶向穿刺的设备。经过临床验证，具均有较好的临床效果。临床效果在此具体指前列腺癌检出率。为何要将前列腺癌的检出率作为衡量临床效果的指标？原因在于：理论上，由于前列腺癌多病灶分布的特点，只有根治性前列腺切除术后的前列腺标本中肿瘤病灶的分布图才是诊断的“金标准”。但是，并非所有患者都需要接受手术，且前列腺癌影像学诊断特异性不高，只能通过前列腺穿刺才能诊断前列腺癌。所以，只有前列腺癌“检出率”才是可以量化前列腺穿刺精准度的具体指标。衡量新的穿刺技术的精准性均以前列腺癌检出率作为指标。

在发达国家，前列腺癌发病率较高，加之部分前列腺癌存在惰性（临床无意义癌可以进行主动监测）的特点，一直存在前列腺癌是否过度诊断和过度治疗的争论。

临床有意义癌的划分标准尚未统一，有以下 4 种：

1. Epstein 标准：任何 Gleason 评分≥7，或 Gleason 评分为 6，同时病灶体积 >0.2ml。

2. 至少有一针 Gleason 评分为 3 + 4，或 Gleason 评分为 6 分，同时最大肿瘤长度≥4mm。

3. 微小前列腺癌（穿刺中仅有一针为 <5mm 的 Gleason 评分 6 分的肿瘤）以外的一切前列腺癌。

4. 血清总 PSA>10ng/ml，或临床分期≥T2b，或 Gleason 评分≥4，或穿刺针中肿瘤总长度≥10mm。

其中，Epstein 标准较为常用。相关文献中常用临床有意义癌检出率作为前列腺癌检出率之外的另一指标。

国际上比较靶向穿刺与系统穿刺的研究，一般是对同一患者既做靶向穿刺，又做系统穿刺，然后比较二者的前列腺癌检出率或临床有意义癌检出率，称为自身对照。靶向穿刺和系统穿刺的顺序，一般是靶向穿刺为先，系统穿刺为后，即是为了避免系统穿刺后的出血影响对靶点的观察。也有极少数文献报道先行系统穿刺，再行靶向穿刺。为避免靶向穿刺对系统穿刺的干扰，可以在靶向穿刺完成后关掉靶向穿刺定位系统，或者更换医师继续行系统穿刺。

学者们对靶向穿刺与系统穿刺进行了比较，多数结论如下：

1. 前列腺癌检出率：靶向穿刺与系统穿刺相同。

2. 临床有意义癌检出率：靶向穿刺显著高于系统穿刺。

具体有综述文章和 Meta 分析文章支持。

前列腺靶向穿刺最为经典的文章是 2017 年发表在《欧洲泌尿外科杂志》上的一篇 Meta 分析[3]。总共有 43 篇文献入选，其中 34 篇为靶向穿刺与系统穿刺同时进行（自身对照目前是靶向穿刺研究的主流）。MRI 引导下的靶向穿刺包括 MRI 直接引导、认知融合以及 MRI-US 融合。对于总的前列腺癌检出率，靶向穿刺与系统穿刺相同，MRI 直接引导靶向穿刺优于认知融合靶向穿刺；对于临床有意义前列腺癌检出率，靶向穿刺优于系统穿刺，三种形式的靶向穿刺检出率相同；对于每针前列腺癌检出率或临床有意义癌检出率，靶向穿刺理所当然占有绝对优势。

三种靶向穿刺方式究竟哪种最好？目前没有结论。可以预测的是，MRI-US 融合前列腺靶向穿刺克服了 MRI 直接引导的不便利性，克服了认知融合穿刺的不稳定性，将 MRI 对病灶的“可视”与超声对穿刺过程的“可视”优势结合起来，具有广阔的发展前景。

至于靶向穿刺能否替代系统穿刺？目前尚无明确答案。若弃用系统穿刺，可能会漏掉 19% 的前列腺癌，或者 10% 的临床有意义癌。另一方面，弃用系统穿刺会减少 50% 临床无意义癌的检出，有利于减少过度诊断及过度治疗。笔者认为，目前阶段靶向穿刺联合系统穿刺应是较好的解决方案，今后可能会在提高靶向穿刺精准性和减少系统穿刺针数的方面取得进展。

2018 年《新英格兰医学杂志》发表了一篇比较靶向穿刺与系统穿刺的文章，此文章研究设计不同既往[4]。PRECISION 研究是一项旨在前瞻性评价可疑前列腺癌患者首次接受多参数 MRI 引导下靶向穿刺对临床有意义前列腺癌检出率不低于传统经直肠系统穿刺的研究。此项研究包括 11 个国家的 25 个中心，入组患者的 PSA 位于 4~20ng/ml 之间。通过随机化，分成接受 MRI 组和不接受 MRI 组。接受多参数 MRI 的患者，若 MRI 结果为阳性（指 PI-RADS 3 分或以上），则行 MRI 引导下靶向穿刺，包括视觉模拟（认知融合）或软件融合，经直肠或经会阴途径。每名患者最多标记 3 个靶区，每个靶区最多活检 4 针。若 MRI 结果为阴性（PI-RADS 2 分或 1 分），此部分患者不行穿刺。不接受 MRI 组则直接行系统穿刺 10~12 针。当把临床有意义癌检出率作为终点指标时，试验结果令人大吃一惊。尽管接受 MRI 组中有部分患者因为 MRI 阴性，未接受穿刺，仅仅充当分母，该组临床有意义癌检出率仍然为 38%，比不行 MRI 检查直接系统穿刺组的 26% 具有显著统计学差异（图 4-2）。

此项研究的特点在于并非所有患者均行 MRI 检查，美国和欧洲实际上即是如此操作，这是因为：①医保是不覆盖首次前列腺穿刺前的 MRI 检查；②MRI 预约时间较长；③MRI 费用约 1000~3000 美元；④最为关键的是，美国泌尿外科学会和欧洲泌尿外科学会指南尚未认

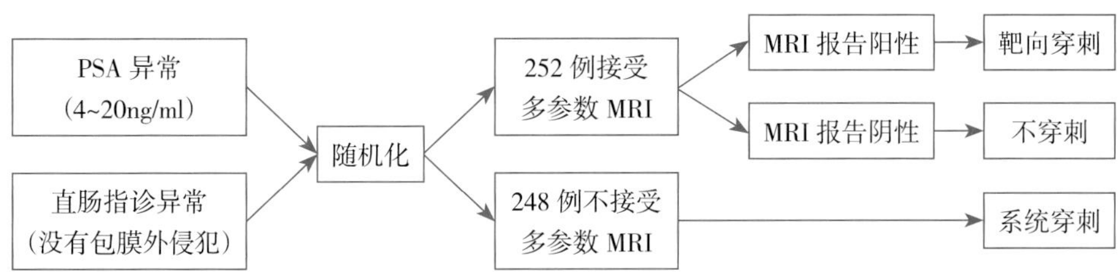

图 4-2　靶向穿刺与系统穿刺比较 PRECISION 临床试验流程图

为有足够的证据将 MRI 列入首次穿刺前的检查。美国和欧洲的大多数患者在首次穿刺前是没有经过 MRI 检查的。

在中国，几乎所有因 PSA 异常或直肠指诊异常的患者在接受首次穿刺前均行 MRI 检查。不过，无论 MRI 结果如何，接受 MRI 引导下靶向穿刺的患者只占极少数，绝大多数接受的是传统系统穿刺。图 4-3 所示为中国患者的诊治流程。在 MRI 引导下的靶向穿刺方面，中国医师大有可为。

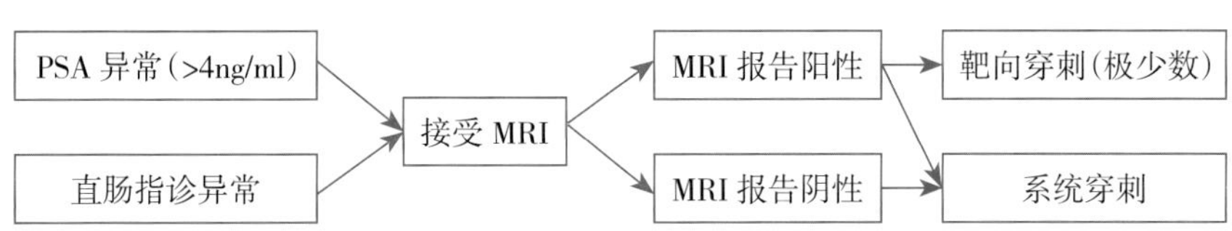

图 4-3　中国可疑前列腺癌患者诊治流程

需要指出的是，国际上关于 MRI 引导下靶向穿刺的文献大多数病例为重复穿刺，即首次穿刺阴性的病例。2018 年《英国国际泌尿外科杂志》对首次穿刺采用 MRI-US 融合靶向穿刺进行了研究。靶向穿刺中临床有意义前列腺癌的检出率为 51%，若靶向穿刺联合系统穿刺则临床有意义前列腺癌的检出率提高 10%。靶向穿刺从重复穿刺阶段的应用，到首次穿刺即采用靶向穿刺技术，为今后 MRI-US 融合前列腺靶向穿刺技术成为诊断前列腺癌的标准方案奠定了基础。

实例演示

第五节　磁共振成像 - 超声（MRI-US）融合经会阴前列腺靶向穿刺活检术实例演示

【适应证】

1. 年龄≥18 岁。
2. 符合临床指南中前列腺穿刺指征。
3. 并且前列腺多参数磁共振成像检查异常（PI-RADS 评分≥3 分）。

【禁忌证】

1. 不符合临床指南中前列腺穿刺指征。

2. 存在急性感染、发热、高血压危象、心脏功能不全失代偿、严重出血倾向的疾病、糖尿病血糖控制不稳定、严重的内痔、外痔、肛周或直肠病变、直肠癌 Miles 术后。

3. 前列腺穿刺前接受了内分泌治疗、放疗等治疗。

4. 前列腺磁共振图像质量较差或缺少 T2WI、DWI、DCE 等序列,无法确定病灶位置。

【所需器材清单】

1. 磁共振设备:3.0T 磁共振扫描仪或 1.5T 磁共振设备。

2. 超声设备:彩色多普勒超声诊断仪,探头为经直肠探头,配备步进器,穿刺模板(可不配备,徒手穿刺灵活度更佳)。

3. 穿刺器械:18G 自动活检枪。

4. 前列腺标本收集管(内置福尔马林液,管身带编号)。

5. 专用穿刺手术记录单。

【团队要求】

1. 具有前列腺穿刺经验的泌尿外科医师。

2. 具有前列腺多参数磁共振成像阅片经验的影像科医师(熟悉 PI-RADS 评分系统)。

3. 设备厂家临床应用医师或工程师(完成 10 例以后可不需配备)。

【操作步骤】

1. 至少术前一天,泌尿外科、医学影像科共同评估患者的前列腺多参数磁共振图像,共同完成融合穿刺术前计划,标出靶点、相应的 PI-RADS 评分及位置(图 4-4)。

2. 患者取高截石位,会阴消毒铺巾(图 4-5)。

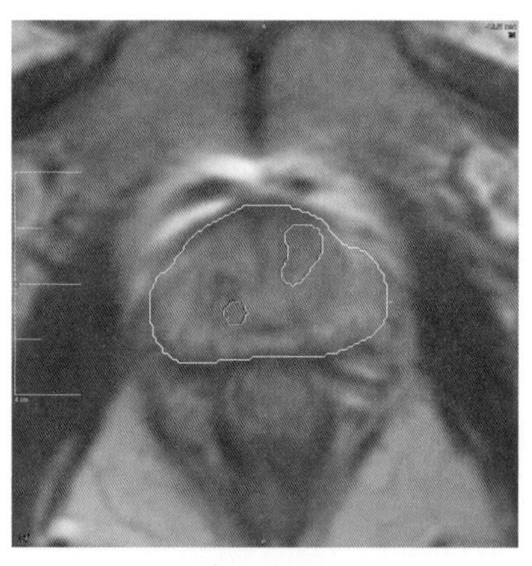
图 4-4 在磁共振成像上标出靶点

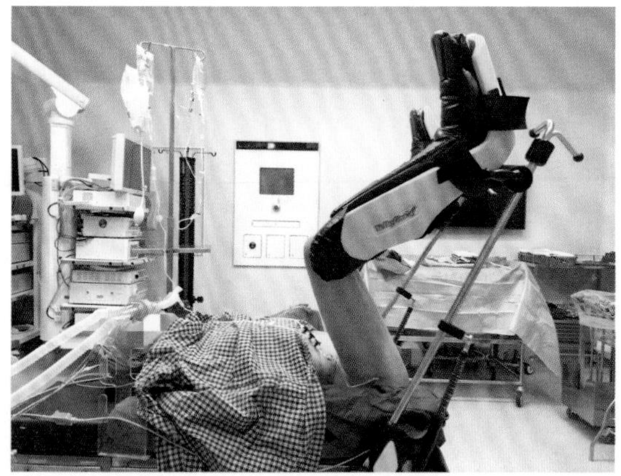
图 4-5 患者取高截石位

3. 置入直肠探头,从前列腺基底至尖部每隔 5mm 采集一幅横断面图像(图 4-6)。

4. 重配准前列腺轮廓。

5. 磁共振图像与超声图像进行融合(图 4-7)。

6. 每一靶点穿刺 2~4 针。

7. 超声引导下分区系统穿刺。

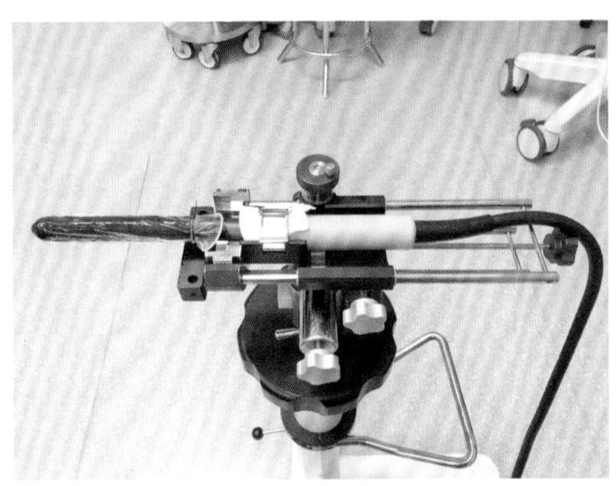

图 4-6　经会阴前列腺穿刺架及直肠探头

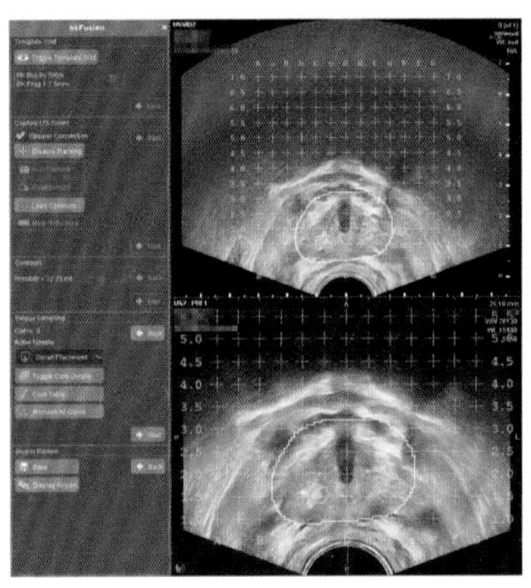

图 4-7　下方为截取的超声图像，上方为实时超声图像

8. 缓慢放低双下肢，按压会阴部 5 分钟。
9. 包扎伤口。

【要点解析】

1. 前列腺精准靶向穿刺要遵循两个“可视”原则：
(1) 病灶可视（目前依靠多参数磁共振成像）。
(2) 穿刺过程可视（目前依靠超声）。
2. 磁共振成像 - 超声融合前列腺靶向穿刺患者的 PI-RADS 评分须≥3 分。
3. 靶向穿刺一般联合系统穿刺进行，并且先行靶向穿刺，再行系统穿刺。
4. 推荐每个靶点靶向穿刺 2~4 针。
5. 靶向穿刺前列腺癌检出率与系统穿刺相同，但对临床有意义前列腺癌检出率前者远高于后者。

（宋　刚）

专家述评

前列腺癌是泌尿、男性生殖系统肿瘤中诊断最为复杂的肿瘤之一。10 余年前，前列腺癌的影像学特征尚定义为磁共振成像 T2WI 低信号，超声低回声等，诊断特异性较低。近些年，多参数磁共振成像技术快速发展，包括 T2WI、DWI、ADC、DCE 等更多参数，辨认前列腺癌病灶的特异性得到大幅提高。更为重要的是，将以往磁共振成像文字报告转变成可以量化的 PI-RADS 评分系统，用数字化语言表述前列腺癌概率信息，目前执行的是第 2 版 PI-RADS 评分系统。

前列腺癌具有多病灶、影像学上病灶识别特异性偏低并且不同病灶对患者的威胁不同等特点。前列腺癌精准诊断得益于医学影像技术的完善和发展，得益于磁共振成像 - 超声融合技术的发展。融合技术将磁共振成像的特异性与超声引导的便利性结合起来，在前列腺癌检出率、医疗经济学方面具有很大优势。尤其是提高了临床有意义前列腺癌的检出率，降低临床无意义前列腺癌的检出率,符合医疗延长人类寿命的初衷,是今后的发展方向。

正如前列腺癌的精准诊断有赖于前列腺多参数磁共振成像的发展,随着可能更为精准的 PET-CT,PET-MRI,更高解析度超声系统的研发,今后很有可能在更为简便、更为准确的影像设备引导下进行前列腺穿刺活检。前列腺癌精准穿刺、精准诊断必将为前列腺癌的精准治疗打下牢固的基础,在更好地提高患者生存率的同时保障患者具有更好的生活质量,这是前列腺癌诊断和治疗的基本出发点。

（何志嵩）

参考文献

[1] TAIRA A V,MERRICK G S,GALBREATH R W,et al. Performance of transperineal template-guided mapping biopsy in detecting prostate cancer in the initial and repeat biopsy setting [J]. Prostate Cancer Prostatic Dis, 2010,13(1):71-77.

[2] AHMED H U,EL-SHATER BOSAILY A,BROWN L C,et al. Diagnostic accuracy of multi-parametric MRI and TRUS biopsy in prostate cancer(PROMIS):a paired validating confirmatory study [J]. Lancet,2017,389(10071):815-822.

[3] WEGELIN O,VAN MELICK H H E,HOOFT L,et al. Comparing Three Different Techniques for Magnetic Resonance Imaging-targeted Prostate Biopsies:A Systematic Review of In-bore versus Magnetic Resonance Imaging-transrectal Ultrasound fusion versus Cognitive Registration. Is There a Preferred Technique? [J]. Eur Urol,2017,71(4):517-531.

[4] KASIVISVANATHAN V,RANNIKKO A S,BORGHI M,et al. MRI-Targeted or Standard Biopsy for Prostate-Cancer Diagnosis [J]. N Engl J Med,2018,378(19):1767-1777.

第5章

前列腺特异性膜抗原(PSMA)正电子发射计算机断层显像(PET/CT)在前列腺癌诊断中的应用

临床问题

第一节　前列腺癌影像诊断现况及其局限性

前列腺癌是男性最常见的恶性肿瘤之一，其发病率在欧美国家常年居于首位。中国前列腺癌发病率虽低于欧美，但随着中国老龄化社会的来临和生活习惯西方化的改变，其发病率在近年出现了较高增长。与此同时，中国前列腺癌人群里中，高危患者和晚期患者较多，比例明显高于欧美，这导致中国前列腺癌的死亡率目前仍处于全球高位水平[1]。“精确”诊断、分期和个体化诊疗是提高患者生存、改善患者预后最有效的措施。目前指南中推荐的影像检查包括多参数磁共振成像(multiparametric magnetic resonance imaging，mpMRI)，CT(computed tomography)，核素骨显像(bone scan)及PET/CT等。但现有的常规影像学检查仍存在一定的局限性。例如对于中高危前列腺癌患者的淋巴结转移及骨转移判断，对于生化复发患者的病灶定位等方面一直是诊断的重点和难点。随着分子影像技术的进步，前列腺癌的个体化精准诊疗迎来了新的希望。迄今为止，已有大量针对前列腺癌的分子探针应用于临床，并使患者获益。其中以前列腺特异性膜抗原(prostate-specific membrane antigen，PSMA)为靶点的特异性分子探针研究近年来取得了重大突破，并迅速完成了临床转化，在前列腺癌的诊断、分期、再分期、复发监测及放射性靶向治疗等方面均显示出令人欣喜的应用价值。

最新进展

第二节　前列腺特异性膜抗原（PSMA）及其靶向分子显像的发展

PSMA 是一种Ⅱ型跨膜糖蛋白，由 3 个结构域组成，共含有 750 个氨基酸，其中膜内段 19 个，跨膜段 24 个，膜外段 707 个，分子量约为 100kDa。PSMA 属于肽酶 M28 家族中的 M28B 亚科，同源序列定位于染色体的 11p11.1-p13 和 11q14，转录的 mRNA 约为 2.8kb，包含 19 个外显子和 18 个内含子[2]。

1987 年 Horoszewicz 等[3]利用单克隆抗体 7E11-C5 首次从前列腺癌细胞系 LNCaP 中成功分化出 PSMA。PSMA 正常表达于前列腺上皮细胞，在唾液腺、肾脏、十二指肠等器官也存在正常表达。而对于前列腺癌及某些实体肿瘤（如结肠癌、乳腺癌、肾癌及膀胱癌）的新生血管 PSMA 表达显著增高，其表达量与肿瘤的分化程度、转移倾向以及对激素治疗的敏感性等均显著相关[4]。研究证实 PSMA 在几乎全部前列腺癌组织中均呈高表达，尤其在去势抵抗性及转移性前列腺癌中过度表达更为明显[5]，因此 PSMA 可成为诊断与治疗前列腺癌的有效靶点。

肿瘤靶向显像是将肿瘤细胞作为靶细胞，利用标记了放射性核素的单克隆抗体或小分子探针特异性地结合肿瘤相关抗原，以达到显示肿瘤细胞的目的。PSMA 的膜内段和膜外段含有多个表位，可以与多种单克隆抗体及小分子化合物结合，为前列腺癌的特异性显像与治疗提供了广阔的发展空间。近年来多项研究结果证实以 PSMA 为靶点的放射性核素药物可使前列腺癌患者临床获益。

20 世纪 80 年代起，大量有关 PSMA 的放射性靶向药物研究相继展开。其中用 ^{111}In 标记的 PSMA 单克隆抗体 7E11（^{111}In- 卡罗单抗）最终脱颖而出，于 1998 年被 FDA（美国食品药品监督管理局）批准上市，用以检测前列腺癌盆腔淋巴结的转移情况[6]。但 7E11 是针对 PSMA 胞内段的特异性单克隆抗体，其对活体细胞的靶向能力有限。而针对胞外段的单克隆抗体 J415 与 J591 等对活体细胞系有较好的效果，并有相应临床研究已证实其应用价值。但上述药物生物半衰期均较长，非靶组织内药物滞留明显，导致背景噪声较高，肿瘤靶 / 本底比值低，图像质量仍需改善。

近年来，约翰·霍普金斯大学医学院研究团队率先研发出 ^{68}Ga 标记的 PSMA 靶向显像剂并完成了临床前研究。在此基础上，2012 年德国癌症研究中心（暨海德堡大学附属医院）Eder 等[7]公开发表了目前应用最为广泛的 PSMA 正电子显像剂 ^{68}Ga-PSMA-11 的研究成果。该显像剂生物半衰期短，在非靶组织内清除速度快，肿瘤靶 / 本底比值明显高于此前的显像剂，因此该显像剂不仅对前列腺癌原发病变具有良好的显示效果，对于隐匿的微小转移的检出也非常灵敏。基于上述优势，^{68}Ga-PSMA-11 顺利完成了临床转化，并在监测前列腺癌复发和评价疗效方面体现了良好的诊断效能。

此后，研究组进一步优化了 ^{68}Ga-PSMA-11 的分子结构，合成了新一代的 PSMA 小分子探针 ^{68}Ga-DKFZ-PSMA-617 及 ^{68}Ga-PSMA I&T 等。新一代 ^{68}Ga-PSMA 分子探针除了具有

^{68}Ga-PSMA-11 在显像方面的诸多优势外，还可以和多种放射性核素稳定结合，用于放射性靶向治疗（如 ^{177}Lu-PSMA）和放射免疫引导手术（如 ^{111}In-PSMA）。从而实现了诊疗一体化，为前列腺癌的临床决策提供了新的视角[8~11]。

在 ^{68}Ga 标记的 PSMA 靶向显像剂迅猛发展的同时，约翰·霍普金斯大学医学院的 Pomper 研究团队又在近几年率先研发了 ^{18}F-DCFBC、^{18}F-DCFPyL 等 ^{18}F 标记的 PSMA 显像剂，成为另一系列非常具有应用潜力的 PSMA 靶向探针。因具有影像分辨率高、易于多中心配送等优势，为 PSMA PET 这一新兴的影像诊断技术的普及和推广提供了可能。

第三节　PSMA PET/CT 在前列腺癌诊断及危险度分层方面的应用

目前多参数磁共振（mpMRI）是原发前列腺癌影像诊断的主要检查，但由于前列腺癌多灶性和异质性较高的特点，如何准确发现需及时干预的临床有意义癌一直是前列腺癌影像诊断需攻克的难点和热点。近年来 mpMRI 的前列腺影像报告及数据系统（PI-RADS）做了大量工作，显著提升了前列腺癌的诊断准确性。但对于一些特殊类型的前列腺癌（如粘液性前列腺癌）仍存在假阴性可能。另外慢性前列腺炎和穿刺后出血等因素也会影响 mpMRI 诊断的准确性。再有，部分患者对 MRI 造影剂过敏影响了该检查的适用性。PSMA PET/CT 及 PET/MR 的出现为原发前列腺癌的诊断提供了有益的选择。研究显示 PSMA PET 对于前列腺癌具有较高的诊断灵敏度（约 92%）。另外 PSMA PET 的半定量指标 SUVmax 等与 GS 评分及 PSA 相关，除对前列腺癌诊断外，还可用于前列腺癌危险度分层的预测。北京大学肿瘤医院核医学科研究团队率先建立了基于 PSMA PET/CT 的前列腺癌危险度分层预测模型，可准确预测高危前列腺癌[12]。综上，PSMA PET/CT 作为一种无创的全身性影像检查，在诊断原发前列腺癌的同时，可对患者进行分期及危险度分层，实现一站式的影像评估。

第四节　PSMA PET 对于前列腺癌分期的应用价值

^{68}Ga-PSMA-PET 显像对前列腺癌的 N 分期和 M 分期准确性优于目前的常规检查。前列腺癌中、高危患者需进行影像学分期，指南推荐行 CT 及 MRI 检查评价淋巴结及脏器转移情况，首选放射性核素骨显像评价骨转移情况。准确分期是制定合理治疗方案的基础，但目前的分期系统仍存在诸多需改进的问题。比如 CT 和 MRI 诊断淋巴结转移的主要依据为淋巴结是否增大，但 80% 的转移淋巴结短径均小于 8mm，因此上述诊断方法灵敏度会受到不利影响。相关 Meta 分析指出 CT 和 MRI 对于前列腺癌淋巴结转移的诊断灵敏度欠佳（约为 39%~42%），特异性较高（82%）[13,14]。而 ^{68}Ga-PSMA-PET 显像对前列腺癌患者进行 N 分期的灵敏度及特异性均有显著提高[15]，分别为 65.9% 和 98.8%。另有研究指出 ^{68}Ga-PSMA-

PET 显像可发现早期骨转移病灶的异常代谢征象，此类病灶在 CT 及 MRI 影像上常无异常形态学表现，从而改变了患者 M 分期（图 5-1）。已有临床研究结果显示，^{68}Ga-PSMA-PET 显像会改变前列腺癌患者的临床分期，并影响最终的临床决策。

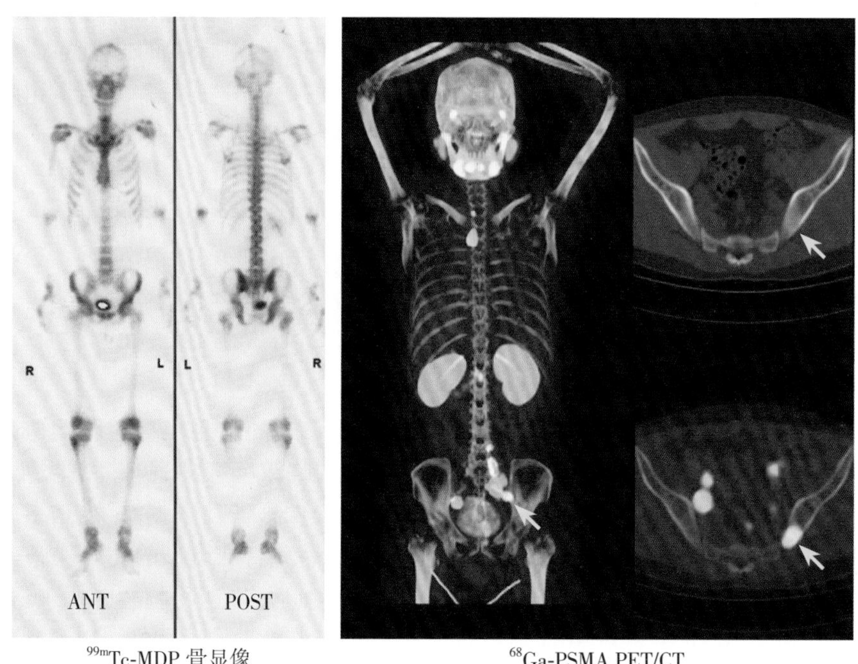

^{99m}Tc-MDP 骨显像　　^{68}Ga-PSMA PET/CT

图 5-1　前列腺癌伴左髂骨转移，^{99m}Tc-MDP 与 ^{68}Ga-PSMA PET/CT 对比

第五节　PSMA PET 对于检出前列腺癌复发病灶的应用价值

欧洲泌尿外科学会（European Association of Urology，EAU）在 2017 版前列腺癌指南中更新了 PET/CT 应用的相关内容，并在 2018 版指南继续推荐对于根治性前列腺切除术术后出现生化复发，且 PSA>1ng/ml 的患者应接受 ^{68}Ga-PSMA PET/CT 检查，用于检出前列腺癌复发和 / 或转移病灶。Oromieh 等[16]分析了 319 例前列腺癌复发患者的 PSMA 靶向显像，其中 83% 患者检出阳性病灶（证据等级 2b，推荐力度弱），其中共 42 名患者经病理确认为前列腺癌复发，复发病灶的 ^{68}Ga-PSMA-PET 显像均为阳性。另一研究佐证了上述结论，同时指出随着 PSA 的升高复发病灶的检出率会随之增高[17]。PSA 分别为 0.2~<0.5ng/ml，0.5~<1.0ng/ml，1~<2ng/ml 以及≥2ng/ml 的四组患者，^{68}Ga-PSMA PET 显像的阳性率依次为 57.9%，72.7%，93.0% 和 96.8%。基于大量临床研究数据的支持，^{68}Ga-PSMA PET/CT 显像对比传统常规影像检查（CT 和 MRI）在检出前列腺癌复发病灶方面具有独特优势，可使大批前列腺癌复发患者，尤其是生化复发患者临床获益（具体病例见本章实例演示部分）。

第六节　PSMA 靶向分子探针在前列腺癌诊疗一体化的应用

基于 ^{68}Ga-PSMA 显像在临床的成功应用，Eder 等进一步将 ^{68}Ga-PSMA 与治疗型核素 ^{177}Lu 螯合，使之成为既可用于诊断又可用于治疗的双功能放射性靶向探针。初步研究证实该探针可降低前列腺癌患者的肿瘤负荷。经治疗后，该研究中某患者 PSA 由治疗前 54.2ng/ml 降至 0.7ng/ml，腹膜后转移淋巴结活性显著减低，SUVmax 值由 26.3 降低至 0.3[18]。Michael 等进行的一项前瞻性二期临床研究显示对于多种治疗方法失效的转移性去势抵抗性前列腺癌患者，^{177}Lu-PSMA 治疗仍可有效地降低 PSA 水平，使患者生存获益（详见第 22 章）。上述研究成果为前列腺的治疗开辟了新的视角，迅速受到广泛关注。^{177}Lu-PSMA 放射性核素靶向治疗对于晚期转移性去势抵抗性前列腺癌患者安全有效，对于多线治疗失效的患者仍有 50% 的 PSA 反应率。因此，^{177}Lu-PSMA 相关研究成果分别于 2015 年及 2018 年获得美国核医学协会的“年度影像”殊荣。

实例演示

第七节　PSMA PET 显像实例演示

2017 年美国核医学及分子影像协会（SNMMI）和欧洲核医学协会（EANM）联合发表了第一版 ^{68}Ga-PSMA PET/CT 显像指南。同年，欧洲泌尿外科学会（EAU）在新版指南中推荐对于根治性前列腺切除术术后出现生化复发，且 PSA>1ng/ml 的患者应接受 PSMA PET 检查，用于检出前列腺癌复发和 / 或转移病灶。本部分以一例 ^{68}Ga-PSMA PET/CT 检出前列腺癌术后复发病灶的实例为基础对其实际临床应用进行相关介绍。

【适应证】

1. 前列腺癌复发病灶的监测。
2. 初诊前列腺癌的诊断及分期。
3. 对既往前列腺穿刺活检阴性但 PSA 持续升高患者的动态观察。
4. 前列腺癌全身治疗的疗效评价。

【禁忌证】

1. 重度肾功能损伤。
2. 显像剂过敏。

【所需器材清单】

1. 放射性核素靶向治疗相关显像设备　PET/CT（Gemini TF 16）。
2. 放射性核素药物制备设备　^{68}Ge-^{68}Ga 发生器、回旋加速器、通风橱、活度计、移液器、加热器、无菌滤膜。

3. 放射性核素药物质控设备　低照度液相探测仪 /HPLC、放射性薄层扫描仪、反向分析柱。

4. 放射性核素防护设备　钨合金翻转防护罐、正电子药物注射防护车、数字式表面沾污仪、注射器钨合金防护套。

【团队要求】

1. 具有 PSMA PET/CT 诊断经验的核医学科医师团队。

2. 具有 GMP 认证的放射性核素药物制备实验室及相关药物制备人员（化学师）。

3. 具有大型医疗仪器使用资质的技术人员和物理师。

4. 具有放射性药物注射经验的护士团队。

5. 具有第四类《放射性药品使用许可证》。

【操作步骤】

患者老年男性，68 岁，确诊前列腺癌并行根治性前列腺切除术，术后病理 Gleason 评分 7 分，近期 PSA 升高达 4.7ng/ml，遂行 ^{68}Ga-PSMA PET/CT 检查明确复发病灶。

1. 详细询问并记录患者病史，包括前列腺癌病理、术后分期、既往治疗（包括手术、放疗、内分泌、化疗等）、PSA 及睾酮等实验室检查。

2. 患者准备：检查前需停服叶酸类相关药物（>1 周），并于检查前适量饮水。

3. 制备 ^{68}Ga-PSMA 显像剂并进行药物质控（包括 TLC 和 / 或 HPLC），药物质控合格后尽快给患者注射（图 5-2）。

4. 静脉注射 ^{68}Ga-PSMA 显像剂，注射剂量为 0.049~0.060mCi/ 公斤体重。

5. 显像剂注射完毕后等待 1~2 小时行 PET/CT 显像，获得 PET 影像原始数据及重建数据（图 5-3）。

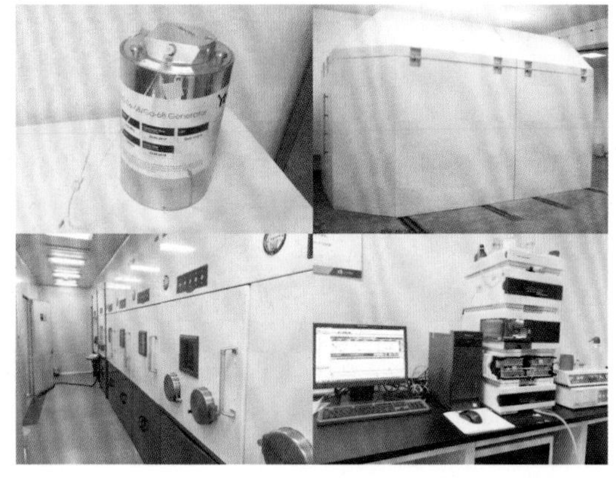

图 5-2　PSMA 相关放射性显像药物制备及质量检测设备

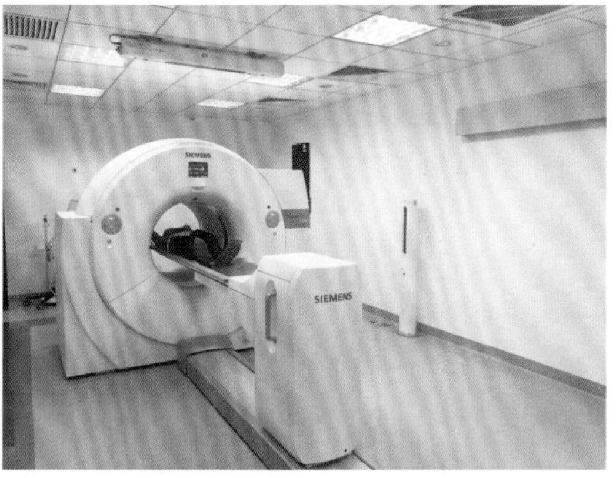

图 5-3　PSMA-PET/CT 图像采集

6. 核医学医师评价 PET/CT 影像质量，并根据 PET/CT 影像出具影像报告。

7. ^{68}Ga-PSMA PET/CT 报告显示在原手术区域出现异常高摄取病灶，考虑为复发病灶（图 5-4）。

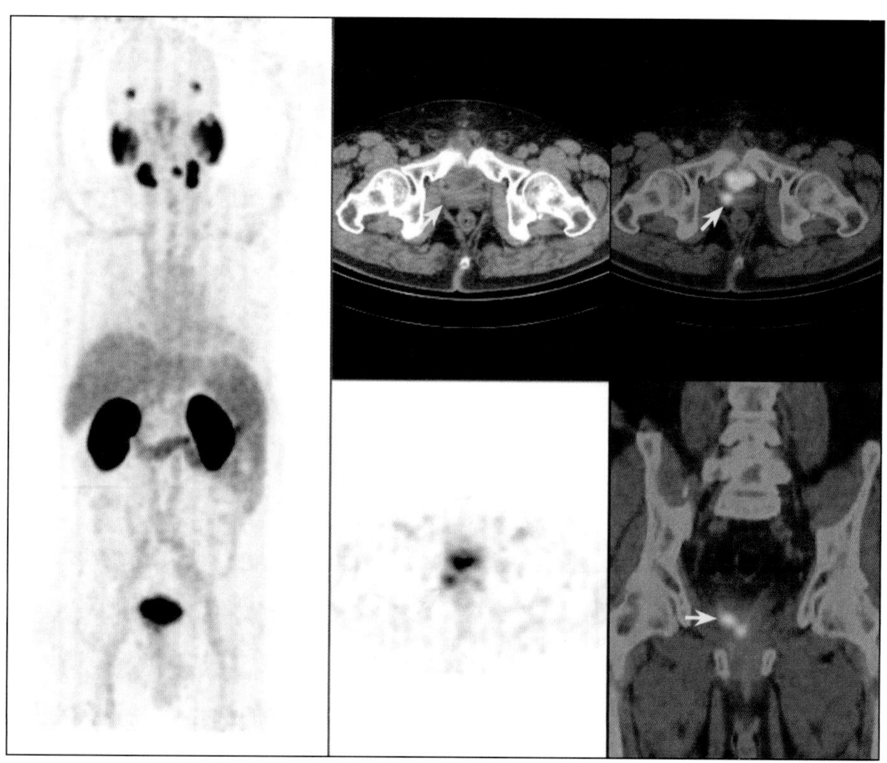

图 5-4　^{68}Ga-PSMA PET/CT 检出根治性前列腺切除术手术区域复发病灶

【要点解析】

1. 患者准备、合格的药物制备及质控、规范化的影像采集是保证 PSMA PET 显像合格的重要保障，因此需要有完备的医师、护士、化学师及技术员团队。

2. PSMA PET 作为一种功能显像，其检查结果受各种影响因素较多。如前列腺癌复发病灶的检出率与患者的 PSA 水平和是否在进行内分泌治疗显著相关，因此在 PSMA PET 的影像解读需特别注意结合相关病史。

3. 欧洲泌尿外科学会（EAU）推荐根治性前列腺切除术术后出现生化复发，PSA>1ng/ml 的患者应接受 ^{68}Ga-PSMA PET/CT 检查。2019 版指南将阈值更新为 >0.2ng/ml（如果结果可能改变治疗决策的话）

（刘　辰）

专家述评

前列腺癌是威胁男性健康的重大肿瘤之一，发病率及死亡率均居于男性恶性肿瘤的前几位。由于目前我们对于前列腺癌的致病因素了解不够全面，尚无法对其进行有效的病因治疗。早发现早治疗才能最大限度减少其对老年男性寿命及生活质量的影响。医学影像检查作为无创检测手段在协助医师对前列腺癌早期诊断、临床分期、制定临床决策等方面有显著的指导作用。近年来，前列腺癌的分子影像诊断技术获得了飞速的发展，逐步进入了前列腺癌诊疗的核心。以 PSMA PET/CT 为代表的一系列前列腺癌特异性分子显像技术在前列腺癌的诊断、分期、复发监测、疗效评价及危险度分层方面均显示出优于既往常规影像检查（MRI、CT 及核素骨显像）的潜力，使前列腺癌的诊断提升到分子影像的精准水平。新型的前列腺癌特异性靶向分子显像技术 PSMA-PET 能准确地发现临床有意义前列腺癌，更早地检出隐匿性复发及转移病灶，更客观地评价治疗效果并预测患者转归。相信随着 PSMA PET/CT 及 PET/MRI 的不断进步，前列腺癌的影像诊断将逐步向全身性、多模态、特异性靶向显像的检查模式发展，为患者提供快捷、无创且精准的一站式诊断策略。

（杨　志）

参考文献

[1] MONN M F, TATEM A J, CHENG L. Prevalence and management of prostate cancer among East Asian men: Current trends and future perspectives [J]. Urologic oncology, 2016, 34(2): 58 e51-59.

[2] RINKER-SCHAEFFER C W, HAWKINS A L, SU S L, et al. Localization and physical mapping of the prostate-specific membrane antigen (PSM) gene to human chromosome 11 [J]. Genomics, 1995, 30(1): 105-108.

[3] HOROSZEWICZ J S, KAWINSKI E, MURPHY G P. Monoclonal antibodies to a new antigenic marker in epithelial prostatic cells and serum of prostatic cancer patients [J]. Anticancer research, 1987, 7(5B): 927-935.

[4] DU Y F, LONG Q Z, SHI Y, et al. Prostate-targeted mTOR-shRNA inhibit prostate cancer cell growth in human tumor xenografts [J]. International journal of clinical and experimental medicine, 2013, 6(2): 126-132.

[5] AFSHAR-OROMIEH A, MALCHER A, EDER M, et al. PET imaging with a [68Ga]gallium-labelled PSMA ligand for the diagnosis of prostate cancer: biodistribution in humans and first evaluation of tumour lesions [J]. European journal of nuclear medicine and molecular imaging, 2013, 40(4): 486-495.

[6] PETRONIS J D, REGAN F, LIN K. Indium-111 capromab pendetide (ProstaScint) imaging to detect recurrent and metastatic prostate cancer [J]. Clinical nuclear medicine, 1998, 23(10): 672-677.

[7] EDER M, SCHAFER M, BAUDER-WUST U, et al. 68Ga-complex lipophilicity and the targeting property of a urea-based PSMA inhibitor for PET imaging [J]. Bioconjugate chemistry, 2012, 23(4): 688-697.

[8] MAURER T, WEIRICH G, SCHOTTELIUS M, et al. Prostate-specific membrane antigen-radioguided surgery for metastatic lymph nodes in prostate cancer [J]. European urology, 2015, 68(3): 530-534.

[9] WEINEISEN M, SIMECEK J, SCHOTTELIUS M, et al. Synthesis and preclinical evaluation of DOTAGA-conjugated PSMA ligands for functional imaging and endoradiotherapy of prostate cancer [J]. EJNMMI research, 2014, 4(1): 63.

[10] SCHOTTELIUS M, WIRTZ M, EIBER M, et al. [(111)In]PSMA-I&T: expanding the spectrum of PSMA-I&T applications towards SPECT and radioguided surgery [J]. EJNMMI research, 2015, 5(1): 68.

[11] BENESOVA M, SCHAFER M, BAUDER-WUST U, et al. Preclinical Evaluation of a Tailor-Made DOTA-Conjugated PSMA Inhibitor with Optimized Linker Moiety for Imaging and Endoradiotherapy of Prostate Cancer [J]. Journal of nuclear medicine: official publication, Society of Nuclear Medicine, 2015, 56(6): 914-920.

[12] LIU C, LIU T, ZHANG N, et al. (68) Ga-PSMA-617 PET/CT: a promising new technique for predicting risk stratification and metastatic risk of prostate cancer patients [J]. Eur J Nucl Med Mol Imaging, 2018, 45(11): 1852-1861.

[13] HEESAKKERS R A, HOVELS A M, JAGER G J, et al. MRI with a lymph-node-specific contrast agent as an

alternative to CT scan and lymph-node dissection in patients with prostate cancer: a prospective multicohort study[J]. The Lancet Oncology, 2008, 9(9): 850-856.

[14] HOVELS A M, HEESAKKERS R A, ADANG E M, et al. The diagnostic accuracy of CT and MRI in the staging of pelvic lymph nodes in patients with prostate cancer: a meta-analysis[J]. Clin Radiol, 2008, 63(4): 387-395.

[15] MAURER T, BEER A J, WESTER H J, et al. Positron emission tomography/magnetic resonance imaging with 68Gallium-labeled ligand of prostate-specific membrane antigen: promising novel option in prostate cancer imaging?[J]. Int J Urol, 2014, 21(12): 1286-1288.

[16] AFSHAR-OROMIEH A, AVTZI E, GIESEL F L, et al. The diagnostic value of PET/CT imaging with the (68) Ga-labelled PSMA ligand HBED-CC in the diagnosis of recurrent prostate cancer[J]. Eur J Nucl Med Mol Imaging, 2015, 42(2): 197-209.

[17] EIBER M, MAURER T, SOUVATZOGLOU M, et al. Evaluation of Hybrid (6) (8)Ga-PSMA Ligand PET/CT in 248 Patients with Biochemical Recurrence After Radical Prostatectomy[J]. Journal of nuclear medicine: official publication, Society of Nuclear Medicine, 2015, 56(5): 668-674.

[18] WEINEISEN M, SCHOTTELIUS M, SIMECEK J, et al. 68Ga- and 177Lu-Labeled PSMA I&T: Optimization of a PSMA-Targeted Theranostic Concept and First Proof-of-Concept Human Studies[J]. Journal of nuclear medicine: official publication, Society of Nuclear Medicine, 2015, 56(8): 1169-1176.

第 6 章

前列腺癌病理诊断新进展

临床问题

第一节　既往前列腺癌病理诊断标准的局限

前列腺癌是老年男性常见肿瘤之一。目前,中国前列腺癌发病率呈逐年上升的趋势[1,2]。前列腺癌具有弥散性、复杂性的病理特点,随着对前列腺癌组织学特征认识的不断深入,既往已有的评分及分级系统已经逐渐不能满足临床对前列腺癌诊疗及预后评估的需求。因而前列腺癌的病理诊断在近些年间飞速进展,包括:新的评分和分级系统的完善;肿瘤新分类的加入;生物标记物及分子诊断的拓展以及病理新技术的应用。本章将对这些新进展一一论述。

最新进展

第二节　前列腺癌评分和分级系统的完善

前列腺癌的格里森评分(Gleason score,GS)是泌尿病理学的一个里程碑,它是从病理学角度估计前列腺癌预后必不可少的指标,同时也是临床医师制订治疗方案的重要参考指标。目前,前列腺癌的病理评分仍是沿用 1996 年提出的 Gleason 分级体系[3],该分级系统是当今国际上应用最广泛的系统。在过去的几十年里,Gleason 分级系统历经多次修改以适应医学研究的不断进步与发展。其中较为重要的两次完善是2005年国际泌尿病理协会(International Society of Urological Pathology,ISUP)共识会议对 Gleason 分级系统的修订;2016 年 ISUP/ 世界卫生组织(World Health Organization,WHO)对 Gleason 评分的进一步完善修订。

一、2005 年 ISUP 会议共识对 Gleason 评分的修订

2005 年 ISUP 共识会议对经典的 Gleason 分级做了较大的修改和完善。根治性前列腺切除术标本中,2005 年修订的诊断标准[4]:①Gleason 1 分:肿瘤由均一圆形或卵圆形、中等大小的较为规整的腺体组成,腺体排列紧密,形成边界清楚的腺瘤样结节,腺体之间的间质成分少,肿瘤细胞较大且核仁可见,但肿瘤不浸润周围正常前列腺组织,非常少见。②Gleason 2 分:腺体排列较为松散,腺体之间的间质成分开始增多,腺体大小形态可以不一致,可有肿瘤周边微小浸润。1 级和 2 级癌大多发生于移行带,很少位于外周带。③Gleason 3 分:前列腺癌最常见的生长方式,异型的腺体在良性腺体之间的间质内浸润,没有明确边界,腺体大小形态各异,但单个腺体的轮廓较为清楚,周围有间质围绕;3 分成分以小腺泡为主,少数小筛状的正常腺泡和乳头状的大腺泡癌也属于 3 级。④Gleason 4 分:特征是融合性的小腺泡群,在融合的腺体群中单个腺体边界不清,也没有间质分隔。其中腺腔分化不明显,弥漫性浸润,有边缘不清楚的低分化腺癌;或拥有肾小球样结构的腺体成分,无论形态如何,均应判读为 4 级。⑤Gleason 5 分:基本没有腺样结构存在,肿瘤呈实性片状、条索状和单个细胞排列浸润;中央有粉刺状坏死,周围为乳头状、筛状结构的大腺泡癌以及特殊类型的印戒细胞癌也属于 5 分[5]。

二、2016 ISUP/WHO 对 Gleason 评分的修订及完善

ISUP 2005 Gleason 评分系统虽然在之后的临床上迅速而广泛的应用,但是一些争议问题当时并未达成共识,因此经过 2014 年的 ISUP 会议[6]和 2016 年 WHO 病理指南的再版[2],对 Gleason 评分系统进行了进一步的完善,更为详细的界定了前列腺癌 Gleason 各级别的形态学标准(图 6-1),其主要变化有:

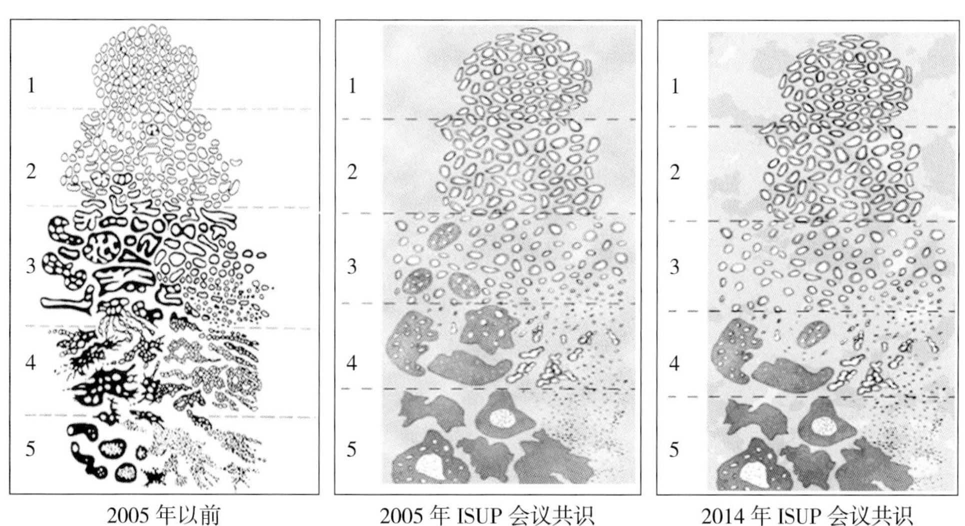

图 6-1　Gleason 评分的几次重要修订过程及评分的腺体特征标准(出自 WHO 指南)

(1) Gleason 1 和 2 分:之前的评分系统界定的 1 分和 2 分在现在看来有较多是腺病或者是不典型腺瘤样增生。

(2) 新的评分系统认为在活检标本中应避免诊断 Gleason 评分总分 2~5 分的腺癌。

(3) 当肿瘤的组织学结构介于 3~4 分之间,或组织挤压或物理切片因素造成分级困难时,新系统推荐使用较低的评分。

(4) Gleason 5 分的腺癌在穿刺活检标本中常常被认为低诊断或诊断不足,新的评分系统认为小的实性细胞柱及实性细胞巢,伴散在菊形团样的结构应评为 5 分(图 6-2)。

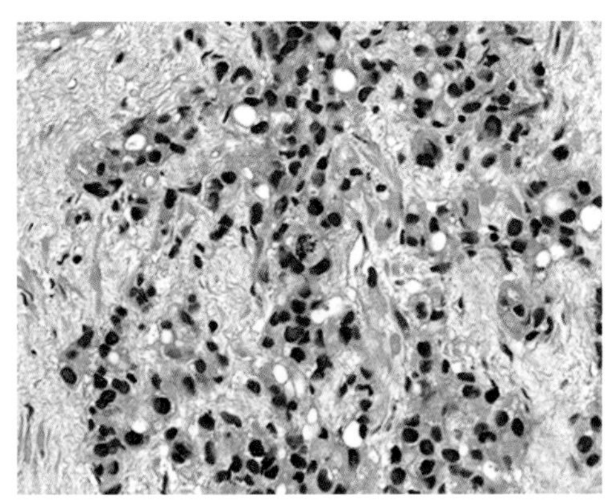

图 6-2　Gleason 评分为 5 分的小灶肿瘤,呈小的实性细胞柱及实性细胞巢伴散在菊形团样的结构

(5) 一些特殊病理亚型的评分(图 6-3):①所

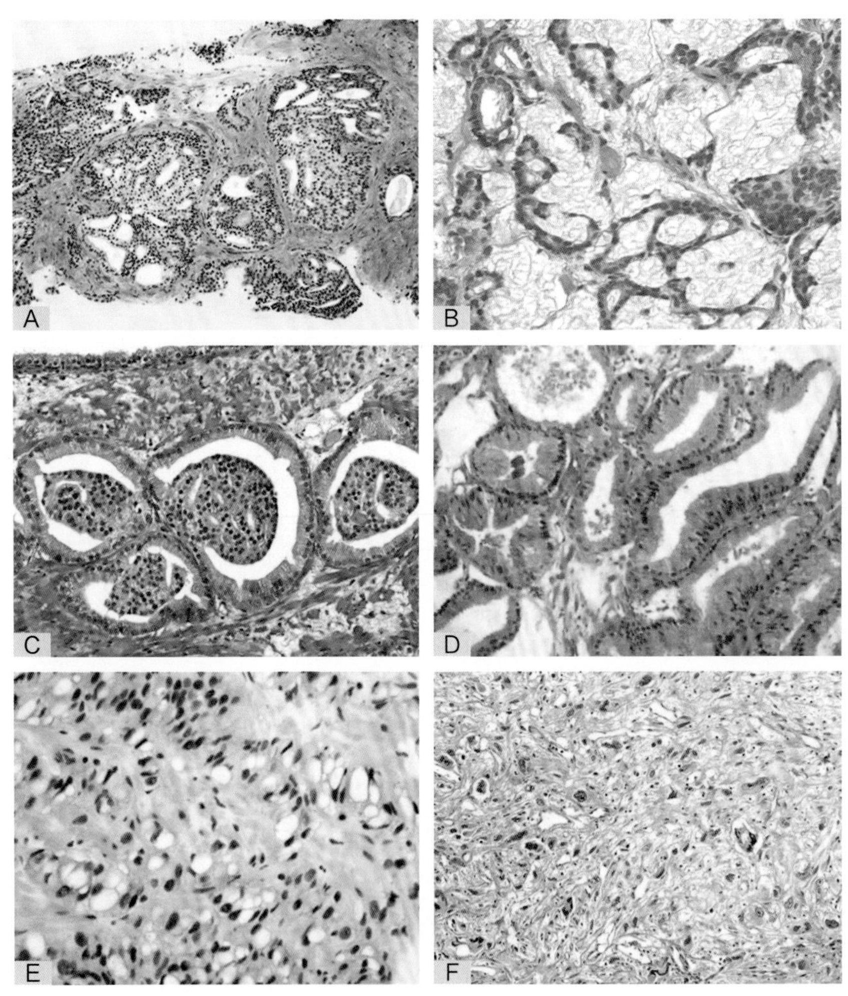

图 6-3　一些特殊类型的前列腺癌

A. 浸润性筛状癌;B. 黏液腺癌;C. 肾小球样腺癌;D. 假增生型腺癌;E. 印戒细胞癌;F. 肉瘤样癌

有浸润性筛状腺癌均为 4 分。因为，新近研究表明，浸润性的筛状结构腺癌的存在与前列腺外扩散、切缘阳性、PSA 生化复发有明确相关性，因此既往就算是小的筛状腺体，即使轮廓规则，也归于 4 分。②关于具有黏液腺癌特征的前列腺癌，在之前的评分系统中未达成共识，而新近研究证实黏液分泌并不明显影响前列腺癌的预后。因此在新的评分系统中应忽略黏液存在，而根据腺体本身结构进行分级。③具有肾小球样结构的腺癌均分为 Gleason 4 分。④新的评分系统不推荐对前列腺导管腺癌进行评分，只在报告中单独列出。⑤萎缩型和假增生型多为 Gleason 分级 3 级；印戒细胞样型则级别较高，为 Gleason 5 级。肉瘤样癌的 Gleason 评分均较高。

此外，在前列腺穿刺活检中，可参照根治标本的 Gleason 分级，但需注意以下内容：①活检中，若肿瘤有 3 种生长方式，评分应该反映主要及最高级别的生长方式，如肿瘤具有 30% 3 分、58% 4 分、2% 5 分，Gleason 评分应为 4+5=9 分。②活检中，若肿瘤主要生长方式评级高于次要生长方式评级，次要生长方式可不计入评分，如肿瘤具有 98% 4 分、2% 3 分，Gleason 评分为 4+4=8 分。

三、前列腺癌预后分组

2014 年以前的基于 Gleason 评分的分组系统经过多次修订，虽然应用广泛，但是也有一定的不足之处：①如前所述，随着分级标准的不断进展以及免疫组织化学的广泛应用，Gleason 评分 2~5 分的前列腺腺癌诊断几乎很少出现，目前实践过程中前列腺腺癌起评分基本上是 Gleason 6 分，但是根据 Gleason 评分系统其评分范围为 2 至 10 分，容易给患者造成评分 6 分的肿瘤处于中度恶性的印象，从而造成过度治疗，而事实是 Gleason 6 分的前列腺腺癌预后较好；②之前临床使用的几套分组系统不能准确地反映肿瘤的生物学行为：其中应用较为广泛的是美国国立综合癌症研究网（NCCN）提出的分组系统。该系统将前列腺癌分为低危、中危、高危 3 个不同的组别，分别对应的 Gleason 评分为 2~6 分（低危）、7 分（中危）、8~10 分（高危）。几乎所有的分组系统都将 Gleason 3+4=7 和 Gleason 4+3=7 的前列腺腺癌列为同一个预后组别。将 Gleason 8~10 分的前列腺腺癌笼统的归入高危或高级别组。目前大量的研究证据对这些分组系统提出了质疑。研究表明，同为 Gleason 7 分的腺癌，4+3=7 相比于 3+4=7 预后明显更差；同为高危组，9~10 分的腺癌相比于 8 分的腺癌预后明显更差。

ISUP 2014 共识会议提出了一套以预后区别为基础的新的分组系统，称为前列腺癌分级分组系统，根据 Gleason 总评分和疾病危险度的不同将前列腺癌分为 5 个不同的组别（表 6-1）。此分组是基于 5 个研究机构的超过 2 万例根治性前列腺切除术标本的数据进行 Meta 分析得出的，并经多个研究机构对数千例标本进行分析验证最终确定，新的分组中每一组病例均对应各自的预后。

相比于之前的分级分组系统，新的系统优势在于：①级别更简化，不同于以往采用不同结构组合形成的积分进行分级，而是将 12 个级别简化为 5 组。②认知更趋向一致，新分级分组的最低级别为 1 组而不是 6 分，可避免对组织学分化较好的病例的过度治疗，减少了患者对癌症的恐惧。③分级更准确，例如新的分级分组将 Gleason 3+4 与 Gleason4+3 区分为 2 组和 3 组，能够更好地指导临床工作，改善患者的预后情况。随着新的 Gleason 分级分组的

表 6-1　前列腺癌分级分组系统及其形态学标准

分级分组	组织学表型
1 组（Gleason 评分：≤6）	完全为单个分离的腺腔结构完整的腺体构成
2 组（Gleason 评分：3+4=7）	以腺腔结构完整的腺体为主，伴有少部分融合的 / 筛状 / 腺腔结构不完整的腺体
3 组（Gleason 评分：4+3=7）	以融合的 / 筛状 / 腺腔结构不完整的腺体构成，伴少部分腺腔结构完整的腺体
4 组（Gleason 评分：8，4+4，3+5 及 5+3）	包括完全由融合的 / 筛状 / 腺腔结构不完整腺体构成；或以腺腔结构完成的腺体构成为主，伴少部分无腺体结构成分，或以无腺体结构成分为主伴少部分腺腔完整的腺体
5 组（Gleason 评分：9 和 10）	无腺体结构伴或不伴融合的 / 筛状 / 腺腔结构不完整的腺体

应用，WHO 在新版分期分组（stage grouping）的基础上做出修改，又进一步提出了预后分组（prognostic grouping）的新概念（表 6-2）。

表 6-2　2016 版 WHO 前列腺癌预后分组

组别	分期	PSA 水平（μg/L）	Gleason 评分
Ⅰ组	T1a-T2aN0M0	<10	≤6
ⅡA 组	T1a-cN0M0	<20	7
	T1a-T2aN0M0	10~20	≤6
	T2aN0M0	<20	≤7
	T2bN0M0	<20	≤7
ⅡB 组	T2cN0M0	任何	任何
	T1-2N0M0	≥20	任何
	T1-2N0M0	任何	≥8
Ⅲ组	T3a-bN0M0	任何	任何
Ⅳ组	T4N0M0	任何	任何
	任何 TN1M0	任何	任何
	任何 TN0M1	任何	任何

第三节　前列腺癌新组织学亚型的加入

一、前列腺导管内癌（intraductal carcinoma of the prostate，IDC-P）

在 2016 ISUP/WHO 新的诊断共识及指南中，前列腺导管内癌是新近认识的一种侵袭性前列腺癌亚型。IDC-P 组织学表现为腺泡内和导管内肿瘤增殖，具有高级别前列腺上皮内瘤变的一些形态学特征，但是细胞更大，异型性更明显和 / 或结构显著异型（图 6-4）。

诊断 IDC-P 需具备一些重要的诊断依据[7,8]：①导管直径为正常的 2 倍以上；②基底细胞存在；③具有明显恶性特征的肿瘤细胞在导管内生长、播散；④粉刺状的坏死。前面 3 条几乎存在于所有病例之中，而粉刺状坏死仅见于部分病例。次要的标准包括：腺体有分支，常见直角状；常见两群细胞，外层的高柱状细胞，有多形性，核分裂活跃，PSA 染色弱，位于中央的立方形细胞，形态单一，核分裂不活跃，PSA 染色强。其相关的具体鉴别诊断见表 6-3。

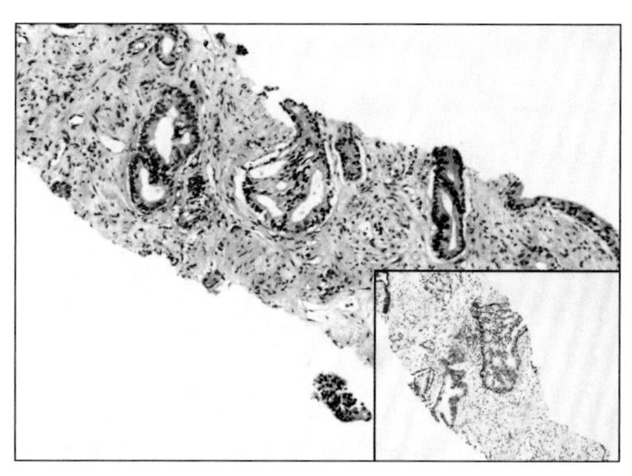

图 6-4　前列腺导管内癌：右下角免疫组化染色显示基底细胞阳性

表 6-3　IDC-P 的鉴别诊断

类别	IDC-P	筛状 HGPIN	浸润性筛状癌
结构特征			
基底细胞	存在	存在	消失
腺体大小	正常 2 倍以上	正常	不规则
腺体轮廓	常不规则	规则	不规则
腺体分支	常见，可呈直角	常不见	常不见
生长模式	致密筛状，实体状	平坦、簇状、微乳头状	筛状
细胞特征			
核大小	大，正常 6 倍以上	稍增大	不同程度增大
核异型性	明显	不明显	明显
核分裂象	可见	较少	可见
粉刺状坏死	可见	基本不见	可见
免疫组化	P504s（+）、PSA（+）	P504s（+）、PSA（+）	P504s（+）、PSA（+）
	P63（+）、34βE12（+）	P63（+）、34βE12（+）	P63（−）、34βE12（−）

IDC-P 在穿刺组织活检中较为罕见，近 0.1%~0.3% 的检出率。而在根治性前列腺切除术标本中，检出率取决于肿瘤的等级和阶段，在根治性前列腺切除术标本中将近 10% 的 IDC-P 可以孤立存在，将近 20% 的 IDC-P 有时仅伴有 Gleason 评分 3+3=6 分的腺癌，而大多数，20%~40% 不等的 IDC-P 可以在 8 分以上和 T 分期为 T3 期以上的根治性前列腺切除术标本中被发现。无论是前列腺穿刺活检标本或是根治性前列腺切除术标本中如果存在 IDC-P 均提示预后不良。根治标本中 IDC-P 与高级别浸润癌共存，与 Gleason 评分、肿瘤的瘤荷量、前列腺外扩散、精囊腺侵犯和淋巴结转移均密切相关[9]。多篇文献也报道，IDC-P 为生化复发和总体生存率的独立预测指标。并且在去势抵抗性前列腺癌（castration-resistant prostate cancer，CRPC）中如果存在 IDC-P，其化疗敏感性将显著降低[10]。

二、微囊型(microcystic)和多形性巨细胞型腺癌(pleomorphic giant cell adenocarcinoma)

约 11% 的根治性前列腺切除术标本中可见到腺体呈微囊性扩张改变的腺癌,显微镜下微囊变型的腺体可为普通腺癌腺体的 10 倍大小,并且呈现特征性的圆形的轮廓,内衬单层扁平的腺上皮。几乎所有病例的腺上皮 α 甲酰基辅酶 A 消旋酶(AMARC,P504s)均为强阳性,同时基底细胞标志物的表达缺失,称之为微囊型,Gleason 评分为 3 分[2]。

多形性巨细胞型腺癌镜下缺乏梭形细胞成分,而以巨细胞、怪异细胞和间变细胞为突出特点,并可见多形性细胞核及病理性核分裂象,目前由于多形性巨细胞型病例较少见,因此报道不多,目前所有病例中均可发现伴有经典的 Gleason 评分 9 分的腺泡腺癌。

第四节 前列腺癌生物标记物及分子诊断的拓展

近年来随着免疫组化染色及分子诊断在病理中的不断开展及应用,在前列腺癌病理诊断领域也获得了飞速的发展。目前辅助前列腺癌诊断的分子标记物应用较为广泛的主要有:传统的前列腺标志物 PSA 和 PSAP;基底细胞的标志物高分子量角蛋白 CK(34βE12)或 CK5/6 和 p63;在前列腺癌中过表达的标志物——α 甲酰基辅酶 A 消旋酶(AMARC,P504s)。近些年来不断有新的分子标记物及分子遗传学检测加入前列腺癌病理分子诊断的大家庭中,除了满足诊断的基本需求外,还对临床预后的判断提供较大的帮助。

一、免疫组化染色标记物

除了前述的常用标记物外,一些新的标记物也越来越获得病理医师的重视[11]。①前列腺同源框基因 NKX3.1 属于 homeobox 蛋白,在前列腺、乳腺及睾丸中具有特异性的核表达。研究证实 NKX3.1 在前列腺癌中的敏感性类似于 PSA,在转移性前列腺癌染色的敏感性类似于 PSA 和 PSAP。因此 NKX3.1 是近年来推荐应用的二线标志物。②前列腺特异性膜抗原(PSMA)是一种跨膜的前列腺上皮细胞糖蛋白,在绝大多数前列腺癌及其转移灶中表达。尽管其在高级别前列腺癌中表达的比例高于 PSA,但 PSMA 可以表达于肾细胞癌、胃肠肿瘤等,因此使得 PSMA 作为前列腺组织特异性标记物的用途受到了限制。③此外当 PSA 阴性或染色结果不明确时,可以选择另一种应用于标记前列腺来源的特异性标记物——P501s。

二、前列腺癌的分子诊断进展

前列腺癌中常出现分子遗传学改变,这些改变往往与肿瘤的预后密切相关,而且可以作为今后临床治疗的分子靶点。

1. ERG 基因重排 雄激素调节基因 TMPRSS2 或其他一些基因与 ETS 家族成员（ERG、ETV1、ETV5 等）发生融合是前列腺癌中常见的遗传学改变，TMPRSS2-ERG 是最常见的融合形式，占所有融合形式的 50%~70%。研究表明在前列腺癌激素内分泌治疗中，TMPRSS2-ERG 阳性表达的患者治疗效果要好于 TMPRSS2-ERG 表达阴性的患者[12]。也可以为 CRPC 阶段应用阿比特龙或恩杂鲁胺的治疗决策中提供参考和帮助。

2. PTEN PTEN 是一个 PI3K/AKT 信号通路相关的抑癌基因。PTEN 的缺失和突变可以发生于约 25% 的原发前列腺癌患者和 70% 的激素抵抗前列腺癌患者中[13]。PTEN 的缺失和突变与前列腺癌高分级分期，更多肿瘤血管生成和更快进展至 CRPC 阶段密切相关[14]。PTEN 的状态识别对临床上应用 PI3K/AKT 信号通路各个节点相关抑制的应用具有重要的提示作用。采用荧光原位杂交（FISH）及免疫组化染色对肿瘤组织和体液组织，包括循环肿瘤细胞、血浆中的 DNA 等检测 PTEN 丢失状态，将为涉及 PI3K、PARP 及其他抑制剂的临床实验提供更准确的信息。

3. 雄激素受体剪切变异体 前列腺是一个雄激素依赖的器官，雄激素及其受体（androgen receptor，AR）在前列腺癌发生发展过程中发挥了重要的作用。新近研究表明，在前列腺癌发展和治疗过程中，AR 会产生各种变体，其中最常见的就是 AR 的剪切变异体 AR-V7。它能增加前列腺癌对内分泌治疗药物的抵抗性。临床上已经开始对 AR-V7 活性进行检测来预测肿瘤对阿比特龙或恩杂鲁胺治疗的效果，AR-V7 表达阳性标志着肿瘤对两种药物存在抵抗[15]。

4. 免疫检查点抑制剂 前列腺癌的免疫抑制及逃逸始终是前列腺癌发展过程中的重要因素。在前列腺癌领域免疫检查点的检测主要还是集中在 CTLA-4 和 PD1/PDL-1 途径，目的是以恢复和介导免疫细胞抗肿瘤能力，并实现前列腺的瘤荷量持续减少。有较多免疫治疗制剂已经在前列腺癌领域使用：Sipuleucel-T 已经用于症状轻微的激素抵抗前列腺癌患者的治疗。其他用于前列腺癌治疗的还有 CTLA-4 抑制剂（ipilimumab）、树突状细胞疫苗（DCVax）以及肿瘤抗原（GVAX 和 PROSTVAC-VF）等。病理上对肿瘤组织进行这些免疫检查点的检测均可以为相关免疫治疗提供指导作用[16]。

5. BRCA1/2 DNA 修复相关基因。随着基因测序技术的长足进步，近年来对前列腺癌也进行了大样本的基因测序，发现了约 20%~25% 前列腺癌患者出现了 BRCA1/2 的缺失或融合突变。BRCA1/2 是两种抑癌基因，在调节人体细胞复制、DNA 损伤修复及细胞正常生长方面具有重要的作用。既往研究多显示拥有这个基因突变的家族倾向于高乳腺癌发生率。基于一种靶向聚 ADP 核糖聚合酶（Poly ADP-ribose Polymerase）抑制剂（PARPi）治疗已被提出用于 BRCA 突变体和同源重组缺陷相关的癌症。这为 PARPi 的利用提供了新的治疗机会，尤其是晚期前列腺癌患者。为此，美国 FDA 批准 PARPi 家族——olaparib 用于治疗 BRCA1/2 突变的 CRPC 患者[17]。

第五节 根治性前列腺切除术标本大切片的应用

在根治性前列腺切除术的标本中，前列腺癌区域与前列腺增生的背景在外观和形状上没有明显差异，而且前列腺癌病理学特点为多灶性，且较多根治性前列腺切除术的标本可能曾行内分泌治疗，肿瘤组织有一定程度退变，大体上很难辨认。因此根治性前列腺切除术标本的大体取材和处理对于病理医师来说一直是一个巨大的挑战。为了准确评估肿瘤的分级分组，同时需要准确判断外科手术边缘是否切除干净和防止遗漏，病理医师通常将整个前列腺标本全部取材。但因受传统的包埋盒大小及厚度的限制，前列腺常被切割成 50~100 块左右的组织，这样在一定程度上破坏了前列腺的完整性，同时给后续的制片和阅片带来相对繁重的工作。

随着病理技术的不断提高和病理设备的完善，国内外一些机构对根治性前列腺切除术标本采用病理大切片技术对标本进行处理（图 6-5）。目前国内外根治性前列腺切除术大切片多采用 2 种规格：4cm×3cm 或 7cm×5cm，对前列腺整个切面分层取材，并在后续制片过程中需要专门配套的组织固定、脱水及切片的设备[18]。

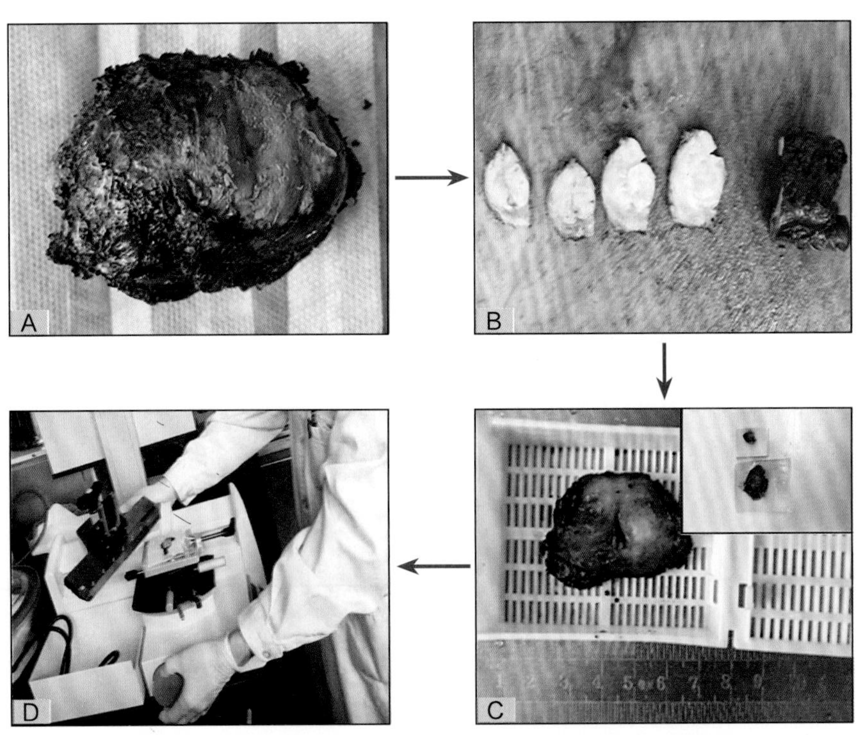

图 6-5　根治性前列腺切除术标本病理大切片制作流程

根治性前列腺切除术标本的大切片与常规切片对比，具备一定的优势：①对根治性前列腺切除术标本观察更为全面，可以提高切缘阳性及精囊侵犯的检出率；②对于肿瘤面积或体积的测量更为简便准确；③方便与影像学前列腺癌的部位进行对比。但同时大切片也存在一定的劣势：①制作工艺较为复杂，对设备及技术人员要求较高，例如需要有大切片配套的固定脱水设备及平推式切片机等等；②制片成本较高；③做进一步的工作如免疫组化时因切片太大不好处理。

实例演示

第六节　前列腺穿刺及根治性前列腺切除术标本病理诊断实例演示

【适应证】

1. 疑诊前列腺癌行前列腺穿刺。
2. 前列腺癌行根治性前列腺切除术。

【禁忌证】

无。

【所需器材清单】

1. 病理取材台。
2. 组织脱水包埋机。
3. 切片机（手动、自动、平推式）。
4. 玻片染色机。
5. 全自动免疫组化染色仪。

【团队要求】

1. 具有5年以上前列腺癌病理诊断经验的病理医师及技术员团队。
2. 泌尿外科医师需要标明病史、PSA值、手术部位、是否行新辅助内分泌治疗等。

【操作步骤】

1. 病史　男性，76岁，于2个月前体检发现PSA升高，tPSA：15ng/ml。行MRI检查示：前列腺中央区偏右侧肿物。患者无排尿困难、血尿、尿急、尿痛等伴随症状。

2. 前列腺穿刺病理诊断　患者遂行超声引导下经直肠前列腺穿刺活检，共穿刺12针，分别描述不同穿刺部位标本的组织的数量、大小和色泽，分别包埋、全部取材（同一部位的两针可放在一起）。

病理诊断结果：前列腺穿刺12针：第1~4针、6~12针可见前列腺腺癌，Gleason score 4+3（SUM=7），可见黏液特征，各针中癌组织依次约占：70%、30%、30%、70%、60%、70%、60%、70%、70%、40%、70%。免疫组化：M630（-）、P63（-）、CK5/6（-）、CK7（-）、P504s（+）、PSA（+）、PsAP（+）、CgA（-）、AR（+）。

3. 根治性前列腺切除术病理诊断　患者于1个月后行腹腔镜下根治性前列腺切除术。大体见前列腺标本大小：4.7cm×3.4cm×3.1cm，按前列腺左右叶、左右尖部及左右精囊腺分别取材，所有组织全部包埋、切片。

病理诊断结果：根治性前列腺切除术标本，前列腺腺癌，伴导管腺癌，部分呈导管内癌，Gleason score 4+3（SUM=7），第3位评分为5分。肿瘤累及前列腺双侧叶，左叶94块组织中47块可见癌，右叶101块组织中64块可见癌，肿瘤局灶侵犯被膜脂肪组织，未侵犯精囊腺，pT3a。双侧尖部及外周切缘均未见癌。

【要点解析】

1. 患者 PSA 升高,MRI 可见肿瘤——穿刺指征明确。
2. 穿刺 11/12 针有癌——提示肿瘤已浸润前列腺双侧叶。
3. 穿刺的 Gleason 评分应遵循“First+Worst”原则。
4. 根治性前列腺切除术标本应做出详尽诊断:
(1) 组织类型:腺泡腺癌 + 导管腺癌 + 导管内癌。
(2) Gleason 评分 4+3,总分为 7 分,第 3 位评分为 5 分。
(3) 描述前列腺双侧叶荷瘤量。
(4) 评价切缘。
(5) 做出病理分期诊断。

(何　群　胡　帅)

专家述评

前列腺癌的病理诊断技术和方法日臻成熟,并在向更精准更高端的方向发展。从制片技术的改良到阅片的人工智能化及诊断的分子水平化,都推动了前列腺癌病理诊断的进步。

1. 前列腺癌病理诊断的进展突出在与临床的联系更加密切。当细致处,诊断精准;当概括处,取要删繁。基于 Gleason 评分的分级分组系统是依据前列腺癌的预后对 Gleason 评分的重新梳理。其中分化好的 2~6 分合并成第 1 组及分化差的 9~10 分合并成第 5 组,从其预后的一致性上进行了简化;而评分为 7 分者,按其预后不同分为 3+4 和 4+3 两组。通过对不同评分的简化和细化于前列腺癌预后的定位上更加准确。

此外,在诊断的实操中亦有繁简的取舍。肿瘤切缘的状态是前列腺癌预后的重要指标。对于阳性切缘,文献报道其阳性部分的线性长度及切缘处的 Gleason 评分是评价预后的独立指标,要求在病理诊断中详尽报告。在新修订的欧洲泌尿外科学会前列腺癌指南中,对根治性前列腺切除术标本的分期进行了修改。T2 期原根据荷瘤量分成的 T2a、T2b 和 T2c 期取消,全统称为 T2 期。这是在肿瘤分期上进行了简化。虽然 WHO 并未取消 T2 期下的亚组,但已显示 T2 期有进行简化的可能。

2. 病理诊断前列腺癌并进行 Gleason 评分只是诊断中的第一步。在精准治疗的大趋势下,分别对每例肿瘤的特点、特别是分子水平的特点做进一步分析,是病理诊断的重要环节。对指导临床治疗,尤其是个体化治疗有筛选药物和评估疗效的作用。对于 CRPC 患者,用 FISH 方法检测 ERG、PTEN,可预测阿比特龙等药物的效果;用免疫组化方法观察 PD-1、PD-L1 和 CTLA-4 等免疫检查点的表达,可指导对前列腺癌免疫治疗的开展。虽然目前对免疫治疗的效果尚在观察,但基于新的靶点开拓新药的工作中,分子病理学的作用不可忽视。

对 CRPC 患者的进一步治疗的药物筛选中,一个重要的问题是新的肿瘤标本的获取。经过治疗,前列腺癌已出现组织形态、蛋白水平和基因水平的变异,原有标本不会与之完全相同。患者能否同意再次活检或根治性前列腺切除术术后生化复发的患者如何获得肿瘤标本,都待商榷,这是需要临床医师与病理医师共同解决的问题。此时,体液病理学可起一定的作用。用循环肿瘤细胞和循环肿瘤 DNA 检测的方法,可检测血液中存在的前列腺癌细胞及一些肿瘤相关物质如 PTEN 等，可对前列腺癌治疗提供帮助，并能探索前列腺癌发展中的分子生物学的变化。

3. 在按照经典和指南进行分级分期的诊断之上，是病理医师之知识的积累、缜密的分析和鉴别诊断。与前列腺癌诊断相关的各种新信息的大量采集和分析，对具有异质性的前列腺癌组织大量阅片和总结，免疫组化新抗体的使用和分子生物学新技术的摸索，对病理医师既是挑战亦是推动。免疫组化 P63 阳性的前列腺癌尚未纳入 WHO 的组织学分型，但在文献中已见报道；并有研究发现前列腺癌组织来源分为腺上皮型和基底细胞型。这些信息对于诊断特殊类型的前列腺癌至关重要。另见前列腺癌经内分泌治疗的患者，淋巴结活检发现转移性鳞癌而未见相关的原发病灶，此时对比经治后的前列腺穿刺标本和淋巴结肿瘤标本，已发现前列腺肿瘤的免疫组化发生变化，与淋巴结肿瘤相似；且见文献报道前列腺的鳞癌可发生在内分泌治疗或放疗后，经分析考虑鳞癌发生于前列腺。在这些少见的不同于常规的病例诊断中，即使实现人工智能诊断，病理医师的综合分析和鉴别诊断仍不可或缺。

（何　群）

参考文献

[1] 韩苏军，张思维，陈万青，等. 中国前列腺癌发病现状和流行趋势分析[J]. 临床肿瘤学杂志，2013，4)：330-334.

[2] HUMPHREY P A，MOCH H，CUBILLA A L，et al. The 2016 WHO Classification of Tumours of the Urinary System and Male Genital Organs-Part B：Prostate and Bladder Tumours [J]. Eur Urol，2016，70(1)：106-119.

[3] EPSTEIN J I，FENG Z，TROCK B J，et al. Upgrading and downgrading of prostate cancer from biopsy to radical prostatectomy：incidence and predictive factors using the modified Gleason grading system and factoring in tertiary grades [J]. Eur Urol，2012，61(5)：1019-1024.

[4] MONTIRONI R，CHENG L，LOPEZ-BELTRAN A，et al. Original Gleason system versus 2005 ISUP modified Gleason system：the importance of indicating which system is used in the patient's pathology and clinical reports [J]. Eur Urol，2010，58(3)：369-373.

[5] 廖利华，王少洪，沈金辉. 前列腺癌 Gleason 分级系统的形成、发展和应用[J]. 诊断病理学杂志，2012，4)：309-312.

[6] EPSTEIN J I，EGEVAD L，AMIN M B，et al. The 2014 International Society of Urological Pathology（ISUP）Consensus Conference on Gleason Grading of Prostatic Carcinoma：Definition of Grading Patterns and Proposal for a New Grading System [J]. Am J Surg Pathol，2016，40(2)：244-252.

[7] WOBKER S E，EPSTEIN J I. Differential Diagnosis of Intraductal Lesions of the Prostate [J]. Am J Surg Pathol，2016，40(6)：e67-82.

[8] 程亮，赵明. 前列腺导管内癌的诊断标准及鉴别诊断[J]. 中华病理学杂志，2014，(3)：199-202.

[9] TSUZUKI T. Intraductal carcinoma of the prostate：a comprehensive and updated review [J]. Int J Urol，2015，22(2)：140-145.

[10] SAETER T，VLATKOVIC L，WAALER G，et al. Intraductal Carcinoma of the Prostate on Diagnostic Needle Biopsy Predicts Prostate Cancer Mortality：A Population-Based Study [J]. Prostate，2017，77(8)：859-865.

[11] EPSTEIN J I，EGEVAD L，HUMPHREY P A，et al. Best practices recommendations in the application of immunohistochemistry in the prostate：report from the International Society of Urologic Pathology consensus conference [J]. Am J Surg Pathol，2014，38(8)：e6-e19.

[12] SALAGIERSKI M，SCHALKEN J A. Molecular diagnosis of prostate cancer：PCA3 and TMPRSS2：ERG gene fusion [J]. J Urol，2012，187(3)：795-801.

[13] MCCALL P, WITTON C J, GRIMSLEY S, et al. Is PTEN loss associated with clinical outcome measures in human prostate cancer? [J]. Br J Cancer, 2008, 99(8): 1296-1301.

[14] FERRALDESCHI R, NAVA RODRIGUES D, RIISNAES R, et al. PTEN protein loss and clinical outcome from castration-resistant prostate cancer treated with abiraterone acetate [J]. Eur Urol, 2015, 67(4): 795-802.

[15] SCHER H I, LU D, SCHREIBER N A, et al. Association of AR-V7 on Circulating Tumor Cells as a Treatment-Specific Biomarker With Outcomes and Survival in Castration-Resistant Prostate Cancer [J]. JAMA Oncol, 2016, 2(11): 1441-1449.

[16] MODENA A, CICCARESE C, IACOVELLI R, et al. Immune Checkpoint Inhibitors and Prostate Cancer: A New Frontier? [J]. Oncol Rev, 2016, 10(1): 293.

[17] DHAWAN M, RYAN C J, ASHWORTH A. DNA Repair Deficiency Is Common in Advanced Prostate Cancer: New Therapeutic Opportunities [J]. Oncologist, 2016, 21(8): 940-945.

[18] LINDH C, DELAHUNT B, SAMARATUNGA H, et al. A novel technique for biobanking of large sections of radical prostatectomy specimens [J]. Histopathology, 2018, 72(3): 481-489.

第7章

人工智能在前列腺癌病理诊断中的应用

临床问题

第一节 前列腺癌病理诊断现状

众所周知，肿瘤的预后很大程度上与病理结果息息相关。除了常规TNM分期，前列腺癌病理的分级主要依赖Gleason系统评分，患者的Gleason评分不同，预后则截然不同[1]。另外，前列腺癌的病理特性与其他恶性肿瘤不同，病变很多都呈多灶性，不同病灶内肿瘤的级别和恶性程度不一，一些肿瘤呈惰性，极少发生转移，而另一些Gleason评分较高的肿瘤则表现出显著的侵袭性生物学行为。因此，前列腺癌的病理诊断尤为重要，准确诊断前列腺癌、准确描述病理信息对于前列腺癌患者的精准治疗（治疗方案、治疗范围、治疗程度等）和预后预测都具有极其重要的意义。

对于病理科医师来说，完成一个准确的病理诊断需要多年的专业培训以及丰富的专业知识和病理阅片经验，同时病理切片的阅读也是一项非常繁重的工作，因此病理诊断准确性会受到很多外在因素的影响。有文献表明：对于乳腺癌的病理诊断，不同的病理医师总体符合率是75.3%。在某些类型的乳腺癌诊断中，诊断结论一致性却低至48%[2]。前列腺癌诊断的一致性同样很低：Maghrabi等报道的结果显示，在212个前列腺穿刺标本的病理阅片中，不同的病理医师之间的诊断有41.5%是不一致的[3]。此外，按照规范，对于前列腺癌的病理诊断，不论是穿刺还是非穿刺标本，病理科医师都应该完整地阅读每一张切片并给出诊断，然而实际诊断中无法在高倍镜下阅读所有的切片，使得诊断具有一定的局限性。理想化的人工诊断需要耗费大量的时间和精力。

最新进展

第二节 人工智能技术概述及其目前在医学中的应用

20世纪50年代，随着计算机的出现，人工智能(artificial intelligence，AI)逐渐起步，特别是近10年，伴随着信息爆炸，每18个月计算处理能力就会加倍，人工智能技术得以飞速发展。人工智能是研究、开发用于模拟、延伸和扩展人的智能的理论、方法、技术及应用系统的一门新的技术科学，核心在于算法。Lecun等人提出的卷积神经网络(convolutional neural networks，CNN)是第一个真正多层结构学习算法，CNN利用"迁移学习"理念，把已训练好的模型参数迁移到新的模型来帮助新模型的训练，也就是运用已有的知识来学习新的知识，找到已有知识和新知识之间的相似性，利用空间相对关系减少参数数目以提高训练性能[4]。目前，该技术已经成功应用于计算机视觉、语音识别和自然语言处理等其他领域。尽管我们看到人工智能在这些领域取得了巨大的进步，但是该技术在医疗领域的发展目前还十分有限，其中最主要的原因在于大量的数据需要相关医学专家进行解读，并且需要对计算机进行大量数据的训练，因此难以实现复杂的深度学习。

目前，人工智能辅助病理诊断相关的研究尚处于起步阶段。2017年3月3日，谷歌与Verily公司联合开发了一款能用来诊断乳腺癌的人工智能系统，通过将病理切片转换为数码图像，人工提供大量肿瘤组织和正常组织的病理切片，供这款人工智能机器学习。为了考查这款人工智能诊断疾病的效果，谷歌安排了一场"人机大战"，一位资深病理学家花了整整30个小时，仔仔细细分析了130张切片，依然以73.3%的准确率完败于准确率达88.5%的该人工智能系统。另外一篇研究中Litjens等人对两种样本(前列腺癌穿刺标本和乳腺癌前哨淋巴结转移标本)进行人工智能诊断，结果发现不仅所有的前列腺癌，还包括微小的或较大的乳腺癌转移灶均能够通过该人工智能自动识别，且30%~40%的良性组织或者正常组织在不需要免疫组化和人工干预的情况下均能够被其排除，该研究结果提示人工智能可以减轻病理医师的工作负担，增加诊断的准确性，提示"深度学习"的方法在前列腺癌诊断和乳腺癌分级方面具有重大的临床应用价值[5]。此外，2017年2月，《自然》杂志发表文章"Dermatologist-level classification of skin cancer with deep neural networks"，即建立人工智能皮肤癌分类诊断体系，采用深度神经网络学习的方法，用129 450例临床皮肤图片数据(囊括2032种疾病)训练CNN，达到与病理学家类似的诊断效率。此外，如果将该软件装在移动手机上，普通群众即可获得简单、便捷的皮肤疾病诊断方法，具有巨大的发展前景[6]。近期《细胞》杂志上发表文章显示，AI系统在深度学习准确标注的视网膜光学相干断层成像术(optical coherence tomography，OCT)图像后，诊断眼疾时的准确性达到96.6%，灵敏性达到97.8%，特异性达到97.4%，受试者工作曲线(receiver operating characteristic curve，ROC)下面积达到99.9%；基于AI系统，利用迁移学习只用了5000张胸部X线图像就构建出肺炎的AI疾病图像诊断系统。这套AI系统在区分肺炎和健康状态时，准确性达到92.8%，灵敏性达到93.2%，特异性达到90.1%，ROC曲线下面积达到96.8%；在区分细菌性肺炎和病毒性肺炎时，数据结果也是相当乐观，准确性达到 90.7%，灵敏性达到 88.6%，特异性达到 90.9%，ROC 曲线下面积达到 94%[7]。除上述几篇文章报道外，人工智能辅助病理诊断相关的研究和临床应用较少，前列腺癌相关的病理诊断则更为少见。

第三节　人工智能诊断前列腺癌病理的最新进展

一、开展人工智能技术诊断前列腺癌病理的意义

首先，减少病理医师工作负担。医师仅需审核报告即可，将病理医师从繁重的初级工作中解放，从而有时间精力研究更加复杂的疾病诊断工作；

其次，将前列腺癌病理数字化，易于保存、传输和交流，可对病理结构纹理进行分析，对数据进行定量，对临床科研具有重要意义；

然后，通过构建数字化前列腺癌病理体系，增加了与国外顶级专家沟通、交流的方便性，并且通过顶级专家标注的前列腺癌病理诊断信息去训练和验证我们所建立的人工智能辅助前列腺癌病理诊断体系，使得前列腺癌病理诊断能力迅速达到国际顶尖水平，有助于患者病理诊断更加准确，继而精准地指导患者治疗方案的选择；

再者，通过云端诊疗系统接收基层医院患者标本或者数字化切片，人工智能辅助前列腺癌诊疗体系自动化诊断，并给以诊疗方案和预后说明，将显著提高基层医院前列腺癌疾病的诊疗水平，方便交流，助于完善三级医疗体系。

二、人工智能诊断前列腺癌病理的初步成果

1. 二分类（正常 / 患病）诊断率　将整张切片图像进行剪切，图像块中病灶区域≥60% 即标记为患病区域，病灶区域≤10% 视为正常组织，以此数据作为深度学习模型的训练集。需要注意的是此种方法测试样本有限，得出的结果只作为预研的参考（图 7-1）。

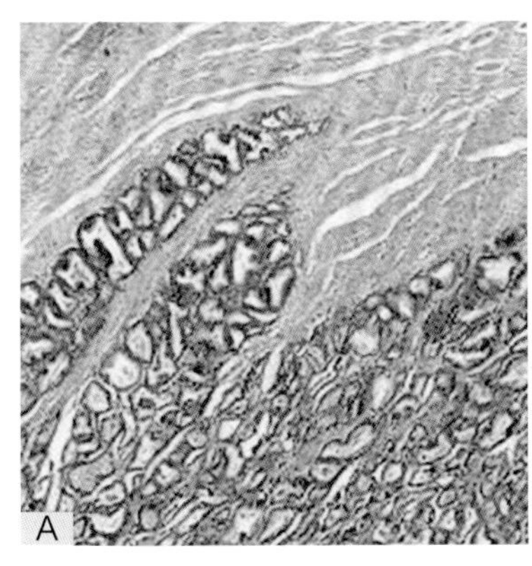

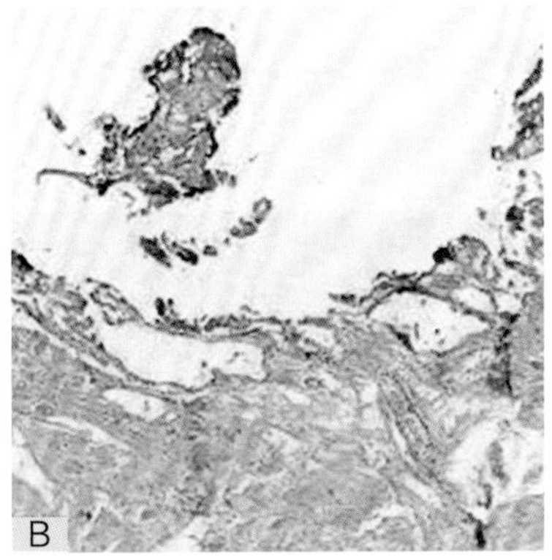

图 7-1　肿瘤病灶区域与正常组织区域示意图
A. 患病样本图像示意；B. 正常样本图像示意

2. 二分类(正常/患病)精细分割　根据病理医师标注的数据提取出病灶区域掩码图像，以此作为预测标签图像。由于整片图像分辨率太大，所以需要切块后进行训练和测试。此种方法可以有效提取出病灶区域(图 7-2)。

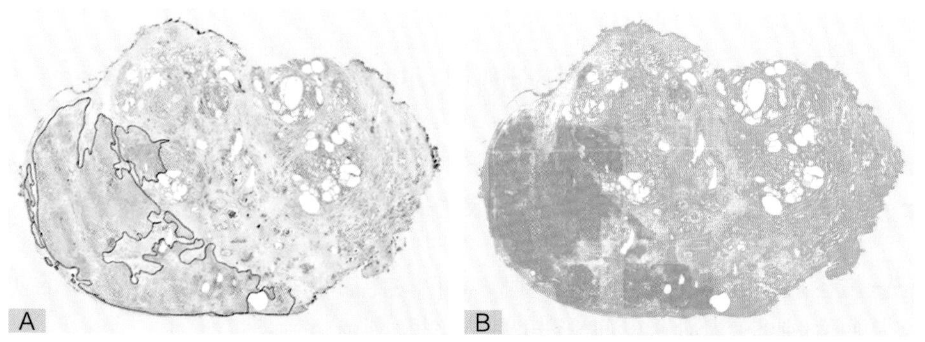

图 7-2　二分类法分割前列腺病理大切片扫描图像示意图

A. 病理专家勾画出肿瘤部位区域；B. 图像经过处理后红色区域为病灶区域，绿色区域为正常前列腺组织区域

3. 多分类(三级病灶)精细分割　根据病理医师标注的数据提取出病灶区域掩码图像，以此作为预测标签图像。由于整片图像分辨率太大，所以需要切块后进行训练和测试。

图 7-3 是基于 CNN 进行前列腺癌诊断的示例，图 7-3A 是原图，图 7-3B 是人工智能预测结果，图 7-3C 是病理科医师的标注掩码。其中标注掩码中患癌分 5 级，预测时进行合并只预测 3 大类，蓝色(掩码中蓝、绿色)代表程度较轻，红色(掩码中红、黄色)代表中等程度，紫色(掩码中紫色)代表最严重程度。

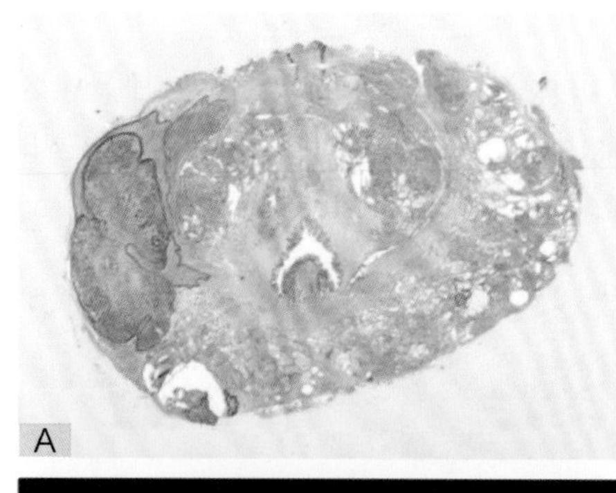

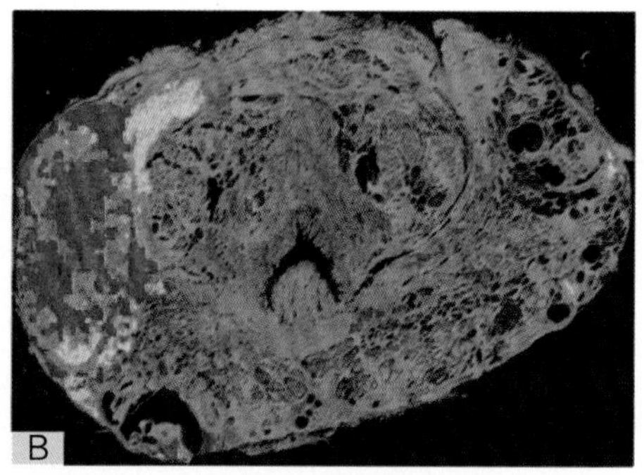

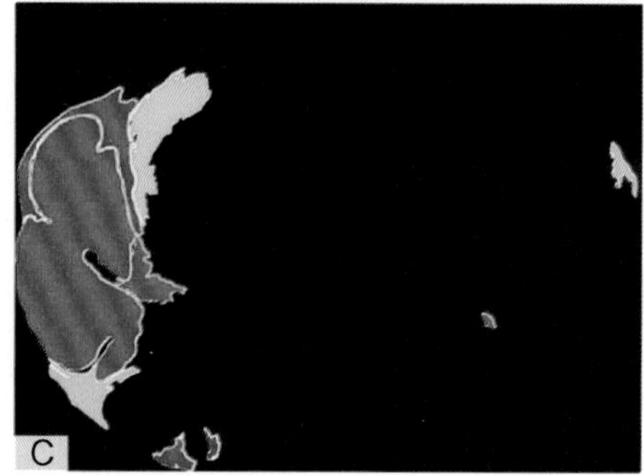

图 7-3　多分类进行人工智能分析结果示意图

A. 病理专家勾画大病理原片图像；B. 人工智能分析结果所得电脑图像；C. 病理专家勾画所得电脑图像

以上结果在 2018 年欧洲泌尿外科学会年会(EAU 2018)及美国泌尿外科学会年会(AUA 2018)发表,《英国泰晤士报》《每日邮报》、美国科学促进会网站相继对此进行了报道。

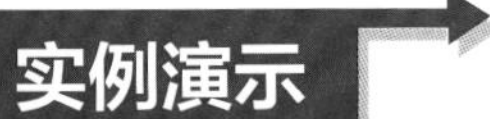

第四节　人工智能方法诊断前列腺癌病理的实施步骤

【适应证】

根治性前列腺切除术标本,并制作前列腺全器官大病理切片。

【禁忌证】

无。

【所需器材清单】

1. 数字切片扫描仪。
2. 云储存系统一体机。
3. 全器官病理切片制作所需整套设备。

【团队要求】

1. 具有全器官前列腺病理组织大切片制作及分析的病理医师团队。
2. 获得分析所需巨大样本量的条件。
3. 人工智能分析所需的计算机团队协助。

【操作步骤】

参见图 7-4。

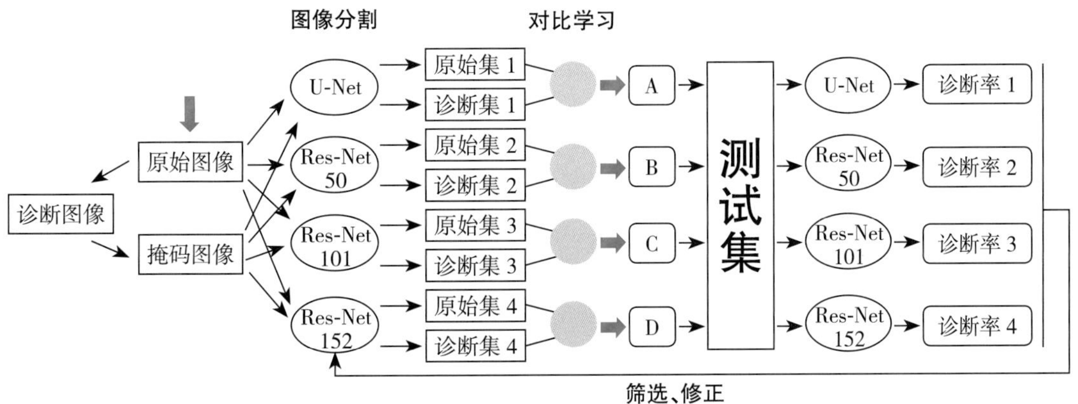

图 7-4　人工智能诊断病理图像具体流程图

1. 通过标准化全器官前列腺病理蜡块处理流程(取材、脱水、包埋、切片、染色等),制作全前列腺器官组织病理切片(图 7-5)。

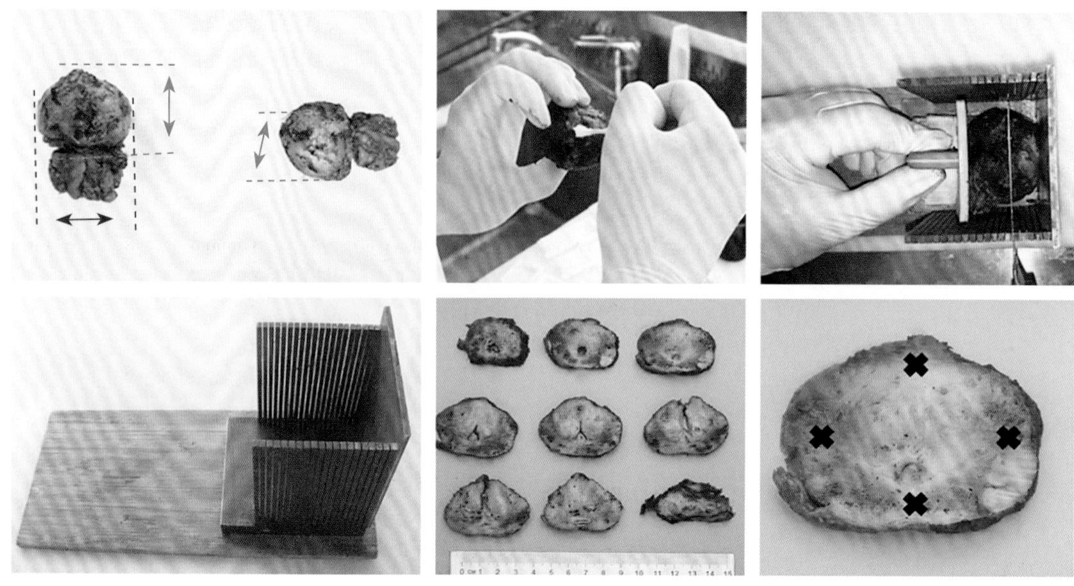

图 7-5　前列腺病理大切片的取材过程

(1) 标本取材器取材：我们设计了前列腺全器官取材器，通过标准化取材器获得标准化、整齐、完整的前列腺组织块，并进一步制作前列腺病理大切片。平均每例病人约 10 张切片，每例根治性前列腺切除术的标本均制作为全器官大切片。

(2) 常规脱水：从 30% 乙醇开始，经过 50%、70%、80%、95%、100% 至完全脱水，一般各级乙醇中放置 45 分钟到 1 小时，需要保存的材料可脱水至 70% 乙醇时停留其中。

(3) 包埋、切片：先准备好纸盒，将熔蜡倒入盒内，迅速用预温的镊子夹取组织块平放在纸盒底部，切面朝下，用工具将前列腺组织块展平并补蜡，放置冷冻台 2~3 小时充分凝固；后转至大切片台上常规切片，注意保持切片完整性。

(4) 自动化 HE 染色：用二甲苯脱去切片中的石蜡，再经由高浓度到低浓度酒精，入蒸馏水，即可染色。先放入苏木精水溶液中染色数分钟，后至酸水及氨水中分色，各持续数秒钟；流水冲洗 1 小时后入蒸馏水片刻，并入 70% 和 90% 酒精中脱水各 10 分钟，最后入酒精伊红染色液染色 2~3 分钟。染色后的切片经纯酒精脱水，再经二甲苯使切片透明，最后封片。

2. 前列腺病理切片数字化　采用高清病理切片扫描仪将前列腺全器官病理切片高清数字化(400 倍)。

3. 精细勾画病灶区域、准确病理学诊断　打开数字化病理切片，局部放大准确勾画；前列腺癌病灶像素级别的病理分级标注参考最新国际泌尿病理协会(International Society of Urological Pathology，ISUP)Gleason Grade 分组，1~5 组分别用颜色“蓝、绿、黄、红、紫”来代表，病理分级参考病理专家标注，专家需要具有丰富的前列腺癌病理诊断经验(图 7-6)。

4. 设置人工智能“深度学习”CNN 算法和程序。

主要使用最新的 U-Net 模型和 Res-Net 模型：

(1) U-Net：U-Net 模型具有两个端口——输入端和输出端，整个模型分为 Contracting Path(左，分割路径)和 Expansive Path(右，合成路径)。Contracting Path 基本单元包括 conv3×3，ReLU，conv3×3，ReLU，max pool 2×2；Expansive Path 基本单元包括 up-conv2×2，conv3×3，

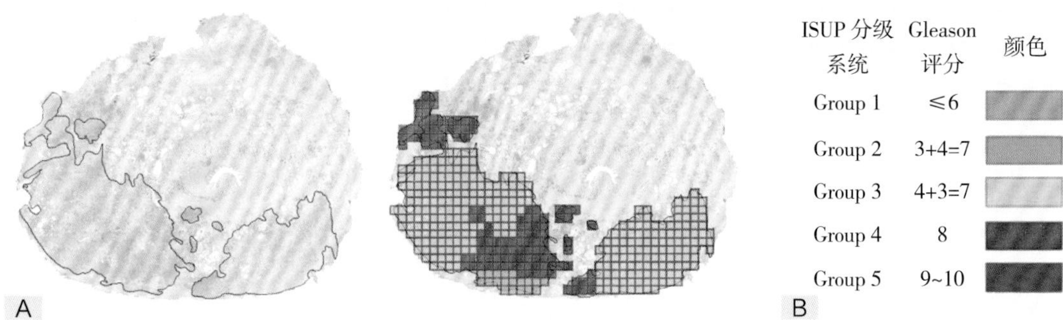

图 7-6　病理专家在数字化病理切片上勾画肿瘤区域，并根据不同的 ISUP Gleason 分组使用不同的颜色标注不同组别

A. 病理专家勾画出肿瘤区域并根据级别用不同颜色标记；B. 不同颜色所代表病理级别示意

ReLU，conv3×3，ReLU；完整的 U-Net 共有 23 层。

U-Net 分割算法使用 Overlap-tile strategy 实现无缝分割并具备定位功能、实现后期合成功能；利用 weighted loss 实现图像无缝合成；面对有限的训练图像，使用弹性形变（elastic deformations）实现图像的最大化利用。

（2）Res-Net：以 Res-Net50 为例，Res-Net50 共 50 层，基本架构和 U-Net 类似，由 conv3×3，conv1×1，ReLU，max pool 3×3 组成。特点在于使用 residual learning 算法解决图像定位、image degradation 问题、并降低 testing error。

不同层构的 Res-Net 优化效能是不同的，层构越大处理数据量越大。常见的有 18-layer，34-layer，50-layer，101-layer，152-layer。我们拟分别采取模型 Res-Net50，Res-Net101，Res-Net152，观察具体优化效能，选择诊断效率最佳者。

5. 对原始图像进行分割，深度学习　将前列腺原始数据化病理切片图像输入，使用 U-Net 和 Res-Net 模型中分割算法进行精细化分割，作为原始集；从病理医师标注的数字化病理切片提取出病灶区域掩码图像，使用 U-Net 和 Res-Net 模型中分割算法进行精细化分割，作为参考集。通过对比两个集合中图像特点，不断学习正常前列腺组织、不同 Gleason 分级前列腺癌的数字化特征，不断构建原始病理图像和最终病理诊断之间的联系。过程中病理医师会进行校正，不断改进人工智能诊断前列腺癌的准确性。

6. 对 AI 诊断进行准确率测试　选择训练集以外合适的数字化前列腺癌病理切片，病理医师预先诊断并标注病灶区域。处理注释图像，提取病灶区域掩码图像；剪切图像，创建测试集（包括正样本、负样本。正样本：病灶区域≥60%，负样本：病灶区域≤10%）。随后，往 AI 诊断系统输入原始测试样张，使用 U-Net 和 Res-Net 模型，分割图像并对比训练集，将原始测试图像转化成带有诊断信息的图像，并使用合成算法自动输出诊断图像。与病理医师诊断结果对比之后计算出诊断准确率。

7. 参考诊断率不断筛选、优化算法　不断扩大训练样本量，重复 5、6 步骤，提升 AI 系统诊断效率。

8. 基于云存储和云计算的随访系统及诊疗共享体系的建立　在人工智能学习中，前列腺癌病理的标注即人工诊断极为重要，这决定深度学习到的是准确的病理信息。远期可通过远程交互将原始前列腺全器官病理切片上传，与各领域专家探讨，获得顶级专家的指导，进一步提高人工智能诊断准确性。外院将前列腺病理切片上传，通过该人工智能诊断系统即可获得精准的诊断及治疗方案的推荐。同时基于此建立了前列腺癌报告与随访系统，能够完整地、真实地记录前列腺癌患者术前、手术及术后随访的一系列信息，便于后续数据分析。

【要点解析】

1. 计算机“深度学习”技术　通过专门运算生物信息和大数据的NVIDIA图形处理器（Graphics Processor Unit，GPU）设备“深度学习一体机”进行数据运算。采用“深度学习”U-Net及ResNet深度神经网络模型等技术，达到“深度学习”的目的。

2. 前列腺全器官病理切片病理诊断的准确性　前列腺癌病理诊断需要根据前列腺癌的组织和细胞学形态，将前列腺癌分为不同的病理级别，这也决定患者的治疗方案、治疗时间和预后是不同的。准确的分级诊断并不容易，必须提高病理诊断的准确性。

3. 将常规的病理组织切片，特别是前列腺全器官组织切片（切片大小是常规组织切片的2倍及以上），进行高清数字化处理（400倍扫描），该技术通过引进高清切片数字扫描仪得以实现，可快速地将玻璃切片转换为高分辨率的数字切片。并可通过电脑，将数字切片放大任意倍数进行观察，开辟了多种多样新的应用可能，包括病理纹理分析、智能化病理诊断等。

4. 云存储和云计算系统，每张高清数字化病理扫描切片4G左右，一个病人约8张，数据量达32G，处理和存储如此巨大数据，需要专业高端设备，即云存储和云计算系统。

（张成伟）

专家述评

前列腺癌的病理一直是泌尿男生殖系统疾病病理诊断中的重点和难点。总体来说，前列腺癌的病理诊断包括两个方面，一个是癌和非癌的诊断，一个是病理类型及恶性程度（Gleason评分）的判断。病理的诊断结果决定了患者的预后，也决定了接下来所应该采取的治疗方式，因此病理在前列腺癌诊疗过程中的地位毋庸置疑。

众所周知，随着目前筛查工作的逐步普及，前列腺癌的发病率节节攀升，大量前列腺癌病例的涌入也对病理科医师的诊断工作造成了新的挑战。国内绝大部分的病理科医师，特别是基层医院的病理科医师，可能因其工作重点集中在肺癌、胃癌、肝癌等领域，因而对于前列腺癌等泌尿系统肿瘤的重视程度有限，甚至没有经过专业的前列腺癌病理诊断方面的培训。这样的病理医师，给出的病理报告的准确性、规范性并不可靠，诊断结果的可信度必然大打折扣。事实上，绝大部分临床一线泌尿外科医师的病理知识有限，临床过程中只能一味地盲目相信病理报告，这也使得诊疗过程中有可能发生疾病的误诊或漏诊等。

现阶段，人工智能技术的兴起为病理、影像等医学技术的发展提供了新的想象空间。有经验的泌尿病理医师对前列腺癌的诊断基本只需要依靠HE的形态学病理切片，而现今的人工智能技术对于图像的识别有着独特的优势。因此，人工智能技术在前列腺癌的病理诊断中大有可为。我们的初步结果显示人工智能对于癌和非癌的判断准确率可以高达99%，对于不同Gleason分级的诊断也有着非常高的识别率，这也为我们今后更大样本的人工智能训练与测试提供了数据上的支持。

如正文中所述,发展人工智能技术诊断前列腺癌有着极大的临床及社会意义。这不仅可以降低一线病理医师的工作量,有助临床诊断及科研需要,还可以此为契机建立前列腺癌病理诊疗平台网络,联通国内外著名专家及基层医院,共同提高前列腺癌的病理诊疗水平。人工智能的出现,不是为了替代传统的病理科医师,相反可以进一步促进病理学的发展,增强病理医师的业务水平。当然,现阶段人工智能仍有很大的局限性,给出的诊断结果也只能作为参考。相信随着科技的不断发展,越来越多的现代技术和理念将用于医学,促进医疗水平的不断进步。

（郭宏骞）

参考文献

[1] EPSTEIN J I, EGEVAD L, AMIN M B, et al. The 2014 International Society of Urological Pathology (ISUP) Consensus Conference on Gleason Grading of Prostatic Carcinoma: Definition of Grading Patterns and Proposal for a New Grading System [J]. Am J Surg Pathol, 2016, 40(2): 244-252.

[2] ELMORE J G, LONGTON G M, CARNEY P A, et al. Diagnostic concordance among pathologists interpreting breast biopsy specimens [J]. JAMA, 2015, 313(11): 1122-1132.

[3] Al-MAGHRABI J A, BAKSHI N A, FARSI H M. Gleason grading of prostate cancer in needle core biopsies: a comparison of general and urologic pathologists [J]. Ann Saudi Med, 2013, 33(1): 40-44.

[4] LECUN Y, BENGIO Y, HINTON G. Deep learning [J]. Nature, 2015, 521(7553): 436-444.

[5] LITJENS G, SANCHEZ C I, TIMOFEEVA N, et al. Deep learning as a tool for increased accuracy and efficiency of histopathological diagnosis [J]. Sci Rep, 2016, 6: 26286.

[6] ESTEVA A, KUPREL B, NOVOA R A, et al. Dermatologist-level classification of skin cancer with deep neural networks [J]. Nature, 2017, 542(7639): 115-118.

[7] KERMANY D S, GOLDBAUM M, CAI W, et al. Identifying Medical Diagnoses and Treatable Diseases by Image-Based Deep Learning [J]. Cell, 2018, 172(5): 1122-1131 e1129.

第 8 章

雄激素与前列腺癌的关系

临床问题

第一节　关于雄激素与雄激素受体

早在 1941 年，在前列腺癌治疗方案中，Huggins 和 Hodges 率先尝试应用手术去势或者雌激素治疗晚期前列腺癌患者，并取得良好临床效果。之后 Huggins 进一步阐明了前列腺的雄激素依赖性，并于 1966 年获得了诺贝尔奖[1]。从此，逐渐揭开雄激素与前列腺癌关系的神秘面纱。

一、雄激素

在男性身体发育的不同时期，雄激素不论在生殖系统还是非生殖系统都具有广泛的生理效应。具体来说，产生这些生理效应的雄激素主要包括睾酮（testosterone，T）和双氢睾酮（dihydrotestosterone，DHT）。双氢睾酮是由睾酮与人体内 5α 还原酶催化反应后生成的一种雄性激素，其与雄激素受体（androgen receptor，AR）结合强度约是睾酮的 10 倍。睾酮在人体的含量是最丰富的，而双氢睾酮在人体中含量虽然不如睾酮，但是更集中于人体内对雄激素反应敏感的细胞中发挥更强大的生理作用。约 90% 的睾酮由睾丸的间质细胞分泌，5%~10% 的睾酮由肾上腺分泌。雄激素的合成接受下丘脑 - 垂体 - 睾丸轴调控，除此之外，睾丸内的局部调节方式，比如旁分泌、自分泌以及细胞内分泌也与雄激素合成有关。

二、雄激素受体（androgen receptor，AR）

雄激素作用依赖于 AR。雄激素受体是一种细胞核内的性激素激活转录因子，属于核受体超家族中的类固醇受体。人类的 AR 基因存在于 X 染色体上（Xq11-Xq12），由 919 个氨基酸构成，含有 8 个外显子与 7 个内含子，长度约 90kb。它主要由四个不同的功能区组成，分别是①N- 端区（N-terminal domain，NTD）：又称转录激活区，该区在序列同源性上是最不保守的，由外显子 1 编码，该区域与 AR 功能区之间的作用有关，并且决定 AR 的三维结构。此外，NTD 可与各种转录因子相互作用或被激酶磷酸化，调节 AR 反式激活。②DNA 结合区（DNA-binding domain，DBD）：该区域高度保守，由外显子 2 和 3 编码，结构上由 2 个锌指结构组成。第 1 个锌指结构负责识别并结合 DNA，而第 2 个锌指结构通过与 DNA 的磷酸骨架结合来稳定这种相互作用。③配体结合区（ligand-binding domain，LBD）和铰链区，由外显子 4~8 编码，该区主要负责与雄激素的高度特异性结合，促使受体活化及核内转位。

三、雄激素介导 AR 的激活

未激活的 AR 在体内占大部分，与陪伴体如热休克蛋白（heat shock protein，HSP）结合，保持与配体结合的能力。体内主要的雄激素是在睾丸中产生的睾酮。在前列腺及其他组织中，睾酮通过 5α- 还原酶转化为双氢睾酮，不管是睾酮还是双氢睾酮都与 AR 结合并激活 AR，激素结合后诱导 AR 构象变化，导致细胞质伴侣的解离并揭示核定位信号。激素结合的 AR 二聚化并移位至细胞核内，在核内与 DNA 结合并与一系列转录共调节因子相互作用以调节靶基因表达，如在前列腺细胞中调控表达前列腺特异性抗原（prostate-specific antigen，PSA），跨膜丝氨酸蛋白酶 2（transmembrane protease serine 2，TMPRSS2）。

第二节　雄激素与前列腺癌

AR 活性与前列腺癌密切相关，有研究表明在编码 AR 的基因中发现的 1029 个突变中，159 个突变使男性易患前列腺癌[2]。不难理解，前列腺癌细胞与正常的前列腺细胞一样，都需要雄激素才能生长和存活。前列腺癌是否生长进展取决于细胞增殖率与死亡率的相对比，雄激素和 AR 正是这一比率的主要调节者。我们都知道 PSA 异常升高是前列腺癌的重要生物标志，而 PSA 的分泌需要 AR 的激活，这也从另一方面表明前列腺癌患者的 AR 活性明显提高。

许多突变、缺失、扩增以及基因组转位都与前列腺癌有关，他们其中有的改变了 AR 的结构或者活性，有的是受到 AR 的调节，当然还有一部分与 AR 信号通路是无关的。在多数情况下，前列腺癌的启动可以归因于激活了不同的生长促进途径，这里就包括如下的途径。

一、TMPRSS2 与 ETS 的基因融合

有研究发现[3]，预估计在 50% 的前列腺肿瘤中，TMPRSS2 基因启动子和 ETS 家庭成员的编码区域（包括 ERG 和 ETV1）的基因融合，能够促进转录因子 ETS 家族成员的雄激素依赖性上调。这些基因融合使得雄激素改变了 ETS 转录因子的反应性，而后者过度表达时，通过调节细胞增殖，细胞迁移，细胞周期控制和细胞凋亡，在肿瘤发生中发挥作用。TMPRSS2 和 ERG 之间的融合相比与其他 ETS 家庭成员（比如 ETV1 或 ETV4）的融合，要更加普遍得多，这可能是因为 TMPRSS2 和 ERG 在同一条染色体上且相距大约只有 3Mb，而其他的 ETS 因子则位于其他染色体上。有证据表明，AR 促进了上述的基因融合。

二、PI3K 和 RAS/RAF 通路

通过基因组分析可以发现与前列腺癌发生发展相关的信号通路还包括 PI3K 和 RAS/RAF 通路。这些通路在早期和晚期前列腺癌中都存在调节异常。大约 40% 的原发性前列腺癌和 70% 的转移性前列腺癌在 PI3K/AKT 通路中表现出基因组的改变，其中大部分是以 PTEN 的下调为主要特征（PTEN 是一种限制 AKT 激活的脂磷酸酶）。

三、其他关于 AR 促进前列腺癌的机制

除此之外，还有许多其他的基因组改变导致了蛋白质的表达变化从而促进了前列腺癌的发生，这其中一些是致癌基因或肿瘤抑制因子。当然它们的表达不光在前列腺癌中有改变，在许多肿瘤中也能看到这些变化，这里包括 c-myc 的增殖及过表达，p53 和 Rb 的缺失或失活等。但是通过对 AR 信号通路的分析显示，与其他途径相比，AR 信号通路的改变对于前列腺癌的发生发展影响更大，因此 AR 仍然是前列腺癌的“主要调节者”。

第三节　雄激素与去势抵抗性前列腺癌

正是由于前列腺癌是雄激素依赖性的，雄激素剥夺治疗（androgen deprivation therapy，ADT）是转移性前列腺癌的主要治疗方法。尽管该疗法在最初对大多数前列腺癌肿瘤有效果，但随着治疗时间的推移，最终出现效果欠佳现象，以往称之为“雄激素非依赖性前列腺癌”以及“激素难治性前列腺癌”。后来研究发现在这些肿瘤中仍然存在着相当水平的雄激素且发挥着作用，故后来称这一阶段的前列腺癌为“去势抵抗性前列腺癌”（castration-resistant prostate cancer，CRPC）[4]。各种基础和临床研究都支持在 CRPC 中出现了 AR 的重新激活。而 AR 的重新激活涉及许多机制，这些机制包括 AR 表达的增加，AR 点突变导致 AR 活性的改变，调节 AR 功能的细胞信号通路的改变，共调节因子改变，肿瘤细胞内类固醇代谢的改变以及 AR 剪切变异体等，下面将会详细阐述。

一、AR 突变

在前列腺肿瘤中已经报道了 AR 编码区中的许多突变。在原发性雄激素依赖性前列腺癌中，AR 突变的报告频率高达 25%，而在 CRPC 中 AR 突变的报告范围从 20% 到 50% 不等，AR 突变的最大数是发生在 LBD 中，其次是 NTD，在 DBD 中最少。LBD 的常见突变拓宽了受体的配体特异性，使其不仅允许雄激素激活 AR，而且允许非雄激素类固醇物质和抗雄激素激活 AR，因此出现了 CRPC 细胞的 AR 再激活。这其中包括在 LNCaP 细胞系及 CRPC 组织样本中发现的 AR 的 LBD 中的 T877A 突变（点突变），该突变位于配体结合口袋，改变口袋的立体化学结构从而导致 LNCaP 细胞不仅受到雄激素同时也响应于非雄激素类固醇（如雌激素以及孕酮）的应答，促进肿瘤细胞生长。在 22Rv1 细胞系，研究发现了 H87Y 点突变，该突变位于 LBD，但远离配体结合口袋，它是通过改变受体构象间接影响配体结合特异性，且已有报道其直接影响增强 AR 反式激活的共调节因子 p160 家族的结合特异性。LBD 中其他较少研究的 AR 突变还包括 L701H、V715M 和 ANDW11C。L701H 突变降低了癌细胞对雄激素的亲和力，使其对糖皮质激素更敏感；V715M 突变使 CRPC 细胞对肾上腺分泌的雄激素及孕酮产生反应；W741C 突变是认为在比卡鲁胺治疗后被激活，研究认为该突变与比卡鲁胺耐药有关。

二、AR 扩增及其蛋白过表达

CRPC 最常见的另外一个基因改变是 AR 扩增导致 AR 蛋白过度表达。尽管报告的扩增水平因研究而异，但观察到多达 80% 的 CRPC 患者肿瘤标本中出现 AR 扩增及过表达。相反，来自未经治疗的前列腺癌患者的肿瘤却很少表现 AR 扩增。有研究将 AR 过表达能够使 LNCaP 细胞对残余雄激素敏感，恢复 AR 调节的基因表达，并能将比卡鲁胺转化为弱激动剂。过表达 AR 的肿瘤通常对雄激素特别敏感，对去势和抗雄激素联合治疗——即联合雄激素阻断（combined androgen block，CAB）的反应比没有 AR 扩增的肿瘤要好。因此，AR 扩增是进展为 CRPC 的一种有效机制。

三、AR 的剪切变异体

选择性剪切是许多蛋白质的共同调节特征，而异常剪切则发生在前列腺癌和其他癌症中。虽然在正常组织中没有检测到 AR 剪切变异体，但在 CRPC 组织中已经鉴定出许多可替换剪切的 AR 亚型。这些异构体的一个共同特点是消除了蛋白质的调节性 C 端激素结合区。最有代表性的剪切变异体是 AR 剪切变异体 -7（AR-V7），也称 AR3[5]。AR-V7 在 CRPC 患者组织标本和 CRPC 的前列腺癌细胞株中被发现，AR-V7 能够在细胞核内不依赖于雄激素与 DNA 结合诱导前列腺癌细胞生长，因为 AR-V7 变体在其独特序列中具有多个碱性氨基酸，可以取代核定位信号。另一种常见的变体称为 ARV567ES，这个变种缺少外显子 5~7 并且包含 10 种独特的氨基酸，该变体在原发性前列腺癌和转移性 CPRC 标本中利用 RT-PCR 技术能够检测其 mRNA。在功能上，ARV567ES 具有组成活性，促进细胞生长，并与全长 AR 增强配体结合相互作用。最近的研究发现了一个缺乏 DNA 结合结构域的新变体(AR8),该变体缺少一个 DNA 结合域,能够介导相关细胞信号传导途径的激活。总而言之,CRPC 中变异体的广泛表达提示它们在 CRPC 中起作用,这些作用有待于进一步研究,更好地理解这些组成活性剪切变异体在 CRPC 中的作用和功能将有助于识别潜在的治疗靶点。

四、类固醇代谢的变化

睾丸是睾酮的主要来源,在前列腺中转化为更有效的双氢睾酮。在接受 ADT 治疗后,患者的循环睾酮水平大大降低了。对 CRPC 肿瘤中雄激素水平的研究表明,尽管双氢睾酮水平相对于正常前列腺降低,但肿瘤内残留的双氢睾酮足够以引起 AR 的激活,这不得不引发我们的猜想,前列腺肿瘤是否具备了自我合成双氢睾酮的能力?有研究显示,与正常前列腺和原发性前列腺癌相比,CRPC 肿瘤中编码雄激素代谢相关的多种酶的转录表达发生变化,有可能提示 CRPC 能够绕开低水平的循环雄激素,在肿瘤微环境下产生了肿瘤内的雄激素合成潜在途径。在利用前列腺癌异种移植小鼠模型模拟 CRPC 的条件的体内研究确实发现了参与胆固醇合成的酶发生了改变。还有研究发现,C81 细胞(LNCaP 细胞变为非雄激素依赖阶段的细胞),可以将胆固醇转化为睾酮。除此之外,除了经典的睾酮 / 双氢睾酮的合成途径(即雄烯二酮→睾酮→双氢睾酮),孕酮也可以通过一系列反应转化为双氢睾酮,以及肾上腺来源雄激素不通过合成中间产物睾酮也可以直接合成双氢睾酮,这些雄激素的旁路生成途径在 CRPC 阶段也产生了重要的作用,尤其是肾上腺雄激素合成途径在前列腺癌细胞系表达非常活跃以至于能够产生足够的双氢睾酮促进肿瘤生长。

五、共调节因子表达激活

AR 还可以通过招募一系列共调节因子调控基因表达。这些共调节因子要么作为激活剂起到增强转录的作用,要么作为阻遏子起到抑制转录的作用。共调节因子具有多种功能,包括重塑染色质、翻译后修饰组蛋白、作为分子伴侣、募集转录组分和调节 RNA 剪接和加工。许多共调节因子本质就是酶,能够修饰复合物中的组蛋白或其他蛋白质,这些修饰包括磷酸化、甲基化、乙酰化、泛素化以及类泛素化。因此,这些共调节因子信号的出现,可能是 CRPC 肿瘤抗 ADT 的另外一种方式。

六、其他相关信号转导途径改变

虽然在前列腺癌 ADT 治疗过程中,AR 信号受到了抑制。然而,还有其他途径继续激活 AR 信号从而稳定 AR 和增强 AR 转录活性,甚至能够取代 AR 的一些作用。有大量研究表明,多种生长因子、细胞因子和激酶途径的信号转导增加,这些都提示 AR 信号得到了增强从而促进去势抵抗。这里包括蛋白激酶 A 通路、生长因子或 IL-6 对于 AR 信号的激活、p42/p44 MAPK 信号增强 AR 的稳定性、生长因子受体(如 IGF-1R、IL-6R 和 EGFR)诱导下游信号途径的激活(包括 MAPK、AKT 和 STAT 信号)来维持 AR 信号转导、HER2 受体酪氨酸激酶过表达也增加 AR 活性和稳定性以及 Src 激酶通过磷酸化 AR 和增加转录活性等。

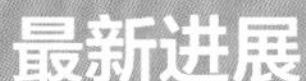

第四节　内分泌治疗

基于上述前列腺癌与雄激素密不可分的关系，从而迅速发展出了前列腺癌的内分泌治疗。通过降低体内雄激素水平和抑制雄激素的作用的治疗方法均可称为内分泌治疗（雄激素剥夺治疗）。内分泌治疗是治疗局部晚期前列腺癌和转移性前列腺癌的重要手段之一，也被推荐为Ⅲ、Ⅳ期前列腺癌患者的一线治疗方法。严格意义上来说，内分泌治疗主要包括两大部分，其一是去势治疗，即通过各种手段降低体内雄激素的量，主要是抑制睾丸分泌雄激素；其二是抗雄治疗，即阻断雄激素和雄激素受体结合从而阻碍雄激素发挥作用。

一、手术去势

1966 年 Huggins 教授因发现去势治疗能够缓解前列腺癌获得诺贝尔奖，开启了去势治疗前列腺癌的先河。手术去势治疗方案主要是通过手术切除患者双侧睾丸从而达到持续性雄激素阻断，该方法简单且经济，且能快速（在 12 小时内）和强力降低睾酮到去势水平，在紧急情况下，例如患者出现了骨折或脊髓压迫，此时手术去势可能是一种合适的选择。由于手术属于单次永久性干预，因此比较适用于依从性差和随访困难的患者。然而男性体内的睾酮除了大部分为睾丸所产生，还有小部分来自于肾上腺，因此单纯手术去势并不能去除肾上腺来源的雄激素。此外，双侧睾丸的切除对患者带来的心理影响较大，术后病人可能有不同程度的心理障碍、抑郁等。而药物去势不仅避免了手术带来的风险及术后并发症的产生，且相较于手术去势，对病人的心理创伤与影响就小很多，现几乎已慢慢取代了手术去势。

二、雌激素及其衍生物

药物去势总体而言分为两大类，第一类为雌激素及其衍生物，雌激素治疗前列腺癌的机制传统意义上是认为通过负反馈抑制下丘脑—垂体—性腺轴，减少黄体生成素释放激素（luteinizing hormone releasing hormone，LHRH）分泌，继而黄体生成素（luteinizing hormone，LH）及泌乳素（prolactin，PRL）分泌减少，抑制雄激素产生，且提高性激素结合蛋白的浓度，降低雄激素活性。然而最新的研究认为，雌激素具有独立的抗肿瘤作用途径，其抑制前列腺癌细胞生长的方式包括：直接的细胞毒性、中断细胞周期进程、诱导细胞凋亡、解聚微管、抑制 DNA 合成、抑制拓扑异构酶Ⅱ活性、封锁酪氨酸激酶、作为细胞凋亡调节剂以及介导死亡受体的激活等。已有临床试验显示，通过雌激素去势，显著减轻了前列腺癌患者的症状，能够达到与手术去势类似的效果，且骨质疏松症的发病率也较低。此外，雌激素对认知功能有明显的益处，其代谢物 2- 甲氧雌二醇具有显著的抗血管增生和促凋亡作用，这些效应是传统的促性腺激素释放激素（gonadotropin-releasing hormone，GnRH）激动剂所没有的抗癌效果。

然而，雌激素在较高剂量下显示出显著的心血管毒性。因此，雌激素已不是主流的治疗前列腺癌的药物。

三、促性腺激素释放激素（gonadotropin-releasing hormone，GnRH）激动剂（类似物）

药物去势第二类为 GnRH 药物，这里包括 GnRH 激动剂和 GnRH 拮抗剂。Schally 等人在 1971 年分离且鉴定出 GnRH，GnRH 在下丘脑中产生并通过血液到达垂体，它结合到细胞膜上的 GnRH 受体以刺激细胞内信号传导，导致垂体生产 FSH 和 LH，刺激睾丸中的睾酮产生。Fujino 等人[6]发现通过改变第六个氨基酸产生的 GnRH 类似物变得对肽酶降解具有抗性，并且显示出对 GnRH 受体强大的亲和力，相比天然 GnRH 活性增加超过 80 倍。合成的 GnRH 类似物作为激动剂刺激 GnRH 受体，导致 FSH 和 LH 的初始激增，血清睾酮一过性升高，故在注射此类药物时应同时给予抗雄激素药物 4 周。但随后产生 GnRH 受体脱敏，这导致 FSH 和 LH 产生减少，并且在几周内最终抑制睾酮产生。

亮丙瑞林是在 20 世纪 80 年代被开发出来的最早的 GnRH 激动剂之一，在转移性激素敏感的前列腺癌患者中进行了一项比较亮丙瑞林与雌激素的随机临床试验。相比雌激素，亮丙瑞林能达到等效治疗效果，且具有较少的男性乳房发育、恶心、呕吐、水肿和血栓栓塞的不良事件，但具有较高的潮热率。因此，GnRH 激动剂很快取代了雌激素，成为目前药物去势的标准方式。随后，其他 GnRH 激动剂，如戈舍瑞林、布舍瑞林、组胺瑞林和曲普瑞林，已被开发用于临床。每种 GnRH 激动剂的给药频率和给药途径不同，但它们的功效是差不多的。比如在一项随机试验中，亮丙瑞林和戈舍瑞林在用作联合阻断雄激素治疗时表现出相似的结果。

四、GnRH 拮抗剂

正如上述 GnRH 激动剂在治疗开始时会引起睾酮激增，因此顺理后来开发出了 GnRH 拮抗剂。与 GnRH 激动剂相比，GnRH 拮抗剂同样与垂体中的 GnRH 受体结合，但不会刺激 FSH 和 LH 的产生，因此能够避免用药最初的睾酮激增。在Ⅲ期试验中，GnRH 拮抗剂地加瑞克在几天内便实现了对睾酮的快速抑制，并且与 GnRH 激动剂相比显著降低了治疗开始时的 PSA 水平，这表明 GnRH 拮抗剂有良好的适应证，并且使睾酮维持去势水平超过 5 年。有研究比较阿巴瑞克和激动剂亮丙瑞林的临床疗效，结果显示前者的去势治疗效果优于后者。不过，GnRH 拮抗剂存在注射点疼痛问题等不足。

五、抗雄治疗

抗雄药物总体而言也分为两大类，第一类为类固醇类药物，如醋酸甲地孕酮和醋酸环丙孕酮。抗雄药物与雄激素受体具有很强的亲和力。抗雄药物与雄激素受体结合后，雄激素无法与受体结合发挥生物学效应，从而促进激素依赖性前列腺癌细胞的凋亡。此类药物除了能阻断雄激素受体外，还具有抑制垂体分泌 LH 及肾上腺分泌雄激素的作用。该类药物由于具有孕激素和糖皮质激素活性，在治疗数月后可能导致严重的肝毒性，故在临床上使用较少。第二类为非固醇类药物，如比卡鲁胺、氟他胺和尼鲁米特等，非甾体抗雄药物与 AR 结合并通过竞争性抑制阻断其活化。这导致 LH 水平升高，从而导致睾酮下游转化为雌激素。氟他胺必须通过胃肠道吸收并进行首过肝脏代谢才能被激活，虽然尼鲁米特具有比氟他胺更长的半衰期，但其使用在很大程度上受到肝毒性和夜盲的副作用的限制，比卡鲁胺是在 20 世纪 80 年代后期开发的，其对雄激素受体的亲和力较氟他胺高 2~4 倍。因此与氟他胺和尼鲁米特相比具有药代动力学和药效学优势以及更好的耐受性。与去势相比，抗雄激素单药治疗对性功能和性欲的影响较小，抗雄激素单一疗法也与稳定的骨密度及较少脂肪堆积相关联，但是男性乳房发育和乳房触痛等药物并发症更高，这可能是睾酮转化为雌激素导致体内雌激素水平超高引起。

六、新型内分泌治疗药物

除了上述传统的去势及抗雄药物外，近年来又出现了一些新型的前列腺癌内分泌药物。其中最有吸引力的靶标之一是雄激素生物合成途径。细胞色素 P450 c17（cytopigment P450 c17，CYP17A1）是睾酮合成中的关键酶。CYP17A1 具有 17α- 羟化酶和 17，20- 裂解酶活性，这种酶的抑制剂能够阻断睾丸、肾上腺和肿瘤内的雄激素合成，具有强大的限制激活 AR 的能力。醋酸阿比特龙是一种有效的、选择性的、不可逆的 CYP17A1 抑制剂。醋酸阿比特龙已经历了多个Ⅰ期、Ⅱ期和Ⅲ期临床试验。在关键的Ⅲ期 COU-AA-301 试验中[7]，研究招募了来自 13 个国家的 147 个地点的 1195 名多西他赛失效后 mCRPC 的患者，患者被随机分配到醋酸阿比特龙 + 泼尼松组或安慰剂 + 泼尼松组中，主要终点是总生存率（overall survival，OS）。醋酸阿比特龙组中位 OS 为 15.8 个月，而安慰剂组为 11.2 个月（HR 0.74，95%CI：0.64~0.86；P<0.0001），次要研究终点主要包括 PSA 反应率、PSA 进展时间和影像学进展时间，结果显示：醋酸阿比特龙均优于安慰剂。随后的 COU-AA-302 研究将化疗前 mCRPC 患者随机分配到醋酸阿比特龙 + 泼尼松组或安慰剂 + 泼尼松组。主要疗效终点是放射学无进展生存期（progression-free survival，PFS）和总生存期（OS）。在最终分析中，醋酸阿比特龙 + 泼尼松组的中位影像学进展时间为 16.5 个月，单独使用泼尼松时为 8.3 个月(HR 0.53；95%CI：0.45~0.62；P<0.001)。醋酸阿比特龙 + 泼尼松组的中位 OS 也明显长于安慰剂组（34.7 vs. 30.3 个月；HR 0.81；95%CI：0.70~0.93；P=0.0033）。当然，阿比特龙组的盐皮质激素相关性并发症如低钾血症、高血压和体液潴留的比例高于安慰剂组，但是这些都可以通过对症治疗得到改善，如低钾血症通常通过口服钾补充来控制，而高血压症状通常在治疗开始时或治疗开始后通过抗高血压药物来控制。

第一代的抗雄药物包括氟他胺和比卡鲁胺在内，相较体内的双氢睾酮，对 AR 具有相对低的亲和力，并且达不到完全抑制 AR 转录活性的效果。此外，用氟他胺或比卡鲁胺治疗失败的患者，肿瘤有时会出现 AR 的突变，其可以使氟他胺代谢物（如羟基氟他胺）或比卡鲁胺作为激动剂，因此，当前需要更有效和更完整的 AR 拮抗剂。恩杂鲁胺（也称 MDV3100）是新研发的第二代抗雄药物，它是其他抗雄激素（如比卡鲁胺）受体亲和力的 8 倍，可阻断 AR 信号通路的多个步骤。它是一种有效的 AR 阻滞剂，与睾酮的活性代谢产物二氢睾酮竞争。与第一代抗雄激素相反，恩杂鲁胺还可以防止 AR 从细胞质转移到细胞核，并抑制 AR 与染色体 DNA 的结合，从而阻止雄激素反应基因的进一步转录。在多西他赛治疗后进展的患者中，具有里程碑意义的Ⅲ期 AFFIRM 临床试验显示[8]，使用恩杂鲁胺治疗的患者与安慰剂相比存活率有较大提高，死亡风险也降低 37%（HR：0.63，95%CI：0.53~0.75；P<0.001）。在所有次要终点方面恩杂鲁胺也优于安慰剂，这些次要终点包括 PSA 水平下降 50% 或更多、软组织反应率、PSA 进展的时间、放射学无进展生存期（PFS）以及第一次骨骼相关事件发生的时间，恩杂鲁胺与整体健康相关生活质量的显着改善也相关。对于多西他赛化疗前的转移性前列腺癌患者，Ⅲ期 PREVAIL 临床试验显示，与接受安慰剂的患者相比，用恩杂鲁胺治疗的患者在 OS 方面具有明显优势（P<0.0001），恩杂鲁胺使死亡风险降低了 30%（HR：0.70；95%CI：0.59~0.83）。此外，与安慰剂治疗的患者相比，放射学无进展生存期（PFS）的改善也具有统计学意义。次要重点包括后续接受细胞毒治疗、骨相关事件和生活质量方面均支持恩杂鲁胺组明显获益。在这两项研究中，恩杂鲁胺组副作用均类似，这些副作用包括疲乏、腹泻、潮热、肌肉骨骼疼痛和头痛。

七、其他试验阶段的内分泌治疗药物

除了醋酸阿比特龙和恩杂鲁胺，还有许多针对 AR 的新治疗方法仍处于临床试验阶段。

TAK-700，也称为 orteronel，是另一种 CYP17A1 抑制剂，作为高效的 17，20- 裂解酶抑制剂，被认为具有比醋酸阿比特龙更少的盐皮质激素作用，是当前用于长期治疗的有前景希望的药物。在其Ⅲ期临床试验中，对多西他赛治疗后进展的 1900 名 mCRPC 患者以 2∶1 的比例随机分配接受 orteronel+ 泼尼松组或安慰剂 + 泼尼松组，结果显示无论是放射学无进展生存期（8.3 vs 5.7 个月；HR 0.760；95% CI：0.653~0.885；P<0.001）、PSA 50（PSA 降低 50%）（25% vs 10%；P<0.001）还是 PSA 进展时间（5.5 vs 2.9 个月；P<0.001），orteronel 的结果都优于安慰剂。

VT-464 是一种新型非甾体 CYP17 抑制剂和 AR 拮抗剂。VT-464 阻断 AR 变异体 F877L 和 T878A，这两个变异体已被证明与恩杂鲁胺和醋酸阿比特龙的抗药性有关。在对 CRPC 细胞系和异种移植模型的研究表明，相比较醋酸阿比特龙，VT-464 能够明显降低 AR 的反式激活，在基因和蛋白质水平上，与醋酸阿比特龙相比，VT-464 在更大程度上抑制了 AR 轴。此外，除了更有效的抑制肿瘤生长之外，VT-464 的肿瘤内雄激素水平和 PSA 降低趋势显著优于醋酸阿比特龙。这些数据表明 VT-464 对 AR 轴的抑制作用大于醋酸阿比特龙。

Galeterone（也叫 VN/124-1，TOK-001）是具有多种作用机制的 CYP17 抑制剂，作用包括 CYP17 抑制、AR 拮抗。临床结果表明，与使用比卡鲁胺或雄激素剥夺疗法（ADT）相比，用 VN/124-1 治疗引起 AR 蛋白表达的显着下调。与醋酸阿比特龙相比，它能显著抑制肿瘤生长。甚至有人提出，galeterone 的多方面优势作用可能有助于克服其他 CYP17 抑制剂耐药性，成为最有效的 CYP17 抑制剂。

另一种新型 AR 拮抗剂叫做 ARN-509，其具有与恩杂鲁胺类似的体外作用，但具有更强的体内作用。与恩杂鲁胺一样，ARN-509 损害 AR 核定位并阻止 AR 与 DNA 结合，ARN-509 在 LNCaP 细胞中具有比恩杂鲁胺更强的抗肿瘤活性，更重要的是，其对血浆蛋白的结合功能降低，导致更高的肿瘤 / 血浆比率，且癫痫发作风险比恩杂鲁胺低，目前仍在Ⅲ期临床试验中。

大多数 AR 拮抗剂被设计靶点在 LBD。但是，大多数 CRPC 能够表达缺乏 LBD 的组成型活性 AR 剪切变异体，这时靶向 LBD 的 AR 拮抗剂便不能阻断 AR 剪切变异体的活性。而 N-末端 AR 抑制剂 EPI-001，能够通过特异性结合受体的 N- 末端来抑制全长 AR 和 AR 剪切变异体活性。它通过干扰蛋白质 - 蛋白质相互作用来破坏 AR 转录。因此，它是 CRPC 治疗的有希望候选者，特别是抑制 AR 剪切变异体活性。

此外正在开发分子伴侣（Hsp90）抑制剂和组蛋白去乙酰化酶（HDAC）抑制剂以对抗 CRPC 中发生的 AR 信号的再激活，Hsp90 是一种分子伴侣，对于维持 AR 以及包括激酶在内的多种蛋白的正确折叠至关重要，Hsp90 抑制剂通过结合 Hsp90 的 ATP 结合口袋起作用，并且正在临床试验中治疗各种癌症。关于 AR，已经显示它们导致蛋白质降解，导致 AR 蛋白质表达和活性降低。组蛋白乙酰转移酶（HAT）和组蛋白脱乙酰酶（HDAC）是蛋白质赖氨酸残基乙酰化所必需的，以维持基因转录的平衡，HDAC 抑制剂（SAHA 和 TSA）诱导组蛋白的高度乙酰化并引起转录变化，导致 AR 稳定性降低，抑制 AR 转录，并降低 AR 靶基因表达。

第五节　雄激素与前列腺癌关系的悖论

自 1941 年，Huggins 等发现了前列腺癌的生长受体内雄激素（睾酮）控制，证实内分泌治疗可以抑制前列腺癌的生长，至今已有 78 年的历史。从那时起，去势或抗雄便一直是治疗转移性前列腺癌的主要手段，到今天也是如此，并且所有的已上市或正在研发的药物无一不是针对二者关系开发的。甚至我们已经潜移默化地认为雄激素就是前列腺癌发生发展的罪魁祸首。但是，临床医学是一门科学，科学就要讲证据，临床实践原则同样建立在循证医学的基础上。

2015 年一项系统评价纳入了 45 项研究，且均为前瞻性研究、一系列的观测数据或者是随机对照试验。这些研究检测了血清睾酮水平与前列腺癌之间的关系[9]。在这些研究中，18 项研究显示低水平血清睾酮和前列腺癌之间存在联系，17 项研究显示高水平血清睾酮和前列腺癌之间存在联系，而有 10 项研究显示血清睾酮水平与前列腺癌之间没有关系。当然在这些研究中存在着方法学上的差异，比如它们在样本采集时间、采集的样本数量和使用的测定方法上是有所不同的。但是，不得不说关于睾丸激素和前列腺癌之间关系的争论已经存在了几十年。

此外我们再思考另外一个问题，我们都知道随着年龄的增大，人体内的睾酮水平会下降，低睾酮水平与多种身体疾病有关：比如性欲减退和勃起功能障碍，肌肉量减少，脂肪堆积，认知能力下降，胰岛素敏感性受损，骨矿物质密度下降，心脏病发病率以及其他代谢综合征。这时当我们想通过外源性补充雄激素来解决这个问题的时候，临床医生会产生恐惧，因为这么做是否会增加患者患前列腺癌的几率呢？长达 36 个月的试验和纵向研究始终未能证明前列腺癌风险会随着睾酮水平升高而增加。临床试验的不良事件报告中也没有证据表明外源性睾酮治疗与前列腺癌之间存在相关关系，外源性睾酮似乎不会在前列腺中累积或引起前列腺的主要生物学变化，甚至，初步证据表明，较低内源性睾酮激素反而可能会增加患前列腺癌的风险。

也就是说，前列腺癌发病与进展与睾酮水平的绝对值没有关系，不能说人体内的睾酮水平升高了，该患者就倾向患前列腺癌，同样低水平睾酮也不一定能够预防前列腺癌，因为没有循证医学证据支持这一观点。对此 Morgentaler 教授提出了饱和理论[10]，即雄激素受体在靶细胞中的数量有限，当血清睾酮浓度的变化低于最大雄激素结合点，将会引起前列腺癌生长及进展，与此相反，一旦达到最大的雄激素结合，再多的雄激素也不会产生进一步的效果。这也与实际情况是一致的，即前列腺的生长对低浓度的雄激素浓度的变化非常敏感，但对更高水平的雄激素浓度的变化却变得不敏感。同时，也有人认为产生悖论的另外一个原因是血清睾酮水平并不能反映前列腺内睾酮的水平。在一项针对健康志愿者的小型研究中，尽管在医学去势后血清睾酮下降了 94%，但前列腺内睾酮和双氢睾酮水平仍保持在对照值的 20% 至 30%。

前列腺癌的生长必须依赖于睾酮的存在，这点是毋容置疑的事实。但是，前列腺癌的发病机制是一个多步骤的复杂过程，危险因子除了雄激素外还包括年龄、遗传、种族等。因此睾丸激素与前列腺癌之间的确切关系仍然难以捉摸。各种研究结果的浮现逐渐让人们认识到了睾酮对前列腺癌发展作用的复杂性和两面性。对于雄激素与前列腺癌的真正关系，相信不久的将来会有一个全新的、准确的、颠覆性的认识。

实例演示

第六节　内分泌治疗实例演示

【适应证】

1. 年龄≥18 岁。
2. 转移性前列腺癌对内分泌治疗敏感。

【禁忌证】

病理性骨折患者需先用抗雄药物两周，再用 GnRH 激动剂。

【所需器材清单】

1. 治疗药物：GnRH 激动剂，抗雄药物。
2. 肝功能检查。

【团队要求】

具有前列腺癌综合治疗经验的泌尿外科医师。

【操作步骤】

病例一

患者，熊某某，男性，62 岁。

主诉：尿频、尿急 1 年余来诊。

体查：直肠指诊发现前列腺体约 4cm×3cm 大小，Ⅱ度肿大，表面光滑，边缘清楚，质硬，中央沟变浅。

实验室检查：TPSA>100.00ng/ml，FPSA：24.67ng/ml。

彩超：前列腺大小 45mm×43mm×36mm，轮廓增大，形态饱满，表面不光滑，局部呈结节样向膀胱方向凸出，内部回声强弱不等，光点粗，分布不均匀。检查提示前列腺增生并多发钙化灶。

MRI 示：前列腺外周带后方结节灶，考虑前列腺癌，骨盆多发转移可能性大。

骨扫描提示：骨盆骨等多处可见多个显像剂分布异常浓聚区，大小不等，形态各异，分布无规律，符合恶性肿瘤多发骨转移改变。

患者有明确的前列腺穿刺指证，故于 2017 年 6 月 5 日行超声引导下前列腺穿刺活组织检查，共系统穿刺 12 针。病检结果提示：12 针前列腺组织全部提示前列腺腺癌，最高 Gleason 评分 4+5=9 分，分级分组 5 组，免疫组化结果：AR（+），PSA（+），PSAP（+），P63（-），34βE12（-），Ki67（约 8%+），P504S（+），ERG（-），CK-Pan（+）。

因考虑患者有多发骨转移，不适宜行根治性前列腺切除手术，故行内分泌治疗及唑来膦酸抑制骨转移。内分泌治疗方案如下：先用比卡鲁胺片 150mg，口服 1 次 / 天 ×14 天。第 15 天起比卡鲁胺片改为 50mg，口服 1 次 / 天，同时当天皮下注射戈舍瑞林 3.6mg，腹壁注射，此后 1 次 /28 天。治疗后患者 PSA 控制良好（图 8-1），且患者自述排尿症状有所改善，目前患者仍在内分泌治疗阶段。

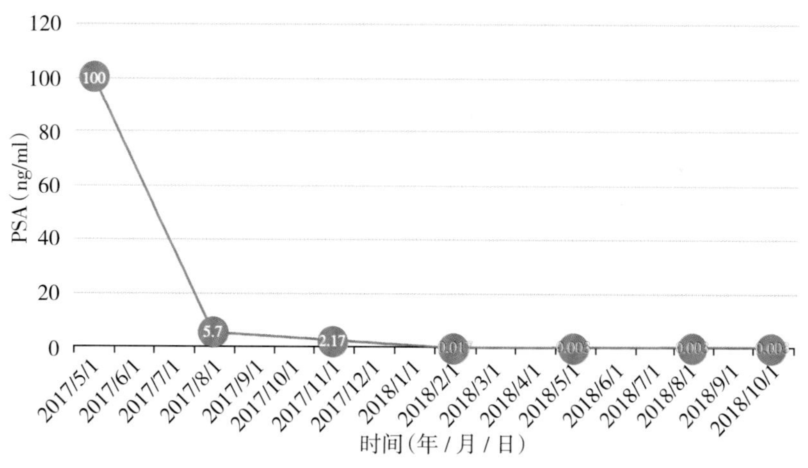

图 8-1　病例一患者 PSA 变化

总结：该病例因多发骨转移不适宜行根治性前列腺切除手术，故行内分泌治疗（GnRH 激动剂 + 抗雄药物），治疗原理即依据雄激素与前列腺癌的密切关系，治疗过程中，患者的 TPSA 明显下降，一直处于较低的水平，且患者的排尿症状也明显好转。就目前来说，内分泌治疗是治疗进展性前列腺癌和转移性前列腺癌的重要手段之一，若患者对内分泌治疗有效，可以明显提高患者的生活质量，延缓肿瘤的进展，延长患者的生命期限。

病例二

患者，毛某某，男性，76 岁。

主诉：体检发现 PSA 升高 1 周。

体查：直肠指诊发现前列腺体积增大，约 5cm×4cm 大小，Ⅱ度肿大，表面光滑，边缘清楚，质硬，中央沟变浅。

实验室检查：TPSA：35.14ng/ml，FPSA：3.93ng/ml。

彩超：前列腺大小 52mm×42mm×46mm，轮廓增大，形态饱满，表面不光滑，内部回声强弱不等，内可见多个结节，光点粗，分布不均匀。检查提示前列腺增生并多发结节。

MRI 示：前列腺左外周带信号改变，考虑前列腺癌，部分病变突破包膜并周围侵犯，并耻骨转移可能。

骨扫描提示：耻骨多处可见多个显像剂分布异常浓聚区，大小不等，形态各异，分布无规律，考虑骨转移改变。

患者有明确的前列腺穿刺指征，故于 2015 年 7 月 30 日行超声引导下前列腺穿刺活组织检查，共系统穿刺 12 针。病检结果提示：12 针前列腺组织全部提示前列腺腺癌，最高 Gleason 评分 5+5=10 分，分级分组 5 组，免疫组化结果：AR（+，约 80%），PSA（+++），PSAP（+），P63（–），34βE12（–），Ki67（+，约 5%），P504S（+++），ERG（少量散在 +）。

因考虑患者有周围侵犯及骨转移，故不适宜行根治性前列腺切除术，故行内分泌治疗 + 唑来膦酸抑制骨转移。内分泌治疗方案如下：先用比卡鲁胺片 150mg，口服 1 次 / 天 ×14 天。第 15 天起比卡鲁胺片改为 50mg，口服 1 次 / 天，同时当天皮下注射戈舍瑞林 3.6mg，腹壁注射，此后 1 次 /28 天。内分泌治疗后患者在一段时间内 PSA 控制良好，未诉特殊不适，患者在 2016 年 4 月 25 日复查时，发现 PSA 升高，后间隔一周，连续两次复查 PSA 持续升高，而睾酮持续处于去势水平，故改用醋酸阿比特龙，PSA 出现了下降，后于 2017 年 4 月份失访(图 8-2)。

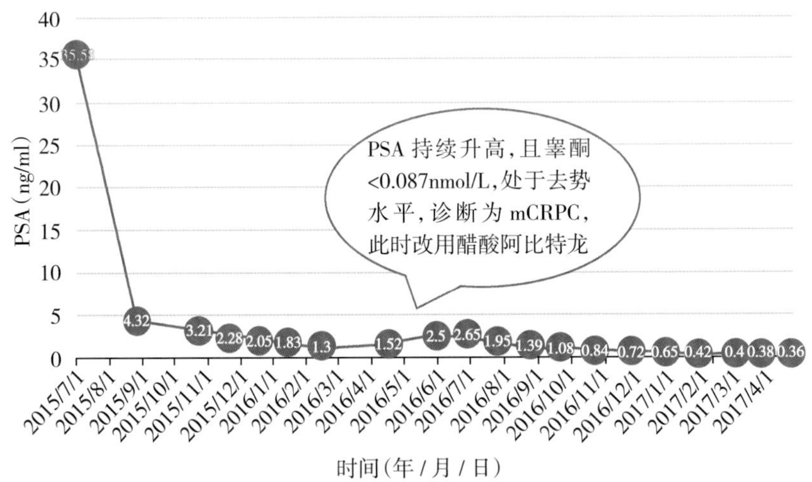

图 8-2　病例二患者 PSA 变化

总结：该病例因前列腺周围侵犯及骨转移不适宜行根治性前列腺切除手术，故行内分泌治疗（GnRH 激动剂 + 抗雄药物），在持续了 10 个月的治疗过程中，PSA 控制良好，于 2016 年 5 月 30 日复查时出现 PSA 的升高，后续间隔一周连续复查，PSA 持续升高，此时考虑诊断为转移性去势抵抗性前列腺癌，改用醋酸阿比特龙，此后，患者 PSA 再次出现了下降。就该病例来说，新型内分泌治疗药物醋酸阿比特龙无疑在该患者出现转移性去势抵抗性前列腺癌时带来了福音，对于转移性去势抵抗性前列腺癌，醋酸阿比特龙作为一种高效、选择性、不可逆的 CYP17 酶抑制剂能够阻断睾丸、肾上腺组织、前列腺组织中雄激素的合成，仍然是临床上的主流推荐。

除了以上两个病例之外，内分泌治疗贯穿于前列腺癌治疗的各个阶段，比如可以作为根治性前列腺切除手术或放疗后辅助治疗或之前的新辅助治疗，治疗效果均有相关的临床经验可以证明，这里不举例一一赘述。

【要点解析】

1. 激素敏感性前列腺癌依赖于雄激素水平。降低或阻断雄激素可以治疗前列腺癌。
2. 雄激素发挥作用依赖于雄激素受体（AR）。
3. 在前列腺癌内分泌治疗过程中，AR 可能发生突变、扩增、产生剪切变异体等变化。
4. 前列腺癌的发生与血清睾酮的关系尚不明确，具体解释“饱和理论”等。

（李　源　吕政通）

专家述评

1941 年 Huggins 和 Hodges 首次发现去势手术（双侧睾丸切除）或雌激素可以治疗前列腺癌。其原因是前列腺癌的发生发展与雄激素有密切关系，这其中涉及多种机制且仍处在研究之中。无论如何，二者的密切关系是谁都无法否认的，也正因如此，所谓前列腺癌的内分泌治疗就是最大限度地去除雄激素对前列腺癌细胞的生物活性，使癌细胞处于无激素的“饥饿”状态而死亡，这一点也是经过了数十年理论和临床上的验证，造福了数以百万计的前列腺癌患者。尽管在之后患者因对雄激素剥夺治疗效果欠佳进入 CRPC 状态后，仍有大量的研究认为此时的雄激素仍然在前列腺癌的发展过程中起到作用。

而前列腺癌内分泌治疗的方式也在更新换代，从最开始最简单的手术去势，一直到目前最常用的药物去势。药物的品种一直在更新换代，药物的疗效变得越来越理想，副作用越来越低，包括近年来推出的新型内分泌治疗药物醋酸阿比特龙及恩杂鲁胺，其临床试验的亮眼表现更是鼓舞人心。

然而，对于雄激素水平与前列腺癌进展的关系，目前越来越多的证据对二者关系的传统观点提出挑战，这一点不同于雌激素和乳腺癌之间的关系，睾酮和前列腺癌发病风险及预后之间并没有明确的关联。Morgentaler 教授在 2016 EAU 会议上就发表了相关观点，他的研究发现血清 PSA 低于 4.0ng/ml 的男性，前列腺穿刺活检时穿刺阳性率与那些 PSA 升高男性的阳性率相似，并没有下降。前列腺癌患者确诊后应用睾酮治疗，其预后并非更差。因此，没有证据表明高睾酮水平可增加前列腺癌发病风险，血清睾酮水平和前列腺癌发病风险之间没有任何联系，但是我们又不得不承认降低睾酮水平却可以治疗前列腺癌。

因此，对于雄激素与前列腺癌的关系目前没有一个确切的说法，这也有待于未来的进一步研究。但是，我们仍然认识到，前列腺癌不同于其他恶性肿瘤，内分泌治疗是贯穿晚期前列腺癌治疗始终的最基本的治疗，而前列腺癌的发展阶段也成节点式推进。我们提倡对于前列腺癌患者要做到全程管理，尤其准确地在不同节点，给予该阶段特殊治疗方式，把握这些节点对患者生存延长至关重要。

（齐 琳）

参考文献

[1] HUGGINS C,STEVENS R E,JR,et al. Studies on prostatic cancer:Ii. the effects of castration on advanced carcinoma of the prostate gland [J]. Archives of Surgery,1941,43(2):209-223.

[2] GOTTLIEB B,BEITEL L K,NADARAJAH A,et al. The androgen receptor gene mutations database:2012 update [J]. Hum Mutat,2012,33(5):887-894.

[3] TOMLINS S A,RHODES D R,PERNER S,et al. Recurrent fusion of TMPRSS2 and ETS transcription factor genes in prostate cancer [J]. Science,2005,310(5748):644-648.

[4] SERUGA B,OCANA A,TANNOCK I F. Drug resistance in metastatic castration-resistant prostate cancer [J]. Nat Rev Clin Oncol,2011,8(1):12-23.

[5] GUO Z,YANG X,SUN F,et al. A novel androgen receptor splice variant is up-regulated during prostate cancer progression and promotes androgen depletion-resistant growth [J]. Cancer Res,2009,69(6):2305-2313.

[6] FUJINO M,FUKUDA T,SHINAGAWA S,et al. Synthetic analogs of luteinizing hormone releasing hormone (LH-RH) substituted in position 6 and 10 [J]. Biochem Biophys Res Commun,1974,60(1):406-413.

[7] FIZAZI K,SCHER H I,MOLINA A,et al. Abiraterone acetate for treatment of metastatic castration-resistant prostate cancer:final overall survival analysis of the COU-AA-301 randomised,double-blind,placebo-controlled phase 3 study [J]. Lancet Oncol,2012,13(10):983-992.

[8] SCHER H I,FIZAZI K,SAAD F,et al. Increased survival with enzalutamide in prostate cancer after chemotherapy [J]. N Engl J Med,2012,367(13):1187-1197.

[9] KLAP J,SCHMID M,LOUGHLIN K R. The relationship between total testosterone levels and prostate cancer: a review of the continuing controversy [J]. J Urol,2015,193(2):403-413.

[10] MORGENTALER A,TRAISH A M. Shifting the paradigm of testosterone and prostate cancer:the saturation model and the limits of androgen-dependent growth [J]. Eur Urol,2009,55(2):310-320.

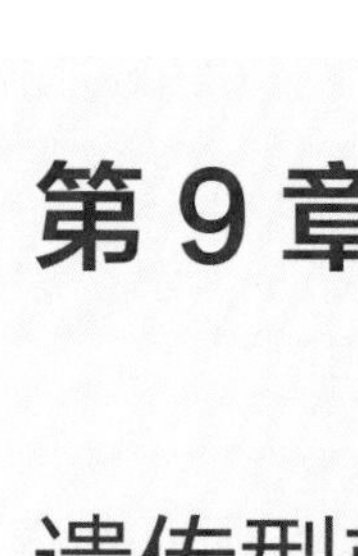

第 9 章

遗传型前列腺癌

近年来，中国前列腺癌（prostate cancer，PCa）的发病率和死亡率快速增长，2015 年度最新数据显示，中国每年 PCa 新发病例超过 6 万例，死亡病例达到 2.66 万例。然而，前列腺癌的确切发病机制尚不清楚，作为一种复杂的多因素疾病，其发病与环境和遗传等因素紧密相关，其中遗传因素占据重要作用。根据北欧双胞胎的长期随访研究，遗传因素占 PCa 发病风险的 42%-57%[1]。因此，遗传研究对 PCa 的筛查、诊断及治疗的管理具有重大意义，需要我们积极探索。

临床问题

第一节　当前 PCa 筛查、诊断及治疗管理的局限性

截至目前，临床上对于 PCa 的筛查、诊断及治疗的管理存在的重大临床问题总结如下：

1. 筛查标准存在局限性。普遍的 PCa 筛查会导致过度诊疗，而较为严格的标准，如结合个体年龄、种族和肿瘤家族史进行 PCa 的筛查，可能会遗漏一大部分需要早期筛查的高危人群。

2. 诊断手段存在局限性。当前，临床上最常用的 PCa 筛查和监测的生物标志物是前列腺特异性抗原（prostate-specific antigen，PSA），该指标的检查一定程度上降低了 PCa 的死亡率，但对良恶性疾病的区分缺乏特异性，容易造成不必要的前列腺穿刺。此外，虽然临床上基于 PSA 进行 PCa 风险分层，但对该疾病的预后判断准确度存在异质性。

3. PCa 的治疗存在局限性。当前，临床中最常用的治疗手段为：内分泌治疗、手术治疗、化疗、放疗等。最新的研究表明，存在基因突变的进展期 PCa 患者中，50% 的患者错过了靶向治疗的最佳时机[2]，大大提高了此类患者的死亡率。

近几年，PCa 的基因学研究有了一定进展，发现不同临床表型 PCa 的遗传背景存在很大

的异质性。临床基因检测的应用有助于揭示 PCa 的个体差异，进而指导 PCa 个体化的筛查及治疗。

最新进展

第二节　遗传因素在前列腺癌发生发展中的作用

早在 1960 年，就有研究发现前列腺癌的发生与遗传密切相关。2003 年，2 个大型的 Meta 分析发现有前列腺癌家族史的男性患前列腺癌的风险明显提高。其中第一亲缘关系（爷爷、父亲和儿子）的患病风险显著高于非直系亲属，分别为 2.22 与 1.88。遗传风险在 60 岁前最高，此后随着年龄的增加发病风险逐年下降。1997 年，Page WF 等对 31 848 对双胞胎展开队列研究，结果发现单卵双胞胎中前列腺癌的发病一致性比双卵双胞胎更加明显。同年，AhlbomA[3]也开展了包含 10 503 对双胞胎的研究。与 Page WF 的结果类似，单卵双胞胎中 PCa 的发病一致性远高于双卵双胞胎，分别为 20% 和 4%，二者具有统计学意义。2000 年，44 788 例来自瑞典、丹麦和芬兰的双胞胎队列研究同样证实单卵双胞胎中 PCa 发病一致性高于双卵双胞胎[4]。这些结果均进一步证实了遗传因素在 PCa 发生发展中的作用，因此，探讨与前列腺癌发病相关的基因和单核苷酸多态性（single nucleotide polymorphisms，SNPs）可为 PCa 的诊断、预防和靶向治疗提供一定依据。

第三节　与前列腺癌密切相关的遗传突变

目前市场上针对 PCa 开发了肿瘤组织、细胞游离 DNA 以及循环肿瘤 DNA 的多项体细胞遗传突变检测。然而，种系遗传突变检测却被忽视，该检测包含了重要的疾病易感性遗传信息，一方面有助于提早筛查到 PCa 的易感个体，提早预防；另一方面也可以提示患者预后。当前，与 PCa 发生、进展密切相关的种系遗传变异包括单核苷酸多态性（SNPs）和低频高外显率基因（high penetrant genes，HPGs）突变。

（1）SNPs：人群中普遍存在 SNPs，基因组相关性研究（genome-wide association studies，GWAS）发现 100 多个与 PCa 易感性相关的 SNPs，其中在中国人群中明确了 29 个。尽管单个的 SNPs 对 PCa 的风险预测性能不高（OR：1.04~1.82），但它们具有“累积效应”。越来越多的研究证实 SNPs 的基因风险评分在前列腺穿刺及重复穿刺中的临床价值。总之，临床上，将 SNPs 的检测结果与临床信息相结合（PSA、家族史等），有利于对人群 PCa 的患病风险进行分层，进而采取相应的筛查策略。可见，基于 SNPs 的遗传咨询有利于减少不必要的前列腺穿刺，进而指导治疗决策。

（2）林奇综合征：林奇综合征（Lynch syndrome，LS）是常染色体显性遗传病，是由种系脱氧核糖核酸（deoxyribonucleic acid，DNA）错配修复（mismatch-repair，MMR）基因突变引起的多发肿瘤综合征。临床上，可能发生突变的 DNA MMR 基因包括 MLH1、MSH2、MSH6 及 PMS2 等，以上任何一个基因突变后均可导致微卫星不稳定性增加，且突变的累积可以导致细胞的恶性转化及肿瘤的形成；此外，此类突变也会导致患者对其他肿瘤的易感性增加。Ryan 等[5]研究发现 MMR 突变携带者发生 PCa 的 RR 值为 3.67。对 198 例 LS 家系内的 98 例 PCa 患者分析表明，携带 MMR 突变者累积发生 PCa 的风险是正常人群的 2 倍。此外，最近的研究指出，MMR 基因缺陷可能与实体瘤对 PD1 抑制剂的敏感性相关[6]，这一结论对于临床上指导 PCa 治疗可能存在潜在的价值。

(3) DNA 错配修复基因：Robinson 等研究发现 40%~60% 的转移性去势抵抗性前列腺癌（castration-resistant prostate cancer，CRPC）患者存在雄激素受体（androgen receptor，AR）DNA 错配修复、胞内磷脂酰肌醇激酶（phosphatidylinositol 3-kinase，PI3K）、Wnt 信号通路（Wnt signaling pathway）等基因突变。笔者基于（美国）食品及药物管理局（Food and Drug Administration，FDA）已批准上市的分子靶向药物，运用 cBioPortal 工具对该研究的 150 例 CRPC 患者的相应靶基因突变情况进行系统分析，进一步证实了精准医学在 CRPC 治疗中的价值[7]。近年来，Pritchard 等[8]分析了 692 例转移性前列腺癌患者中与常染色体显性肿瘤易感综合征相关的 20 个 DNA 修复基因的胚系突变情况，发现 82 例患者中存在 16 个 DNA 修复基因、共 84 个突变位点的胚系突变，占总人数的 11.8%；其中，最常见的突变位点是 BRCA2(37 例，占 5.3%)，其他突变包括：ATM、细胞周期检查点激酶 2 基因（Checkpointkinase2，CHEK2）、乳腺癌 1 号基因（breastcancer1，BRCA1）、重组酶 RAD51D（DNA repair RAD51-like protein D）和乳腺癌易感基因相关蛋白 2（PALB2）。但这一研究显示种系 DNA 突变情况可能与诊断年龄和 PCa 家族史无相关性。癌症基因组图谱（TCGA）中的 499 例局限性前列腺癌患者中有 23 例患者（23/499，4.6%）存在 DNA 修复基因的胚系突变，因此，针对这些突变的 DNA 修复基因位点进行相关研究，有望使前列腺癌的防治策略发生改变。

BRCA 基因作为最常见的种系突变基因，近年来成为研究的热点。有研究证实：男性 BRCA1/2 突变与 PCa 的发生发展、预后及对药物的反应关系密切。首先，BRCA1/2 种系基因突变增加了 PCa 的易感性，特别对于早期诊断的 PCa 患者。≤65 岁 PCa 人群的研究发现，BRCA1 和 BRCA2 突变可使 PCa 的发生风险分别增加 3.6 倍和 8.6 倍；其次，BRCA1/2 突变与 PCa 侵袭性增加及不良预后相关。Castro 等[9]对 2019 例 PCa 患者（18 例 BRCA1 携带者、61 例 BRCA2 携带者和 1940 例未携带突变者）进行分析发现，BRCA1/2 突变与 PCa 侵袭性增加、淋巴结受累增加及诊断时发生远处转移相关，且突变者中位总生存期明显缩短。此外，BRCA1/2 和 ATM 突变状态可用于区分致死性和惰性 PCa，且与 PCa 早期死亡和生存期缩短相关，提示同时携带有遗传性 BRCA1/2 和 ATM 突变的患者更容易因 PCa 死亡，并且更易引起早期死亡。总之，BRCA 突变不仅有助于指导 PCa 筛查，而且对靶向治疗及化疗也有指导作用。如 ADP 核糖聚合酶抑制剂（PARP inhibitors）应用于含有 BRCA 突变的 CRPC 患者的Ⅱ期临床试验证实，DNA 修复基因突变与 PARP 抑制剂的反应性相关[10]。此外，研究证实对于携带 BRCA 基因突变的 mCRPC 患者对以铂类为基础的化疗药物敏感，且携带 BRCA1/2 或 ATM 突变的 mCRPC 患者对阿比特龙和恩杂鲁胺的疗效更好[11]。

此外，Boysen 等研究发现，调节 DNA 双链断裂修复的 SPOP（speckle-type POZ）基因突变可导致 CRPC 患者基因的不稳定；SPOP 基因的突变可以增加 CRPC 患者对多聚腺苷二磷酸核糖聚合酶（poly ADP ribose polymerase，PARP）抑制剂的敏感性。因此，在临床中要针对性地为合适的患者选择 PARP 抑制剂治疗，才可更有效地预测其疗效。

(4) 其他基因：HOXB13 是一个与前列腺发育相关的基因，HOXB13 G84E 突变增加遗传性 PCa 的发病风险，且在早期诊断及有家族史的亚组中更加明显。Ewing 等对 94 例有家族史的 PCa 患者进行测序，对比分析 5083 例 PCa 患者和 1401 例对照人群，发现 HOXB13 基因中“G84E”位点突变与遗传性 PCa 相关。此外，HOXB13 突变似乎与 PCa 侵袭性增加相关，但差异无统计学意义。

Cybulski 等对波兰 3750 例 PCa 患者及 39 566 例对照者进行基因测序，发现病例组携 NBS1 突变的频率明显高于对照组(1.4% vs 0.4%，P=0.0003)，且 54 个月的随访发现，携带 NBS1 突变与 PCa 高死亡率相关(49% vs 72%，HR=1.85，P=0.008)。此外，报道也指出 CHEK2 基因突变与 PCa 的发生的风险相关(OR=1.9，P<0.001)，诊断年龄≤60 岁的患者中 CHEK2 基因突变的 OR 值为 2.3。

第四节　遗传咨询在遗传型 PCa 中的临床应用

PCa 多基因检测已成为现实，但目前临床上还没有关于 PCa 基因检测和遗传咨询的指南，也没有共识指导商业化的基因测序解读。特别是当临床上怀疑为遗传型 PCa 时，基因检测和遗传咨询一方面可以评估肿瘤风险，另一方面也可以指导临床决策。2017 年费城 PCa 专家共识会议讨论了基因检测在遗传型 PCa 中的应用以及基于基因测序结果指导 PCa 的遗传咨询、筛查和临床管理[12]，该共识推荐存在家族史的 PCa 患者进行遗传咨询及种系基因检测，但即使是散发 PCa 患者，亦可能携带 BRCA1/2 等突变基因；且有些遗传风险评分极高(即携带多个 PCa 风险 SNPs)的患者，PCa 发病率亦明显升高。因此，基于家族史的基因检测或遗传咨询显然存在极大的局限性。2017 年圣加伦(St.Gallen)国际晚期前列腺癌专家共识会议[13]上，专家们就遗传咨询与基因测序各抒己见：对于新诊断为转移性 PCa 患者，20% 的专家推荐对大多数患者进行遗传咨询和检测；62% 的专家赞成仅对少数患者进行检测；其中，95% 的专家支持对存在家族史的患者进行检测；74% 的专家推荐年龄≤60 岁的 PCa 患者进行基因咨询和检测。且 61% 的专家推荐患者进行全基因组测序，15% 专家仅赞同检测 BRCA1、BRCA2 和 ATM。但是对于存在 BRCA1，BRCA2 或 ATM 种系突变的患者，92% 的专家并不推荐预防性使用根治性前列腺切除术(radical prostatectomy，RP)。对于复发风险较低的局限性 PCa 患者，45% 专家反对积极监测；对于中度或高度复发风险的局限性 PCa 患者，52% 专家更推荐 RP，而不是放射治疗(radiation therapy，RT)。2018 年，中国抗癌协会泌尿男性生殖系肿瘤专业委员会前列腺癌学组就应用二代测序技术(next generation sequencing，NGS)在已确诊为前列腺癌患者的基因检测做出规范和建议，但未涉及包括循环肿瘤细胞(circulating tumor cell，CTC)捕获、雄激素受体剪切变异体 7(androgen receptor splicing variant 7，AR-V7)等应用其他技术的前列腺癌相关检测以及未确诊前列腺癌患者的早期筛查性检测。并且该共识指出：目前尚缺乏对我国前列腺癌患者基因突变谱分析的文章和数据发表，未来需进一步结合我国前列腺癌患者的基因突变谱更新共识[14]。

基于以上专家共识，针对 PCa 的种系基因检测及遗传咨询，我们提出如下建议。目标人群:①无论其家族史如何,PCa 患者只要条件允许,均可进行遗传基因检测和遗传咨询,预测患者疗效及预后;②强烈推荐转移性 CRPC 患者及其亲属进行种系遗传基因检测及遗传咨询;③具有明确肿瘤家族史(亦包括女性亲属的乳腺癌、卵巢癌),以及来自遗传综合征家系(如 LS、李佛美尼综合征等)的患者,推荐患者本人及其亲属进行种系基因检测及遗传咨询;④患者本人或其一级亲属为早发 PCa(诊断年龄≤55 岁)、一级亲属因 PCa 死亡时年龄 <60 岁的情况下,强烈推荐患者及其亲属进行种系基因检测及遗传咨询;⑤在我国,特别是计划生育时代(20 世纪 70 年代以后)出生的患者,因其缺乏家族史信息,在条件允许的情况下,可进行基因检测及遗传咨询,获得疾病遗传风险信息。此外,针对 PCa 患者及其亲属,种系基因检测的选择:①SNPs 检测,获得遗传风险评分,可有效评估个体患病风险(针对健康人群、肿瘤家族史阳性人群及患者亲属)。②HPGs 突变,应至少包括 HOXB13、ATM、BRCA1、BRCA2、DNA MMR、CHECK2 等基因。③其他 HPGs 或部分突变位点。

通过种系基因检测及遗传咨询,可以提早发现遗传风险评分高、且携带 HPGs 的个体,并在遗传咨询专家的指导下,提早进行 PSA 筛查,首次筛查时间推荐为 40~45 岁,之后 1 年筛查一次。无相关遗传风险的个体,可适当延迟筛查起始时间及筛查间隔。对于携带 ATM、BRCA1、BRCA2 突变的患者,无论是否接受根治性治疗,都应提早预防疾病的进展;对于携带重要 HPGs 的患者,如 DNA 修复基因、MMR 等,如果失去根治性治疗机会,可接受相应靶向治疗。

实例演示

第五节 遗传型前列腺癌诊治病例分享

【适应证】

1. 所有确诊的 PCa 患者,无论其家族史如何,只要患者条件允许,均可进行遗传基因检测和遗传咨询,预测患者疗效及预后。

2. 转移性 CRPC 患者,推荐其及亲属进行种系遗传基因检测及遗传咨询。

3. 具有明确肿瘤家族史以及来自遗传综合征家系的患者,推荐其及亲属进行种系基因检测及遗传咨询。

4. 患者本人或一级亲属为早发 PCa(诊断年龄≤55 岁)、一级亲属因 PCa 死亡时年龄 <60 岁,建议其及亲属进行种系基因检测及遗传咨询。

5. 特殊病理类型、常规治疗失败、无指南可循治疗策略的患者,强烈建议其进行基因检测及遗传咨询。

【禁忌证】

无。

【所需器材清单】

基因检测仪器,如:Illumina Nextseq CN500、Illumina HiSeq X TEN 等。

【团队要求】

分子肿瘤专家委员会(molecular tumor board,MTB),包括:临床医师、病理医师、遗传咨询师、生物信息学专家、影像科医师等相关学科专家。

【操作步骤】

患者选择——二代测序——生物信息解读分析——MTB 专家团队讨论分析——制定个体化治疗策略——方案实施——临床疗效评估。

基本情况介绍：患者，男性，70 岁。2015 年 9 月因“前列腺癌综合治疗 2 年余，排尿困难 1 周余”入院。伴尿路刺激症状，伴排尿困难，伴血尿，伴腰背部疼痛不适，疼痛评分可达 7~8 分，无发热寒战。精神、睡眠、食欲差，体重近两周下降 5kg。

现病史：患者两年前无明显诱因出现尿频、尿急、尿痛、排尿困难、双下肢Ⅲ度水肿，就诊于天津医科大学肿瘤医院，完善相关检查（见实验室检查）诊断为：前列腺腺癌。随后，患者行前列腺冷冻治疗术，术后规律行联合内分泌治疗，PSA 控制可。2015 年 3 月份开始，患者 PSA 升高，行恩杂鲁胺内分泌治疗 1 月、阿比特龙内分泌治疗 2 月后 PSA 下降不明显。2015 年 7 月复查 PSA>100ng/ml，并且患者腰背部疼痛明显，疼痛评分可达 7~8 分。随后，患者分别于 2015 年 7 月 22 日、2015 年 8 月 17 日行镭 -223 内放射治疗。治疗后，患者疼痛有所缓解，但出现明显骨髓抑制、食欲减退、血尿、排尿困难等症状。

既往史：无糖尿病、高血压、冠心病等病史。

入院查体：生命体征平稳，颈部可见两处大小约 3cm×5cm 的瘀斑，颈部淋巴结可触及肿大，大小约 1cm×2cm，质硬，活动度差。双肺叩诊过清音，未闻及干湿性啰音；腹软，右下腹部压痛，无反跳痛、肌紧张；移动性浊音阴性，肠鸣音正常，3~4 次 / 分。双下肢 3 度水肿。专科检查：直肠指诊示前列腺体积较大，质硬，表面不光滑，未触及硬结，边界不清，中央沟消失，轻压痛，指套无染血。疼痛数字评分 9 分，卡氏评分 50 分。

实验室检查及影像学检查：盆腔 MRI（2013 年 11 月 18 日）示：①前列腺改变，考虑恶性肿瘤；不除外邻近两侧精囊腺、直肠壁及右侧盆底肌肉局部受累可能；②腹膜后、两侧髂脉管区多发结节，考虑转移，下腔静脉、两侧髂静脉局部受压变窄；③多个肋骨、胸腰椎及骶骨、双侧髂骨等骨质密度不均匀，考虑转移。ECT（2013 年 11 月 27 日）示：广泛骨病变，考虑为骨转移癌。腹膜后肿物穿刺活检病理（2013 年 11 月 19 日）回报：符合转移性前列腺癌，PSA（+）、P504s（+）、CK20（-）、CK7（-）。前列腺穿刺活检病理（2013 年 11 月 27 日）回报：前列腺腺癌，Gleason 评分：5+4=9 分。外院腹部 CT（2015 年 08 月 20 日）：除之前病变外发现肝脏多发占位性病变，考虑肝转移。PSA（2015 年 08 月 20 日）：110.98ng/ml。血常规（2015 年 8 月 19 日）：白细胞：3.3×10^9/L，血红蛋白：86g/L，血小板：47×10^9/L。尿常规：白细胞 2820 个 /HP，余未见明显异常。

入院诊断：结合患者病史、症状、体征、实验室检查、病理诊断，初步诊断为：①前列腺癌，病理：腺癌，Gleason 评分：5+4=9 分，分期：T4N1M1c（Ⅳ期），PS 评分：2 分；②骨继发恶性肿瘤；③肝继发恶性肿瘤；④骨髓抑制（Ⅲ级）；⑤尿路感染。

治疗经过及疗效评价：入院后积极给予抗炎、膀胱冲洗、血小板 / 悬浮红细胞输注、选择性肝动脉栓塞术、营养支持等对症治疗后，患者症状部分缓解；此后，患者体能状态越来越差，PS 评分达 3 分；PSA 进行性升高，最高达 3440ng/ml；肝功能进行性恶化，AST 最高达 280；疼痛愈发加重，痛时评分为 9 分；此外，患者骨髓抑制越来越严重，达Ⅳ级，血小板最低为 2×10^9/L，白细胞最低为 0.8×10^9/L，骨髓穿刺活检虽未发现癌细胞，但不除外骨髓浸润。在这种情况下，无论是体能状态，还是血象均不适宜行静脉化疗。随后，患者行基因检测，结果显示：AR 及 BRCA2 基因均突变（图 9-1），具体突变为：AR c.［2225G>T］p.［W742L］

64.77%；PALB2 c.［3139delA］p.［k1048Rfs*27］65.28%；PALB2 c.［582A>T］p.［E194D］27.03%。AR 基因突变证实了患者对比卡鲁胺耐药的事实，且有研究显示 PALB2 缺陷的细胞对 PARP 抑制剂（奥拉帕尼）敏感。于是，患者从 2015 年 12 月 2 日开始口服奥拉帕尼 200mg，每 12 小时基因靶向治疗，PSA 在短短的 2 周内由 3440ng/ml 降至 1600ng/ml，ALT 由最初的 280 降至 68，骨髓抑制也明显改善。2015 年 12 月 20 日复查腹部 CT 示：肝左叶代偿性增大，肝右叶及左叶多发散在局限性病灶，肝右后叶下段（6 段）局部坏死（图 9-2）。疗效评价：部分缓解（partial remission，PR）（图 9-2）。此后，患者规律口服奥拉帕尼基因靶向治疗，2016 年 3 月 15 日复查 PSA 为 33.8ng/ml（图 9-3A），全腹 CT 示：肝脏多发转移数量及大小较前减少，腹膜后淋巴结数量及范围较前减少；前列腺不大，其内可见金属影；肋骨、胸椎、腰椎、骨盆呈高密度改变，较前变化不明显。此外，血常规示：白细胞：4.5×10^9/L，血红蛋白：

基因	碱基突变	氨基酸突变	突变频率
AR	c.［2225G>T］	p.［W742L］	64.77%
PALB2	c.［3139delA］	p.［K1048Rfs*27］	65.28%
PALB2	c.［582A>T］	p.［E194D］	27.03%

图 9-1　患者二代测序结果

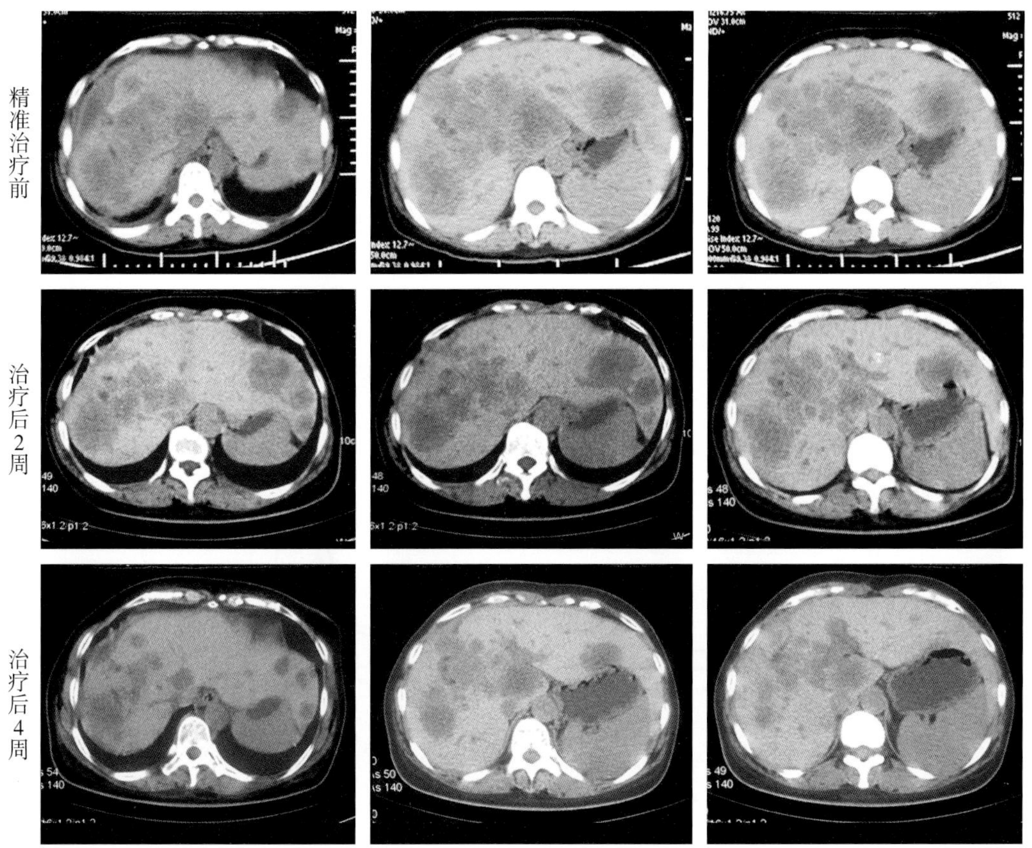

图 9-2　患者靶向治疗前后的影像学检查结果

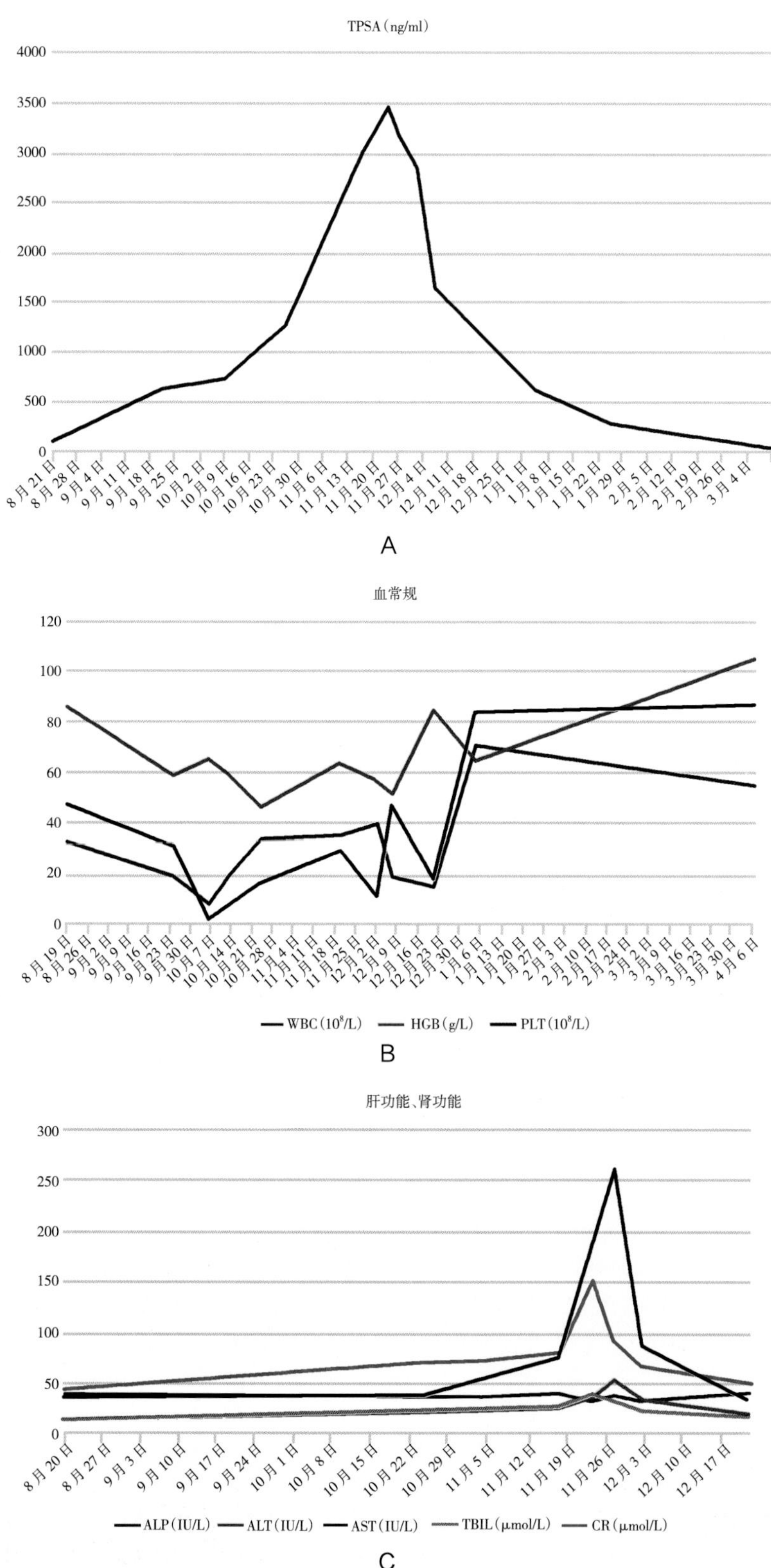

图 9-3　患者靶向治疗前后的实验室检查结果

100g/L，血小板：80×10^9/L（图 9-3B）。肝功能、肾功能均未见明显异常（图 9-3C）。疗效评价：PR。靶向治疗 8 个月后，患者耐药，最终死于疾病进展。

讨论：我国多数前列腺癌患者诊断时已处于中晚期。起初，多数患者对去势治疗（androgen deprivation therapy，ADT）有效，但经过 18~24 个月的缓解期后，绝大多数患者均发展为预后极差的 CRPC，其中位生存期仅为 12 个月，成为困扰前列腺癌临床治疗的难题。目前，尽管二线内分泌治疗、化疗、生物治疗、免疫治疗、冷冻治疗、核素等多学科综合疗法可改善晚期前列腺癌患者的预后，但其适用范围窄、费用高、耐受差、毒副作用强，使受益患者数量有限，总的生存率不容乐观。所以，迫切需要寻找新型的细胞靶向药物来提高 CRPC 患者的预后。奥拉帕尼是全新的口服聚二磷酸腺苷核糖聚合酶[poly（ADP-ribose）polymerase，PARP]抑制药，PARP 包括 3 组蛋白中最重要的成员：PARP1、PARP2、PARP3。有研究显示：奥拉帕尼可以用于治疗妇女 DNA 错配修复基因缺陷相关的晚期卵巢癌患者。PALB2（partner and localizer of BRCA2）是一种主要的 BRCA2 相互作用蛋白，是重要抑癌基因 BRCA2 向细胞核内转移定位及核内稳定的协同因子，并且 PALB2 是同源重组修复通路的重要组成部分，在保持基因组稳定性、完整性和调节细胞周期过程中起重要作用。此外，已有研究表明 PALB2 双等位基因突变导致范可尼（FA，Fanconi's anaemia）贫血的 FA-N 亚型，单等位基因突变使转移性前列腺癌的发病风险增高，但目前对于 PALB2 研究多停留在基因检测水平。本例患者入院时一般情况差，PS 评分为 3 分，骨髓抑制明显，不宜行肝脏肿物穿刺活检明确病理，进而判断该患者是否存在神经内分泌转化。基因检测结果显示：AR 与 PALB2 基因突变。有研究表明，AR 基因的突变导致比卡鲁胺耐药，比卡鲁胺由拮抗剂变为激动剂，可见比卡鲁胺的耐药和 AR 基因突变有关。此外，多项独立研究已经明确 PALB2 蛋白是 BRCA1-BRCA2-PALB2 复合物的重要成员，PALB2 基因突变可增加 PCa 的发病率。我们课题组前期通过免疫组织化学方法探讨 mCRPC 中 PALB2 基因的表达，并结合临床资料，分析其表达与 mCRPC 患者临床病理特征之间的关系[15]。结果显示：PALB2 在 CRPC 中低表达，且与患者的肿瘤分化程度及病理类型相关，有望成为 CRPC 治疗的潜在靶点。结合前期研究及生物信息学软件预测，该患者 PALB2 缺失突变可能是致病突变，有可能从 PARP 抑制剂中获益。

【要点解析】

> 对于常规治疗失败、无指南遵循的 PCa 患者，可以通过基因检测与遗传咨询，进一步明确 PCa 的驱动基因；根据特异性的分子突变信息将 PCa 分类，基于预测治疗反应的分子标志物为患者制定个体化的治疗策略。

（王海涛　王丽丽）

专家述评

对于遗传型 PCa 的筛查及治疗，目前仍主要基于患者的临床资料，而未考虑遗传异质性。因此，有必要在临床上开展基因检测和遗传咨询，一方面有助于指导 PCa 患者及其家属的筛查；另一方面，有利于扩展与 PCa 易感性、侵袭性及预后相关的基因，为患者的个体化治疗提供指导意见。虽然，临床上已经明确了多个与 PCa 遗传易感性相关的基因，但是，得到共识的基因仍然很少。未来工作的重点不仅致力于发现更多与 PCa 特异性相关的种系基因变异，而且需要开展大量临床试验，最终使更多患者受益。

我们课题组率先启动了亚洲 CRPC 领域的第一项针对多个靶基因的“伞型临床试验”及多项基于精准基因测序指导下的晚期难治性肿瘤的临床实践探索，结合 1000 多例晚期难治性肿瘤患者的二代测序结果解读及 500 余例晚期难治性肿瘤临床精准治疗实践，首次提出基于证据级别的难治性肿瘤精准治疗决策的“中国标准”，进一步推广“分子肿瘤专家委员会(molecular tumor board，MTB)”的诊疗模式。总之，我们课题组已经打破传统的“同病同治”的单一固定模式，逐步走向“异病同治”的精准治疗，数百位终末期肿瘤患者从精准治疗中显著获益，取得了“起死回生”般的疗效！让我们共同努力，致力于攻克晚期难治性肿瘤及遗传相关疾病！

（王海涛）

参考文献

[1] MUCCI L A，HJELMBORG J B，HARRIS J R，et al. Familial Risk and Heritability of Cancer Among Twins in Nordic Countries [J]. JAMA，2016，315(1)：68-76.

[2] MANDELKER D，ZHANG L，KEMEL Y，et al. Mutation Detection in Patients With Advanced Cancer by Universal Sequencing of Cancer-Related Genes in Tumor and Normal DNA vs Guideline-Based Germline Testing [J]. JAMA，2017，318(9)：825-835.

[3] BANCROFT E K，PAGE E C，CASTRO E，et al. Targeted prostate cancer screening in BRCA1 and BRCA2 mutation carriers：results from the initial screening round of the IMPACT study [J]. Eur Urol，2014，66(3)：489-499.

[4] CARROLL P R，PARSONS J K，ANDRIOLE G，et al. NCCN Guidelines Insights：Prostate Cancer Early Detection，Version 2.2016 [J]. J Natl Compr Canc Netw，2016，14(5)：509-519.

[5] RYAN S，JENKINS M A，WIN A K. Risk of prostate cancer in Lynch syndrome：a systematic review and meta-analysis [J]. Cancer Epidemiol Biomarkers Prev，2014，23(3)：437-449.

[6] LE D T，DURHAM J N，SMITH K N，et al. Mismatch repair deficiency predicts response of solid tumors to PD-1 blockade [J]. Science，2017，357(6349)：409-413.

[7] 王海涛．去势抵抗性前列腺癌精准医学研究的探索[J]. 中国肿瘤临床，2015，17)：850-855.

[8] PRITCHARD C C，MATEO J，WALSH M F，et al. Inherited DNA-Repair Gene Mutations in Men with Metastatic Prostate Cancer [J]. N Engl J Med，2016，375(5)：443-453.

[9] CASTRO E，GOH C，OLMOS D，et al. Germline BRCA mutations are associated with higher risk of nodal involvement，distant metastasis，and poor survival outcomes in prostate cancer [J]. J Clin Oncol，2013，31(14)：1748-1757.

[10] SANDHU S K，OMLIN A，HYLANDS L，et al. Poly (ADP-ribose) polymerase (PARP) inhibitors for the treatment of advanced germline BRCA2 mutant prostate cancer [J]. Ann Oncol，2013，24(5)：1416-1418.

[11] ANTONARAKIS E S，LU C，LUBER B，et al. Germline DNA-repair Gene Mutations and Outcomes in Men with Metastatic Castration-resistant Prostate Cancer Receiving First-line Abiraterone and Enzalutamide [J]. Eur Urol，2018，74(2)：218-225.

[12] GIRI V N，KNUDSEN K E，KELLY W K，et al. Role of Genetic Testing for Inherited Prostate Cancer Risk：Philadelphia Prostate Cancer Consensus Conference 2017 [J]. J Clin Oncol，2018，36(4)：414-424.

[13] GILLESSEN S，ATTARD G，BEER T M，et al. Management of Patients with Advanced Prostate Cancer：The Report of the Advanced Prostate Cancer Consensus Conference APCCC 2017 [J]. Eur Urol，2018，73(2)：178-211.

[14] 中国抗癌协会泌尿男生殖系肿瘤专业委员会前列腺癌学组．中国前列腺癌患者基因检测专家共识(2018 年版)[J]. 中国癌症杂志，2018，8)：627-633.

[15] 李鑫，王丽丽，汪浩，等．PALB2 在去势抵抗性前列腺癌中的表达及意义[J]. 肿瘤，2018，38(3)：250-255.

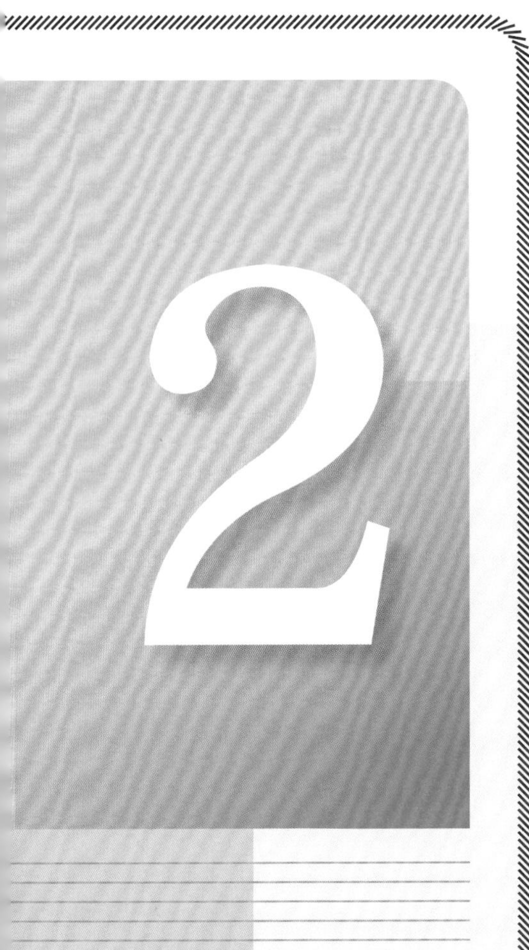

第二部分

前列腺癌精准治疗

第 10 章

机器人辅助腹腔镜根治性前列腺切除术

临床问题

第一节　根治性前列腺切除术的发展阶段及机器人手术的特点

前列腺癌是男性常见的恶性肿瘤，是男性死亡病因的第二位。由于前列腺解剖位置深在，周围毗邻重要器官和血管较多，因此传统开放手术有较高的术中难度及术后并发症。

泌尿外科的发展与各种新技术密不可分。输尿管镜、激光和体外冲击波碎石术已成为现代泌尿外科不可分割的部分。机器人技术也有助于优化手术步骤和改善手术效果。通过机器人辅助技术可完成从简单的摘除手术到复杂的重建手术。美国 FDA 已批准了两个腹腔镜机器人手术系统在临床使用：宙斯和达芬奇手术系统。2003 年 6 月，宙斯和达芬奇公司合并。达芬奇系统所采用的技术来自于斯坦福大学。早在 1997 年，机器人辅助设备即被成功用于腹腔镜胆囊切除术。2001 年，Abbou 和 Rassweiler 等学者首先报道了利用机器人外科手术系统行腹腔镜根治性前列腺切除术（图 10-1）。达芬奇机器人辅助手术系统在前列腺切除术中的优势表现如下：①系统 10 倍放大成像系统能提供更深入的观察和更清晰的图像；②机器人仿真手腕有 7 个自由度；③系统可以过滤术者呼吸和生理颤抖对手术操作的影响，增强了稳定性；④术者通过控制操

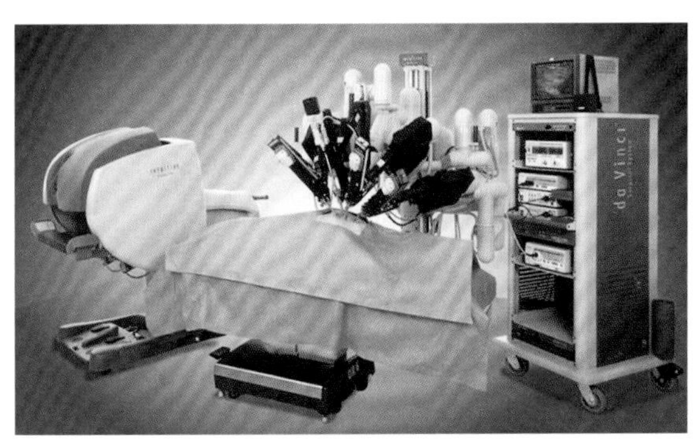

图 10-1　达芬奇机器人手术系统

作台手柄进行控制；⑤更优化的工程学设计使术者可以坐位进行手术（图 10-2，图 10-3）。这些优于传统腹腔镜的特点使得腹腔镜初学者能加快学习并且减少学习曲线，经 12~18 例手术后，初学者即可以掌握。

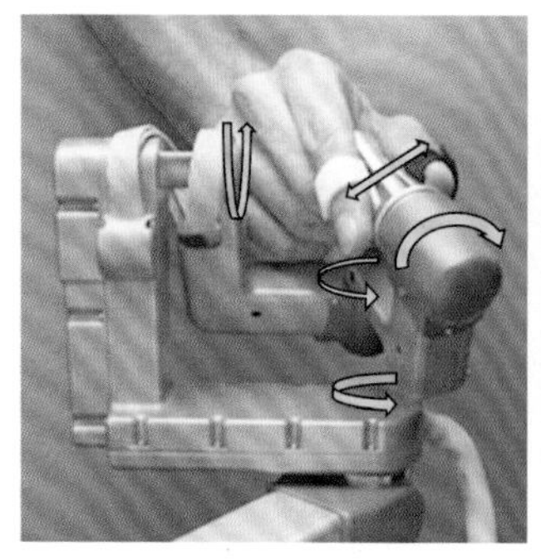
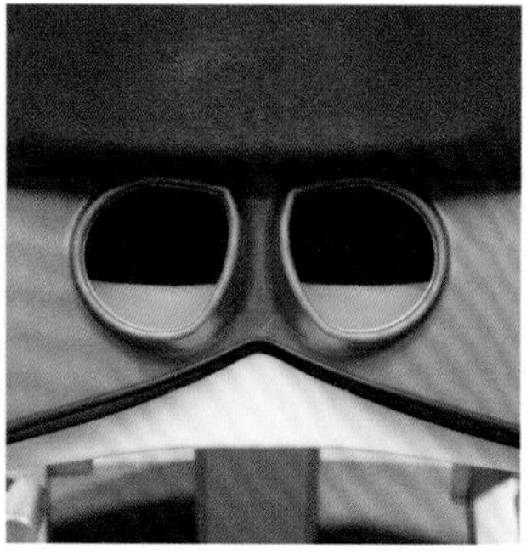

图 10-2　达芬奇机器人的控制杆和三维目镜

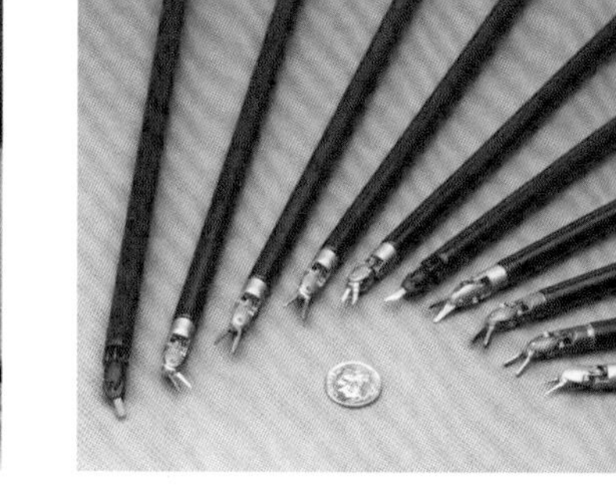

图 10-3　达芬奇手术系统的常用 EndoWrist 器械

【机器人辅助手术的局限性】

1. 缺乏触觉反馈。

2. 机器人器械的工作长度：连接于机械臂的器械长 15cm，最大能扩展至 25cm。所以，从器械的进入位置到目标位置长度应小于 25cm。

3. Trocar 互相干扰：达芬奇系统工作通道距离观察通道至少 8~10cm，以此来保证足够的距离和最小的干扰。工作孔道与观察孔道之间的夹角应当小于 90 度。当第四个机械臂被使用时，两个相邻机械臂的碰撞更为常见。避免的主要方法是尽量外展最外侧的机械臂。

最新进展

第二节　机器人辅助腹腔镜根治性前列腺切除术（robot-assisted laparoscopic radical prostatectomy，RALP）与开放手术、腹腔镜手术的比较

多项 Meta 分析研究认为：RALP 的术中出血量和输血率显著低于经耻骨后根治性前列腺切除术（retropubic radical prostatectomy，RRP）和腹腔镜下根治性前列腺切除术（laparoscopic radical prostatectomy，LRP），而手术时间、尿管留置时间、住院时间和并发症发生率等与 RRP 和 LRP 无显著性差异；RALP 的手术切缘阳性率和近期肿瘤控制与 RRP 和 LRP 相似，目前尚缺乏充分证据证明 RALP、RRP 与 LRP 在术后生化复发和长期肿瘤控制方面有无差异。

Asimakopoulos AD 等[1]研究认为：在手术切缘阳性率、控尿功能恢复情况以及手术时间、

术中失血量和输血率上,RALP 与 LRP 未见显著差异,但 RALP 在勃起功能恢复的时间和比例上均优于 LRP。Ficarra V 等[2]通过 Meta 分析研究认为:RALP 术后 12 个月控尿功能恢复情况和勃起功能恢复均优于 RRP 和 LRP。

我们的回顾性研究发现:RALP 能达到与 LRP 相似的围手术期效果及近期肿瘤控制,术后控尿功能恢复与腹腔镜手术相似,但术后勃起功能恢复优于 LRP。我们认为这要归功于 RALP 与 LRP 相比在保留 NVB 时有着更加精确的操作和更加清晰的视野,RALP 避免了术中对 NVB 的过度牵拉并尽可能多地保留了 NVB,因而术后勃起功能恢复更好。

一、手术时间

RALP 的手术时间很难进行统一对比,从摆置体位到淋巴结清扫,各中心报道都存在差异。Badani 等近来对 2766 例行 RALP 术的手术时间进行总结,手术时间和摆放设备的平均时间分别为 154 分钟和 116 分钟。他们对比了手术的前 200 例(组 1)和最后 200 例(组 2),结果发现组 1 的手术时间(从建立静脉通道至关闭皮肤切口)和摆放设备平均时间分别为 160 和 121 分钟,而组 2 中分别为 131 和 97 分钟。机器人的安置和设备连接时间也由组 1 的 45 分钟降低到组 2 的 8 分钟。

Patel 等[3]对同一外科医师操作的 1500 例 RALP 术进行了手术时间的统计,报道手术平均时间(从切开皮肤到关闭筋膜)为 105 分,同时还显示手术时间在最初 300 例时为 120 分,在最后 300 例时为 105 分。目前作者已经完成了 3000 例 RALP 术,最近的 500 例手术时间已经控制在 78 分钟。

Ficarra 等对 37 例 RALP 患者进行了对比性研究,称在学习曲线早期阶段 RALP 比开放手术要费时,但是随着病例的不断积累,这种差距会消失[3,4]。Krambeck 等对 588 例行开放根治性前列腺切除术(open radical prostatectomy,ORP)患者和 294 例 RALP 术手术时间进行了对比,发现 RALP 和 ORP 的手术时间中位值分别为 236 分和 204 分(有统计学差异)。但在最后 100 例患者中,手术时间就变化为 211 分及 228 分(无统计学差异)。

二、出血和输血

在减少术中出血量方面,传统的腹腔镜下根治性前列腺切除术(LRP)已被证实具有明确的优势。由于大部分术中出血源于静脉窦,所以手术时气腹的压迫作用能有效减少出血。此外,早期对静脉的正确辨认和精确切割也对减少术中出血大有帮助。在一项对 120 例 RALP 术和 240 例 ORP 术的配对研究中,Rocco 等显示前者的出血量明显低于后者(分别为 200ml 和 800ml)。近来对 ORP,LRP 及 RALP 的术中出血量进行了对比评价,结果显示,与 ORP 相比,RALP 能有效减少术中出血量及输血率。

三、住院时间(length of stay,LOS)

住院时间是外科手术后患者恢复的重要评价指标。RALP 的 LOS 在美国往往要比欧洲更短,因为欧洲一般要等病人拔尿管后才出院。美国以外的国家,LOS 约为 3~5.4 天,而在美国为 1~1.2 天。大量的研究显示 RALP 术后住院时间要比 ORP 的住院时间短。Krambeck 等报道了 294 例 RALP 术和 588 例 ORP 术患者术后住院时间，前者明显短于后者。同样，Rocco 也得出了类似的结论，显示 RALP 的 LOS 短于 ORP，分别为 3 天和 6 天。然而，Nelson 等在一项研究中对比了 374 例 ORP 和 629 例 RALP 术患者住院时间，显示没有明显差异，分别为 1.25 与 1.17 天。

四、并发症

数据显示 RALP 的并发症总发生率为 10.5%（4.3%~19.4%），RP 术后并发症一直被许多文献所报道，但至今没有一个标准的统一评价系统。由于缺乏统一性，所以在不同的病例和不同的技术中，很难对术后并发症给以比较精确的评价。例如，Lepor 对由同一个外科医师手术的 1000 例 ORP 患者术后并发症进行分析，显示为 6.5%，但在该文中 9.5% 的输血率却不计入并发症中。在目前出版的文章中多数作者还是趋向于将输血也计入并发症中。

鉴于这种不足，Clavien 等在 1992 年建立了一个并发症评价系统，并在 2004 年对其进行修改完善。目前 Clavien 评价系统已在大部分 RALP 相关的出版文献中得到了广泛的应用。Badani 等对 2766 例 RALP 术患者进行术后并发症评估为 12.2%（Clavien Ⅰ，8%；Clavien Ⅱ，3.7%；Clavien Ⅲ，13%；Clavien Ⅳ，0.01%；Clavien Ⅴ，<0.01%）。其中，Clavien Ⅰ和 Clavien Ⅱ占了全部并发症的 95% 以上。Patel 等对 2500 例 RALP 术患者（同一医师完成）进行对比，其中仅有一人因机器人故障而转为 LRP，其余均顺利完成，报道显示总的并发症为 5.08%，没有多器官功能衰竭和死亡病例发生，作者还同时证实了随着医师技能和经验的提高，并发症和吻合口尿漏发生率都大幅下降。Murphy 等对 400 例 RALP 术后患者调查发现有 63 例出现并发症（15.75%），且也是以 Clavien Ⅰ（42 例）和 Clavien Ⅱ（21 例）所占比率最多。

当然，也有少数报道对 ORP，LRP，RALP 并发症对比后得出不一致的结论。Hu 等报道 358 例 LRP 术和 322 例 RALP 术后并发症分别为 27.7% 和 14.6%。但 Rozet 分别对 133 例腹膜外 RALP 和 LRP 患者进行对比研究，发现前者并发症率高于后者（分别为 19.4% 和 9.1%）。就 ORP 与 RALP 并发症而言，大部分文献报道认为不存在明显差异，Krambeck 和 Nelson 在无显著性差异的研究中都得出了类似的结论。

五、肿瘤治疗结果

根治性前列腺切除术（RP）术后切缘阳性（positive surgical margin，PSM）对肿瘤的生化复发，局部复发，远处转移都是重要的预测指标。一项回顾性研究显示 RALP 病例中 72.4% 的为 pT2，21.9% 的为 pT3。其总的 PSM 为 15.2%（9.3%~33%）。具体到不同的病理分期，pT2 和 pT3 的 PSM 分别为 9.6%（2. 5%~18%）和 37.1%（20.9%~53.8）。

以往的报道显示外科医师的手术经验和学习曲线可以影响 RALP 术后的 PSM。Atug 分析了 100 例由同一术者完成的行 RALP 的患者，对病人分成 3 组，前 33 例为一组，中间 33 例为一组，最后 34 例为第三组，结果发现以上 3 组的 PSM 分别为 45.4%，21.2% 及 11.7%，具有统计学意义，证实了低 PSM 与术者技能经验的积累有密切关系。与此类似，Petal 等对

500 例 RALP 患者分析后也得出了类似的结论，在前 100 例中 PSM 为 13%，但在最后 100 例患者中降为 8%。

在不同的手术方式中（ORP、LRP、RALP），PSM 是存在争议的。一项系统研究显示 ORP 与 LRP 或 RALP 的 PSM 无显著差异，进一步分析显示在 T2 和 T3 期肿瘤中也无明显差异。Schroek 对 362 例 RALP 和 435 例 ORP 分析显示 PSM 无明显差异，且 PSA 的复发风险在不同病理分期的病例中也无统计学意义。然而，也有与此相反的报道，Smith 等研究显示 RALP 术后 PSM 要比 ORP 术低，作者对 1747 例病人（1238 例 RALP，509 例 ORP）进行分析，选择每组的最后 200 例为研究对象，结果发现 RALP 和 ORP 的 PSM 分别为 15% 和 35%。按病理分期评估，PSM 在 ORP 中的发生率也要高于 RALP（RALP：ORP 分别为：pT2，9.4%：24.1%；pT3，50%：60%）。此外，Ficarra 等也通过对比证实 RALP 在降低 PSM 上较 ORP 有优势。

六、尿控功能

由于在定义，数据收集方法，随访时间等方面的差异，评价不同根治性前列腺切除术的尿控功能往往比较困难。多数学者倾向将不使用尿垫或至多使用 1 片尿垫作为尿控功能良好的定义。对 RALP 术后随访追踪，在术后第 1，3，6，12 个月的尿控率分别为 13.1%~38%，23%~82.5%，47%~93% 和 54%~97.1%。上述随访月份中，平均值分别为 25.7%，53.2%，78.6% 和 86.4%。

目前，关于对比 3 种手术方式后尿控功能的数据极少。Tewari 显示 RALP 术后早期的尿控恢复能力要好于 ORP。作者对比了 100 例 ORP 和 200 例 RALP 术后患者，发现后者的排尿恢复能力要快于前者（分别为 160 天和 44 天）。Rocco 也得出了类似的结论，证实 RALP 术后尿控能力快于好于 ORP，在两组病例中，作者采用括约肌后方重建的方式且以至多应用一片尿垫来定义尿控的功能，结果发现 RALP 确实占有一定的优势，大部分患者在术后 3 月内恢复了良好的尿控功能，在术后 3、6、12 个月进行随访显示 RALP 和 ORP 的尿控恢复率分别为 70%、93%、97% 与 63%、83%、88%，其中后 2 个月的数据差异有统计学意义。

然而，Krambeck 进行一项对比研究，报道称术后 1 年的随访发现 ORP 尿控恢复率略高于 RALP（分别为 93.7% 和 91.8%），但无显著性差异。Parsons 和 Bennet 的研究证实尿控能力在 ORP、LRP 及 RALP 3 种术式后没有明显的差异。

技术的改进往往可以提高术后尿控功能的早日恢复。如 Rocco 等描述了括约肌后方吻合的技术，该技术采用两层吻合的特点，使 Denonvilliers 筋膜及膀胱背面分别与括约肌后方及后正中嵴很好地吻合，作者称在 ORP 和 LRP 采用此技术后，尿控功能恢复更快。Coughlin 则把该技术应用于 RALP 中，发现术后一周尿控率就达到 58%，且还是以不用任何尿垫来定义尿控能力的。

而 Tewari 则同时采用前、后方都吻合的技术，在 RALP 术后的 1、6、12 和 24 周随访发现尿控率分别为 38%、83%、91% 和 97%，均要好于对照组及只进行后方吻合的病例组。所以，作者认为前后全部吻合是安全的，且在 RALP 术后更有利于尿控功能的早日恢复。

近来，Patel 等采用尿道周围悬吊吻合的技术并将之应用于 RALP 中，结果显示在术后 3 个月检查尿控能力要明显好于未悬吊吻合组（分别为 92.3% 和 83%）。缝合时缝针要在尿道与背部静脉丛之间穿过，并穿过耻骨围口，以对后尿道发挥支撑作用，术后悬吊组在尿控恢复方面明显好于未悬吊组。与上述结论相反的是Menon报道称上述括约肌后吻合技术在改进尿控方面没有明显优势。在术后的1、2、7和30天随访并未发现不同术式间有明显的差异。但作者证实了该术式可以降低尿漏的发生率。

七、性功能评价

性功能的评价往往涉及的影响因素较多，如术者手术方式及个人技能经验，患者年龄，神经束自身因素及药物的使用等。即使术后采用问卷或交谈的方式，性功能的评价也不是标准化的。按神经束的保留情况式来看，保留单侧神经束的术后性功能恢复率为47%~80%，而双侧保留的则为63.8%~100%。

许多文献报道了RALP中正确处理神经血管束对保留术后性功能的重要性。Finley在一项前瞻性研究中指出避免热灼伤神经血管束（neurovascular bundle，NVB）对术后性功能的恢复有重要的影响（在热灼伤的情况下，术后3、9、12和24个月性功能恢复率为11.5%、16.6%、44.4%及67.8%；在无热灼伤情况下，则分别为29.2%、62.8%、79.4%及93%）。Coughlin等也阐述了无热损伤的逆行分离NVB的相关优点。该技术以逆行方式从前列腺尖部向基底部方向分离NVB，目的是清晰辨别NVB的走向，避免在处理前列腺时引起误伤。同时该术式术中切割时还避免热能，以防损伤大的或隐蔽的神经。

3种术式（ORP、LRP和RALP）是否在术后性功能恢复上有差异仍不是很清楚。有报道称RALP由于机器人独特的三维效果，在避免误伤，增加手术精度及清晰度上有明显的优势，可以提高术后性功能的恢复率。Rocco通过对比RALP和ORP，发现术后3、6、12个月的性功能恢复率分别为31%、43%、61%，及18%、31%和41%。差异均具有统计学意义。Tewari也报道术后RALP组患者性功能恢复要早于ORP组。RALP组患者性功能恢复到50%时只需要180天，而后者需440天达到同样的比率，在统计50%的患者能完成满意的性生活时，前者需340天，而后者需要700天才能达到同样的比率和效果。

当然，也有学者得出不同的结论，Krambeck对术后患者随访1年，发现RALP性功能恢复要高于ORP组患者，但无明显统计学意义（70%与62.8%）。

在保留性神经方面，当前的主要技术方式有筋膜间技术和筋膜内技术，筋膜间技术需缝扎控制背深静脉复合体，筋膜内技术不需要切开盆内筋膜、不离断耻骨前列腺韧带、不结扎背深静脉复合体。如前所述，筋膜内技术有着更为严格的适应证。《2014版中国前列腺癌诊断治疗指南》中保留勃起神经的适应证是：对于术前有勃起功能的低危早期前列腺癌患者可尝试行保留神经手术。对于T2a~T3a期部分患者可选择保留单侧神经。保留神经的LRP手术后存在局部复发风险，文献报道的切缘阳性率发生率为5%~24%。最近的一项回顾性分析研究认为：切缘阳性率仅与患者病理分期相关，与保留NVB的方式无关。

我们的一项配对比较研究发现：在严格按照适应证的前提下，筋膜内保留神经的腹膜外腹腔镜根治性前列腺切除术与筋膜间保留神经的腹膜外腹腔镜根治性前列腺切除术比较，控尿功能恢复较快，勃起功能恢复较好，而手术效果、短期肿瘤学结果相似。对于临床分期为cT1~cT2a、术前勃起功能正常的年轻前列腺癌患者，我们推荐优先使用筋膜内保留神经的根治性前列腺切除术。我们认为：在手术过程中，如发现一侧前列腺与周围组织粘连明显，有肿瘤突破包膜的风险时，不要强求保留神经血管束；如另一侧前列腺与周围组织界限清晰，可选择保留单侧神经血管束。在严格把握适应证的前提下，对于 T2a~T2c 的患者也可尝试保留双侧神经血管束。

RALP 最常见的是本文介绍的从膀胱前方分离、切除前列腺的“前入路”方法。近来，有欧洲学者在尝试“后入路逆行切除”的方法（图 10-4）。此种方法不打开膀胱前间隙，经膀胱直肠凹陷、在膀胱后方分离、切除前列腺并完成膀胱颈尿道吻合。此方法操作空间较小、技术难度较高。

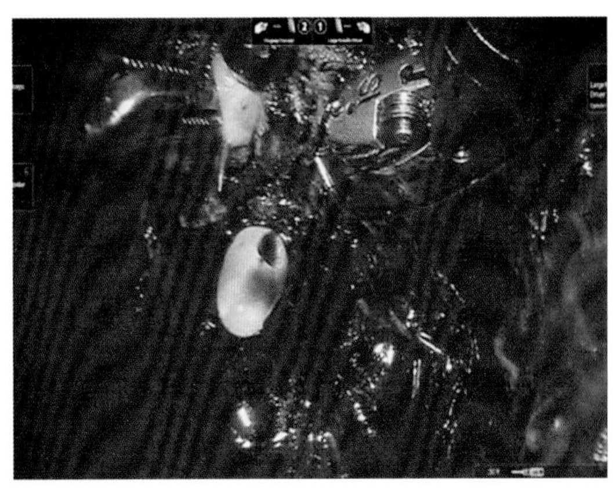

图 10-4　“后入路逆行切除”机器人根治性前列腺切除术

实例演示

第三节　机器人辅助腹腔镜根治性前列腺切除术（RALP）示例

【适应证】

机器人辅助腹腔镜根治性前列腺切除术适应证与开放式和腹腔镜手术类似。

【禁忌证】

1. 体重 >300 磅。
2. 体质指数（BMI）>40kg/m^2 者。

【所需器材清单】

1. 机器人单极电剪。
2. 机器人 maryland 双极电凝。
3. 机器人 prograsp 抓钳。
4. 机器人 mega 持针器。
5. 机器人 large 持针器。
6. 普通腔镜器械。
7. 2-0 vicryl 线。
8. 3-0 monocryl 线（5/8 弧度）。

【团队要求】

1. 一名主刀医师。
2. 两位助手医师。
3. 一位器械护士。
4. 一位巡回护士。

5. 一名麻醉医师。

【操作步骤】

1. 术前准备 对前列腺癌患者的术前评估应该全面。新手建议选择既往无腹部手术史、BMI 小于 $30kg/m^2$、前列腺体积小于 50ml 的患者行机器人手术。

对患者的手术既往史应该了解得充分而全面,因为之前的手术可能会干扰目前的手术治疗或者会影响手术入路的选择,比如从经腹入路转为腹膜外入路,反之亦然。建议最初 50 例不要选择有前列腺手术史的患者。由于既往手术可能导致肠粘连,所以分离暴露前列腺的时候需要小心谨慎。对于既往有腹股沟疝、脐疝、切口疝手术史的患者,行机器人手术前应进行充分评估以决定是否使用可能会导致肠粘连的筛网状材料。

对患有心血管疾病的患者应做应激检测和心导管检查。对患有肺部或呼吸系统疾病的患者应做肺功能检查和术前使用支气管扩张剂。控制体重、停止吸烟有利于术后恢复。

对于特定临床分期患者要做骨扫描和 CT 检查。或者行经直肠前列腺磁共振成像检查。术前常规行问卷调查患者身体情况。应结合术者个人经验和临床资料对患者及其配偶说明其肿瘤转归情况。

我们对拟行机器人辅助下腹腔镜前列腺根治性切除术的患者常规行膀胱镜以评估尿道结构、异常前列腺解剖和与前列腺叶相关的输尿管定位。应充分评估患者的排尿情况以及是否有尿失禁。这些信息有助于进一步的尿动力学研究。患者术前应在医师的指导下有规律地做 Kegel 体操以提高盆底肌张力。

2. 麻醉与体位 我们建议术前医师应和麻醉师一同分析患者病情。麻醉前的准备工作包括给患者插胃管减压。若有必要可以使用抗生素预防感染。由于术中仅通过患者排尿量来评估其失水程度并不可靠,所以术中麻醉师应严密监测患者的失血量、心率、中心静脉压以及隐性失水量,避免患者发生脱水的危险。尽管静脉补液至关重要,但是我们认为在开始尿道膀胱吻合前,应严格控制输液量不超过 1 至 1.5L 晶体。若患者出血量较大、手术时间较长或者手术开始时间较迟,则该补液方法已不适用。不建议使用氧化亚氮用作麻醉剂因为它可以导致肠扩张。对每位患者都应做好输血的准备。患者取头低脚高位,避免使用硬质肩托。腿部置于改良低截石位,注意保护腓神经和踝关节。在大腿之间应当留置足够的空间以放置机器人手术车。手臂应当置于躯干两侧,注意保护尺神经。一旦患者体位固定完毕,常规腹部消毒、铺单、留置尿管。

3. trocar 位置

(1) 经腹腔入路机器人手术 trocar 的位置:首先在脐上行 12mm 横切口,至腹直肌前鞘。对于既往有腹部手术史或预计腹腔内有粘连的患者,推荐使用 Hassan 技术以避免脏器损伤。在辨认腹腔内解剖标志如骨性骨盆边缘、脐内侧韧带时,检查腹腔内有无粘连。患者取过倾头低脚高卧位,置入其余 trocar(图 10-5)。

1) 三臂机器人辅助的经腹腔根治性前列腺切除术:两个 8mm 的机器人 trocar 位于腹直肌外缘,脐下 2cm 水平,距腹腔镜穿刺点 8~12cm。左下腹 5mm trocar 为一助使用,一个 5mm 的冲洗通道位于脐上外侧,置入过程中需注意避免损伤肝镰状韧带。右下腹 12mm trocar 其用来放置直径较大器械。在一些身高较高的患者,腹腔镜 trocar 应当置于脐下。trocar 放置好后,使用特殊的密封夹对接于机器械臂(图 10-6A)。

2) 四臂机器人辅助的经腹腔根治性前列腺切除术:达芬奇系统第四个机械臂的使用可

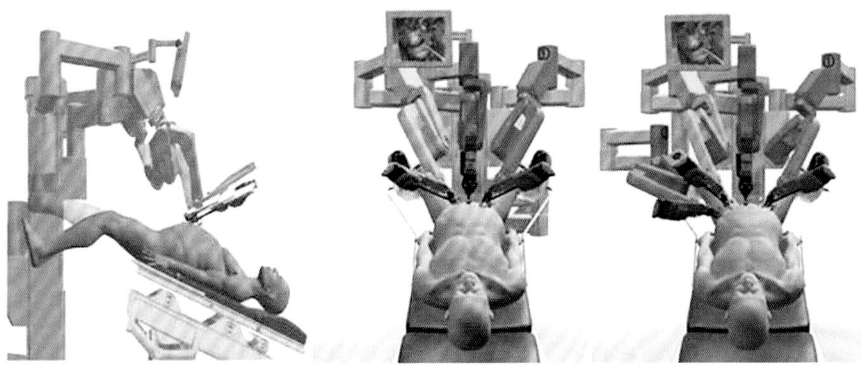

图 10-5 机器人辅助盆腔手术的患者体位及三臂和四臂机器人手术的器械布局

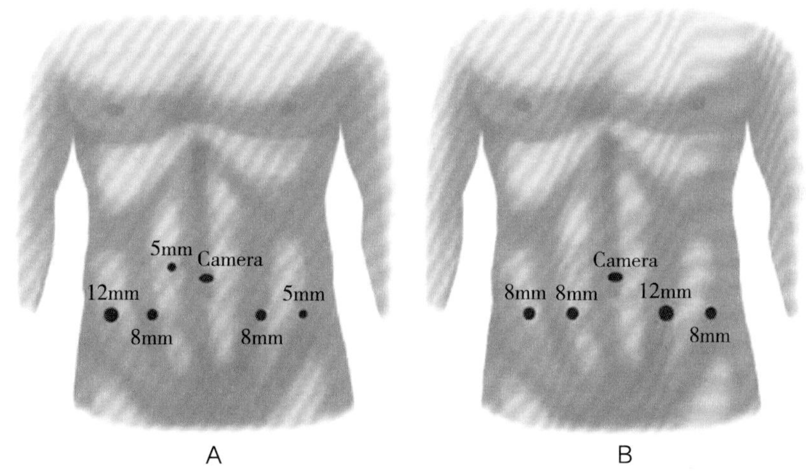

图 10-6 机器人辅助的经腹腔根治性前列腺切除术的 trocar 位置
A. 三臂机器人手术；B. 四臂机器人手术

减少对助手的依赖。四臂系统第二个 trocar 的置入与三臂系统稍有不同。第四个臂可选择从患者任意一侧进入。任意两个 trocar 之间的最小距离应当大于 8cm，以避免器械碰撞导致手术失败。最佳的位置是三个 8mm trocar 位于脐下 2cm 水平（图 10-6B）。

（2）腹膜外途径机器人手术 trocar 的位置：有时候由于气腹建立的不规范可能会导致腹膜外操作空间的塌陷。另外由于腹膜撕裂或腹膜变薄都可能导致塌陷的发生。当塌陷发生后，我们可以通过给腹膜降压来恢复腹膜外操作空间。通常我们不使用 veress 针而用 5mm 可视 trocar，因为这种 trocar 可以持续或间断给腹腔降压。若这样处理后仍不能恢复腹膜外操作空间，术者就应该做出选择：要么在较小空间内继续操作，要么转为经腹膜手术入路。根据我们的临床经验，我们通常都会选择更改手术入路。转为经腹膜手术需要从 5mm 可视 trocar 给腹腔注入 CO2。将置于脐周的 12mm 腹腔镜取出，穿过腹膜后再次置于腹腔内。使用两个小牵引器有助于暴露腹膜。其余四个机器臂也需打穿腹膜后重新置于腹腔内。操作完成后应将患者置于 35° Trendelenberg 体位。由于膀胱和腹膜间的附着已经被破坏，所以手术应该以水平切开腹膜作为开始。

电凝设置：双极电凝为 60-low；单极电凝切割为 30，电凝为 60-medium。这样设置可以保证视野内基本上没有出血发生。

相对于经腹途径，腹膜外途径的操作空间更为狭小。恰当的 trocar 置入尤为重要。行脐下 12mm 横切口，切开腹直肌鞘直达腹膜水平。使用示指钝性分离，建立腹膜外空间。可通过腹腔镜直视下球囊扩张。最初被置入的 trocar 作为观察孔道。

4. 进入耻骨后间隙，显露前列腺　使用 0°腹腔镜观察，远离膀胱顶部，高位切开脐正中韧带处的腹膜，离断脐正中韧带（图 10-7），离断两侧的旁正中韧带，沿腹壁和腹膜之间的白色疏松组织进入耻骨后间隙。向两侧扩大腹膜切口，延伸至腹股沟内环口处输精管的水平（图 10-8）。前列腺表面附着较多的脂肪结缔组织（图 10-9），用第 3 臂的抓钳将膀胱向头侧牵拉保持一定张力，将前列腺表面的脂肪结缔组织锐性剔除，清晰显露耻骨前列腺韧带、盆内筋膜和前列腺（图 10-10）。前列腺耻骨韧带之间的脂肪组织中有 DVC 的浅支走行，在去除脂肪时注意提前用双极电凝封闭血管。

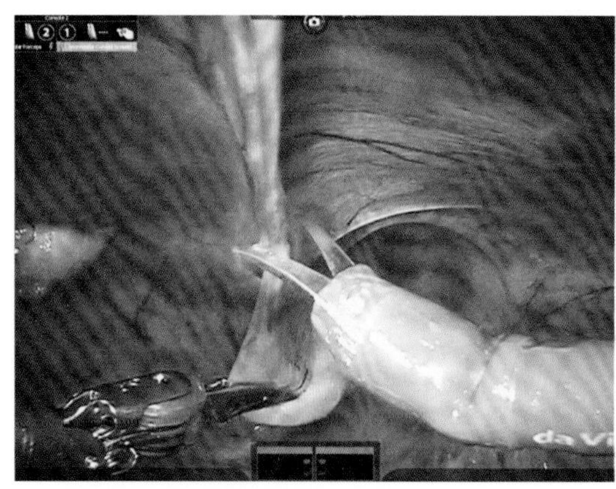

图 10-7　高位切开脐正中韧带处的腹膜

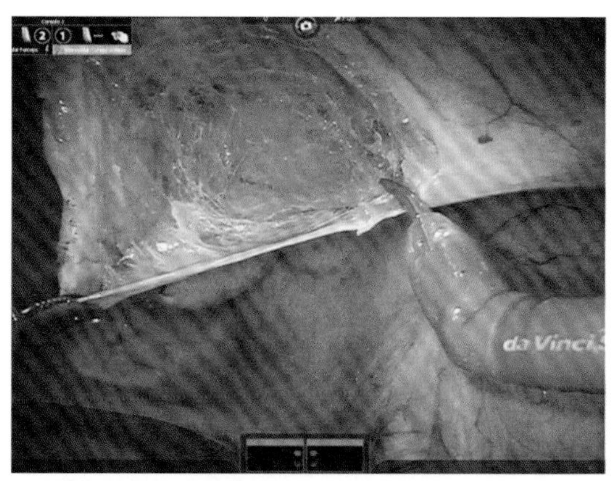

图 10-8　腹膜切口向两侧延伸

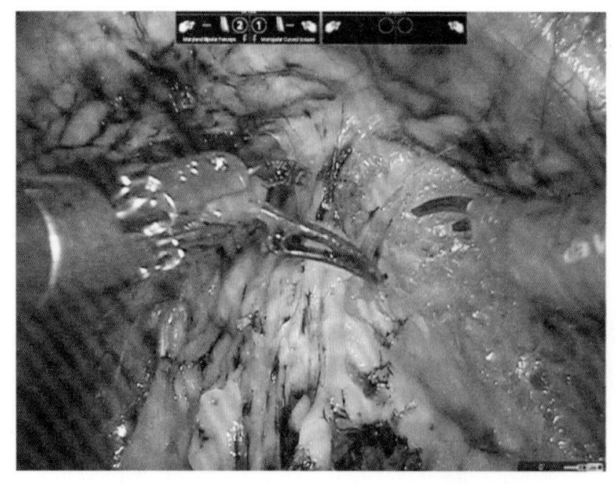

图 10-9　前列腺表面覆盖脂肪

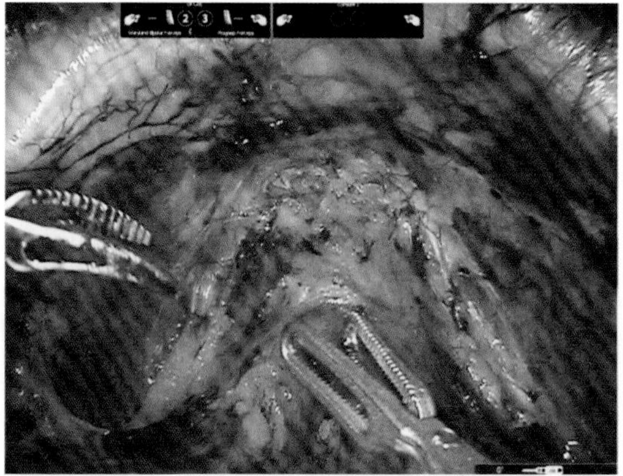

图 10-10　显露耻骨前列腺韧带、盆内筋膜和前列腺

5. 控制背深静脉复合体　用第 3 臂抓钳将前列腺腺体推向左侧，保持右侧盆内筋膜一定的张力，在盆内筋膜弓状韧带的外侧，靠近腺体的底部切开盆内筋膜，推开外侧的提肛肌（图 10-11），并向腺体尖部方向扩展。靠近耻骨离断耻骨前列腺韧带（图 10-12）。同法处理左

侧。充分显露前列腺尖部、尿道括约肌和背深静脉复合体(图 10-13)。用 2-0 号 vicryl 缝线“8”字缝扎背深静脉复合体(图 10-14,图 10-15)。有时在盆内筋膜表面可见副阴部动脉走行,保护该动脉有助于保留术后的勃起功能(图 10-16)。

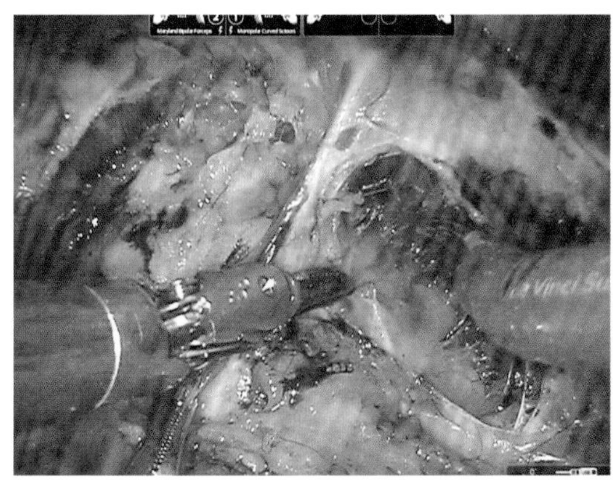

图 10-11　切开盆内筋膜,推开肛提肌

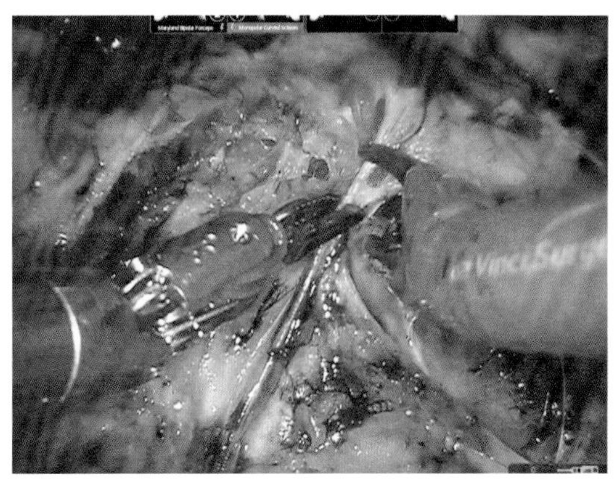

图 10-12　离断耻骨前列腺韧带

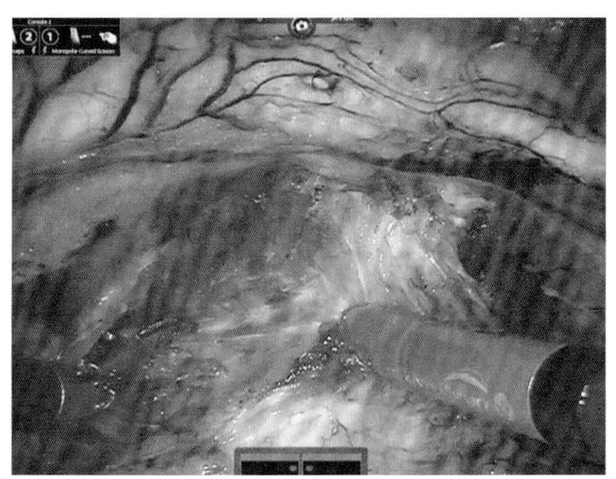

图 10-13

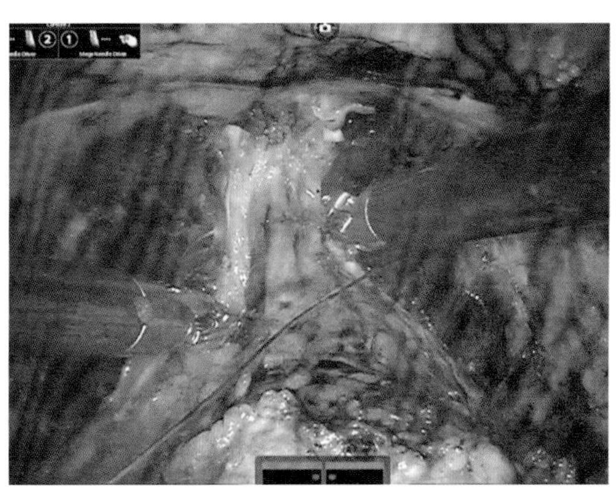

图 10-14　缝合背深静脉复合体

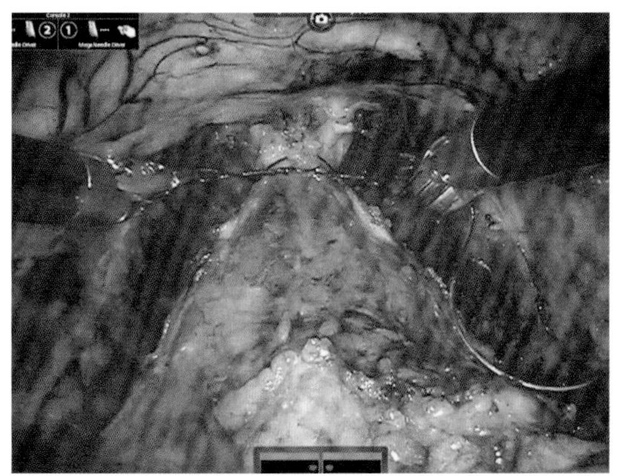

图 10-15　结扎背深静脉复合体

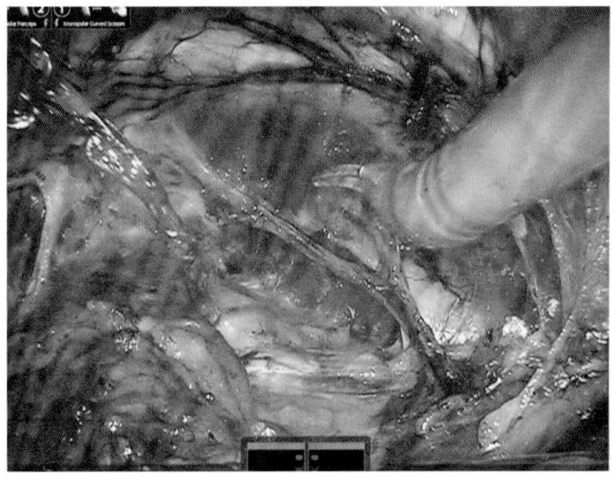

图 10-16　保留副阴部动脉

6. 分离膀胱颈　用第 3 臂的抓钳向头侧牵拉膀胱，助手可轻轻牵拉尿管通过气囊的活动来判断膀胱颈的位置，术者使用机器人的两个操作臂相互碰触从而显露前列腺的轮廓也有助于术者判断前列腺膀胱连接部(图 10-17)。用单极电剪刀由浅入深分离前列腺膀胱连接部(图 10-18，图 10-19)，切开尿道前壁(图 10-20)，继续离断尿道后壁(图 10-21)。用第 3 臂抓钳将导尿管上提，体外牵拉固定尿管，使腺体上提有助于后壁的分离(图 10-22)。如有增生的前列腺中叶影响后壁的分离，可用第 3 臂抓钳直接向上提起前列腺中叶来帮助显露，有助于确认膀胱颈后壁和三角区的位置。

7. 分离输精管和精囊　垂直向下切开膀胱颈后壁(图 10-23)，显露位于其下方的输精管和精囊腺(图 10-24)。第 3 臂抓钳抓起部分输精管，电凝与输精管伴行的小动脉后离断，游离离断输精管(图 10-25)。用第 3 臂抓钳抓住提起输精管断端，分离精囊，注意精囊角处的精囊动脉，可予以电凝后离断(图 10-26)。

8. 分离前列腺的背面　筋膜间技术是最常用的保留勃起神经的技术。前列腺背面的分离层面在前列腺与 Denonvilliers 筋膜之间，两侧的分离层面在前列腺筋膜与盆侧筋膜之间。锐性切开 Denonvilliers 筋膜，显露直肠周围脂肪(图 10-27)。术前的穿刺活检可能会引起一些粘连以及肿瘤可能存在局部侵犯，但在这一层面内的分离通常会很容易进行。采用

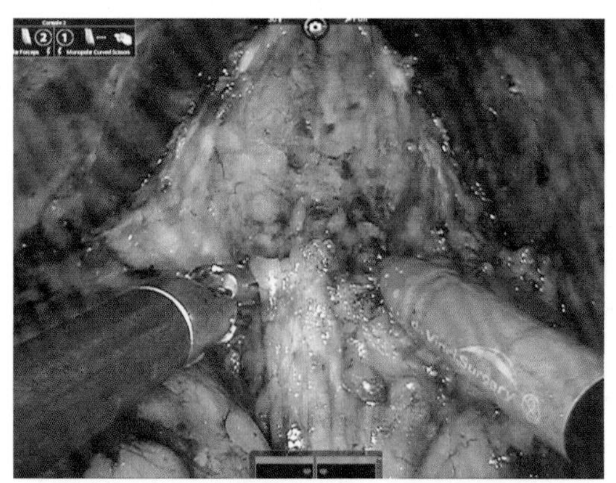

图 10-17　辨别前列腺膀胱颈连接部

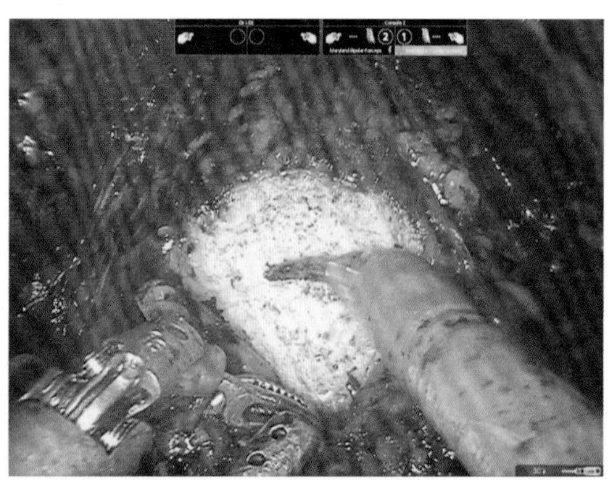

图 10-18　切开前列腺膀胱连接部

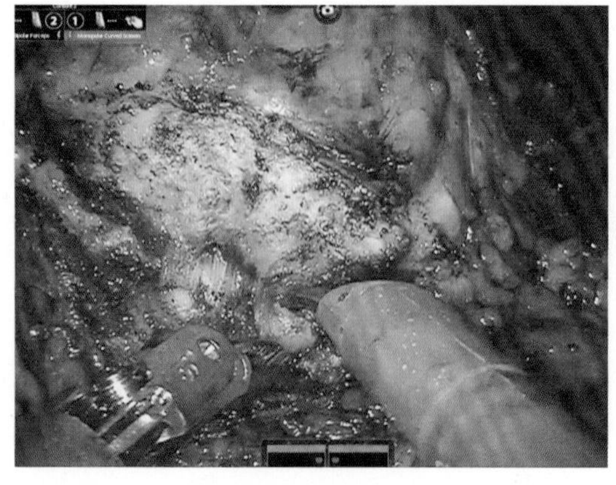

图 10-19　由浅入深分离前列腺膀胱连接部

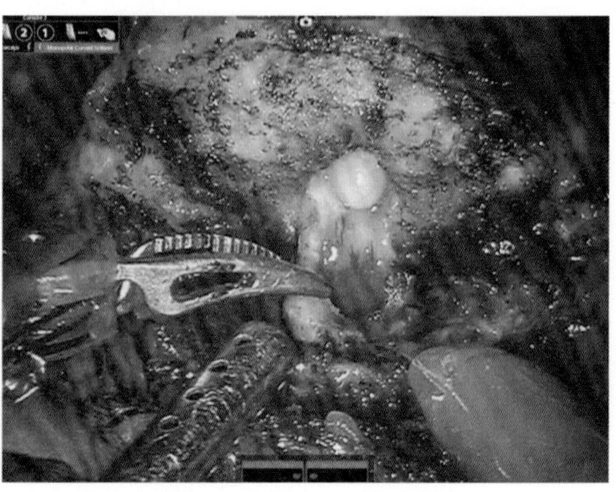

图 10-20　切开尿道前壁

钝性和锐性分离相结合，一直分离到前列腺尖部(图 10-28)，仔细避免对尖部和两侧 NVB 的过度分离。直肠紧邻分离平面的背面，应避免过度的电灼。

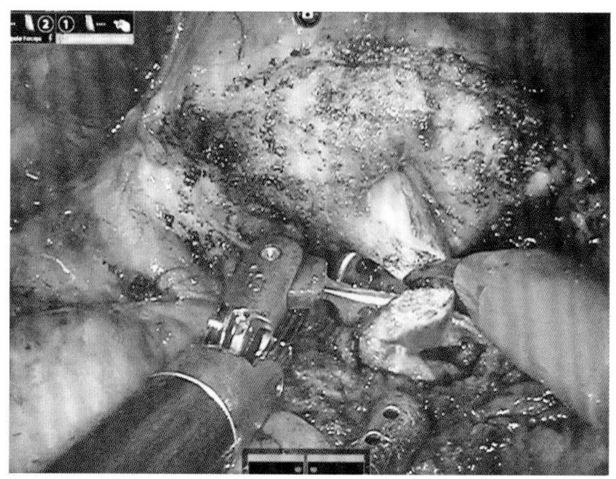
图 10-21　切开尿道后壁

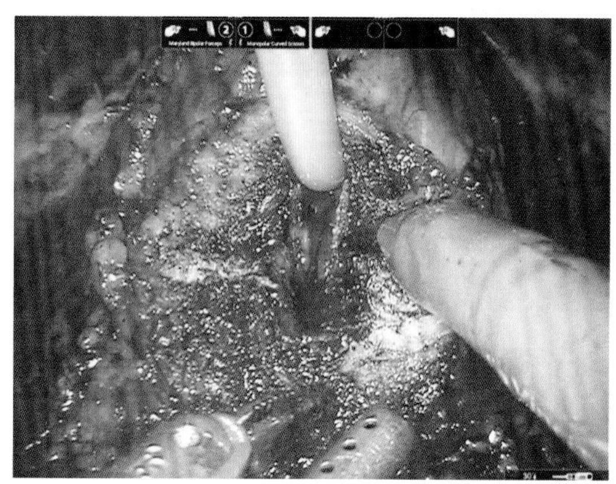
图 10-22　上提腺体有助显露

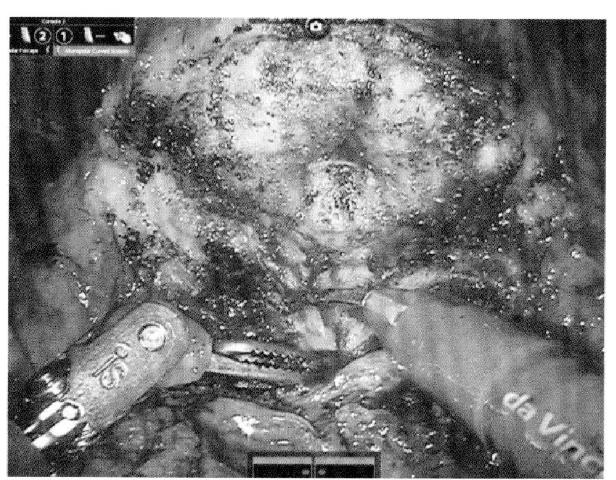
图 10-23　切开膀胱颈后壁

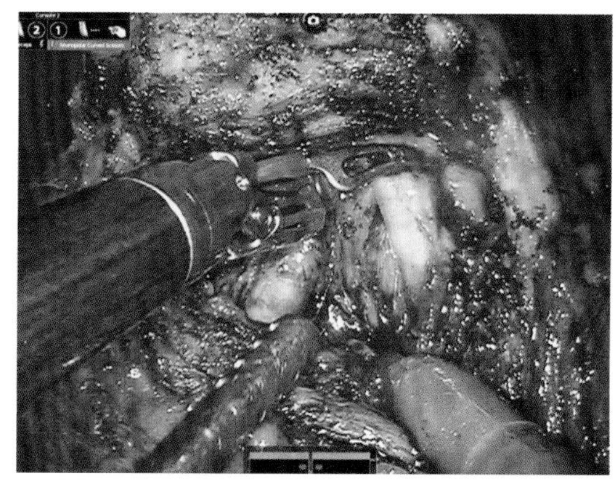
图 10-24　显露输精管和精囊腺

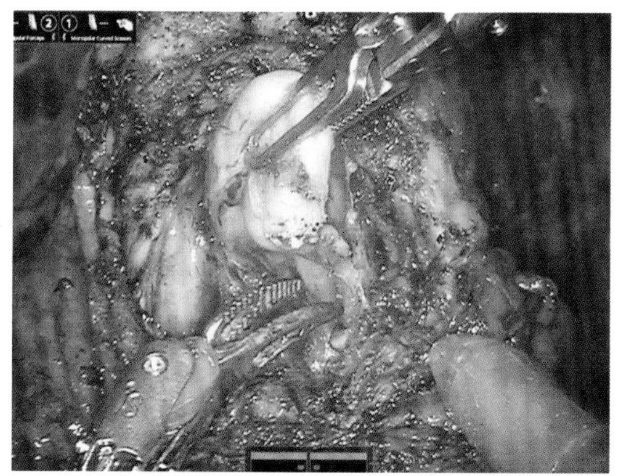
图 10-25　离断输精管(右)

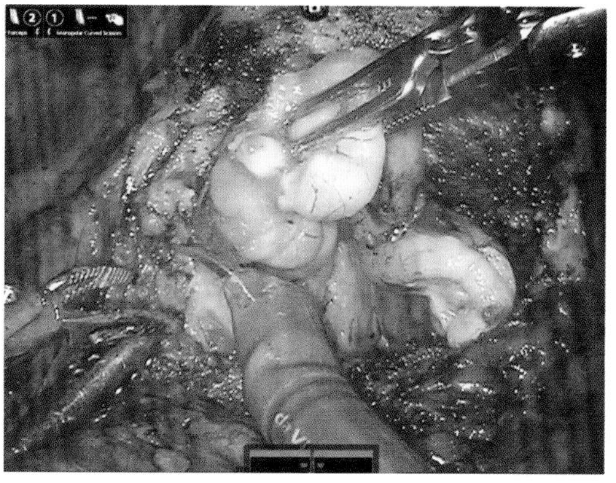
图 10-26　分离精囊(左)

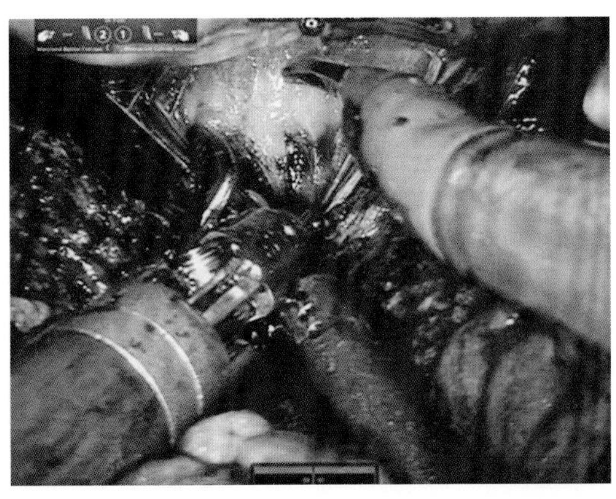

图 10-27 切开 Denonvilliers 筋膜，显露直肠周围脂肪

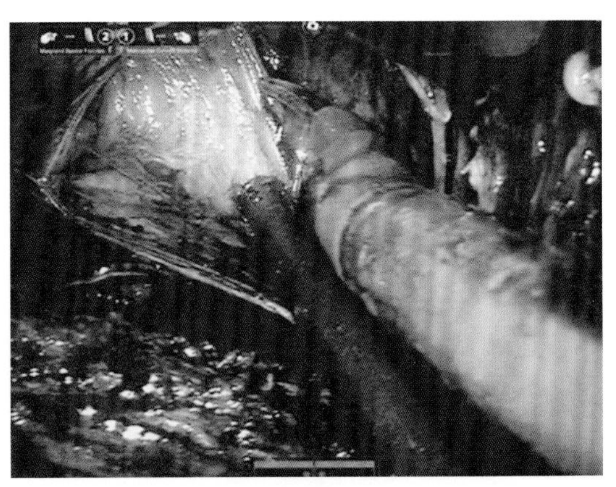

图 10-28 沿前列腺背面向尖部分离

筋膜内技术：不切开 Denonvilliers 筋膜，前列腺背面的分离层面在 Denonvilliers 筋膜与前列腺之间，两侧的分离层面在前列腺筋膜内（图 10-29，图 10-30），沿着前列腺包膜向前列腺尖部钝性分离，这种方法分离的前列腺的表面没有筋膜覆盖。

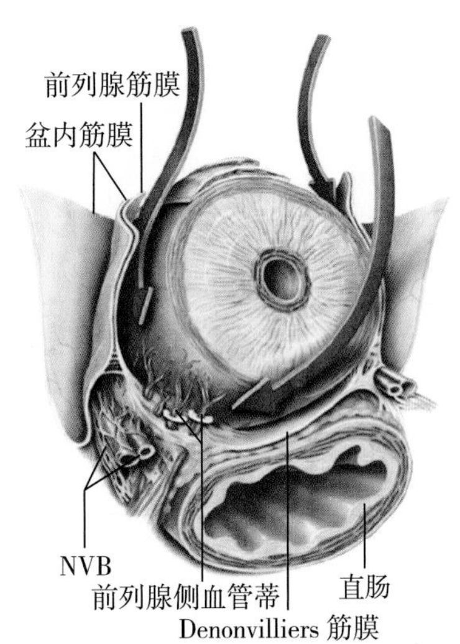

图 10-29 筋膜内技术分离层面示意图

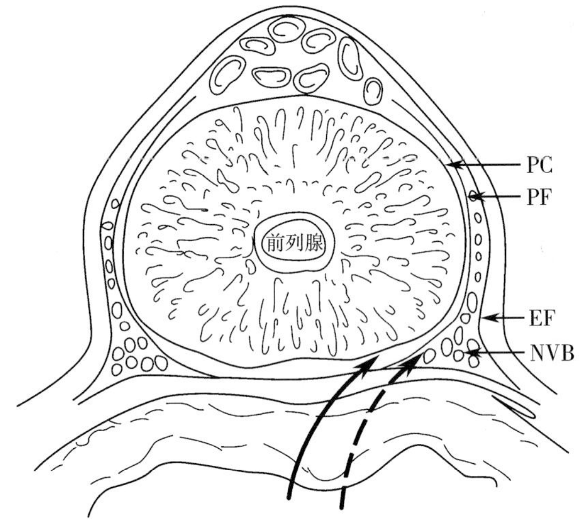

图 10-30 筋膜内和筋膜间技术分离层面示意图

EF 盆内筋膜；NVB 神经血管束；PC 前列腺包膜；PF 前列腺筋膜。实线表示筋膜内手术时在前列腺包膜和前列腺筋膜之间分离的方向。虚线表示筋膜间手术时在前列腺筋膜与盆内筋膜之间分离的方向

筋膜外技术：前列腺背面的分离在 Denonvilliers 筋膜后方的直肠周围脂肪内进行，两侧的切除范围包括盆侧筋膜并延伸到肛提肌筋膜。

9. 处理前列腺蒂并保留 NVB　在 NVB 的分离过程中，应该限制甚至避免使用热处理，这一观点已被广泛接受。同时，对于牵拉损伤，神经也十分脆弱和敏感；所以在盆腔内显露前列腺时应仔细避免过度牵拉。处理前列腺蒂时，电刀或双极电灼有传导热能损伤附近的

神经组织的风险，最常用的方式是使用 hem-o-lok 夹处理前列腺蒂（图 10-31）。

筋膜间技术采用 hem-o-lok 夹闭后切断前列腺蒂并分离 NVB（图 10-32，图 10-33）。切断前列腺蒂之后，在 NVB 和前列腺之间残存的侧后方的组织可以用剪刀锐性切开，不需要电灼处理。在分离的过程中会有些出血，但通常很少需要缝合处理。

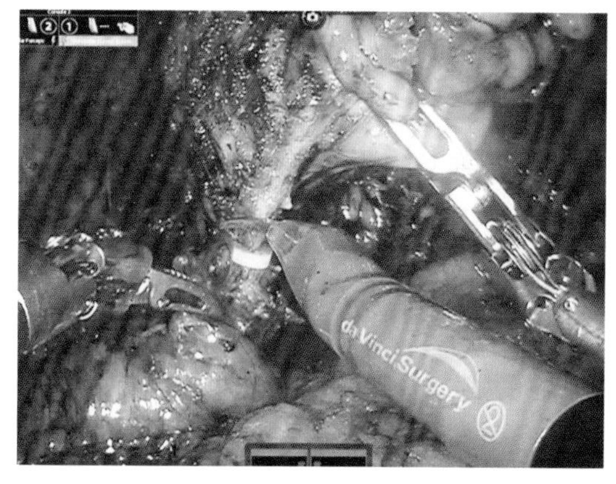

图 10-31　Hem-o-lok 夹闭后切断前列腺蒂

筋膜内技术紧贴前列腺表面自前列腺背面向两侧分离（图 10-34），在 3 点和 9 点处切开前列腺筋膜（图 10-35），将神经血管束从前列腺完全游离，其余的手术过程与筋膜间技术相同。

10. 分离尿道　前列腺仅与前方的尚未离断的背深静脉复合体及尿道相连。用第 3 臂

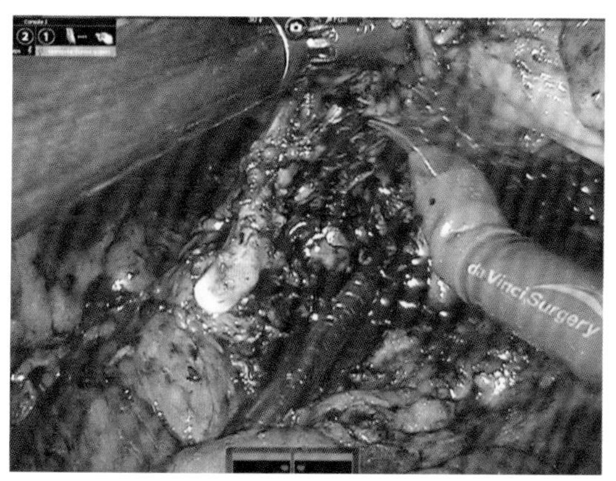

图 10-32　将 NVB 与前列腺分离

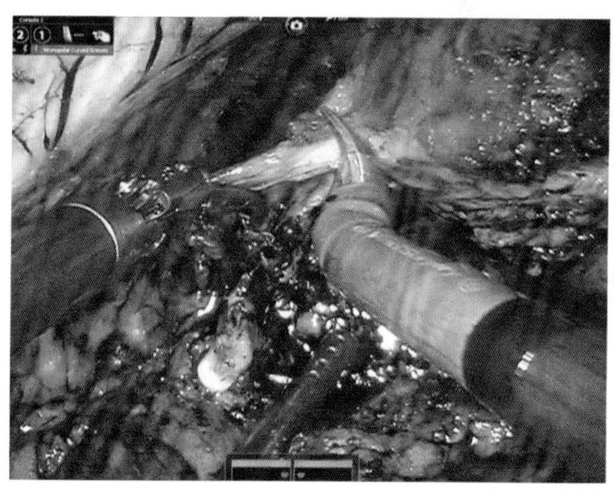

图 10-33　用剪刀锐性将 NVB 与前列腺剪开

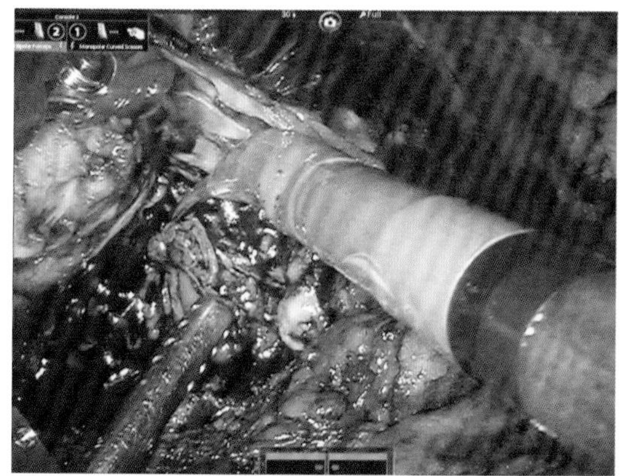

图 10-34　紧贴前列腺表面自前列腺背面向两侧分离 NVB

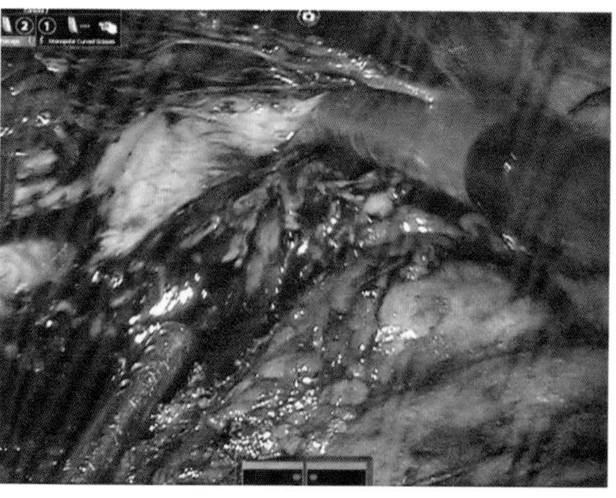

图 10-35　分离至 3 点及 9 点处，紧贴前列腺表面切开前列腺筋膜

抓钳将腺体向头侧牵拉维持一定张力，在缝扎线的近端逐步切断背深静脉复合体（图 10-36），可见前列腺尖部和尿道，用剪刀锐性切断尿道（图 10-37）。移除手术标本，然后仔细检查术野有无出血（图 10-38，图 10-39）。将标本装入标本袋或先放置在盆腔，如随后行盆腔淋巴结清扫术，可与淋巴结一同放入标本袋。

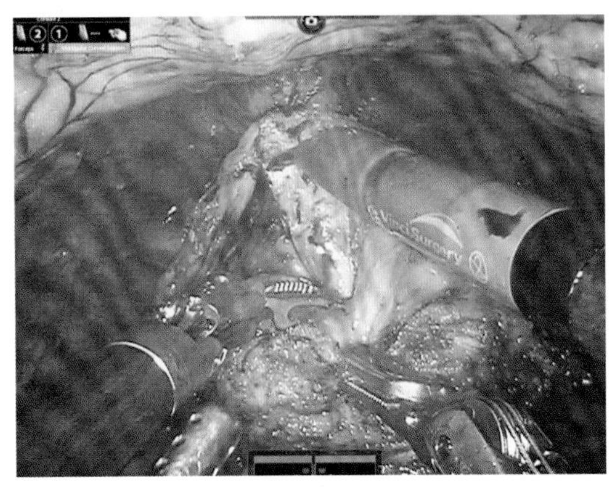

图 10-36　切断背深静脉复合体

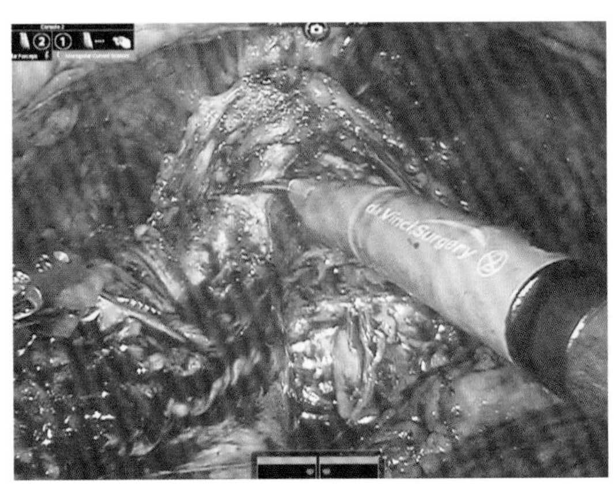

图 10-37　用剪刀锐性切断尿道

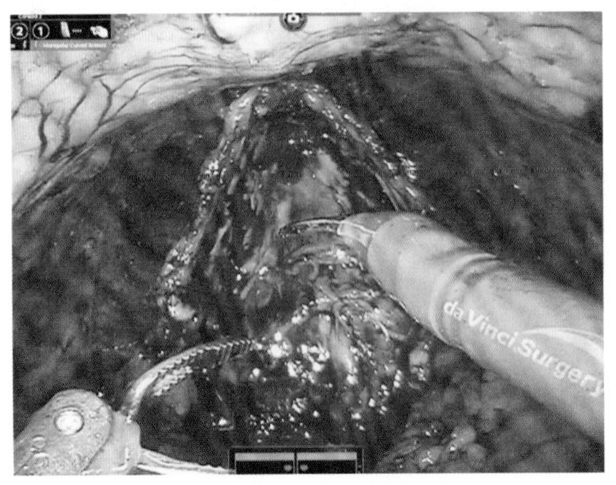

图 10-38　前列腺切除后盆底形态（筋膜间技术）

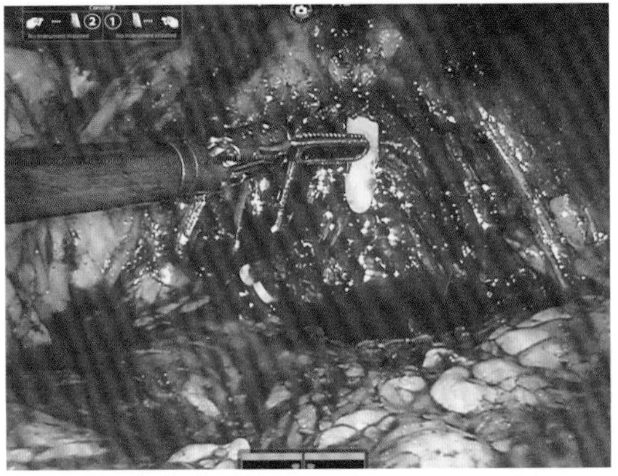

图 10-39　前列腺切除后盆底形态（筋膜内技术）

11. 膀胱颈尿道吻合　观察三角区，仔细避免损伤输尿管口；用 2-0 monocryl（5/8 弧度 UR-6 圆针）吻合尿道与膀胱颈，该针大小比较合适，即使在狭窄的骨盆内旋转也很容易。一般自 3 点钟位置，顺时针连续缝合吻合口后壁，缝合半周后自尿道外口插入一 F18 双腔气囊尿管至膀胱内，继续缝合一周完成吻合（图 10-40）。由于 monocryl 缝线的低摩擦特性，缝线可被顺利牵引，该线张力足够强，可以把尿道断端和膀胱颈牵拉在一起。在缝合 8 点钟位置之前，我们并不立即收紧膀胱颈与尿道之间的缝线；每根缝线共同承担吻合口的张力，这样可以避免膀胱或尿道撕裂。在缝合 8 点钟位置之后，我们逐针收紧缝线；采用锁边缝合 9 点钟位置，这样能以合适的张力固定吻合口后壁。

如果需要重建膀胱颈，可以采用后壁的“球拍式缝合”，侧边缝合或者在吻合完成后进行简单的前壁缝合（图 10-41）。吻合完成后，行膀胱注水试验以明确没有吻合口漏水。

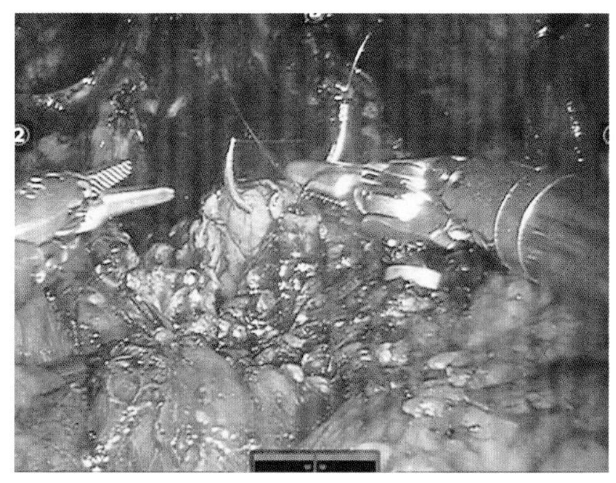

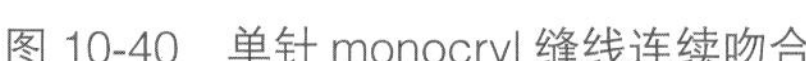

图 10-40　单针 monocryl 缝线连续吻合

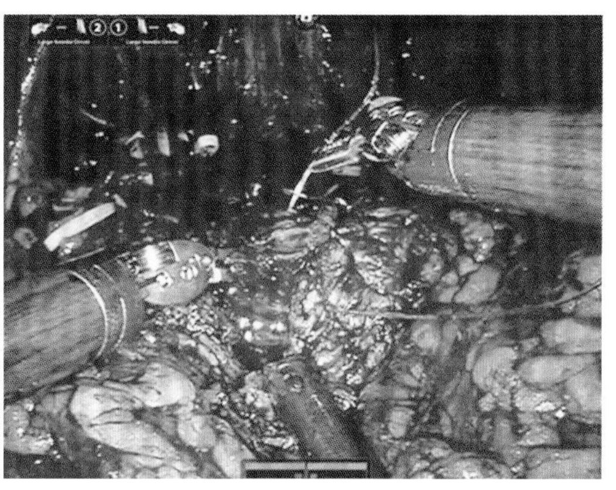

图 10-41　重建膀胱颈

一些学者倾向于在膀胱颈尿道吻合前连续或间断缝合尿道后方的浆膜层，有助于吻合口的解剖复位和术后控尿功能的恢复(图 10-42)。肌层对肌层的膀胱颈尿道连续缝合是目前最常被采用的缝合方式。一些学者习惯采用倒刺缝线，它能防止组织松开保持组织靠拢。将两根倒刺缝线尾部打结缝合于膀胱颈 6 点处，两根针分别顺时针和逆时针缝合，在 12 点处汇合并打结固定(图 10-43)。

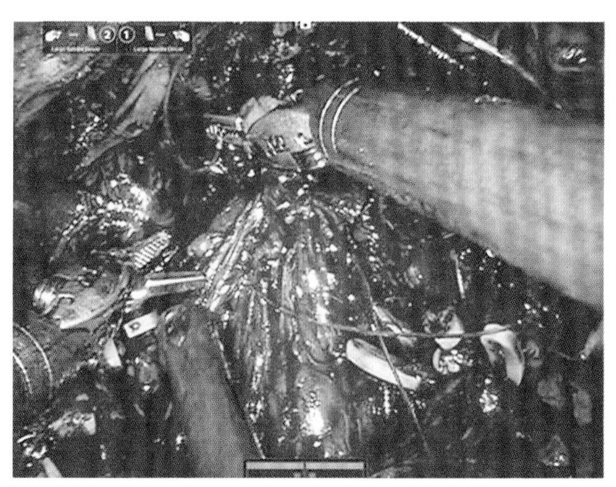

图 10-42　用倒刺缝线连续缝合尿道后方的浆膜层

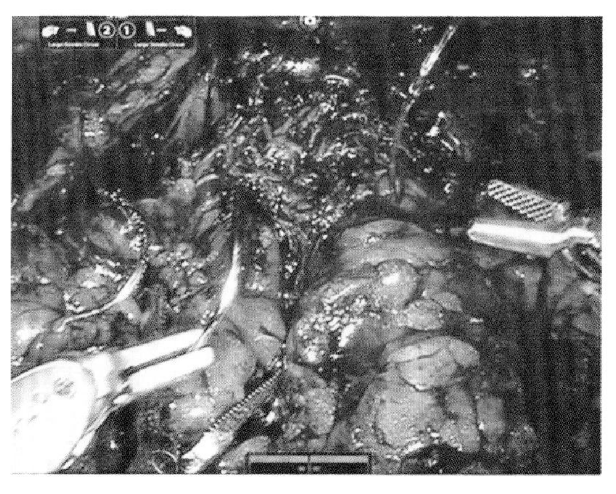

图 10-43　双针倒刺缝线连续吻合

12. 盆腔淋巴结清扫术

推荐意见：

(1) 对于低危局限性前列腺癌不建议行盆腔淋巴结清扫术。

(2) 对于中危前列腺癌，若术前评估阳性淋巴结风险超过 5%，建议行扩大淋巴结清扫术。

(3) 对于高危前列腺癌，建议行扩大淋巴结清扫术。

(4) 不建议术中行淋巴结冰冻活检术来决定是否继续或放弃淋巴结清扫术。

(5) 不建议行局部淋巴结清扫术，若需清扫淋巴结则推荐行扩大淋巴结清扫术。

扩大淋巴结清扫术：

清扫范围：髂总动脉分叉水平以下，真骨盆内的区域淋巴结，包括双侧髂外、闭孔和髂内淋巴结组。

(1) 标记总体头尾侧清扫边界：在髂总动脉分叉处切开腹膜，沿髂外血管纵行剖开纤维脂肪组织，自髂总动脉分叉处直至旋髂动脉，分离动脉外膜与淋巴组织，直至完全显露髂外动静脉。

(2) 髂外淋巴结组清扫：将髂血管旁的淋巴组织钝性分离，直至全部清除髂血管外组淋巴结，上界为髂外动脉上缘，下界为髂外静脉下缘，头侧为髂总动脉分叉，尾侧为腹股沟管附近的前哨淋巴结。需注意防止损伤与髂血管并行的生殖股神经。

(3) 髂内淋巴结组清扫：边界上缘是闭孔神经，下缘是前列腺神经血管束的外侧缘，头侧是输尿管，尾侧是闭孔。沿闭孔神经从顶部向下清扫，直到闭孔及前列腺神经血管束。在显露髂血管内侧的盆腔壁时，应清晰看到闭孔神经和闭孔动脉，避免结扎和切断闭孔神经。

(4) 闭孔淋巴结组清扫：上缘是髂外静脉，下缘是闭孔神经，头侧为髂总静脉分叉，尾侧为髂外静脉下缘和耻骨之间。沿髂外静脉外筋膜丛向下切开至髂外静脉与耻骨（Cooper 韧带）交叉。沿静脉下缘边界将纤维淋巴脂肪组织剥除。静脉下方清扫至盆壁闭孔肌肉。需注意防止损伤闭孔神经。

13. 机器人移除和伤口缝合　通过辅助通道置入引流管，通过腔镜通道置入带有牵引绳的腹腔镜标本袋。拔出其余腹壁通道的穿刺套管，用腹腔镜检查前腹壁已明确各穿刺孔没有活动出血。关闭气腹机，将机械臂从各套管移除，通过脐部切口取出标本并送病理检查。用可吸收缝线或丝线缝合脐部切口的筋膜以防止切口疝，手术的皮肤切口可以使用丝线或皮下可吸收缝线加以缝合。

14. 术后处理、并发症及其预防

(1) 饮食与体位：术后可给予短期静脉营养支持，一般在术后肛门排气或肠鸣音恢复后即可进食。若术中有直肠损伤，则应延迟进食。患者术后麻醉清醒，生命体征稳定，则取头高脚低仰卧位，以利渗出液的引流。

(2) 预防感染：术后需给予预防性的抗感染药物，根据手术是否顺利、手术时间长短及患者的自身情况决定，一般 3~5 天。若手术中有直肠损伤，则需大剂量应用抗厌氧菌和需氧菌的药物。

(3) 预防下肢深静脉血栓形成：鼓励患者术后早期主动或被动活动，必要时患者可穿下肢加压服，以预防此类并发症的发生。

(4) 引流管的拔除：术后持续引流，待引流液基本消失可拔除。若手术中有直肠损伤则应延迟拔管。术后若有持续的吻合口漏尿则应待漏口愈合后再拔管。

(5) 导尿管留置时间：一般根据手术中膀胱颈是否完整保留及膀胱尿道吻合技术而定，若膀胱颈保留完整且吻合满意，可早期拔管。若手术后出现了吻合口漏，则需待漏口闭合后再拔管。一般尿管留置 3~4 周。

15. 并发症及防治

(1) 手术中出血：常源自背深静脉丛和前列腺侧血管蒂。术中紧贴耻骨离断耻骨前列腺韧带可避免损伤背深静脉丛的浅表支；“8”字缝合背深静脉丛能有效防止出血。处理前列腺侧血管蒂时，用超声刀或 hem-o-lok 紧贴前列腺包膜离断，可有效减少出血。

(2) 消化系统并发症

1）直肠损伤：有两个步骤易发生直肠损伤：分离前列腺尖部和 Denonvillier 筋膜和直肠之间的平面时，由于 Denonvillier 筋膜靠近直肠，分离间隙狭小，特别是在有肿瘤浸润或既往 TURP 包膜穿孔时易发生；另外在切开 Denonvillier 筋膜时，由于切口过于接近直肠而远离前列腺后面精囊基底部而发生直肠损伤。一旦损伤直肠，应先清除伤口边缘的污染组织，分两层缝合破损处，并用大量抗生素溶液冲洗，保持术后引流的通畅，术后坚持应用广谱抗生素，作膀胱尿道吻合时线结置于尿道内，以避免吻合口瘘或尿道直肠瘘的发生，手术结束时适当扩张肛门括约肌，一般不需作近段结肠造口。术后适当延迟进食及导尿管的拔除时间，保持尿液的通畅引流。Guillonneau 报道了 1000 例经腹腔根治性前列腺切除术，共发生直肠损伤 13 例（1.3%）。11 例术中发现予以修补，其中 9 例痊愈。Guillonneau 认为术中直肠损伤，分两层仔细缝合大多可使患者免于结肠造口；在做不保留神经血管束的腹腔镜根治性前列腺切除术时，分离尖部时要尤其谨慎小心。

2）腹膜炎（腹腔感染）：肠道损伤引起，如回肠损伤、结肠、乙状结肠，直肠穿孔等，主要是由于电凝热损伤造成，也有报道称在通过脐部切口取出手术标本时夹伤回肠。一般请专科医师协助，按照相应的损伤原则处理。

（3）泌尿系统并发症

1）吻合口尿漏：术后 24 小时内耻骨后引流管有数毫升的尿液引流比较常见。Guillonneau 认为在确保膀胱引流通畅的前提下，如果有尿液经耻骨后引流持续 6 天以上即可诊断为尿漏。Mochtar 系统回顾了 4091 例接受腹腔镜根治性前列腺切除术的患者，有 396 例出现吻合口尿漏，平均发生率为 9.7%（3.2%~33%）。通常是由于吻合技术原因所导致，亦可能由于术后吻合口破裂，有些是由于术后导尿管早期脱落。应适当延长导尿管留置时间，保持尿液引流通畅，直到膀胱造影显示尿漏停止。若术后导尿管早期脱落应尽可能重新留置导尿管并妥善固定。大部分病例在吻合口周围引流 12 天左右（6~30 天）自动愈合。

2）膀胱损伤：通常发生在分离 Retzius 间隙时，横断脐正中韧带时位置不够高过于接近膀胱顶部。因此"U"型切口应尽量远离膀胱顶部。膀胱穿孔一旦发生，则应用可吸收线修补缝合，并适当延长导尿管留置时间，保持尿液引流通畅。

3）输尿管损伤：输尿管损伤通常发生在膀胱后壁及三角区的分离时，由于前列腺后间隙分离时，膀胱直肠陷凹腹膜反折切口过高，将输尿管误认为输精管。处理时需放置双 J 管，损伤处修补缝合。因此要仔细辨认解剖结构，必要时于输精管跨越髂血管处找到输精管，再循输精管向下分离，直至壶腹部及精囊。

4）尿道狭窄：吻合口狭窄的发生率很低，多为吻合口瘢痕挛缩所致。可以经尿道电切处理。

5）术后完全性尿失禁及勃起功能障碍：盆腔脏器切除术后发生性功能障碍的发生率 25%~100%，排尿功能障碍 23%~65%，主要是手术损伤了盆腔神经丛及其分支所导致。根治性前列腺切除术后对患者影响最大的是完全性尿失禁，若术中破坏了盆底肌及膀胱颈的完整性，则更加容易发生。保留性神经的根治性前列腺切除术减少了其发生率，但是若操作不当或肿瘤浸润性神经束，则仍然将导致勃起功能障碍的发生。由于海绵体神经与尿道腔距离仅 3~4mm，术中极容易损伤，即使手术中未损伤海绵体神经，术后渗出物、出血、炎症及继发的纤维化也可导致勃起功能障碍。

6）切缘阳性（positive surgical margin，PSM）：临床上 PSM 分为两种，一是真阳性，即前列

腺肿瘤包膜外浸润，术中已无法彻底切除肿瘤。二是假阳性，即无包膜外肿瘤浸润，PSM 是由于前列腺解剖切除困难或技术尚不熟练，尤其是前列腺尖部或后侧的包膜裂开所造成。评估前列腺 PSM 的标准方法，是将整个切除标本墨染和固定。前列腺包膜为包裹前列腺腺体的致密纤维组织，表面光滑，膜通常由约 1mm 的疏松结缔组织和脂肪组织包绕。一旦肿瘤穿透包膜，局部即可被墨染。切除标本的墨染缘存在癌细胞即定义为切缘阳性。PSM 最常见部位为前列腺尖部和后侧，少见部位为后外侧和神经血管束区域。PSM 患者的生化复发、局部复发和远处转移的发生率较高。切缘阳性患者的癌症特异死亡率为 40%，而阴性者为 10%，切缘阳性者与阴性者的病变进展率差异存在非常显著性意义。切缘阳性率与诊断时肿瘤体积、肿瘤期别、PSA 水平、穿刺活检组织 Gleason 评分等因素有关。Guillonneau 等报道腹腔镜下根治性前列腺切除术 1000 例资料，临床分期为 T1a 到 T2b 期。术后 pT2a、pT2b、pT3a 和 pT3b 的 PSM 率分别为 6.9%、18.6%、30.0% 和 34.0%。目前认为，手术技巧对避免 PSM 也很重要。手术解剖时误入包膜甚或在包膜内解剖，尤其是尖部解剖困难或解剖不够细致导致残留、未能正确进入狄氏筋膜解剖面和保留过多神经等操作层面的问题都会导致外科切缘阳性率高。Alsikafi 等报道的切缘阳性率仅为 11%，认为不是由于病例选择较好，而是归功于手术技巧的改进，包括在前列腺尖部远端 10~15mm 处离断背深静脉丛、锐性切断尿道直肠肌、前列腺侧面有结节时作神经血管束的广泛切除以及膀胱颈离断时在前列腺近端切除 5mm 膀胱颈组织。

(4) 其他并发症

1) 血栓栓塞性并发症：主要是由于这类手术涉及三个风险因素：肿瘤手术，盆腔部位的手术和腹腔镜手术。以前认为手术前即应预防性应用抗血栓药物。最近一项多中心研究结果显示 5951 例腹腔镜根治性前列腺切除术中，共 31 例患者(0.5%，31/5951)出现静脉血栓栓塞症；其中 22 例出现深静脉血栓栓塞，4 例出现肺静脉血栓栓塞，5 例兼而有之。他们认为腹腔镜根治性前列腺切除术围术期静脉血栓栓塞症总的发病率很低，没必要预防使用抗血栓药物。

2) 闭孔神经损伤：通常是在淋巴结清扫过程中，由于热损伤或意外切断所导致。术中若发现，应用细的不吸收线缝合。

16. 特殊情况的处理策略　对于一些大腺体(>100g)的前列腺癌，盆腔内手术空间相对较小，前列腺尖部较难显露，腺体翻动及游离较为困难，手术难度因而增加。因为较大的腺体填满了盆腔，对分离和缝扎 DVC 造成困难，可在游离前列腺侧蒂后前列腺活动度相对增加后再加以缝扎。在分离两侧前列腺侧蒂时，较大的腺体造成显露困难，可用缝线将前列腺作 8 字缝合加以牵引和悬吊(图 10-44)，有助于显露术野。较大的前列腺体时膀胱颈往往较宽大，而且腺体多凸向膀胱，在分离膀胱颈时，难以保留较小的膀胱颈口，而且可能损伤输尿管口，术中需仔细观察，必要时可插入输尿管导管以作标记；如膀胱颈口较

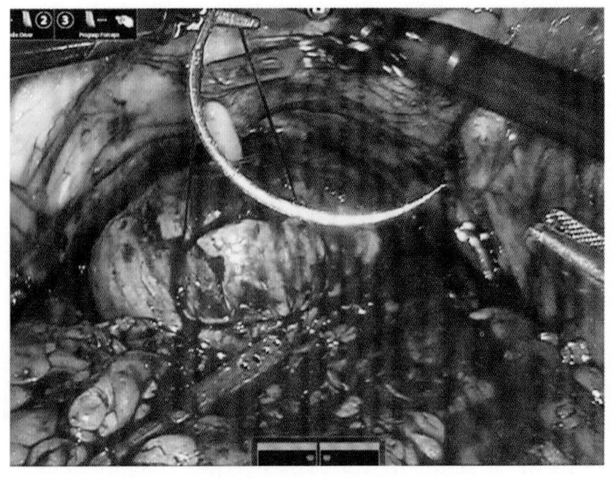

图 10-44　悬吊前列腺中叶

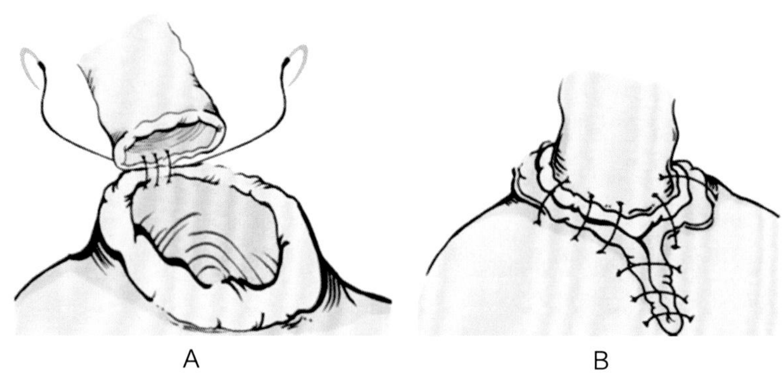

图 10-45　网拍样膀胱颈重建

大，需做“球拍样缝合”或“鱼嘴样缝合”加以重建（图 10-45，图 10-46）。

对于单纯中叶偏大的前列腺，处理膀胱颈时尽量贴近腺体分离，如膀胱颈口较大也需行重建。

对于经尿道前列腺电切术后的前列腺，前列腺周边会有不同程度的组织水肿和粘连，通常根治术与电切术至少间隔 3 个月，此时组织粘连水肿会有所减轻。电切术后膀胱颈与前列腺界限不清，而且分离的膀胱颈口通常偏大，需做重建。电切术后膀胱颈和三角区失去正常结构，分离膀胱颈及行膀胱颈尿道吻合时需注意观察两侧输尿管口以避免损伤。

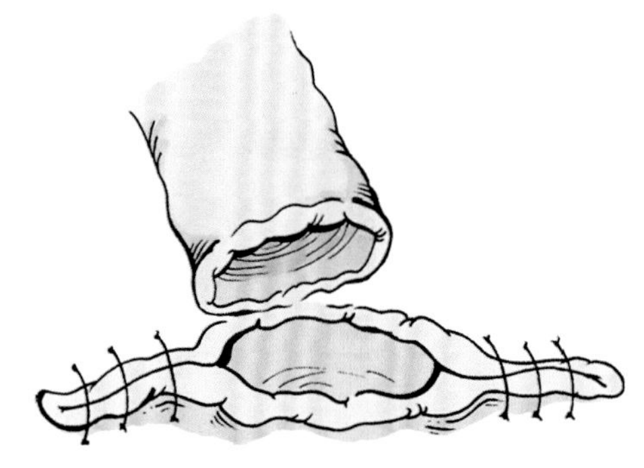

图 10-46　鱼嘴样膀胱颈重建

【要点解析】

机器人辅助腹腔镜根治性前列腺切除术需要遵循“三连胜”法则：即肿瘤控制、尿控保留、性功能保留。手术关键步骤的技术要点解析如下：

完整保留盆底结构：

1. 在弓状韧带外侧锐性切开盆底筋膜。
2. 钝性分离提肛肌和前列腺组织。
3. 部分离断耻骨前列腺韧带。

膀胱颈尿道的分离及保留：

1. “牵拉尿管”或“机械臂挤压”判断前列腺与膀胱的分界。
2. 锐性 + 钝性分离前列腺与膀胱分界处。
3. 在尿道的两侧壁沿着前列腺和膀胱的间隙继续深入分离。
4. 直至整个膀胱颈尿道的底部完全贯通，“管状”保留尿道组织。

前列腺尖部尿道的分离及保留：

1. 均匀切开前列腺尖部组织至尿道括约肌。
2. 顺时针及逆时针旋转前列腺，充分显露并游离尖部尿道两侧及后方组织。

膀胱尿道吻合：

1. 单针法连续吻合(monocryl 线、倒刺线)。
2. 从 3 点钟至 9 点钟方向顺时针吻合后壁。
3. 7 点钟方向锁边缝合防止滑脱。
4. 连续吻合前壁至第一针线尾打结完成膀胱尿道的重建。

缝扎 DVC:

1. 由尿道、提肛肌和前列腺形成的“凹陷点”为缝扎 DVC 的进 / 出针点“8”字缝合。
2. 使用双持针器拉紧缝线。

保留神经血管束:

1. 靠近精囊使用阻断夹完整离断神经血管束中的血管组织。
2. 冷刀逐层分离盆底筋膜和前列腺筋膜直至前列腺包膜表面。
3. 钝性分离前列腺包膜和前列腺筋膜之间的潜在间隙,即为“筋膜内”技术。

(艾 青 马 鑫)

专家述评

前列腺癌是男性常见的恶性肿瘤,据统计全球每年有 90 多万例病例被确诊为前列腺癌,每年死于前列腺癌的人数高达 25 万之多。目前根治性前列腺切除术有三种主要的手术方式:耻骨后根治性前列腺切除术(RRP)、传统腹腔镜根治性前列腺切除术(LRP)以及机器人辅助腹腔镜根治性前列腺切除术(RALP)。耻骨后根治性前列腺切除术已开展一个多世纪,有较高的术中难度和术后并发症。

由于前列腺在人体内的特殊位置,用腹腔镜完成根治性前列腺切除术在泌尿外科微创手术中是公认难度较大的手术之一,而应用机器人手术系统可以使其难度降低。RALP 与传统腹腔镜手术相比有很多优点:通过计算机处理提供给手术者清晰明亮、放大了 10~20 倍的三维空间,几乎没有视野死角;通过机械手操作,滤除了生理震动,避免了人呼吸和生理颤抖对操作的影响,增强了稳定性;有 7 个自由度,比常规腹腔镜器械关节灵活,可以在盆腔有限的空间内仔细进行组织的解剖、分离、切除和精细缝合。

大量报道证明,与传统开放手术相比,RARP 使术者分离血管、神经乃至操纵体内缝合时更加得心应手,也有助于更彻底地清扫淋巴结。术中出血量减少、术中输血率减少、住院时间缩短、术后疼痛轻、术后能较早恢复日常活动及围手术期并发症少等优点得到了泌尿外科医师的认可。

RALP 在其出现的早期即显示出了强大的优势,但因开展时间尚短,对其肿瘤学效果、围手术期并发症等方面仍存在一些争议。机器人微创手术的应用在国外已有十多年的历史,而在中国还处于起步阶段。然而,正如腹腔镜技术在国内的发展历程一样,机器人微创手术的应用前景是乐观的。有理由相信,随着时间的推移,器械设备成本的降低,技术的进一步改进,越来越多的中国外科医师将会接受机器人手术。机器人外科手术也会像国外一样越来越普遍。

(张 旭)

参考文献

[1] ASIMAKOPOULOS A D, MIANO R, DI LORENZO N, et al. Laparoscopic versus robot-assisted bilateral nerve-sparing radical prostatectomy: comparison of pentafecta rates for a single surgeon [J]. Surg Endosc, 2013, 27 (11): 4297-4304.

[2] FICARRA V, NOVARA G, VOLPE A, et al. Robot-assisted vs traditional laparoscopic partial nephrectomy: the time for meta-analysis has not yet arrived [J]. BJU Int, 2013, 112 (4): E334-336.

[3] PATEL V R, PALMER K J, COUGHLIN G, et al. Robot-assisted laparoscopic radical prostatectomy: perioperative outcomes of 1500 cases [J]. J Endourol, 2008, 22 (10): 2299-2305.

[4] FICARRA V, NOVARA G, ARTIBANI W, et al. Retropubic, laparoscopic, and robot-assisted radical prostatectomy: a systematic review and cumulative analysis of comparative studies [J]. Eur Urol, 2009, 55 (5): 1037-1063.

第 11 章

六步法腹腔镜根治性前列腺切除术

临床问题

第一节　腹腔镜根治性前列腺切除术概述及其难点

前列腺癌是男性泌尿生殖系统最常见的恶性肿瘤之一，全世界范围内其发病率仅次于肺癌，位列男性恶性肿瘤的第二位。近年来，中国前列腺癌发病率也逐渐提高。根治性前列腺切除术（radical prostatectomy，RP）是局限性前列腺癌的标准治疗方案。随着腹腔镜技术的发展，腹腔镜根治性前列腺切除术已广泛应用于临床，与开放手术相比，腹腔镜手术具有手术创伤小、术后恢复快、术野及解剖结构清晰、术中术后并发症少等特点，尤其适用于盆腔狭小空间的手术。

前列腺血供丰富、解剖位置深在、周围关系复杂，导致腹腔镜根治性前列腺切除术是泌尿外科手术中较为困难和复杂的手术。前列腺如栗子，底朝上，与膀胱相贴，尖朝下，抵尿生殖膈，前贴耻骨联合，后依直肠。前列腺的血供主要来源于膀胱下动脉，沿途发出分支供应精囊、膀胱基底部和前列腺。前列腺的静脉汇入到前列腺静脉丛（Santorini 静脉丛），位于前列腺的前面和侧面，在耻骨前列腺韧带之间接受背深静脉汇合，最终汇入髂内静脉。前列腺表面被三层不同筋膜所覆盖，包括 Denonvilliers 筋膜，前列腺筋膜和肛提肌筋膜。Denonvilliers 筋膜位于前列腺和直肠前壁之间，覆盖前列腺和精囊的后方。前列腺筋膜位于前列腺的前方和前外侧，直接与前列腺包膜接触。前列腺外侧前列腺筋膜和肛提肌筋膜融合为盆筋膜。了解这些筋膜之间的关系对于根治性前列腺切除术有重要意义。

此外，腹腔镜根治性前列腺切除术中精确的缝合、重建尿道也是手术的难点。张骞教授在张旭教授首创的单线连续吻合法的基础上进行改进，总结为“单线 8 针吻合法”，大大降低了吻合膀胱颈和尿道的难度。[1]

最新进展

第二节　六步法腹腔镜根治性前列腺切除术

如何能够在简化手术步骤、缩短手术时间的前提下达到良好的手术效果是手术技术进步的关键。经过数千例手术实践，结合张旭教授等前辈们的手术经验技巧并根据自身情况的改良，张骞教授总结出一套相对流畅的手术过程，重点可以概括为“六步法”：盆筋膜、留膀胱、找精囊、断韧带、留尿道及做吻合。通过这六个主要步骤，便可化繁为简，利于抓住手术操作关键点，迅速提高对本手术的认识和操作技艺水平，把腹腔镜根治性前列腺切除术从泌尿外科的“高精尖”手术简化为大家都能做的常规手术。

第三节　经腹途径与经腹膜外途径腹腔镜根治性前列腺切除术的对比研究

腹腔镜根治性前列腺切除术可以采取经腹腔途径或经腹膜后途径，两种手术路径各有优劣。我们中心同时开展经腹途径和腹膜外途径腹腔镜根治性前列腺切除术。回顾性分析北京大学第一医院泌尿外科 2002 年 6 月至 2013 年 1 月期间因前列腺癌接受腹腔镜根治性前列腺切除术的患者共 190 例，比较两种手术入路的差异。

接受经腹腹腔镜根治性前列腺切除术的患者 116 例，接受经腹膜外腹腔镜的患者 74 例。患者年龄 50~78 岁，平均年龄 66.8 岁；体重指数 17.0~32.2kg/m^2，平均 24.18kg/m^2；手术时间 84~550 分钟，平均 217.3 分钟；术中出血 50~2600ml，平均 411.3ml；术后引流时间 2~35 天，平均 6.9 天；术后住院日 2~37 天，平均 9.9 天；19 例（10.0%）患者术后病理 Gleason 评分 ≤6，109 例（57.4%）患者 Gleason 评分 =7，62 例（32.6%）患者 Gleason 评分 ≥8；术后病理分期 T1 期 3 例（1.6%），T2 期 78 例（41.1%），T3a 期 68 例（35.8%），T3b 期 40 例（21.1%），T4 期 1 例（0.5%）；53 例（27.9%）患者切缘阳性；共发生 22 例（11.6%）术中并发症和 18 例（9.5%）术后早期并发症。

与腹腔镜经腹入路手术相比，腹腔镜经腹膜外入路的手术时间、术后引流管拔出时间和术后平均住院时间更短，但两组围手术期并发症和切缘阳性率差异无统计学意义。腹腔镜经腹途径根治性前列腺切除术的手术空间较大，视野好，但经腹途径需先分离膀胱前壁，手术操作步骤较多，且经腹手术对肠道影响大。腹膜外途径通过气囊扩张创建的潜在间隙，将膀胱前壁从耻骨上分离，手术步骤相对简单，且对肠道影响小，术后肠功能恢复快。本组数据中，经腹膜外腹腔镜根治性前列腺切除术的手术时间明显少于经腹腔途径手术，平均手术时间减少了 85 分钟。患者术后平均住院时间也较接受经腹腹腔镜的患者缩短了 5.6 天[2]。

第四节　三孔法与四孔法腹膜外途径腹腔镜根治性前列腺切除术的对比研究

本中心尝试在传统四孔法 Cleveland 术式的基础上，省略右侧髂前上棘内侧穿刺通道，将其简化为三孔法腹腔镜根治性前列腺切除术。本研究回顾性分析 2010 年 11 月至 2014 年 10 月我院同一外科医师（张骞医师）开展的 200 例腹腔镜根治性前列腺切除术患者的临床资料，比较三孔法与四孔法腹腔镜根治性前列腺切除术的近期临床疗效，以探讨三孔法腹腔镜根治性前列腺切除术治疗局限性前列腺癌的安全性和有效性。

患者年龄（66.8 ± 15.5）岁，总前列腺特异性抗原（tPSA）（15.3 ± 12.4）ng/ml。200 例患者分为三孔法组（95 例）及四孔法组（105 例）。两组患者的年龄、体质指数、术前 tPSA、临床分期、术前是否行新辅助内分泌治疗、经尿道前列腺切除术（TURP）手术史、糖尿病史比较差异均无统计学意义（$P>0.05$）。三孔法组经直肠 B 超前列腺体积为（35.6 ± 16.7）ml，四孔法组为（42.2 ± 24.7）ml，组间比较差异有统计学意义（$P<0.05$）。

术中出血量、术后 Gleason 评分、术后切缘阳性率差异有统计学意义（$P<0.05$）。术后住院天数、引流管留置时间、病理分期比较差异无统计学意义（$P>0.05$）。三孔法组 83 例（87.4%）获得随访，随访时间 5~19 个月，中位时间 11 个月；四孔法组 92 例（87.6%）获得随访，随访时间 17~52 个月，中位时间 27 个月。两组术后生化复发率和术后 3、6、12 个月尿失禁发生率比较差异无统计学意义（$P>0.05$）。

三孔法所有操作均由单一术者完成，助手只需要协助摄像，降低了术者与助手之间配合的技术难度，缩短了手术时间。但三孔法术中因为没有助手的帮助，要求术者对手术解剖层次辨认更准确，操作准确度更高。而六步法手术是根治性前列腺切除术的限速步骤，也是缩短手术时间的关键步骤。[3,4]

实例演示

第五节　六步法腹膜外途径腹腔镜根治性前列腺切除术实例演示

【适应证】

1. 临床分期 T1b~T2c 的局限性前列腺癌患者。
2. 患者预期寿命≥10 年。
3. PSA≤20ng/ml，Gleason 评分≤7。
4. 对于高危患者是否应接受根治性手术目前仍有争议。

【禁忌证】

1. 术前影像学资料提示有远处转移的患者。

2. 患者预期寿命小于 10 年。

3. 有严重心肺疾病者。

4. 有严重出血倾向患者。

【所需器材清单】

1. 腹腔镜设备。

2. 气腹设备。

3. 能量器械　超声刀系统;能量平台。

4. 手术器械　腹腔镜下分离钳、无创钳、剪刀、持针器、双极电凝钳等。

5. 缝线　1-0 和 3-0 倒刺缝线。

【团队要求】

1. 具有腹腔镜经验的泌尿外科医师。

2. 具有腹腔镜配合经验的刷手护士和巡回护士。

3. 有经验的麻醉医生。

【操作步骤】

1. 术前实验室检查　完善血常规、尿常规、血生化、凝血功能、感染疾病筛查、血型检测等。

2. 胸片、心电图,必要时超声心动图及血气分析检测,评估心肺功能。

3. 影像学检查

(1) 泌尿系统超声:经直肠 B 超可发现前列腺外周区有低回声病变,少数为高回声、等回声或混合回声。

(2) MRI 扫描(MRI 可帮助了解肿瘤有无扩展至包膜外及精囊,有无盆腔淋巴结转移,对前列腺癌的诊断和分期有参考价值)。

(3) 骨扫描:放射性核素骨扫描可较 X 线平片更早发现前列腺癌的骨转移。

(4) 病理学检查:经直肠 B 超引导下前列腺穿刺活检获取组织进行病理学检查是诊断前列腺癌的金标准,术前必须获得明确的病理学证据。

4. 手术体位　患者仰卧位,下腹部位置正对腰桥,略取折刀位,这样可以省去在臀下放置垫子。双腿略分开,髋关节稍外展,便于根治性前列腺切除术中膀胱颈尿道吻合时助手将会阴部顶起。膝关节稍屈曲,腘窝下垫起予以保护。膝盖上方和胸前分别用约束带或者宽胶布固定,确保头低脚高体位时病人保持稳定。患者的双手并在体侧。

5. 穿刺套管布局　第 1 个套管在脐下置入,脐下正中做长约 4cm 小切口,切开皮下脂肪至腹直肌前鞘,在脐下两横指处横行切开腹直肌前鞘,在中线两侧见到腹直肌后,将手指紧贴腹直肌后方,在腹直肌后鞘前方扩张,遇中线将其推开,置入自制气囊,充气建立前腹膜腔。将 10mm trocar 置入该腔隙。于双侧腹直肌外侧缘,同样是脐下两横指水平置入第 2、3 个套管,使得 3 个 trocar 在体表分布呈弧形分布。

6. 六步法第一步　打盆底,缝静脉(图 11-1)。切开盆底筋膜,缝扎背深静脉。清除前列腺前表面、膀胱颈前、盆内筋膜表面的脂肪组织。将前列腺压向右侧,使左侧盆内筋膜保持一定张力,辨认盆内筋膜,靠近骨盆侧壁切开盆筋膜。同法打开右侧盆筋膜。打开盆筋膜

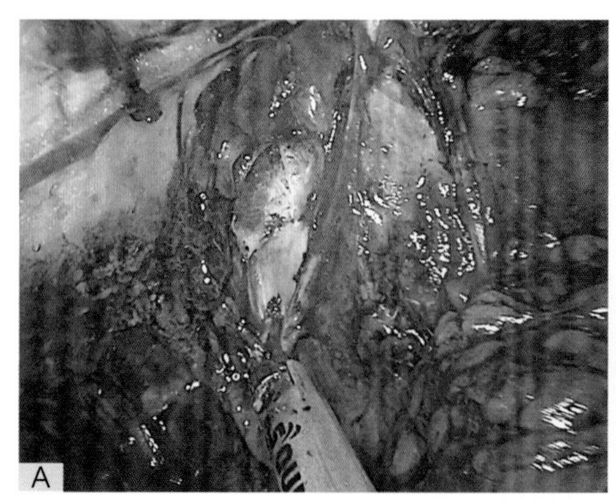

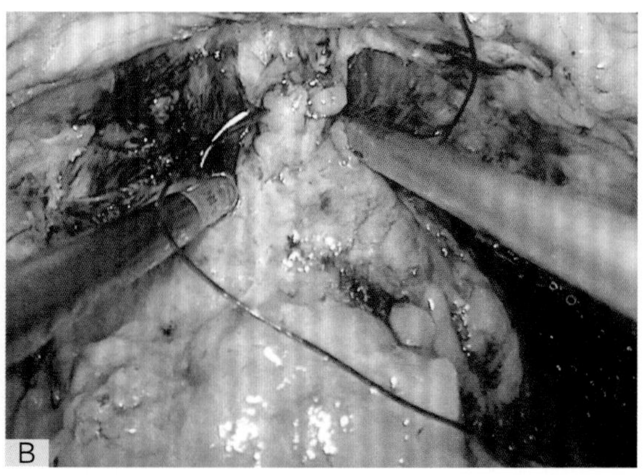

图 11-1　六步法第一步
A. 打盆底；B. 缝静脉

的过程中应远离前列腺，避免出血。同时注意勿损伤肛提肌及前列腺后外侧的神经血管束。切开盆筋膜至耻骨后方，从凹陷处缝扎阴茎背深静脉复合体（dorsal vein complex，DVC）。切断耻骨前列腺韧带，缝扎 DVC。笔者使用倒刺缝线进行免打结的缝扎方法：选取长约 10cm 的 0 号自固定缝线，末端提前打 3~4 个线结，缝扎背深静脉复合体 3 次后剪断。此处也可采用 1-0 可吸收缝线"8 字"缝合后打结。

7. 六步法第二步　断膀胱颈。离断膀胱颈和前列腺之间的间隙，完整保留膀胱颈（图 11-2）。膀胱颈保留的关键在于膀胱颈前列腺连接部的确定。关于连接部的判断方法：膀胱前表面脂肪终止的地方大致代表了前列腺膀胱连接部位，此外可以通过反复前后移动尿管，通过尿管水囊的位置可以大致判断膀胱前列腺连接部。抓钳触碰质感的改变也有助于辨认膀胱前列腺连接部。

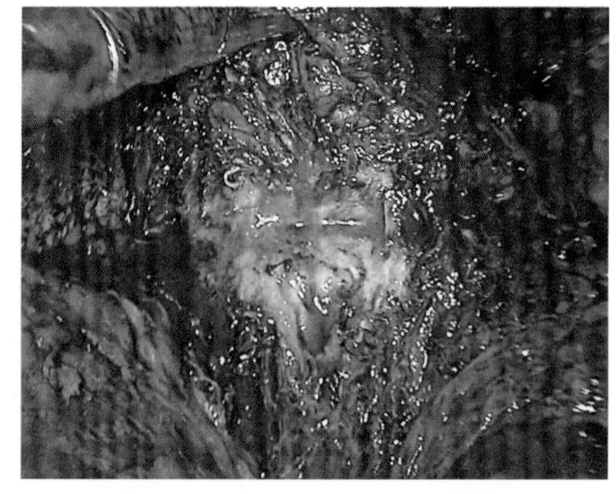

图 11-2　六步法第二步　断膀胱颈

在 12 点处仔细观察可看见横行的膀胱脂肪终止的间隙和纵行的前列腺两侧叶交汇成"十字"，于"十字"交叉点横行切开前列腺周围筋膜，沿前列腺与膀胱颈之间无血管平面进行锐性钝性相结合分离，向两侧延伸。将膀胱颈两侧组织完全分离之后可观察到膀胱颈处尿道，切开尿道前壁，将尿管退出膀胱后贴紧前列腺切断膀胱颈后唇至完全离断膀胱颈处尿道。此步骤应尽量完整的保留膀胱颈，以备进行尿道吻合。若前列腺突入膀胱较重，可紧贴突入膀胱颈的前列腺中叶分离膀胱颈部黏膜，避免膀胱颈开口过大。如果膀胱颈切口较大，可与 5、7 点分别缝合缩窄膀胱颈口，以利于之后的尿道吻合。

8. 六步法第三步　找精囊。在膀胱颈后方寻找并游离精囊（图 11-3）。从膀胱颈 5~7 点间位置切开膀胱前列腺肌（vesico-prostatic muscle，VPM）进入精囊后方的层面。沿精囊后方向两侧钝性分离找到输精管，钳夹并提起输精管，尽量贴近远端使用超声刀离断输精管，沿输精管走行方向钝性游离出精囊。游离精囊时应注意精囊外下方的精囊动脉，在精囊外下方使用超声刀或者 hem-o-lok 钳夹并切断精囊动脉，避免出血。双侧精囊均游离后，将输精管和精囊向对侧上方牵拉，即可观察到狄氏筋膜。

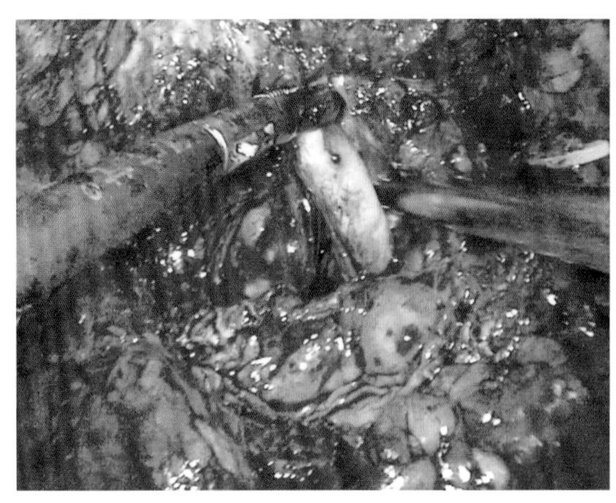

图 11-3　六步法第三步　找精囊

9. 六步法第四步　断韧带（图 11-4）。向上提起输精管和精囊向上方牵拉，显露狄氏筋膜，锐性水平切开狄氏筋膜后显露前列腺直肠前间隙，钝性向前游离至前列腺尖部。将精囊及前列腺向前方牵拉，暴露前列腺侧韧带。如不保留血管神经束，可采用 Ligarsure 或 KLS 处理两侧前列腺韧带，可达到良好的止血效果。完全切断前列腺两侧韧带，直至前列腺尖部。游离精囊后可在精囊外上方前列腺侧方观察到类似脂肪样结构，若保留神经血管束，则应从此处分离进入前列腺包膜，紧贴前列腺包膜从筋膜内进行游离，可使用可吸收生物夹或钛夹配合剪刀的方法，避免使用超声刀及双极钳，减少对血管神经束的电损伤和热损伤。

10. 六步法第五步　留尿道。分离前列腺尖部，保留远端尿道（图 11-5）。超声刀切断背深静脉丛，注意不要切断之前的缝线（8 字缝合时尽量将缝线拉紧前尽量推向耻骨侧）。切断背深静脉复合体后，逐步向下钝性游离，此前应将尿管置入前列腺尿道，起到支撑尿道的作用。当快游离至尿道时，将尿管从尿道内撤出，可观察到撤出尿管后的尿道变得空虚，有助于进一步确认尿道位置。若前列腺两侧分离足够充分，仅剩尿道处相连时，可将前列腺翻转 180°，以便更完整地切除前列腺尖部。贴近前列腺用剪刀锐性切开尿道前壁，以显露尿道侧壁和后壁，并予以切断。将前列腺尖部钳夹后向头端和上方牵拉，显露腺体后方的尿道直肠肌，从侧面剪断，此处尿道距直肠较近，应观察清楚避免损伤后方直肠。前列腺远端尿道应尽量保留，以便重建尿道和术后控尿功能的恢复。

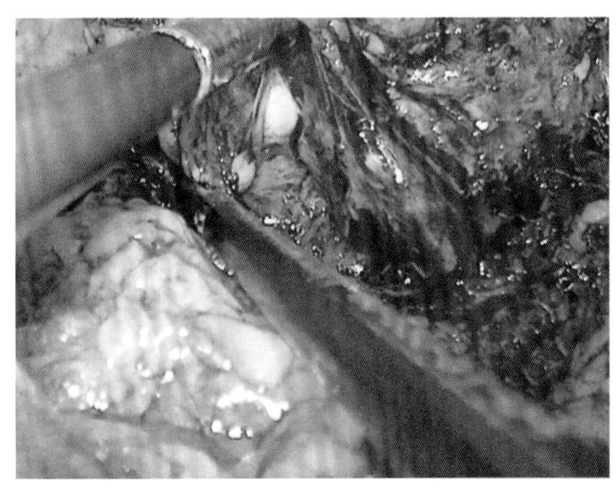

图 11-4　六步法第四步　断韧带

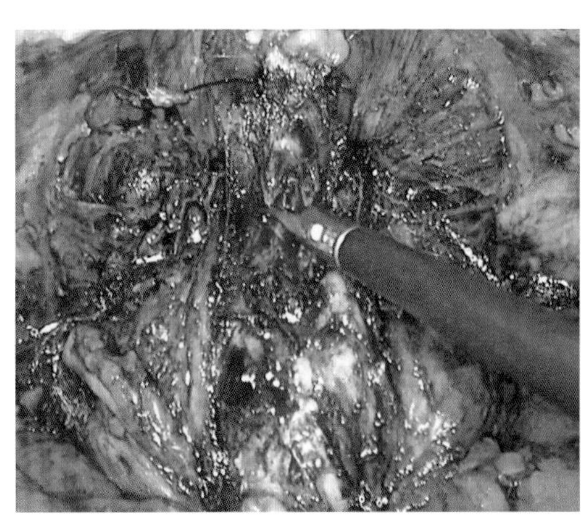

图 11-5　六步法第五步　留尿道

11. 六步法第六步　做吻合。吻合膀胱颈和尿道。若膀胱颈开口较大时，则可用可吸收线与5、7点分别缩窄重建膀胱颈后再行膀胱尿道吻合。膀胱颈保留完整时可直接与尿道进行吻合。笔者在张旭教授首创的单线连续吻合法的基础上进行改进，总结为“单线8针吻合法”。使用3-0自固定可吸收线，长约20~25cm，末端打3~4个线结。首先在膀胱颈后壁5点，6点，7点，9点处由外向内进行缝合，然后由内向外吻合尿道对应点位。膀胱颈后壁与尿道吻合四针后。将后壁吻合线收紧。此时将导尿管置入膀胱，气囊暂时不注水。继续缝合膀胱颈11点，1点，3点，5点与尿道对应点位进行吻合，收紧缝线，尿管气囊内注水。共缝合8针（图11-6）。之后，笔者常规进行膀胱前壁悬吊，具体方法为：尿道吻合完毕后，继续使用吻合尿道的针线靠近膀胱颈方向缝合一针，然后反针缝合原背深静脉复合体处，再次缝合膀胱颈前壁，线尾处使用生物夹固定，结束吻合。这种方法恢复了前列腺切除前膀胱颈的解剖位置，减轻吻合口张力，减少术后吻合口漏尿的发生几率；同时还免于打结，简化手术操作。

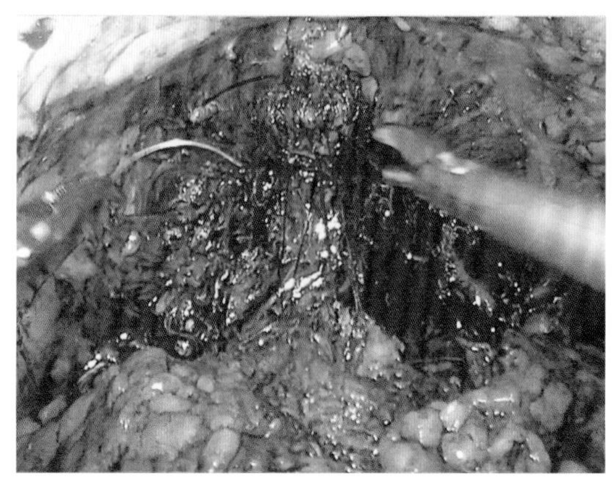

图11-6　六步法第六步　做吻合

12. 术后处理

(1) 术后第一天即可开始正常饮食，若有直肠损伤，则延迟进食。

(2) 术后予3~5天预防性抗生素。

(3) 引流液连续3天小于30ml可拔除，如发生吻合口漏应延迟拔管。

(4) 尽早下床活动，避免肺部感染及下肢深静脉血栓形成。

(5) 尿管留置2周后拔除。

(6) 根据术后病理情况决定下一步处理方案。

【要点解析】

1. 建立腹膜外腔隙要避免损伤腹膜，笔者的经验是：脐下取纵行切口，3~4cm，在脐下两横指处横向切开腹直肌前鞘，见双侧腹直肌后，示指紧贴腹直肌后方，在腹直肌后鞘及弓状缘前方扩张，可用示指将中线推开，使双侧的腹膜后间隙合并。

2. 打开盆底肌的位置宜尽量远离前列腺，以避免误伤背深静脉丛导致出血，笔者习惯在盆底筋膜返折处由远端向近端打开盆底筋膜，或者在盆底筋膜的肌肉与筋膜移行处（由红变白处）打开。为充分显露DVC，可以将耻骨前列腺韧带打开。DVC的缝合可以采用0号倒刺线八字缝合拉紧，免打结技术。

3. 可以通过轻柔的牵拉尿管确认前列腺与膀胱颈的交界面，遇前列腺体积巨大，或者中叶突入膀胱，或者既往曾行TUR-P手术者，也建议紧贴着前列腺切除，这样可以最大程度的保留膀胱颈。

4. 精囊位于VPM的下方，准确辨识VPM并将其打开有助于迅速找寻到输精管和精囊。膀胱颈3点和9点位置为膀胱下动脉前列腺支，为支配前列腺的主要血供，将其控制后可避免主要的出血。提起精囊后打开狄氏筋膜，紧贴前列腺向远端进一步游离至前列腺尖部，该步骤若保留好 NVB 可避免出血。

5. 前列腺尖部的处理非常关键，超声刀沿 DVC 缝扎处切开，要尽量避免打断缝线（万一缝线被打断了，建议重新 8 字缝合 DVC）。钝性游离出尿道的轮廓，剪刀剪断尿道。

6. 吻合尿道建议采用 3-0 倒刺缝线，笔者倾向于使用 1/2 弧度，线长 20cm，八针法。尿道远端进针时可请助手于会阴部用纱布捆绑的钳子顶起，便于更好地显露和进针，另外，每一针的进针点位都是固定的，夹针的角度也都是固定的，笔者建议初学者反复观看手术录像，并联系每一针的夹针和进针点，便于实际使用时顺利完成缝合。常规是缝合后壁四针后拉紧，此时建议将气腹压降低至 8mmHg，该措施可以有效降低吻合口张力，避免组织被缝线撕脱。吻合 8 针完成后，可以将膀胱颈向耻骨前列腺韧带牵拉，可以免于打结。

7. 保留神经血管术的关键在于膀胱颈后外侧和前列腺尖部的处理，这些地方应避免使用超声刀和电钩，以减少对神经的热损伤。可配合使用 hem-o-lok 夹及剪刀离断前列腺侧方血管。

8. 可进行后重建、前重建、膀胱颈折叠、全盆底重建等方法，改善术后早期尿控。

（孟一森）

专家述评

前列腺癌是男性泌尿生殖系统最常见的恶性肿瘤之一。近年来，中国的前列腺癌发病率逐渐提高。根治性前列腺切除术是局限性前列腺癌的标准治疗方案。随着腹腔镜技术的发展，腹腔镜根治性前列腺切除术已广泛应用于临床，与开放手术相比具有手术创伤小、术后恢复快等特点。腹腔镜根治性前列腺切除术可以采取经腹腔途径，亦可以采取经腹膜外途径。经腹膜外途径避免了进入腹膜腔，对腹腔脏器干扰小，患者术后胃肠道恢复快，符合快速康复的理念。

“六步法”腹膜外途径腹腔镜根治性前列腺切除术将手术步骤简化为六步：打盆底、缝静脉；断膀胱颈；找精囊；断韧带；留尿道；做吻合。把手术操作过程规范化和标准化，大大降低了腹腔镜根治性前列腺切除术的难度，将“高精尖”的手术简化为大家都能开展的常规手术。此外，将腹腔镜根治性前列腺切除术常规“四套管”方式精简为“三套管”方式，将腹膜外空间中的气腹压力当做无形的助手，降低了术者与助手之间配合的技术难度，进一步方便手术操作。

（张　骞）

参考文献

[1] 张骞．泌尿外科腹腔镜手术：操作技巧与要领[M]．北京：人民卫生出版社，2017.

[2] 赵峥，孟一森，何睿，等．经腹和腹膜外腹腔镜根治性前列腺切除术的比较研究[J]．中华外科杂志，2014，2：135-138.

[3] 张骞，宋海峰，孟一森．三孔六步法经腹膜外途径腹腔镜下根治性前列腺切除术（附光盘）[J]．现代泌尿外科杂志，2016，10：737-740.

[4] 刘茁，孟一森，虞巍，等．三孔法与四孔法经腹膜外途径腹腔镜下根治性前列腺切除术的比较[J]．中华泌尿外科杂志，2015，8：595-599.

第 12 章

保留神经的腹腔镜根治性前列腺切除术

临床问题

第一节　根治性前列腺切除术术后并发症及解决方案

20 世纪 80 年代之前，相当多的患者在根治性前列腺切除术(radical prostatectomy，RP)后发生严重的围术期并发症，如阴茎勃起功能障碍、尿失禁、术中大量出血等，这导致了许多患者不愿接受此术式治疗，而选择其他疗效不显著的治疗方法，从而使 RP 手术未能推广普及。

Walsh[1]在 1982 年首先将解剖性 RP 和保留神经血管束技术应用于临床局限性前列腺癌的手术治疗，此后这一技术不断改进和完善，手术并发症明显减少，从而使 RP 逐渐在全世界得到普及。1997 年 Schuessler[2]首次报道了腹腔镜根治性前列腺切除术(laparoscopic radical prostatectomy，LRP)。随着腹腔镜微创技术的发展，LRP 在各大医疗中心相继开展，具有切口小、视野层次及解剖结构清晰、并发症少的优点。

尽管如此，术后尿失禁及勃起功能障碍仍是 RP 最主要的长期并发症，这严重影响患者的生活质量。但随着对盆底及前列腺周围血管及神经束解剖的进一步认识，筋膜间或筋膜内保留神经的 RP，对于术后患者的控尿、勃起功能的恢复起到了重要作用。

最新进展

第二节　RP 的主要三种筋膜路径

RP 主要有筋膜内、筋膜间和筋膜外技术(图 12-1)。许多研究者认为保留前列腺周围筋膜和盆内筋膜之间的所有组织是一种改善术后功能的方法。筋膜内分离技术在 2004 年首先被提出，但按当时的手术方法仍需要打开盆内的筋膜，并结扎背深静脉复合体[3]。直到 2007 年 Savera 等人[4]提出的“阿佛洛狄忒面纱”技术，其实就是切开 Denonvilliers 筋膜，进入直肠前间隙进行分离，这种技术则保留了腹外侧的前列腺周围筋膜；而后来 Stolzenburg[5]等人对此技术进行了进一步改良，在保留耻骨前列腺韧带的同时，不切开 Denonvillier 筋膜，而是在 Denonvilliers 筋膜和前列腺包膜之间分离，被命名为“Leipzig”技术。Khoder[6]等人在 2011 年提出了完全的筋膜内分离技术，即在 Denonvilliers 筋膜和前列腺包膜之间进行分离。

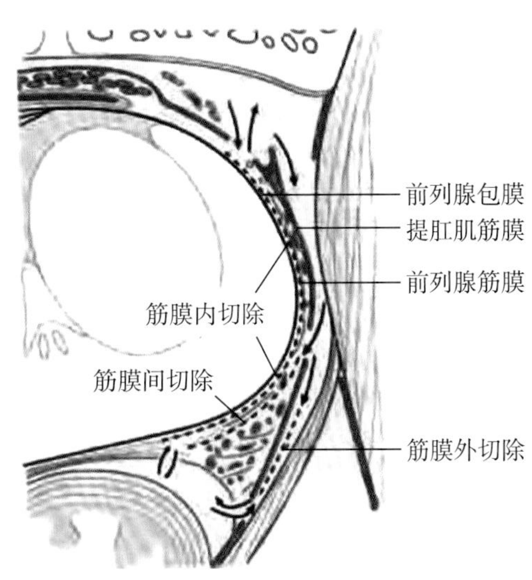

图 12-1　前列腺的手术解剖平面

筋膜内技术就是沿着前列腺包膜与前列腺筋膜之间向两侧游离，直到前列腺尖。我们知道前列腺周围的神经血管束主要走行于前列腺筋膜与盆内筋膜之间，该技术能够在切除前列腺的同时减少对周围筋膜及神经血管束的损伤，但分离后前列腺周围几乎没有前列腺周围组织覆盖，分离更靠近前列腺腺体，这种方式理论上会导致切缘阳性率更高。Potdevin 等[7]发现筋膜内保留神经 RP 的 T3 期患者中切缘阳性率较高。Galfano 等[8]发现筋膜内切除在术后早期控尿功能以及性功能的恢复上要优于筋膜间切除，而切缘阳性率在 pT2 期低危的前列腺癌患者中两者无显著差异，在 pT3 期患者中筋膜内切除却会增加切缘阳性率。因此，在进行筋膜内手术时应该严格掌握适应证。

筋膜内保留神经的根治性前列腺切除术对于患者术后尿控以及性功能的恢复存在着优势。Potdevin 等[7]发现筋膜内保留神经的机器人辅助腹腔镜根治性前列腺切除术(robot-assisted laparoscopic radical prostatectomy，RARP)能显著提高术后勃起功能恢复率及缩短恢复控尿的时间。2014 年 Khoder 等[9]进行了前瞻性研究比较筋膜内和筋膜间保留神经的前列腺技术对患者术后功能性结果，该研究纳入 430 例患者(其中筋膜内组 241 人，筋膜间组 189 人)，最终得出筋膜内技术在不损害肿瘤治疗效果的情况下具有更好的控尿和保留性功能的作用。

筋膜间技术是指在前列腺两侧的前列腺筋膜与肛提肌筋膜之间分离，该技术仅保留部分性神经,可以有更大范围的切缘,可能有更好的肿瘤学结果,但该技术无法保留前外侧的海绵体神经,因此该术式仍有一定的勃起功能障碍发生率。筋膜外技术就是在肛提肌筋膜的外侧和后侧的前列腺筋膜外分离,但是这种情况将导致神经血管束被完全切除,如果两侧血管神经束都切除的话,那么很可能导致勃起功能障碍。

随着对前列腺神经血管束解剖的认识,继续细分筋膜间近段和远段解剖平面,提出了新的分级系统来进一步界定肿瘤切缘的安全性。Tewari 等[10]提出了 4 级评分,以前列腺外侧静脉作为新解剖平面的标志物,分级为 1~4 级,1 级:在前列腺外周静脉和前列腺包膜间的解剖平面;2 级:仅在静脉层面;3 级:在前列腺和静脉间保留更多组织;4 级:筋膜外解剖切除。1 级代表最大神经保留,而 4 级代表没有神经保留。Srivastava 等[11]利用此系统研究发现,早期恢复尿控和神经保留分级系统是相关的,1 级神经保留 72% 患者可以早期恢复尿控,4 级为 44%。但关于此系统与勃起功能恢复的关系还需要进一步研究。

Patel 等[12]提出了神经保留的 5 级评分系统。该系统采用前列腺外周动脉作为标记物,1 级:筋膜外切除;2 级:解剖平面建立在动脉外侧数毫米位置,紧挨着前列腺边缘,术中通过一层较厚的覆盖前列腺并包裹动脉的脂肪组织确认;3 级:在标记动脉外侧,术中通过一层覆盖前列腺,并在标记动脉下方的脂肪组织确认;4 级:需要在动脉和前列腺假包膜间越过神经血管束进行锐性分离,术中通过一层覆盖前列腺并在动脉旁消失的脂肪组织确认;5 级:在标记动脉和前列腺包膜间钝性分离,最大的保留神经。Schatloff 等[13]采用这种分级系统发现了随着分级度增加,前列腺周围神经组织逐渐减少,但是对于术后尿控以及性功能的恢复需要进一步的研究。

实例演示

第三节 保留神经的腹腔镜根治性前列腺切除术实例演示

【适应证】

1. 预期寿命 >10 年。
2. 术前有勃起功能。
3. 临床低危前列腺癌(cT≤T2a,Gleason 评分 2~6 分,PSA≤10ng/ml)。
4. 对于临床 T2b~T3a 期患者,可选择保留单侧神经。

【禁忌证】

1. 术前影像学资料提示局部进展、淋巴结转移或远处转移的患者。
2. 术中发现肿瘤可能侵及神经血管束。
3. 预期寿命小于 10 年的患者。
4. 有严重心肺脑疾病、出血倾向的患者。

【所需器材清单】

常规腹腔镜光源及监视系统,气腹系统,手控器械及能量发生装置(如超声刀、双极电凝钳、Ligasure 血管切割闭合器等)。

【团队要求】

要求主刀医师 1 名、助手 2 名,麻醉医师 1 名,器械护士、巡回护士各 1 名,手术录像、记录者 1 名。

【操作步骤】

1. 术前准备

(1) 完善血常规、尿常规、血生化、凝血功能、感染疾病筛查、血型检测等。

(2) 检查胸部 X 线片、心电图,必要时超声心动图及血气分析检测,评估心肺功能。

(3) 影像学检查:泌尿系统超声、MR 检查、骨核素扫描,协助评估肿瘤的临床分期、进展情况。

(4) 病理学检查:经直肠 B 型超声引导下前列腺穿刺活检获取组织进行病理学检查是诊断前列腺癌的金标准,术前必须获得明确的病理学证据。

(5) 术前肠道准备:术前 3 天开始口服抗生素(左氧氟沙星 + 甲硝唑),每晚甘油灌肠剂灌肠,术前 1 天肥皂水清洁洗肠。

2. 全身麻醉,患者取仰卧位,腰部下垫一厚约 10cm 的软枕,头低脚高位 20°~30°,消毒铺单后插入 18 号双腔尿管。术者位于患者左侧,一助位于患者右侧,二助扶镜手位于患者头侧。

3. 取脐下正中切口,长度约 3~4cm,示指进入腹膜外间隙钝性分离,以气囊扩张腹膜外间隙(约 1000ml)。以脐为顶点,于脐下切口放置 10mm Trocar,于双侧腹直肌外缘及髂前上棘内侧 2 横指放置 12mm 及 5mm Trocar。置入腹腔镜探查盆腔内情况。

4. 清除前列腺表面及侧边脂肪。打开双侧盆腔内筋膜(图 12-2),显露前列腺及膀胱大致范围,以 2-0 倒刺缝线缝扎阴茎背深静脉复合体(图 12-3),向前分离显露前列腺尖部,钝性推开肛提肌。

5. 向外牵拉尿管,显露膀胱颈的大致位置,靠近前列腺底部切断膀胱颈(图 12-4),至此分离前列腺上界。向上提起前列腺底部,打开膀胱前列腺肌(vesico-prostatic

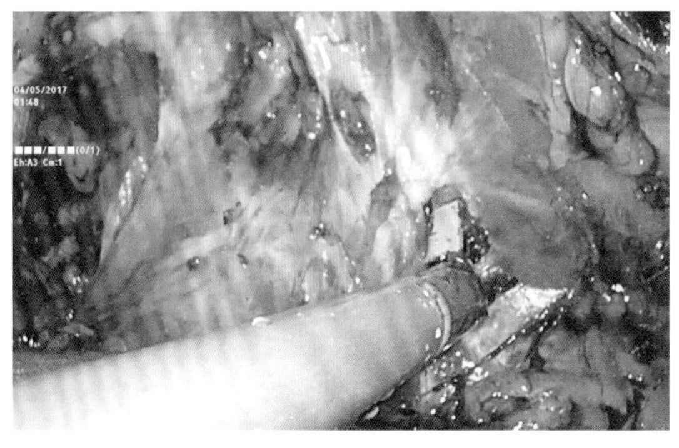

图 12-2　打开盆腔内筋膜

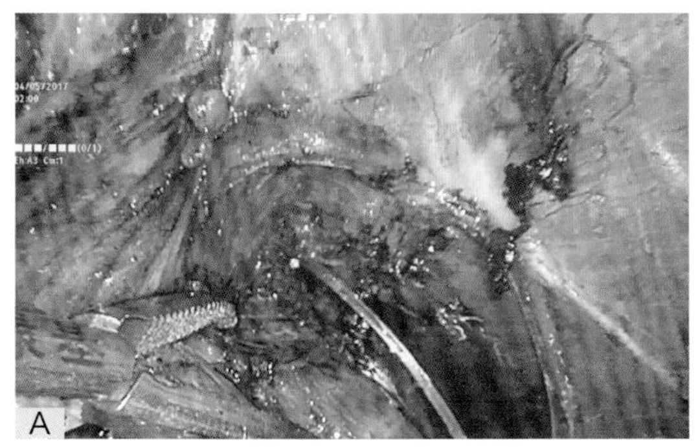

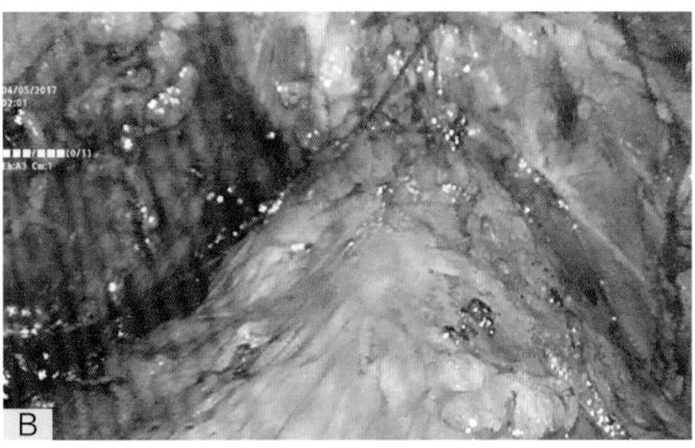

图 12-3　缝扎阴茎背深静脉复合体

muscle，VPM），游离双侧输精管及精囊腺（图 12-5）。向上提起前列腺底部，打开狄氏筋膜（图 12-6），向下游离，分离至前列腺尖部，仔细分离直肠与前列腺尖部（图 12-7），避免损伤直肠。

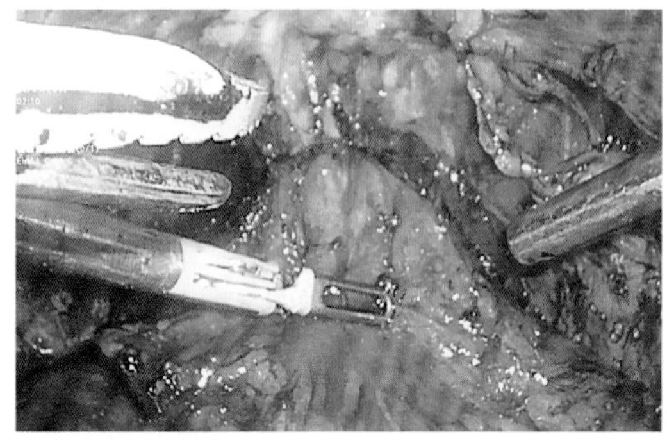

图 12-4　切断膀胱颈

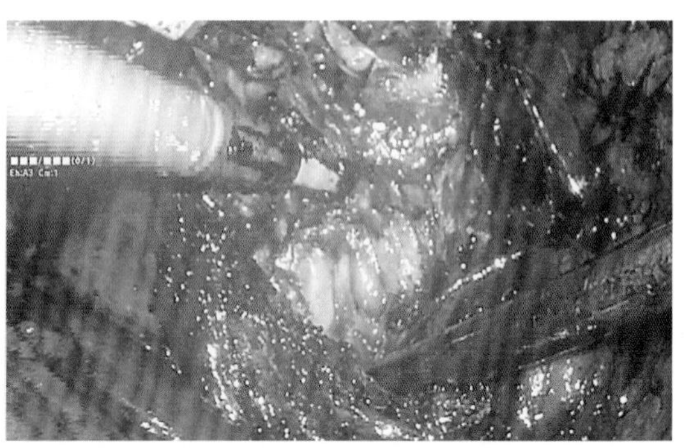

图 12-5　游离输精管及精囊腺

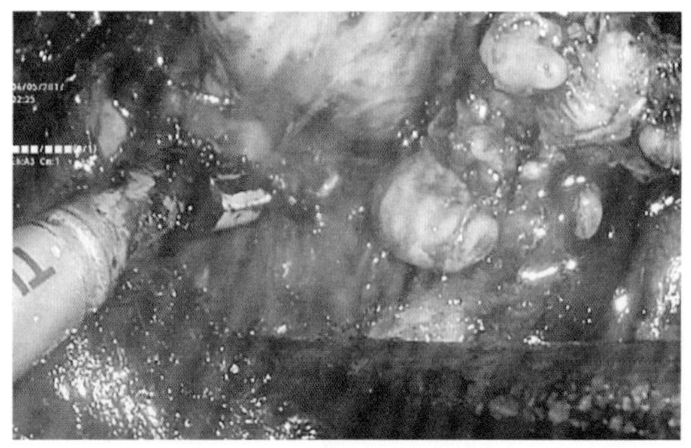

图 12-6　打开狄氏筋膜

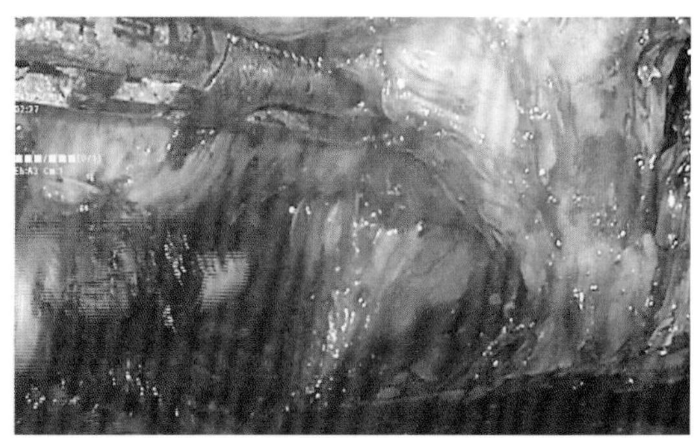

图 12-7　分离直肠与前列腺尖部

6. 使用剪刀将前列腺筋膜从前列腺表面分离下来，锐性、钝性相结合。顺行以 hem-o-lok 夹夹闭神经血管束内侧缘组织（图 12-8），并以剪刀分离，完整保留走行于前列腺表面的血管神经束，避免使用超声刀或者双极等能量设备。

7. 断开阴茎背深静脉复合体（dorsal vein complex，DVC）（图 12-9），向下分离出尿道，

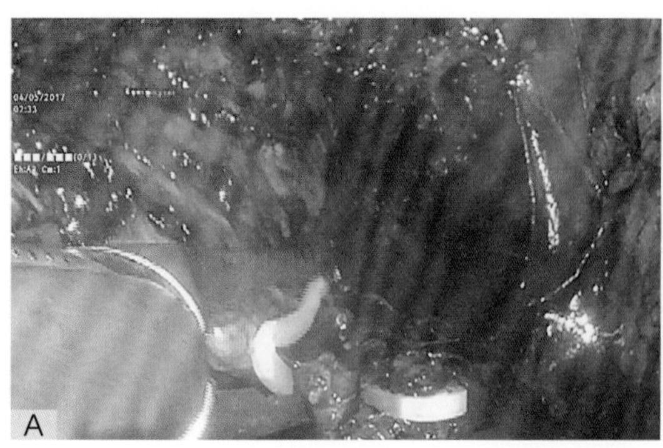

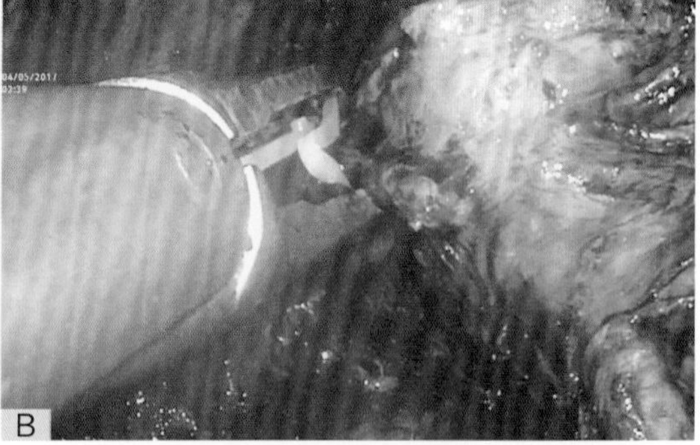

图 12-8　A. 夹闭神经血管束内侧缘组织（右侧）；B. 夹闭神经血管束内侧缘组织（左侧）

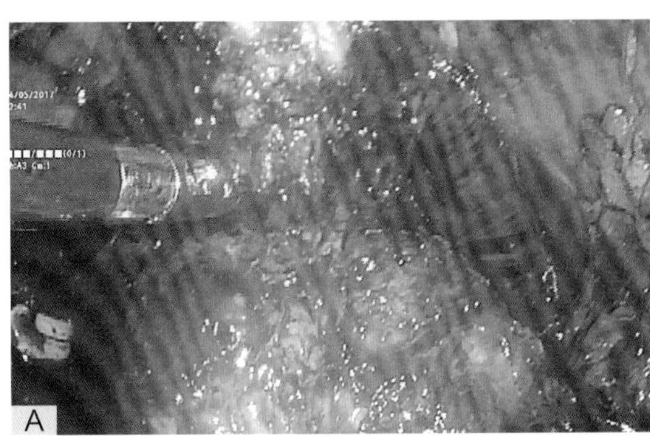
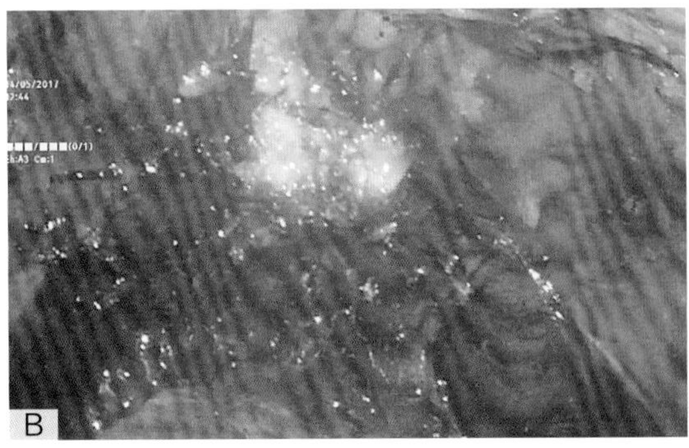

图 12-9　断开阴茎背深静脉复合体

以剪刀冷刀剪断，注意预留适当长度的尿道。至此，完整切除前列腺、双侧精囊腺及输精管壶腹。

8. 常规清扫双侧盆腔淋巴结（图 12-10），必要时可扩大清扫至输尿管跨髂血管处（通过腹膜外途径），一并装入标本袋，由脐下切口取出。

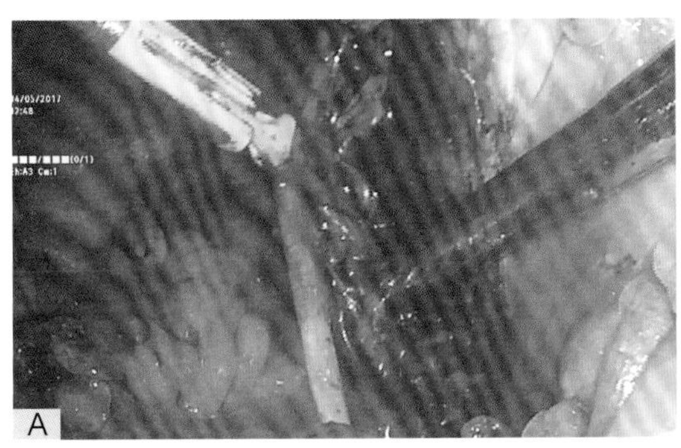
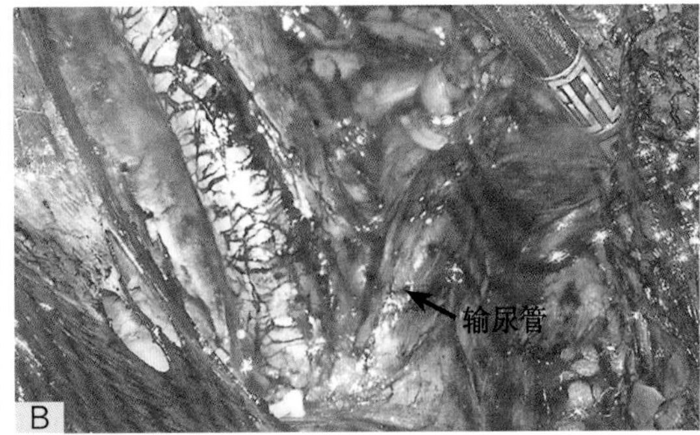

图 12-10　清扫双侧盆腔淋巴结

9. 以 5/8 弧 3-0 V-Loc 缝线吻合后壁（图 12-11），双层缝合后正中嵴（median dorsal raphe，MDR）与狄氏筋膜、MDR 与膀胱颈口后唇。

10. 在尿管引导下，以 4-0 V-Loc 缝线连续缝合，吻合尿道口及膀胱颈（图 12-12），恢复尿道连续性。

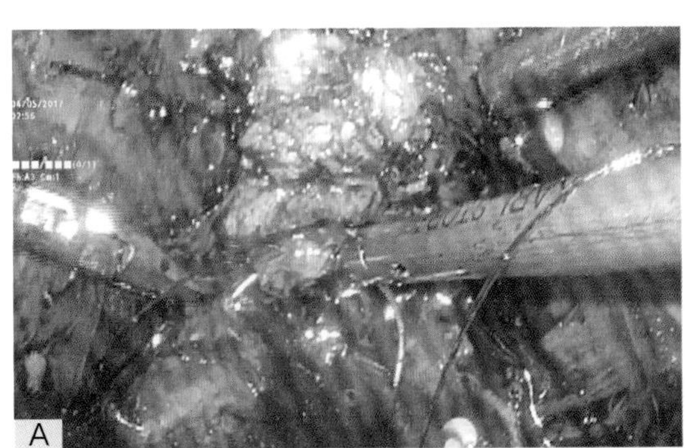
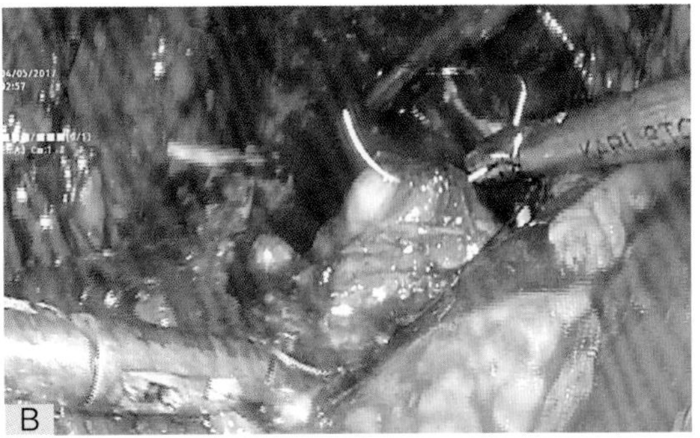

图 12-11　吻合后壁

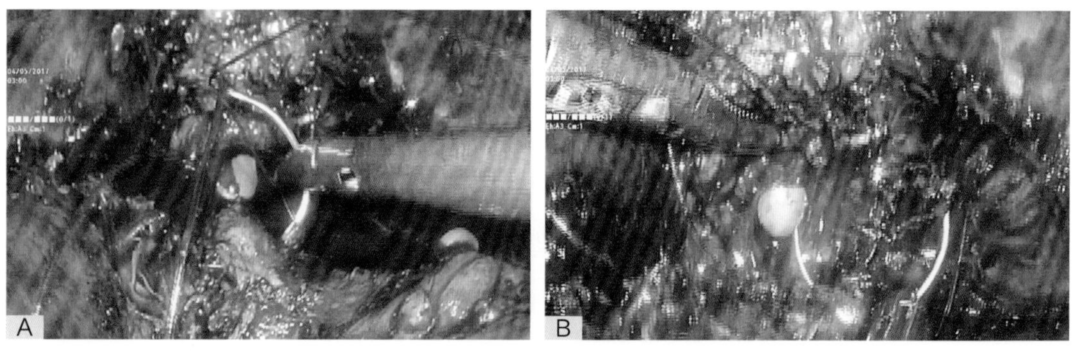

图 12-12　吻合尿道口及膀胱颈

11. 吻合前壁，3-0 V-Loc 缝线缝合耻骨前列腺韧带与膀胱逼尿肌裙（图 12-13）。插入 F18 硅胶尿管，向膀胱内注入 100ml 无菌生理盐水，测试吻合口未见外漏。检查视野内无活动性出血，清点器械及纱布无误。放置盆腔引流管 1 根。拔除 trocar 并缝合伤口。伤口外敷无菌敷料。手术完毕。

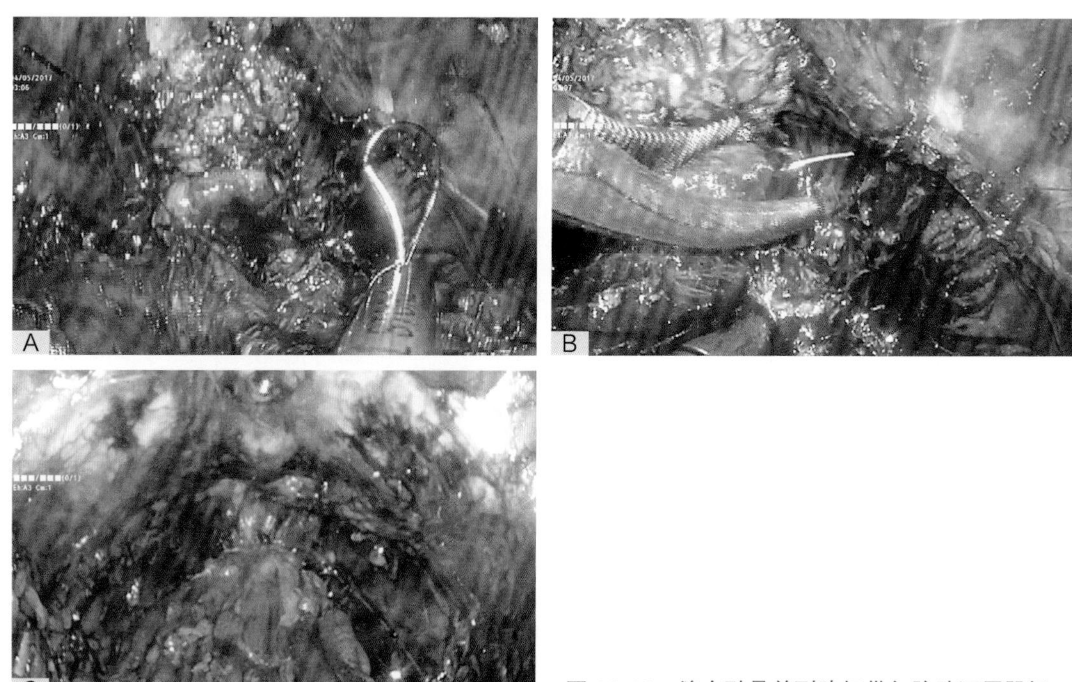

图 12-13　缝合耻骨前列腺韧带与膀胱逼尿肌裙

12. 术后处理

（1）常规补液、预防性抗感染等对症支持治疗。

（2）尿管牵拉于术后 6 小时解除。

（3）术后无吻合口漏尿，尿管保留 4~7 天后拔除；如有漏尿，可适当延长拔尿管时间。

（4）盆腔引流管在每日引流量连续 3 天少于 10ml 的情况下，可以拔除。

（5）术后 4 周测前列腺特异性抗原（prostate-specific antigen，PSA），并结合病理情况以决定是否需要进一步的辅助治疗，每个月查一次 PSA，连续查 3 个月，如果持续升高首选局部调强放疗，放疗时机宜选在控尿满意后开始。

(6) 术后切缘阳性者，可选局部调强放疗，应在控尿满意后开始。

13. 术后并发症及处理

(1) 阴茎背深静脉复合体出血：在处理前列腺尖部阴茎背深静脉复合体时容易大出血。预防措施：从耻骨后向前列腺尖游离过程中，清除前列腺腹侧和悬韧带周围脂肪，避免切开盆筋膜时误伤血管。

切开盆筋膜处首选耻骨前列腺韧带旁的裂隙，顺裂隙向下、向上切开盆筋膜；若无裂隙，顺盆筋膜与肛提肌交界处切开盆筋膜，离前列腺包膜太近容易引起出血；万一损伤前列腺表面血管，可用双极电凝止血。

在切悬韧带或缝合背深静脉复合体时，一旦阴茎背深静脉复合体明显出血，可用双极电凝止血；如果效果不好，不可用双极电凝反复止血，否则易造成术后尿失禁；在双极电凝止血效果不好时，可提高气腹压至 20mmHg 止血或纱布压迫止血，切下前列腺后再局部缝合背深静脉复合体。

(2) 直肠损伤：最常见于游离前列腺尖部后方时，其次见于游离精囊时。主要为前列腺癌分期较晚，前列腺与直肠之间粘连较重，分离此间隙时损伤直肠。

术中发现直肠损伤：分离前列腺背侧时切开直肠，暂时不修补，等前列腺完全切下以后，将前列腺移开前列腺窝，手术野开阔时再行修补，连续缝合直肠壁 2 层。

术后发现直肠损伤：肛门漏尿量 <100ml，先禁食 1 周，部分患者可自愈；若漏尿量较大，可做降结肠造瘘，半年后修补尿瘘，成功后还纳降结肠。

(3) 输尿管口损伤：紧贴前列腺底部横断膀胱颈，避免膀胱颈口过大，过大有可能伤及输尿管口；中叶增生时，紧贴中叶下缘与膀胱交界处切开膀胱颈，避免损伤输尿管口；在吻合时注意看清膀胱黏膜及输尿管口位置，不要缝上输尿管口，避免其损伤。输尿管口位置不易辨认时可静脉注射亚甲蓝辅助判断输尿管口位置。术后早期发现输尿管口损伤时，可再次缝合；也可先行患侧肾造瘘，待拔除尿管后再行输尿管镜手术处理输尿管损伤。

(4) 尿失禁：70% 的患者术后 3 个月内发生一过性尿失禁，这是该手术最常见的并发症，多数患者 3~6 个月后逐渐恢复，少数 1 年内恢复。在游离前列腺尖部时，钝性推开肛提肌，避免损伤尿道外括约肌复合体；在离断前列腺尖部的尿道时，应在保证前列腺切缘阴性的前提下紧贴前列腺尖部离断尿道，保留尿道 0.5~1cm，其意义在于：可避免损伤尿道外括约肌复合体；尿道长有利于控尿；避免损伤支配外括约肌中横纹肌的控尿神经和神经血管束(neurovascular bundle，NVB)。紧贴前列腺切断膀胱颈，保留膀胱内括约肌可以减少尿失禁的发生。

(5) 性功能障碍：为了保留患者的性功能，术中应注意保护神经血管束。游离前列腺侧后缘时，提起精囊，紧贴前列腺剪开前列腺侧后韧带，用钛夹夹闭出血点，可以保护神经血管束。可以在前列腺筋膜与前列腺包膜之间分离行筋膜内切除，以便更好地保留 NVB。

【要点解析】

> 1. 熟练掌握腹腔镜常规操作，清楚前列腺周围组织解剖结构，需要一定的腹腔镜手术经验。

2. 术中先缝扎 DVC,再离断膀胱颈,分离前列腺,最后切断阴茎背深静脉复合体及尿道,可使手术出血量明显减少。

3. 离断膀胱颈时,找准膀胱颈与前列腺的交界部,既可保留膀胱颈括约肌的完整性,降低术后尿失禁的发生,又可避免损伤输尿管口,还可以使膀胱颈口径大小比较合适利于吻合。

4. 前列腺尖部最好使用剪刀锐性分离,尽可能保留功能尿道的长度,约 1cm,有利于吻合和控尿。

5. 吻合膀胱颈与尿道使用“三明治”法。第 1 层吻合膀胱后壁:缝合 MDR 与狄氏筋膜、MDR 与膀胱颈口后唇;第 2 层吻合膀胱颈与尿道断端;第 3 层吻合耻骨 - 前列腺韧带断端与膀胱前壁。该方法有利于术后早期尿控功能恢复。

6. 术后留置 18 号双腔尿管,略施牵引,牵引一般为 6 小时,不仅有助于吻合口止血,而且可以减少术后早期漏尿。术后 4~7 天拔除导尿管。

（邢念增　杨飞亚）

专家述评

腹腔镜根治性前列腺切除术逐渐成为各大医疗中心的常规术式。但部分患者手术治疗后可出现尿失禁、勃起功能障碍等并发症。随着对盆底及前列腺周围血管及神经束的解剖的进一步认识,筋膜间以及筋膜内腹腔镜下保留神经的根治性前列腺切除术(laparoscopic nerve-sparing radical prostatectomy,LNSRP)成为研究的热点。该技术主要通过术中对盆底、尿道解剖结构和神经的保留,以及重建技术的改进,缩短了术后患者控尿、勃起功能的恢复的时间。

LNSRP 主要手术平面有筋膜内技术与筋膜间技术。筋膜内技术无需打开盆内筋膜,不离断耻骨前列腺韧带,不结扎背深静脉复合体,从而减少了手术对肛提肌、括约肌及周围神经、血管的损伤,以保护患者的尿控能力及患者性功能。但由于筋膜内手术操作是在前列腺包膜和前列腺筋膜间进行,更接近前列腺腺体,对于 pT3 的肿瘤切缘阳性率会高。所以,对于临床分期为 cT1 至 cT2、术前阴茎勃起功能正常的低危局限性前列腺癌患者推荐优先采用筋膜内保留神经根治性前列腺切除术。

腹腔镜下保留神经的根治性前列腺切除术的关键在于精确的解剖结构层次以及清晰的手术思路。结合本中心的手术体会,总结如下:①明确性神经的解剖特点:阴茎海绵体神经自盆腔神经丛发出后,走行至尿道膜部两侧及后外侧,经过尿生殖膈,最终在尿道球部背侧的 1 点及 11 点位置进入阴茎海绵体,与前列腺和尿道血管伴行形成神经血管束[7]。所以分离前列腺的时候不应用能够致热损伤的器械,应贴近前列腺包膜,并且以钛夹止血,锐性分离以降低对血管神经束的损伤。②前列腺尖部最好使用剪刀行锐性分离,尽可能保留功能尿道的长度,约 1cm,有利于吻合和控尿。③吻合膀胱颈与尿道使用“三明治”法。第 1 层吻合膀胱后壁:缝合 MDR 与狄氏筋膜、MDR 与膀胱颈口后唇;第 2 层吻合膀胱颈与尿道断端;第 3 层吻合耻骨 - 前列腺韧带断端与膀胱逼尿肌裙,该方法有利于术后早期尿控功能恢复。

LNSRP 通过对盆底结构的保留与重建,特别是对于有适应证的患者进行筋膜内

LNSRP,能有效缩短患者术后尿控以及性功能恢复的时间,达到了肿瘤控制、尿控、性功能恢复“三连胜”的目的。虽然 LNSRP 手术较为复杂,对术者各方面要求较高,但随着对前列腺周围解剖结构的进一步认识,以及腹腔镜学习曲线的缩短,LNSRP 手术步骤进一步程序化,相信该技术能得到广泛推广和应用。

(邢念增)

参考文献

[1] WALSH P C,DONKER P J. Impotence following radical prostatectomy:insight into etiology and prevention[J]. J Urol,1982,128(3):492-497.

[2] SCHUESSLER W W,SCHULAM P G,CLAYMAN R V,et al. Laparoscopic radical prostatectomy:initial short-term experience [J]. Urology,1997,50(6):854-857.

[3] MENON M,TEWARI A,PEABODY J O,et al. Vattikuti Institute prostatectomy,a technique of robotic radical prostatectomy for management of localized carcinoma of the prostate:experience of over 1100 cases [J]. Urol Clin North Am,2004,31(4):701-717.

[4] SAVERA A T,KAUL S,BADANI K,et al. Robotic radical prostatectomy with the “Veil of Aphrodite” technique:histologic evidence of enhanced nerve sparing [J]. Eur Urol,2006,49(6):1065-1073;discussion 1073-1064.

[5] STOLZENBURG J U,RABENALT R,Do M,et al. Intrafascial nerve-sparing endoscopic extraperitoneal radical prostatectomy [J]. Eur Urol,2008,53(5):931-940.

[6] KHODER W Y,BUCHNER A,SIEGERT S,et al. [Oncological and functional results of open intrafascial radical prostatectomy] [J]. Urologe A,2011,50(9):1106-1109.

[7] POTDEVIN L,ERCOLANI M,JEONG J,et al. Functional and oncologic outcomes comparing interfascial and intrafascial nerve sparing in robot-assisted laparoscopic radical prostatectomies [J]. J Endourol,2009,23(9):1479-1484.

[8] GALFANO A,ASCIONE A,GRIMALDI S,et al. A new anatomic approach for robot-assisted laparoscopic prostatectomy:a feasibility study for completely intrafascial surgery [J]. Eur Urol,2010,58(3):457-461.

[9] KHODER W Y,WAIDELICH R,BUCHNER A,et al. Prospective comparison of one year follow-up outcomes for the open complete intrafascial retropubic versus interfascial nerve-sparing radical prostatectomy [J]. Springerplus,2014,3(335.

[10] TEWARI A K,SRIVASTAVA A,HUANG M W,et al. Anatomical grades of nerve sparing:a risk-stratified approach to neural-hammock sparing during robot-assisted radical prostatectomy(RARP)[J]. BJU Int,2011,108(6 Pt 2):984-992.

[11] SRIVASTAVA A,CHOPRA S,PHAM A,et al. Effect of a risk-stratified grade of nerve-sparing technique on early return of continence after robot-assisted laparoscopic radical prostatectomy [J]. Eur Urol,2013,63(3):438-444.

[12] PATEL V R,SCHATLOFF O,CHAUHAN S,et al. The role of the prostatic vasculature as a landmark for nerve sparing during robot-assisted radical prostatectomy [J]. Eur Urol,2012,61(3):571-576.

[13] SCHATLOFF O,CHAUHAN S,SIVARAMAN A,et al. Anatomic grading of nerve sparing during robot-assisted radical prostatectomy [J]. Eur Urol,2012,61(4):796-802.

第 13 章

根治性前列腺切除术精准尿路重建

临床问题

第一节　根治性前列腺切除术(radical prostatectomy, RP)后的尿控难点和解决思路

随着前列腺癌在中国发病率迅速升高,上海、北京等相对发达地区前列腺癌发病率已经超过膀胱癌,成为居于第一位的泌尿、男生殖系统肿瘤。根治性前列腺切除术年手术例数超过100例的医疗机构数量大幅增加,甚至有些机构年手术量超过500例。国际大宗病例报道,RP后尿失禁比例约8%~47%,持续(超过1年)尿失禁发生率约<5%。随着手术微创化的发展和手术量基数的迅速增加,术后尿控成为继肿瘤控制之后的一大热点问题。

前列腺位于盆腔底部,与诸多重要脏器或组织相邻。狄氏筋膜、前列腺后部、后正中嵴、横纹括约肌背侧部构成的特有肌筋膜平面,是盆底重要的支撑结构,也是横纹括约肌肌纤维的支撑点。根治性前列腺切除术破坏了盆底原有维持尿控的解剖结构尤其是尿道括约肌,是术后尿失禁的重要原因。因此,术后尿控的首要着眼点即为术中恢复盆底解剖结构。前重建、后重建等技术由此发展出来。理论上,术后盆底结构越接近术前情况,尿控的效果越好。然而,事实并非如此,视觉上完美的手术并不等于术后完美尿控。究其原因:一则解剖结构无法真正复位(前列腺已切除),只能无限接近术前状态;二则尚有其他原因有待探究。例如,有学者从尿控神经解剖入手,研究如何保留此类神经,或者减少对此类神经的破坏,取得了一定的效果。也有学者对此持否定结论。

究竟哪些因素影响RP的术后尿控水平?机器人辅助腹腔镜根治性前列腺切除术2012年帕萨迪纳共识[1]认为,年龄是影响术后尿控水平的最重要因素。其他影响因素还包括:肥胖、膜部尿道较短、术后吻合口狭窄、病例数较少的机构或术者进行手术、未保留神经血管

束、未保留膀胱颈、前列腺体积较大等。临床实践中，有很大一部分根治性前列腺切除术并未采用可能提高尿控能力的解剖重建或者神经保留技术，但术后仍保持较好的尿控能力。其原因很可能在于决定尿控能力的首要因素是患者年龄：患者年龄偏大，无论用哪种方式的手术技术，提高控尿的效果均有限。因此，撇开患者年龄讨论 RP 术后尿控问题及解决方案，无异于舍本逐末、缘木求鱼。应当对年龄引起相当重视。

临床上，盆底外伤的患者若尿道外括约肌完全毁损，单靠尿道内括约肌尚能控尿；同样，经尿道前列腺电切术后的患者部分尿道内括约肌被切除，单靠尿道外括约肌依然能够控尿。因此，尿道内、外括约肌的“双保险”作用对于尿控相当重要。RP 破坏了尿道内括约肌，若对尿道外括约肌的保护不力，就极有可能出现术后尿失禁。实际上，尿道内括约肌、尿道外括约肌、功能尿道、前列腺周围筋膜等结构是统一整体，需要整体作用才能发挥最佳尿控功能。本章从保留技术与重建技术两个方面探讨如何提高 RP 术后尿控水平。保留技术包括保留耻骨前列腺韧带技术、保留膀胱颈技术、保留神经血管束技术、保留功能尿道技术、保留精囊技术等。重建技术主要包括前重建与后重建等。

最新进展

第二节　根治性前列腺切除术相关男性尿控解剖结构简介

男性尿道外括约肌及其周围结构是 RP 后尿控的关键部位。因此，本节对此部位的外科解剖做一简要介绍。

一、尿道外括约肌复合体的组成

尿道外括约肌不是简单的一层或几层肌肉，实际上是一复合体（图 13-1），具体分为外、内两层包绕膜部尿道。

外层为横纹肌纤维，呈垂直圆筒结构，横断面上表现为“马蹄形”或“Ω”形，称为横纹括约肌（rhabdosphincter）。肌纤维走行方向未明，或为水平，或为垂直。收缩方式为被动慢收缩，协同耻骨会阴肌的快收缩。横纹肌纤维进入前列腺尖部和前方表面，其侧后方较薄。两侧括约肌在尿道后方汇成后正中嵴（结缔组织）。米勒韧带从侧方进一步加固尿道外括约肌。

内层为平滑肌纤维，完全包绕尿道。内层又细分为靠外的环形纤维束以及靠内的纵行纤维束。后者主要存在于尿道的前方和后方。所有的肌纤维并非完全独立，均有所交错。括约肌的收缩其实是各层肌肉共同收缩的结果。

学术上一般认为，后正中嵴可能是括约肌收缩的支撑点。横纹括约肌的收缩与耻骨会阴肌、直肠尿道肌的收缩发挥协同作用，将尿道拉向前上方，类似两根“吊带”关闭尿道，起到阻断尿流的作用。对后方“支撑点”的重建有助于术后早期尿控的恢复。

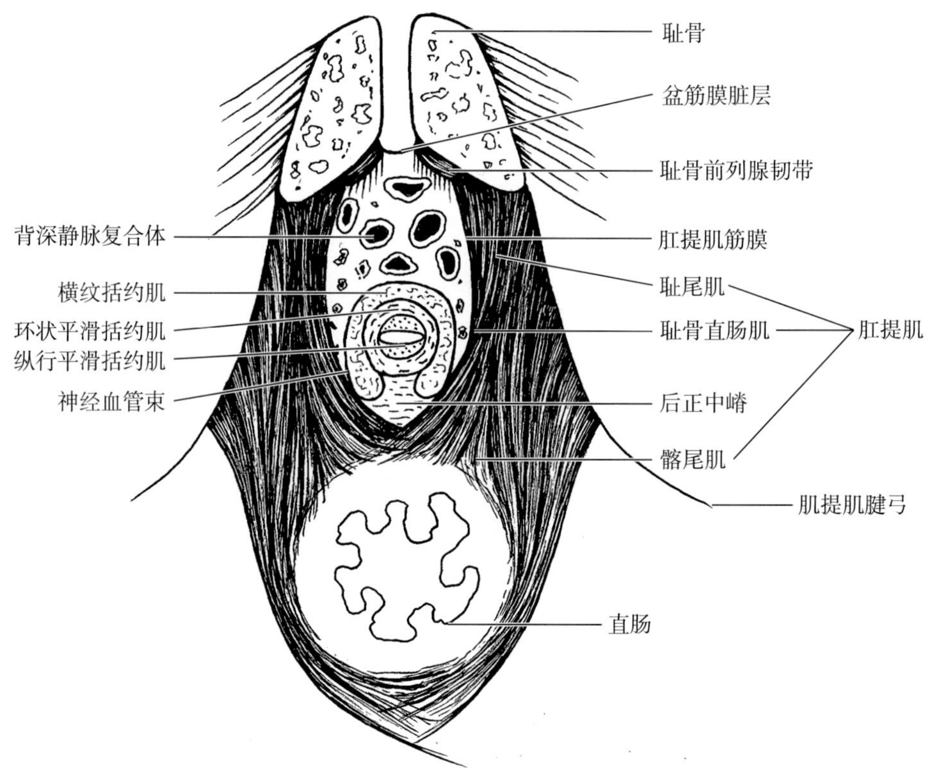

图 13-1 尿道外括约肌复合体及其周围解剖结构（绘图者张璐璐）

二、前列腺尖部形状与尿道外括约肌的关系

尿道外括约肌位于前列腺尖部远端。两者的毗邻关系取决于前列腺尖部的形状（图 13-2）。按照 Mayo 分类方法，前列腺尖部与尿道外括约肌的位置关系包括：环形重合、前方重合、后方重合、两侧对称重合、单侧不对称重合 5 种类型。有报道称，环形重合的比例最高（约 38%）。

三、尿道外括约肌的神经支配

盆丛的部分自主神经支配尿道外括约肌。盆丛的一部分神经来自阴部神经，并部分与神经血管束伴行。这些自主神经从尿道外括约肌的外后方 5 点、7 点和 3 点、9 点方向进入尿道外括约肌。神经进入尿道外括约肌处与前列腺尖部的距离从 3mm 到 13mm 不等。因此，为保护尿控的神经支配，切断前列腺尖部时应使用无能量的切割方式，避免无形中损伤支配尿道外括约肌的神经。

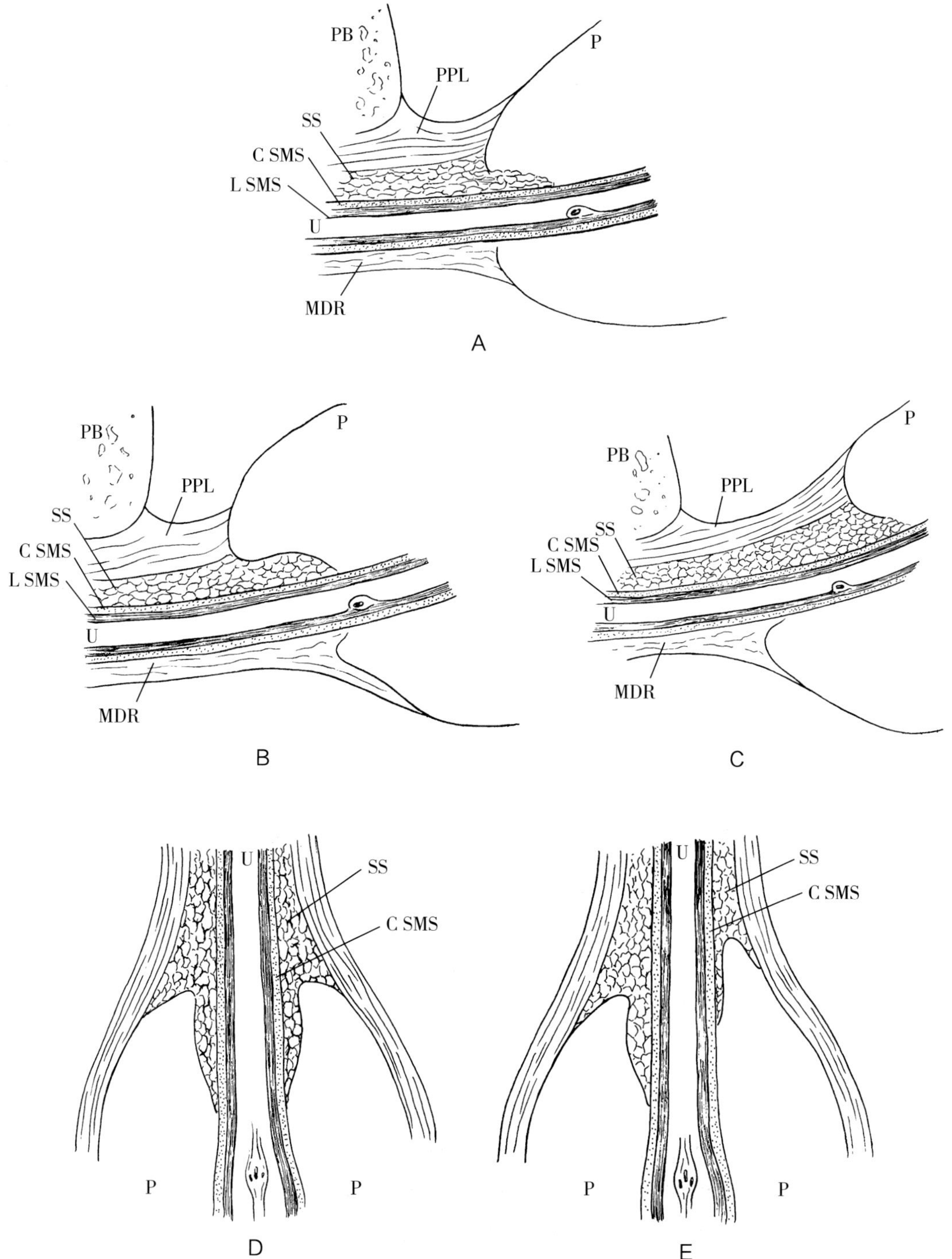

图 13-2　不同形状的前列腺尖部与尿道外括约肌的毗邻关系（绘图者张璐璐）

A. 环形重合（矢状面）；B. 前方重合（矢状面）；C. 后方重合（矢状面）；D. 两侧对称重合（冠状面）；E. 单侧不对称重合（冠状面）

P. 前列腺；PB. 耻骨；PPL. 耻骨前列腺韧带；U. 尿道；SS. 横纹括约肌；C SMS. 环状平滑括约肌；L SMS. 纵行平滑括约肌；MDR. 后正中嵴

第三节　保留神经的根治性前列腺切除术与尿控的关系

相对于尿控的组织解剖结构，神经支配对于尿控来说同样甚至更为重要。

有观点认为保留神经血管束（neurovascular bundles，NVB）的 RP 对于早期尿控的恢复有益。Reeves 进行了保留神经血管束术后尿控的 Meta 分析，共纳入 27 个中心的 13 749 例患者，发现保留神经血管束的 RP 较未保留神经血管束的 RP 术后早期（术后 6 月以内）尿控率要高，远期（超过 6 月）尿控率则无差异[2]。

也有学者认为保留神经血管束对于术后早期尿控没有帮助。最具有代表性的是来自德国汉堡 Martini 前列腺癌中心的报道[3]。作者回顾性研究了单中心 18 427 例 RP 患者，将其分成三组：保留 NVB 组（NS 组），未保留 NVB 组（NNS 组），二次未保留 NVB 组（secNNS 组，即术中先行保留神经血管束的手术，若术中冰冻病理提示肿瘤广泛，则切除双侧神经血管束）。结果表明 NS 组与 NNS 组术后 1 年的尿控具有显著差异（85.4% vs 70.5%）。表面上看，似乎与上述 Meta 分析的结果一致。进一步分析发现，secNNS 组术后尿控率好于 NNS 组（87.0% vs 70.5%），竟然与 NS 组没有差异。作者认为原因在于 secNNS 组虽然最终未保留神经血管束，但在手术过程中对前列腺尖部的精细切割保留了支配尿道外括约肌的神经，支配尿道外括约肌的神经较神经血管束对尿控的作用更为关键。对前列腺尖部的精细切割也保留了更长的功能尿道，对于尿控的恢复也非常有利。

综合以上，RP 保留神经技术分为保留神经血管束技术、保留尖部附近尿道外括约肌神经技术等。究竟哪种保留神经的技术对术后尿控起主导作用，还需更多的前瞻性、随机对照研究进一步证实。

第四节　根治性前列腺切除术的重建技术

为提高根治性前列腺切除术后尿控水平，诸多学者做出了很多探索。从重建技术角度，主要分为前重建技术和后重建技术。

一、前重建技术

解剖性根治性前列腺切除术的鼻祖 Walsh 教授[4]，对于前重建做了很多创新工作。前重建技术包括耻骨尿道悬吊技术、膀胱尿道吻合口 - 背深静脉复合体固定技术等。

Eastham 最早报道了前悬吊技术[5]并将此技术应用于机器人辅助腹腔镜根治性前列腺切除术。Patel 的非随机对照、前瞻性研究包含连续 331 例机器人辅助腹腔镜 RP 患者。组 1 为 94 例对照组，组 2 为 237 例前悬吊组。前悬吊技术：使用 CT-1 针带 12 英寸线在尿道与背深静脉复合体之间从右至左穿过，然后缝合在耻骨上的腹膜上，再重新从背深静脉复合体穿过，最后穿过耻骨上的腹膜并打结。在术后 1 个月、3 个月、6 个月和 12 个月，采用 UCLA 的 EPIC 表格（Expanded Prostate Cancer Index Composite）进行患者尿控的自我评估。两组患者的尿控比例分别为 33%、83%、94.7%、95.7%（组 1），40%、92.8%、97.9%、97.9%（组 2）。术后 3 个月前悬吊组的尿控率明显好于对照组。前悬吊组恢复尿控的中位时间是 6 周，对照组则为 7 周。按照本章所列影响术后尿控的因素逐一比对，两组患者年龄（中位值均为 60 岁），BMI，前列腺重量（平均值分别为 51.84g，52.18g），保留神经的比例均无统计学差异，唯一有区别的是有无行前悬吊这一步骤。术后的切缘阳性率两组相同。

前悬吊技术促进早期尿控恢复的机制尚不清楚。Patel 认为前悬吊技术为尿道括约肌提供了额外的前方支撑作用，从而将尿道的后部稳定在盆腔的相应解剖位置。前悬吊技术有助于切断前列腺尖部时保留更长的尿道，有助于膀胱尿道吻合，有助于背深静脉复合体的控制，有助于术者更好地观察前列腺尖部与背深静脉复合体之间的平面。

需要明确的是，前悬吊技术能够促进术后早期（术后 3 个月）的尿控恢复，术后 6 个月及 12 个月尿控水平与对照组相同。早期尿控的恢复对于患者具有很大的意义，例如切缘阳性的患者，如果早期尿控恢复满意，则可早日行局部放疗。

另一前悬吊技术的代表是 Campenni[6]。其技术需要通过尿道膀胱吻合口完成，本文不详述。

二、后重建技术

尿道外括约肌呈“Ω”形状位于盆底。既然可行前悬吊技术稳定尿道，就必然有后重建技术与之对应。

Walsh 教授作为解剖性根治性前列腺切除术的鼻祖起到了开创性的作用[4]。在此基础上，Rocco 对后重建技术做了简单改进[7,8]。Rocco 认为由横纹括约肌（the striated sphincter）、狄氏筋膜、前列腺背侧组成的肌筋膜平面发挥着稳定前列腺膜部尿道的作用，RP 的分离过程破坏了从后方头侧走行过来的括约肌，使括约肌复合体变成从尾侧走行，并导致腹膜脱垂。因此，他建议将后正中嵴连同相连的横纹括约肌后壁与剩余的狄氏筋膜一起重建肌筋膜平面，并将其悬吊在新膀胱颈背侧、头端 1~2cm 的膀胱后壁上[7]。

从开放手术到腹腔镜手术，Rocco 继续完善后重建技术。Rocco 比较了两组腹腔镜 RP 患者（各为 31 例），组 A 行标准的腹腔镜 RP，组 B 在此基础上行后重建[9]。尿控的定义为 0~1 块尿垫 / 天，尿控评估时间为拔除尿管后 3 天，30 天及 90 天。两组患者的尿控比例分别为 25.8%，32.3%，76.9%（组 A），74.2%，83.8%，92.3%（组 B）。组 B 的尿控率好于组 A，但拔尿管后 90 天两组的差异没有统计学意义。

Patel[10]的后重建方法与此有所差异。将两根各长 12cm 的 3-0 线尾端结扎在一起，用一端的 RB-1 缝针将剩余狄氏筋膜与括约肌后部、后正中嵴连续缝合在一起（从右至左 4 针）。用另一端的缝针缝合膀胱全层、膀胱前列腺肌、尿道后壁以及重建完毕的后正中嵴。最后打结固定。拔除尿管后的 1 周、4 周、12 周、24 周尿控率分别为 22.7%，42.7%，91.8%，96.3%（未行后重建组），28.7%，51.6%，91.1%，97%（后重建组）。拔除尿管后的 1 周、4 周后重建组的尿控率好于未行后重建组，12 周、24 周两组没有差异。与 Rocco 的结果基本一致，即后重建有助于早期尿控的恢复(拔除尿管后1月左右)。

总之,后重建技术有助于提高术后早期的尿控水平。

实例演示

第五节　腹腔镜根治性前列腺切除术尿路重建示例

【适应证】

1. 符合RP适应证。
2. 预估肿瘤较为局限,可行筋膜内或筋膜间切除,能保留狄氏筋膜备后续后重建用。

【禁忌证】

1. 盆腔粘连,解剖层次不清楚。
2. 肿瘤范围较广,狄氏筋膜无法保留。
3. 前列腺体积较大,耻骨后空间较小,缝合背深静脉复合体困难。

【所需器材清单】

1. 常规腹腔镜操作器械。
2. 直把手腹腔镜针持(推荐)。
3. 缝线:2-0 CT-1倒刺线1根,缝线3根,尾部打4个结。
4. 卵圆钳夹持纱布顶会阴用。

【团队要求】

1. 术者具有20例以上腹腔镜RP经验,能较为熟练完成切除步骤。
2. 助手了解手术步骤,能密切配合术者操作。
3. 扶镜手能根据需要调整腹腔镜镜头方向。

【操作步骤】

1. 建立腹膜外间隙。
2. 清理腹膜外脂肪:对于显露耻骨前列腺韧带、前列腺基底部与膀胱的界限非常重要。
3. 切开盆筋膜,显露背深静脉复合体(图13-3)。此步骤中尽可能向前列腺尖部、盆腔底部分离,最后呈现类似"牛鼻子"的形状,便于缝扎背深静脉复合体。
4. 右手持直把手腹腔镜针持,夹持CT-1缝针,模拟缝合方向、调整角度,直到合适进针(图13-4)。
5. 于背深静脉复合体与尿道之间从右至左进针。从前列腺尖部右侧进针时,左手钳协助向左牵拉前列腺,协助显露;从前列腺尖部左侧出针时,左手钳协助向右牵拉前列腺,协助显露。扶镜手需要微调镜头方向,协助观察。
6. 缝合完背深静脉复合体后("8"字缝合),牵拉导尿管判断是否缝住导尿管。若发现缝住,需要剪断缝线、重新缝合。

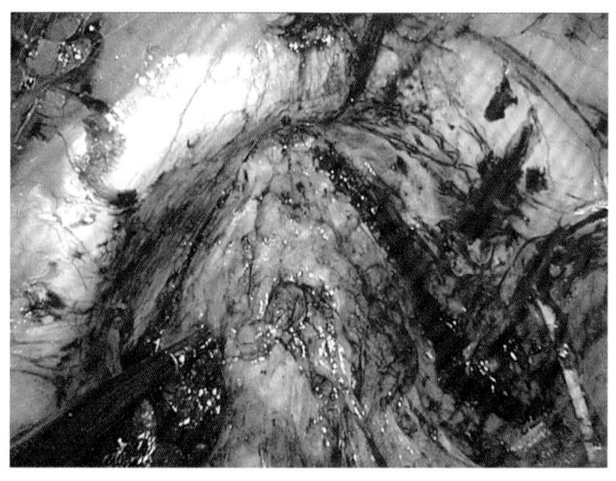

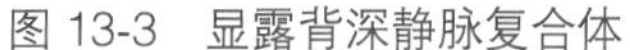

图 13-3　显露背深静脉复合体

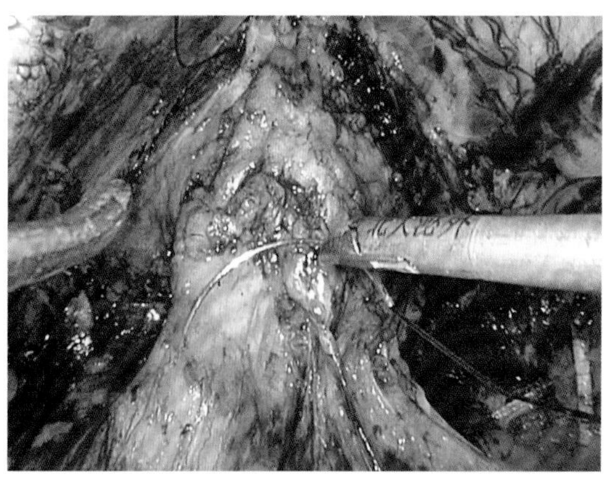

图 13-4　模拟进针方向

7. 不剪断缝线，继续将缝针缝合在耻骨表面的腹膜上，并用 Hem-o-lok 固定(前悬吊)(图 13-5)。

8. 牵拉导尿管，判断前列腺基底部与膀胱颈的界线，用超声刀分离前列腺与膀胱颈。遵循从外周向中线的原则，尽可能保留膀胱颈(图 13-6)。

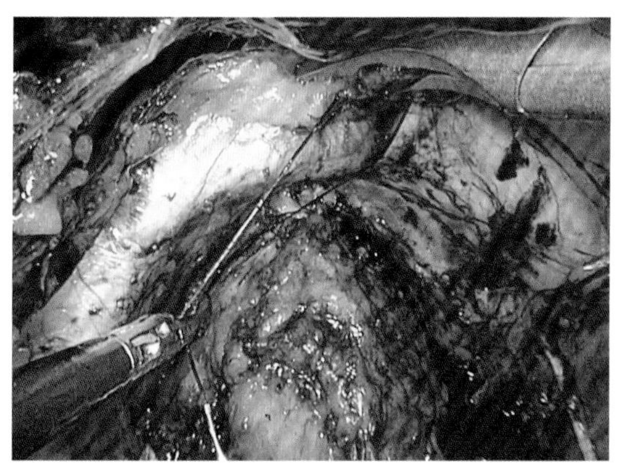

图 13-5　前悬吊技术

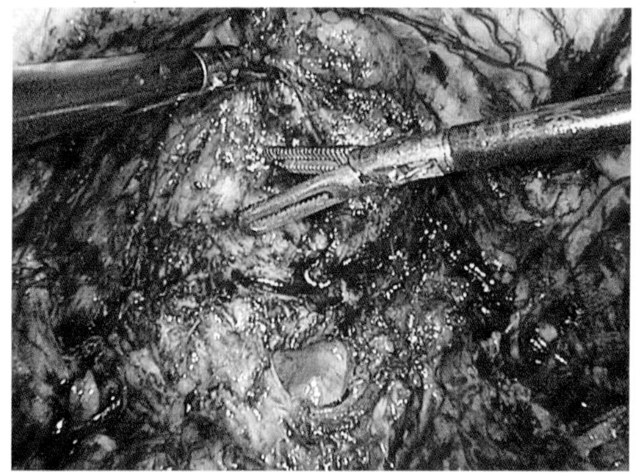

图 13-6　保留膀胱颈技术

9. 显露导尿管后，即可向内拔出导尿管进行牵拉，继续切断膀胱颈后唇。

10. 切开膀胱颈后唇后很快即能显露前列腺后方疏松间隙及输精管、精囊等结构。

11. 切断输精管，游离精囊、超声刀切断精囊周围血管。

12. 显露狄氏筋膜，左手钳牵拉狄氏筋膜，右手持剪刀剪开狄氏筋膜。此处若向下分离即为筋膜间或筋膜外途径，若向前紧贴前列腺包膜即为筋膜内途径(图 13-7)。

13. 注意保留部分狄氏筋膜备后续后重

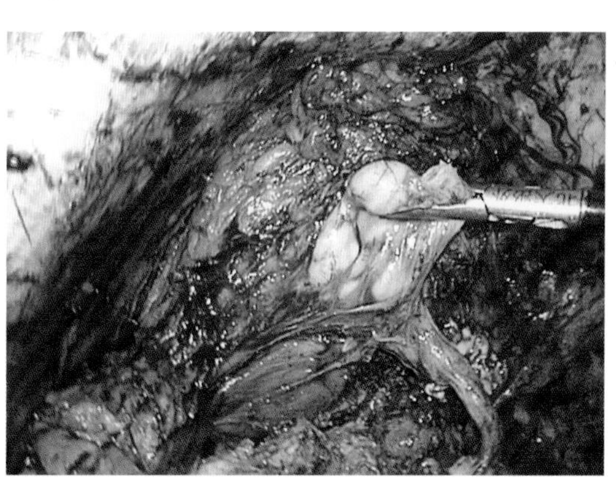

图 13-7　保留部分狄氏筋膜备后续后重建之用

建之用。

14. 显露前列腺侧韧带，超声刀切断。若行保留神经的手术，紧贴前列腺包膜进行分离，用 Hem-o-lok 夹住侧韧带，剪刀切断侧韧带。

15. 用超声刀切断前列腺尖部。此处注意不要紧贴缝合背深静脉复合体的缝线以免切断。

16. 当接近前列腺尖部的尿道时，改用剪刀进行操作。注意此处用无能量的器械能较好地保护肛提肌不受破坏，前列腺尖部两侧 5 点、7 点的神经血管束也得以保留（图 13-8）。

17. 剩余前列腺周围组织可用逆向法切除。

18. 检查直肠前壁：台下助手戴石蜡油润滑的手套进行直肠指诊，从腹腔镜观察直肠有无损伤，有无狄氏筋膜备后重建之用。

19. 用 3-0 缝线从右至左缝合狄氏筋膜、后正中嵴、括约肌 3 针（后重建第一层）。直肠前方出现较平整的平面。注意不要缝合尿道后壁。若后正中嵴、括约肌处不易进针，助手持卵圆钳顶住会阴，协助缝合（图 13-9）。

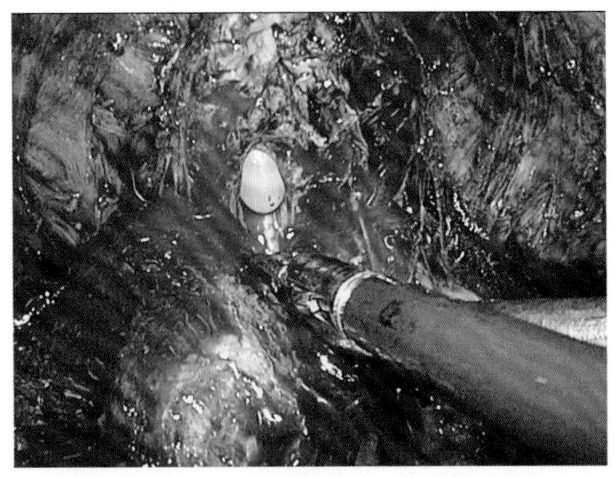

图 13-8　前列腺尖部用冷切割处理

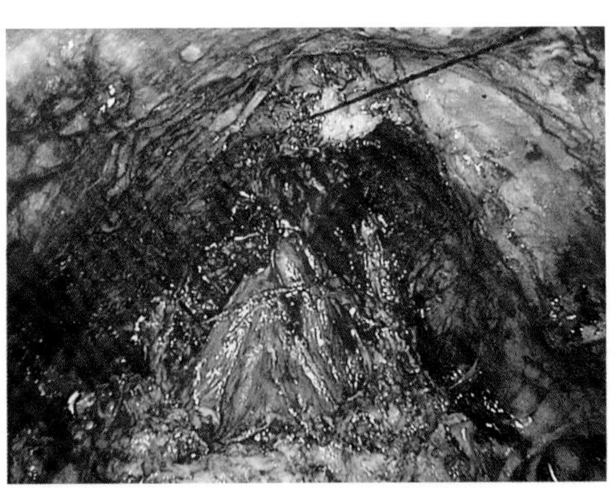

图 13-9　后重建第一层

20. 用 3-0 缝线于距膀胱颈 1cm 浆肌层处进针，缝合后正中嵴、括约肌，从右至左共 3 针（后重建第二层）。膀胱颈比较靠近尿道，有助于后续膀胱尿道吻合（图 13-10）。

21. 3-0 缝线常规行膀胱尿道连续吻合 8 针（图 13-11）。

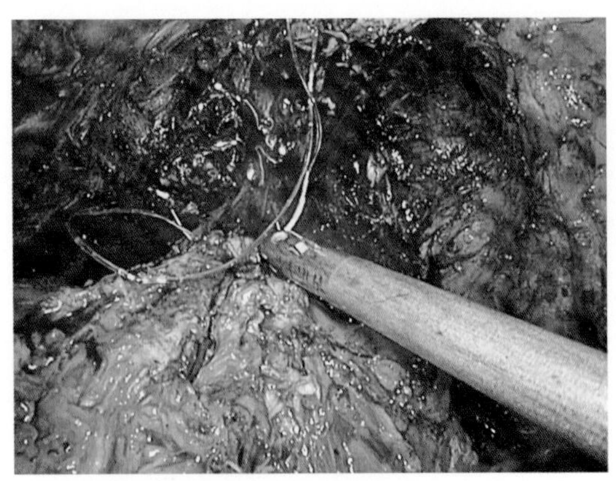

图 13-10　后重建第二层

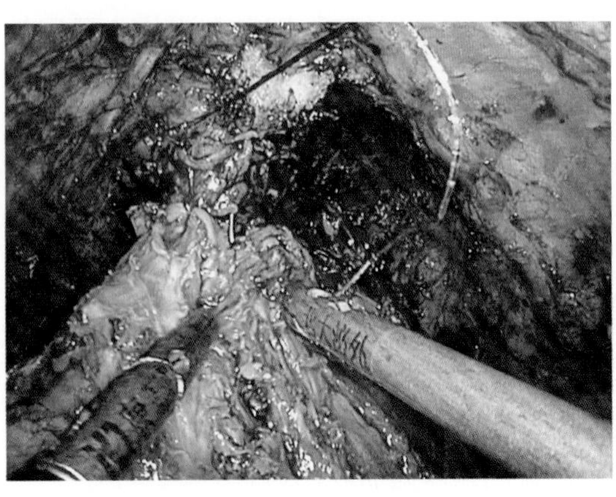

图 13-11　尿道、膀胱颈吻合

22. 缝合完毕后可将缝针继续缝合背深静脉复合体，加强前悬吊的力量。

23. 膀胱内注水 200ml，检查吻合口有无渗漏。

24. 清扫盆腔淋巴结。

【要点解析】

1. 影响 RP 术后尿控的因素有：年龄、肥胖、膜部尿道较短、术后吻合口狭窄、病例数较少的机构或术者进行手术、未保留神经血管束、未保留膀胱颈、前列腺体积较大等。年龄是影响术后尿控的最重要因素。

2. 保留神经血管束的 RP 亦可提高术后尿控，但尚存争议。

3. 前列腺尖部的精细解剖有助于保留更长的功能尿道，有助于减少对尿道外括约肌复合体的损伤，有助于保护支配尿道外括约肌的神经，从而有助于早期甚至长期尿控。

4. RP 前重建、后重建技术可以提高术后早期的尿控。

5. 欲行后重建技术，需要在切除前列腺时保留狄氏筋膜。

（宋　刚）

专家述评

相比于阴茎勃起功能障碍，根治性前列腺切除术后尿失禁问题更多地引起医师和患者的关注。按照 Walsh 严格的定义，根治性前列腺切除术后尿控良好应是完全不使用尿垫。不过，目前一般以术后使用 0~1 块尿垫作为尿控良好的标准，即是考虑到有些患者使用一块尿垫是为了应对极少量的漏尿或者以备不时之需。影响术后尿控的因素很多，其中年龄是最为重要，也是最易被忽视的因素。抛开年龄谈根治性前列腺切除术术后尿控脱离实际。本文主要讨论的是外科技术层面如何提高术后尿控水平。

手术方面提高尿控水平主要包括两个方面：保留与重建。保留技术包括保留耻骨前列腺韧带、保留膀胱颈、保留神经血管束、保留精囊，甚至还有保留 Retzius 间隙等。重建包括前重建和后重建技术。前重建技术包括耻骨尿道悬吊技术、膀胱尿道吻合口 - 背深静脉复合体固定技术等；后重建技术包括 Rocco 技术以及 Walsh 的膀胱颈套叠技术等。即使是同一个技术，不同术者的具体操作也略有区别。总的来说，保留与重建技术能够提高术后早期（1~3 个月）尿控水平，对术后 1 年左右尿控水平没有明显影响。术后早期尿控的恢复对于提高患者生活质量有着重要意义，另一意义在于部分局部进展期患者术后早期尿控的恢复为局部放疗提供了先决条件。

以上提高尿控的技术是从解剖而言，是为显性；术中能量器械的使用对于术后尿控的影响不可忽视，是为隐性。例如，切断前列腺尖部尿道时，如果使用能量器械，极有可能对神经血管束或支配尿道外括约肌的神经造成破坏，同时对附近肛提肌的影响亦不小。前列腺尖部的精细解剖除了能够保留更长的功能尿道，也保护了进入尿道外括约肌的神经，有助于早期甚至晚期尿控。因此，要高度重视能量器械对尿控的影响。关键步骤尽量使用冷切割或钝分离的方法。

决定男性尿控的机制非常复杂，目前研究涉及的可能只是冰山一角。所采取的提高尿控的技术策略也在不断完善中。术前即存在的膀胱功能障碍（逼尿肌过度活动、逼尿肌功能低下、膀胱顺应性受损等），或手术加重了这些膀胱功能障碍，也是术后尿失禁的部分原因。

随着手术技术日新月异的进步，以及解剖学和病理生理学研究的不断发展，相信将来在根治性前列腺切除术后尿控方面会有更大进展。

（周利群）

参考文献

[1] MONTORSI F, WILSON T G, ROSEN R C, et al. Best practices in robot-assisted radical prostatectomy: recommendations of the Pasadena Consensus Panel [J]. Eur Urol, 2012, 62(3): 368-381.

[2] REEVES F, PREECE P, KAPOOR J, et al. Preservation of the neurovascular bundles is associated with improved time to continence after radical prostatectomy but not long-term continence rates: results of a systematic review and meta-analysis [J]. Eur Urol, 2015, 68(4): 692-704.

[3] MICHL U, TENNSTEDT P, FELDMEIER L, et al. Nerve-sparing Surgery Technique, Not the Preservation of the Neurovascular Bundles, Leads to Improved Long-term Continence Rates After Radical Prostatectomy [J]. Eur Urol, 2016, 69(4): 584-589.

[4] WALSH P C. Anatomic radical prostatectomy: evolution of the surgical technique[J]. J Urol, 1998, 160(6 Pt 2): 2418-2424.

[5] EASTHAM J A, KATTAN M W, ROGERS E, et al. Risk factors for urinary incontinence after radical prostatectomy [J]. J Urol, 1996, 156(5): 1707-1713.

[6] CAMPENNI M A, HARMON J D, GINSBERG P C, et al. Improved continence after radical retropubic prostatectomy using two pubo-urethral suspension stitches [J]. Urol Int, 2002, 68(2): 109-112.

[7] ROCCO F, CARMIGNANI L, ACQUATI P, et al. Restoration of posterior aspect of rhabdosphincter shortens continence time after radical retropubic prostatectomy [J]. J Urol, 2006, 175(6): 2201-2206.

[8] ROCCO F, CARMIGNANI L, ACQUATI P, et al. Early continence recovery after open radical prostatectomy with restoration of the posterior aspect of the rhabdosphincter [J]. Eur Urol, 2007, 52(2): 376-383.

[9] ROCCO B, GREGORI A, STENER S, et al. Posterior reconstruction of the rhabdosphincter allows a rapid recovery of continence after transperitoneal videolaparoscopic radical prostatectomy[J]. Eur Urol, 2007, 51(4): 996-1003.

[10] COELHO R F, CHAUHAN S, ORVIETO M A, et al. Influence of modified posterior reconstruction of the rhabdosphincter on early recovery of continence and anastomotic leakage rates after robot-assisted radical prostatectomy [J]. Eur Urol, 2011, 59(1): 72-80.

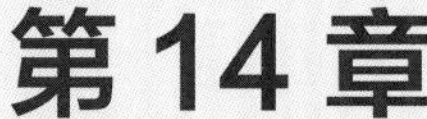

第 14 章

3D 腹腔镜根治性前列腺切除术淋巴结清扫

临床问题

第一节　腹腔镜根治性前列腺切除术盆腔淋巴结清扫现状

近年来，随着腹腔镜手术以及机器人手术的普及推广，根治性前列腺切除术越来越普及化及微创化，但根治性前列腺切除术中淋巴结清扫的比例以及范围呈现下降的趋势。一方面，因为前列腺癌筛查以及早期诊断的进步，发现了越来越多淋巴结转移风险低的临床局限性前列腺癌。另一方面，前列腺癌辅助放疗以及新型内分泌治疗的发展，可以弥补部分手术的不彻底性。事实上，中国前列腺癌病理分期组成与欧美国家明显不同。在美国，超过 80% 的前列腺癌都是临床局限性前列腺癌，只有接近 15% 为局部晚期前列腺癌，5% 为晚期转移性前列腺癌。而在中国，上述各个分期的前列腺癌比例各占 1/3 左右[1]，有相当一部分接受根治手术治疗的前列腺癌患者具有较高的淋巴结转移风险或者合并盆腔淋巴结转移。结合近年来根治性前列腺切除术适应证不断扩大的趋势，我们需要从中国患者实际情况出发，重新审视根治性前列腺切除术中淋巴结清扫的价值。

前列腺癌盆腔淋巴结转移极其复杂。尽管影像学技术以及术中引导技术有了一些进步，但是对于精准检测前列腺癌淋巴结转移仍存在很多不足。因此，根治性前列腺切除术中的扩大淋巴结清扫仍有重要价值。

1. 直接获益　对于局限性淋巴结转移的病例(淋巴结转移数≤2 个)，有可能通过手术切除达到根治效果，甚至术后不需要内分泌治疗就能获得长期的无生化复发生存[2]。

2. 间接获益　根治性前列腺切除术中扩大淋巴结清扫的间接价值在于通过扩大淋巴结清扫，能更加准确地明确病理分期以及协助预后判断，从而为患者制定术后辅助治疗方案提供依据。术后辅助治疗既要兼顾患者最大获益，又要减少不必要伤害。例如有的患者需要辅助放疗以增强疗效和肿瘤控制，而辅助放疗对有的患者可能无效，反而会增加副作用。

结合中国前列腺癌的病例特征，我们需要探索的临床问题包括：扩大淋巴结清扫的适应证，清扫范围，手术方式以及近期手术并发症和远期肿瘤控制等问题。

最新进展

第二节　腹腔镜根治性前列腺切除术盆腔淋巴结清扫范围

一些研究在术前通过数学量表预测前列腺癌淋巴结转移风险，并以此来决定是否在根治性前列腺切除术中进行淋巴结清扫。研究数据报道，低危前列腺癌淋巴结转移风险小于 5%，欧洲泌尿外科学会（EAU）指南因此不推荐对低危前列腺癌进行淋巴结清扫。而中危前列腺癌淋巴结转移风险为 3.7%~20.1%，推荐对风险超过 5% 的中危前列腺癌进行淋巴结清扫。高危前列腺癌淋巴结转移风险达到 15%~40%，因此指南推荐对所有高危前列腺癌进行淋巴结清扫[3]。

目前，根治性前列腺切除术淋巴结清扫仍然按照解剖范围进行[4]。所有淋巴结清扫区域包括闭孔区域、髂内区域、髂外区域、髂总区域、骶前区域以及腹膜后的腹主动脉旁区域。

1. 闭孔区域　外侧和背侧界为盆壁，内侧界为闭孔神经，上界为闭孔神经进入盆腔的 Marcille 三角以及髂外动脉与髂内动脉分叉处，下界为腹股沟管和闭孔神经远端。

2. 髂内区域　外侧界为闭孔神经，内侧和背侧界为髂内动脉各分支以及膀胱壁，上界为髂外动脉与髂内动脉分叉处，下界为髂内动脉远端以及闭孔神经内下侧的深闭孔区域。

3. 髂外区域　外侧界为生殖股神经和盆壁腰大肌，内侧界为髂外静脉，下界为旋髂静脉，上界为髂外动脉与髂内动脉分叉处，还需包括髂外动脉周围以及与髂外静脉之间的淋巴脂肪组织。

4. 髂总区域　外侧界为生殖股神经和腰大肌，内侧界为髂总动脉，下界为髂外动脉与髂内动脉分叉处，上界为腹主动脉分叉处，其中髂总动脉外侧区域包括髂总静脉以及下腔静脉表面的淋巴脂肪组织。

5. 骶前区域　是两侧髂总动脉之间的三角区域。上界为腹主动脉分叉，外侧界双侧髂总动脉，下界为双侧髂总动脉分叉点的连线。骶前区域的背侧往往是第 4~5 腰椎和第 1 骶椎。

一般所说的盆腔区域淋巴结是指真骨盆内的盆腔淋巴结，解剖学对应髂总动脉分叉以下的盆腔淋巴结。因此，盆腔区域淋巴结是指闭孔、髂外以及髂内区域淋巴结，在此区域的淋巴结转移分期为 N1。髂总以及骶前区域淋巴结均属于盆腔区域以外的腹膜后区域，此区域的淋巴结转移是区域外的远处淋巴结转移，分期为 M1a。

在根治性前列腺切除术的发展历史中，曾有不同范围淋巴结清扫的术式，如局限淋巴结清扫、标准淋巴结清扫、扩大淋巴结清扫、超扩大淋巴结清扫，甚至联合腹膜后淋巴结清扫等。局限性淋巴结清扫一般是指清扫闭孔区域淋巴结。而标准淋巴结清扫是更多地用于膀胱癌淋巴结清扫的术语（也有文献指闭孔及髂外淋巴结）。扩大淋巴结清扫一般包括闭孔、髂内、髂外淋巴结，超扩大淋巴结清扫包括闭孔、髂内、髂外、髂总、骶前淋巴结等。

对于 cN0M0 的高危前列腺癌，在 2017 年前列腺癌圣加伦专家共识中，98% 的专家认为需清扫闭孔区域，90% 的专家认为需清扫髂内区域，85% 的专家认为需清扫髂外区域，45% 的专家认为需清扫髂总区域，46% 的专家认为需清扫骶前区域，另有 5% 的专家认为需清扫腹膜后腹主动脉旁区域（表 14-1）[5]。

表 14-1　2017 年前列腺癌圣加伦专家共识对 cN0M0 的高危前列腺癌淋巴结清扫的意见

淋巴结清扫区域	支持（%）	反对（%）	弃权（%）
闭孔区域	98	2	0
髂内区域	90	10	0
髂外区域	85	15	0
髂总区域	45	52	3
骶前区域	46	51	3
腹主动脉旁区域	5	95	0

对于临床分期为 cN0M0 的前列腺癌，EAU 指南建议进行淋巴结转移风险评估。目前比较常用的是使用 Briganti 或者 MSKCC 列线图进行淋巴结转移风险评估，尤其是 Briganti 列线图数据主要来自扩大淋巴结清扫，其可信度更高。目前，这些评估可以登录网站或者通过 MSKCC 的官网完成。对于淋巴结转移风险超过 5% 的中危前列腺癌以及所有的高危前列腺癌，欧洲泌尿外科学会（European Association of Urology，EAU）指南推荐的淋巴结清扫均是指扩大盆腔淋巴结清扫，不推荐局限性淋巴结清扫。EAU 指南认为根治性前列腺切除术扩大淋巴结清扫至少需要清扫闭孔、髂外和髂内这三组淋巴结[3]。

研究数据表明，局限淋巴结清扫可以切除 38% 的前列腺引流淋巴结，可以纠正 47% 前列腺癌患者的淋巴结分期，可以切除 15% 的前列腺癌患者的全部转移淋巴结。扩大淋巴结清扫时，清扫闭孔、髂内和髂外淋巴结（上界为髂外髂内分叉时），能够切除 63% 的前列腺引流淋巴结。如果清扫的上界达到髂总动脉和输尿管交叉处，则可以切除 75% 的前列腺引流淋巴结。清扫闭孔、髂内和髂外淋巴结可以纠正 94% 的前列腺癌患者淋巴结分期，能切除 76% 的前列腺癌患者全部转移淋巴结。但是，这样的清扫范围可能无法完全切除 24% 的前列腺癌患者转移淋巴结。进一步研究发现，在清扫闭孔、髂内和髂外淋巴结的基础上，再增加清扫髂总和骶前淋巴结，达到超扩大淋巴结清扫，则可以切除 87% 的前列腺引流淋巴结，纠正 94% 的前列腺癌患者淋巴结分期，能切除 97% 的前列腺癌患者全部转移淋巴结，从而使得只有 3% 的患者才面临转移淋巴结清扫不彻底的风险（表 14-2）[4,6]。

表 14-2　cN0M0 前列腺癌患者进行淋巴结清扫的意义

不同 淋巴结清扫范围	切除前列腺 引流淋巴结（%）	纠正淋巴结 转移分期（%）	切除全部 转移淋巴结（%）
局限淋巴结清扫	38	47	15
扩大淋巴结清扫	63	94	76
超扩大淋巴结清扫	87	94	97

局限淋巴结清扫：闭孔区域
扩大淋巴结清扫：闭孔、髂外和髂内区域
超扩大淋巴结清扫：闭孔、髂内、髂外、髂总和骶前区域前列腺癌淋巴结转移极其复杂，其中与前列腺癌本身疾病状态有关。对于前列腺癌扩大淋巴结清扫的范围主要在于病例选择。研究表明，当前列腺癌淋巴结转移风险小于30%时，有髂总和骶前区域淋巴结转移的患者比例小于5%；因此，当淋巴结转移风险大于30%时建议进行超扩大淋巴结清扫。而对于盆腔淋巴结合并髂总淋巴结转移的前列腺癌，往往存在更远处的腹膜后淋巴结转移，术后应首先考虑全身性治疗[7]。相反，髂总淋巴结阴性，则预示腹膜后淋巴结也极可能是阴性（EAU2017曾报道，髂总淋巴结阴性对于腹膜后淋巴结的阴性预测值是95%，髂总淋巴结阳性对于腹膜后淋巴结转移的阳性预测值是74%）。

实例演示

第三节　腹腔镜根治性前列腺切除术超扩大盆腔淋巴结清扫实例演示

尽管中国根治性前列腺切除术越来越普及，但是对于前列腺癌手术中淋巴结清扫尚认识不足。鉴于临床实践中常常面对较高淋巴结转移风险的前列腺癌患者，因此我们需要进一步建立根治性前列腺切除术中扩大淋巴结清扫的规范与标准。

【适应证】

1. 根据EAU指南，临床分期cN0M0，淋巴结转移风险大于5%的前列腺癌，建议行扩大淋巴结清扫。对于淋巴结转移风险超过30%，建议进行超扩大淋巴结清扫。

2. 合并有临床淋巴结转移的前列腺癌，即临床分期cN1M0，建议进行超扩大淋巴结清扫[8]。

3. 转移性前列腺癌进行减瘤手术时，即临床分期cNxM1，建议进行扩大淋巴结清扫。

【禁忌证】

1. 全身情况差，有手术禁忌，不能耐受手术。

2. 既往有手术史，淋巴结区域粘连不能分离和暴露。

【所需器材清单】

1. 3D高清腹腔镜。

2. 双极电凝。

3. 超声刀。

4. 其他常规腹腔镜器械。

【团队要求】

1. 主刀医师应具有丰富的根治性前列腺切除术经验，具有丰富的盆腔和腹膜后淋巴结清扫术经验。

2. 一助和二助具有较为丰富的腹腔镜手术的培训与操作经验。

3. 麻醉医师应有丰富的腹腔镜手术麻醉以及术中管理经验。

4. 器械护士和巡回应熟悉各类腹腔镜器械。

【操作步骤】

1. 手术方式选择　可以采用开放手术,腹腔镜手术以及机器人辅助腹腔镜手术。目前研究认为,三种手术方式均可用于进行根治性前列腺切除术扩大淋巴结清扫。尽管腹腔镜手术清扫的淋巴结数目常少于开放手术,但是三者在围手术期的安全性以及肿瘤控制方面并没有明显差异。

2. 扩大淋巴结清扫的手术途径　通过腹膜外途径或经腹腔途径均可以完成扩大淋巴结清扫。笔者的经验是开放手术通过腹膜外途径完成,可以进行扩大淋巴结清扫以及超扩大淋巴结清扫。腹腔镜扩大淋巴结清扫可以通过腹膜外途径或经腹腔途径完成,清扫闭孔、髂内以及髂外区域。腹腔镜超扩大淋巴结清扫需经腹腔途径完成。对于既往有过腹股沟疝手术史的病例,需经腹腔进行腹腔镜手术。

3. 腹腔镜根治性前列腺切除术超扩大淋巴结清扫(cN1 病例)手术前准备:

按照加速康复外科理念进行根治性前列腺切除术术前准备,不需要口服泻药进行肠道准备。患者术晨使用开塞露 110ml 自行灌肠以及排便进行肠道准备。术前禁水 2 小时,之前可以口服碳水化合物(如素乾)400ml。

4. 麻醉与体位　采用气管插管全麻,可以联合使用硬膜外麻醉,便于术后使用硬膜外镇痛。采用仰卧 30° 头低脚高位,双上肢内收于肢体旁,腹腔镜监视器置于患者脚侧,术者位于患者左侧,助手位于患者右侧,器械护士位于助手右侧。

5. 采用 5-trocar 法,其 trocar 的布局　观察镜为 10mm trocar,位于脐上 1cm。脐下 2cm 腹直肌外侧缘左右分别为 10mm 和 12mm trocar,再在外下侧 4cm 处分别置入 5mm trocar(图 14-1),形成一个扇形的 trocar 布局。在进行扩大淋巴结清扫时,尤其是超扩大淋巴结清扫时,trocar 的位置相较于不清扫淋巴结的位置要高,这样便于进行淋巴结的暴露以及清扫操作。

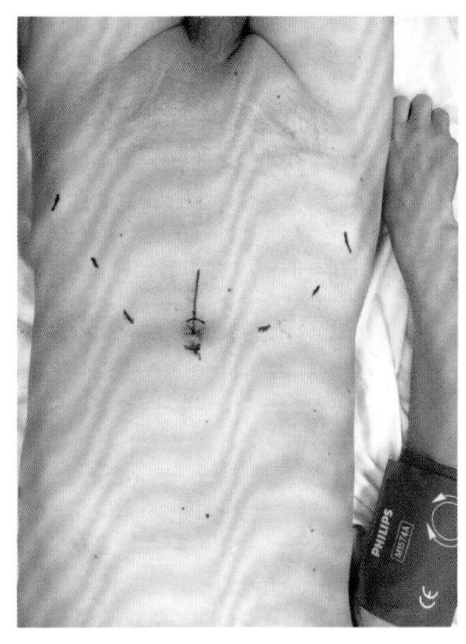

图 14-1　5-trocar 布局

6. 采用平卧位建立气腹。建立气腹的技术采用直接穿刺法,第一个脐上的 trocar 进入腹腔会有突破感。然后连接 CO_2 建立气腹,置入腹腔镜观察腹腔内脏器官以及肠管,有无粘连及损伤。对于曾经有过腹腔手术史的病例,可以采用小切口直接切开腹壁进入腹腔的方法置入第一个 trocar。在直视下分别置入后续的 4 个 trocar,对于腹壁有大网膜粘连的病例,可以在腹腔镜直视下使用剪刀和超声刀进行分离。气腹建立以及 trocar 置入完成后,患者由平卧位改为 30° 头低脚高位,将腹腔内小肠尽量移向头侧,暴露盆腔以及骶前区域。

7. 首先观察输尿管蠕动并确定输尿管的走行,沿髂总和髂外动脉外侧缘切开腹膜,上界达腹主动脉分叉,下界达腹股沟旋髂深静脉。在输尿管与髂总动脉交叉处需小心操作避免损伤输尿管。

8. 首先整块清扫右侧盆腔淋巴结(图 14-2)。应沿着三个平面操作:第一个平面是腰大肌和盆壁,第二个平面是闭锁脐动脉的内侧腹膜和膀胱壁,第三个平面是髂外动静脉表面。首先在第一个平面的髂外动脉外侧游离暴露生殖股神经,沿着生殖股神经向远侧和头侧游

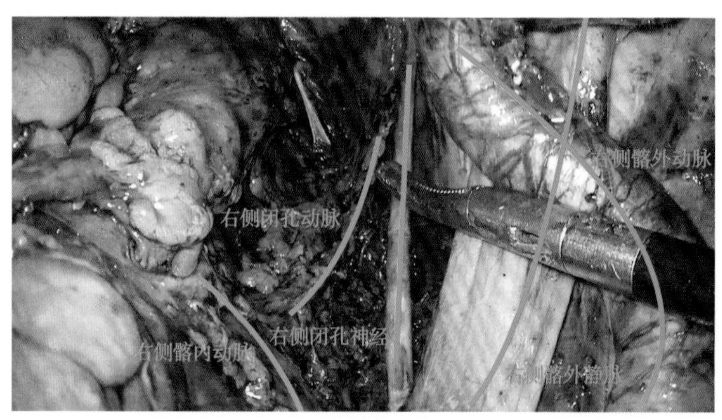

图 14-2　淋巴结清扫后的右侧盆腔区域，右侧髂外静脉、髂外动脉、闭孔神经以及髂内动脉及分支均骨骼化

离，远侧生殖股神经分为生殖支和股支，注意保留生殖股神经，以避免患者出现术后腹股沟区和大腿内侧皮肤感觉障碍。在第一个平面游离至远端的旋髂深静脉。然后在第二个平面游离，将输尿管牵向内侧，沿着远端髂总动脉内侧游离，并继续沿着髂内动脉向远端的膀胱壁游离，此时将腹膜以及闭锁脐动脉牵拉向内侧，有助于避免损伤输尿管。同时沿着髂内动脉向远端分离，一般不会损伤膀胱上动脉和输尿管。然后在第一个平面沿着腰大肌表面向远侧游离进入盆腔的盆壁，此处多为疏松组织，沿着盆壁向远端无血管区域游离，向近端的 Marcille 三角游离即可暴露出内侧的闭孔神经。将髂外动静脉向内侧牵拉，在 Marcille 三角处应避免损伤髂内动脉的臀上动脉分支。当暴露出闭孔神经时，应仔细轻柔操作，避免损伤髂内静脉及其分支。然后转向第三平面，打开髂外动脉鞘。髂内外动脉分叉的平面即为盆腔淋巴结的上界。此处如无肿大淋巴结，则于此处切断，以此区分盆腔区域淋巴结和区域外淋巴结。然后沿髂外动脉内侧表面游离，暴露出髂外静脉表面，并继续游离髂外动脉与髂外静脉之间的淋巴脂肪组织，沿髂外静脉表面向远侧游离直至副闭孔静脉和腹股沟管处。注意避免损伤副闭孔静脉。必要时应将副闭孔静脉结扎切断以利于游离操作。同时旋转牵拉髂外动静脉，游离髂外动脉与静脉间的淋巴脂肪组织，经髂外动脉与盆壁内侧间隙向远端游离，并于髂外静脉内侧表面汇合游离至远端的 Cloque 淋巴结。然后沿着髂外静脉近端向远端盆腔游离，在髂外静脉与髂内静脉分叉下缘可见闭孔神经，闭孔神经的内侧为闭孔动脉。沿着闭孔动脉和闭孔神经的表面向深闭孔区域游离，注意避免损伤闭孔神经血管。使用 hem-o-lok 夹闭远端的腹股沟管淋巴结组织以减少淋巴漏，超声刀贴着 hem-o-lok 切断淋巴结的下界。继续沿盆壁向远侧游离，暴露出闭孔神经远端，将整块盆腔淋巴结组织从深闭孔区域和膀胱外侧壁游离清扫下来。在开放手术下，可以很方便地分区域清扫盆腔淋巴结，但是在腹腔镜下分区域清扫会增加更多的操作步骤与难度。笔者体会沿着这三个平面，采用整块清扫技术切除盆腔淋巴结组织，降低了技术难度，缩短了手术时间。

9. 清扫右侧髂总区域（图 14-3）。牵拉开输尿管，使用超声刀打开髂总动脉鞘，于髂总动脉外侧缘切开，分离髂总静脉和下腔静脉表面的间隙，然后沿着下腔静脉表面向近心端游离，外侧界为生殖股神经。向上游离至腹主动脉分叉水平。在下腔静脉表面游离时需要注意避免小静脉分支从下腔静脉根部撕裂。技术上应采用“提而不断”的理念，将淋巴脂肪组

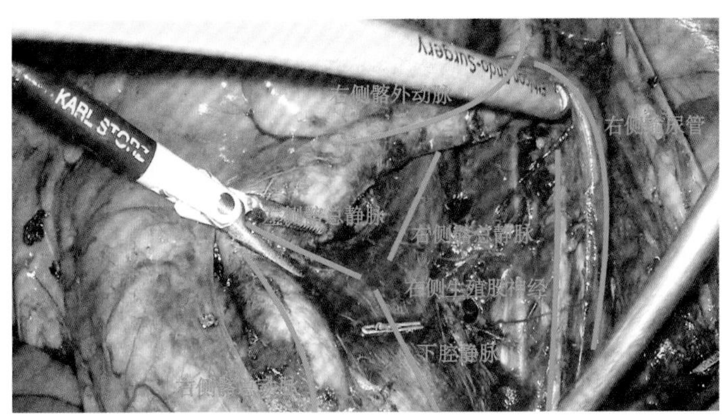

图 14-3　淋巴结清扫后的右侧髂总区域，下腔静脉、右侧髂总动脉和右侧髂总静脉骨骼化，外侧界为生殖股神经

织轻轻从下腔静脉表面提起并剥离，附着处使用超声刀慢档缓慢切断，如果有小静脉出血，及时用钛夹夹闭止血。在向近心端游离时，应尽可能的切开后腹膜，在腹膜后间隙内操作，能避免损伤肠管，同时还需注意牵拉暴露以避免损伤输尿管，游离输尿管时尽可能保留输尿管的血供。

10. 再清扫骶前区域(图 14-4)。沿着右侧髂总动脉内侧缘，自腹主动脉分叉处向远侧游离至髂总动脉分叉处，应注意左侧髂总静脉往往跨过骶前区域。同上述理念一致，仔细轻柔地将淋巴脂肪组织轻轻从骶前的髂总静脉表面剥离，附着处使用超声刀慢挡缓慢切断，如果有小静脉出现，及时用钛夹夹闭止血。骶前区域的下界为左右髂总分叉的连线，应避免损伤下界处骶正中静脉。清扫骶前区域，可能会损伤骶前神经从，需要注意。

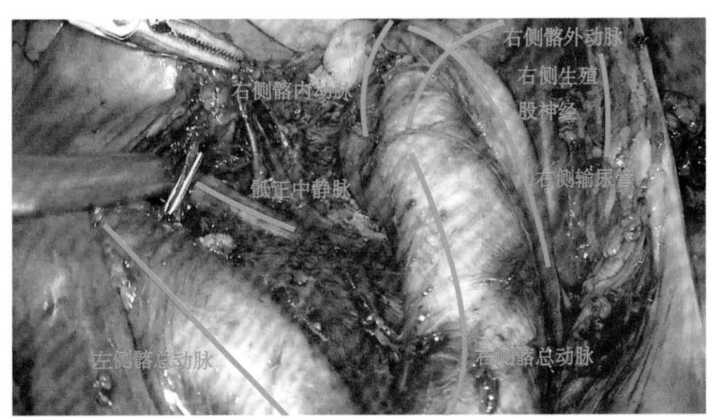

图 14-4　淋巴结清扫后的骶前区域，双侧髂总动脉、骶前静脉骨骼化

11. 由于乙状结肠的解剖关系，往往需要充分游离乙状结肠以暴露左侧盆腔和左侧髂总区域。使用同样的技术清扫左侧盆腔淋巴结和左侧髂总淋巴结(图 14-5)。由于乙状结肠及其系膜的阻挡，清扫左侧髂总淋巴结的彻底性会受到限制，尤其是左侧髂总接近腹主动脉分叉处的增大粘连转移淋巴结的切除具有很高的难度。

12. 具体步骤可见手术视频：腹腔镜根治性前列腺切除术中的超扩大淋巴结清扫。

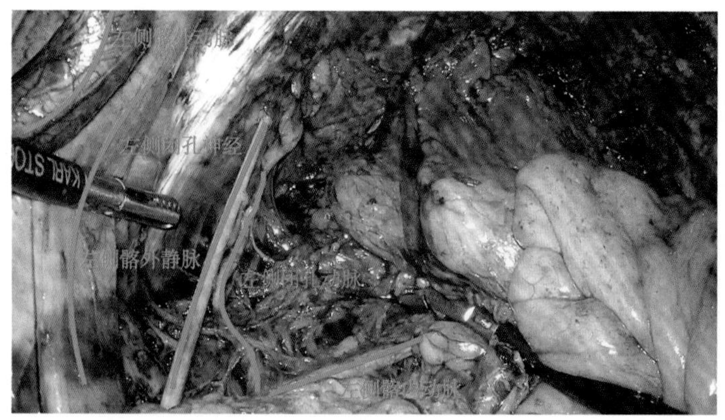

图 14-5　淋巴结清扫后的左侧盆腔区域，左侧髂外静脉、髂外动脉、闭孔神经以及髂内动脉及分支均骨骼化

【要点解析】

1. 熟悉解剖结构是精准淋巴结清扫的前提。同时，术前需仔细阅读影像学资料，以判断是否有增大的淋巴结，增大淋巴结的位置以及与血管的关系，判断是否有血管壁的粘连和侵犯。

2. 整个手术的设计与 trocar 的布局需要提前规划。进行超扩大淋巴结清扫时 trocar 的位置较高，但是较高位置的 trocar 会影响盆腔根治性前列腺切除，因此，需要平衡好两方面。笔者的体会是在进行淋巴结清扫时 traocar 不要插入太深，而在进行前列腺尖部的处理以及膀胱颈部和尿道的吻合则可以增加 trocar 插入深度以缩短穿刺点距离盆腔的距离。

3. 超声刀沿着血管进行淋巴脂肪组织的游离，必要时可以打开血管鞘，沿着无血管层面进行分离，尤其是合并有影像学淋巴结转移的病例。尽量避免超声刀将转移淋巴切开。髂内区域血管分支较多，尤其需要注意暴露以及仔细操作，避免血管损伤。在下腔静脉和骶前区域静脉表面处理时，避免过多的撕扯，以避免从大静脉根部撕开小静脉分支的破口导致不可控的出血。使用超声刀在血管表面操作时，应避免超声刀金属叶片误伤血管。

4. 尽管目前尚无有效的办法减少淋巴漏。但是笔者仍建议进行淋巴结清扫时，在清扫边界处尽量使用超声刀慢档或者使用 hem-o-lok 夹闭淋巴管，以避免或者减少术后淋巴漏。

5. 根据笔者的经验，腹腔镜手术对于髂外区域、闭孔区域、右侧髂总区域和骶前区域有优势，但是腹腔镜手术对于髂内区域的暴露有一定困难。同时由于乙状结肠的阻挡，对于左侧 Marcille 三角以及接近腹主动脉的左侧髂总区域有一定的难度。对于影像学上有髂内区域和左侧髂总区域淋巴结转移的病例，笔者认为开放手术可能更适合进行彻底的清扫。

6. 在腹腔镜下淋巴结清扫时，对于分区域清扫以及分区域进行淋巴结病理检查有一定难度。但是笔者仍建议按照盆腔区域淋巴结以及盆腔区域外的腹膜后淋巴结进行区分。不同区域的淋巴结病理结果对于术后辅助治疗方案的选择均具有重要的意义。

7. 3D 高清腹腔镜具有放大视野作用，提供三维结构，同时实时操作，具有触觉反馈，能实现精准的淋巴结清扫手术。淋巴结清扫时需要耐心，切忌急躁，重视团队配合。

（杨　斌）

专家述评

根治性前列腺切除术的淋巴结清扫不仅需要考虑手术的潜在获益，也需要考虑手术的潜在风险以及并发症。研究表明，扩大淋巴结清扫所涵盖的潜在转移淋巴结是局限性淋巴结清扫范围的 2 倍。目前，一些回顾性研究显示高危前列腺癌进行扩大淋巴结清扫能给患者带来生存获益，然而一篇系统综述却得出相反的结论，认为扩大淋巴结清扫并未给患者带来生存获益[9]。尽管扩大淋巴结清扫的临床意义仍然有一定的争议，我们需要分析的是这些研究所选择的病例组成的不同。进一步分析发现，这些研究中纳入统计的病例中最终病理证实为 pN1 的患者比例很低。这可能是较低的 pN1 患者的比例稀释了扩大淋巴结清扫的价值而不能得出临床获益的统计学差异。

在欧美国家，随着 PSA 筛查的普及以及人群对健康的重视，越来越多的局限性前列腺癌得到早期诊断，因此欧美的高危前列腺癌的构成中高 Gleason 评分是主要因素。而在我国，高危前列腺癌患者不仅 Gleason 评分高，其 PSA 水平也高，而且其临床分期偏晚。在临床实践中，我们面临的高危前列腺癌具有更高的淋巴结转移风险。我们的前期研究也发现进行扩大淋巴结清扫并最终病理证实为淋巴结转移的高危前列腺癌患者比例明显高于上述系统综述的纳入分析的病例。因此，目前扩大淋巴结清扫的争议主要在于病例的选择。在中国的高危前列腺癌患者中，扩大淋巴结清扫的应该具有更大的价值。

随着前列腺癌手术适应证的扩大，目前越来越多的证据认为，对于临床分期淋巴结转移的前列腺癌以及寡转移前列腺癌，进行原发灶减瘤手术能让患者获益。而对于合并淋巴结转移的患者，在减瘤手术时同时进行扩大淋巴结清扫不仅有助于最大程度的降低肿瘤负荷，还能避免肿大淋巴结侵犯和压迫输尿管损害肾脏功能。因此，对于减瘤手术中的扩大淋巴结清扫的临床价值也还需要进一步的探索。

（姚旭东）

参考文献

[1] CHEN R, REN S, YIU M K, et al. Prostate cancer in Asia: A collaborative report [J]. Asian Journal of Urology, 2014, 1(1): 15-29.

[2] BRIGANTI A, KARNES J R, DA POZZO L F, et al. Two positive nodes represent a significant cut-off value for cancer specific survival in patients with node positive prostate cancer. A new proposal based on a two-institution experience on 703 consecutive N+ patients treated with radical prostatectomy, extended pelvic lymph node dissection and adjuvant therapy [J]. Eur Urol, 2009, 55(2): 261-270.

[3] MOTTET N, BELLMUNT J, BOLLA M, et al. EAU-ESTRO-SIOG Guidelines on Prostate Cancer. Part 1: Screening, Diagnosis, and Local Treatment with Curative Intent [J]. Eur Urol, 2017, 71(4): 618-629.

[4] JONIAU S,VAN DEN BERGH L,LERUT E,et al. Mapping of pelvic lymph node metastases in prostate cancer [J]. Eur Urol,2013,63(3):450-458.

[5] GILLESSEN S,ATTARD G,BEER T M,et al. Management of Patients with Advanced Prostate Cancer:The Report of the Advanced Prostate Cancer Consensus Conference APCCC 2017 [J]. Eur Urol,2017,

[6] MATTEI A,FUECHSEL F G,BHATTA DHAR N,et al. The template of the primary lymphatic landing sites of the prostate should be revisited:results of a multimodality mapping study [J]. Eur Urol,2008,53(1):118-125.

[7] GANDAGLIA G,ZAFFUTO E,FOSSATI N,et al. Identifying candidates for super-extended staging pelvic lymph node dissection among patients with high-risk prostate cancer [J]. BJU Int,2018,121(3):421-427.

[8] MOSCHINI M,BRIGANTI A,MURPHY C R,et al. Outcomes for Patients with Clinical Lymphadenopathy Treated with Radical Prostatectomy [J]. Eur Urol,2016,69(2):193-196.

[9] FOSSATI N,WILLEMSE P M,VAN DEN BROECK T,et al. The Benefits and Harms of Different Extents of Lymph Node Dissection During Radical Prostatectomy for Prostate Cancer:A Systematic Review [J]. Eur Urol,2017,72(1):84-109.

第 15 章

寡转移前列腺癌的外科精准治疗策略及临床实践

临床问题

第一节　寡转移前列腺癌的定义

Hellman 和 Weichselbaum 在 1995 年第一次提出了肿瘤寡转移的概念[1]。那时的证据表明恶性肿瘤的进展是分步骤发生的。这两位学者据此假定存在一个处在局限性疾病和大范围转移之间的中间状态。肿瘤寡转移这一概念的实际意义就是处于这一状态的一些患者可以接受定向的局灶治疗而获得可能治愈的机会[2]。肿瘤寡转移最初是指单个器官的孤立转移病灶，随后延伸为少数几个器官出现的 3~5 个转移病灶，主要强调转移肿瘤的负荷比较小。此外，新兴的基因组检测数据表明在多数的原发肿瘤，包括前列腺癌中，在有限的转移病灶和广泛的转移疾病之间有明显的生物学差异。处于寡转移状态的疾病其转移潜能相较广泛转移状态的疾病要小。因此，对于转移性前列腺癌患者而言，当考虑更激进的治疗策略的时候，需要我们能够识别出患者处于寡转移的状态。

自从寡转移这一概念提出之后，我们对于寡转移的理解也越来越成熟。同时，寡转移疾病也越来越多地被诊断出来，其原因可能包括：在临床试验中对患者的更密切的随访监测，更先进的影像学检测技术的应用，以及越来越多的治疗方法延长了肿瘤患者的生存。虽然对于寡转移前列腺癌的定义仍然存在争论，但是目前公认的观点是根据转移灶的数目和部位来定义寡转移：影像学检查（包括 MRI、骨扫描及全身 PET-CT 等）发现存在转移病灶，病灶局限于淋巴结和骨骼（即非内脏转移），且转移病灶的数目一般不多于 5 个，也有文献报道不多于 4 个或 3 个病灶。1988 年 Soloway 等人首先报道根据转移性前列腺癌患者骨扫描上转移的程度（extent of disease，EOD）进行半定量的分组发现，EOD Ⅰ到Ⅳ组的 2 年生存率分别为 94%，74%，68%，和 40%，进一步分析发现 EOD Ⅰ和Ⅳ组的 2 年生存率和其他组有明显差异。2004 年 Singh 等人对转移性前列腺癌患者转移灶的数目和长期生存的相关性进行了回顾性分析，结果发现转移灶数目≤5 个的患者其 5 年和 10 年的生存率都要明显高于转移灶数目超过 5 个的患者(73% vs 45% 以及 36% vs 18%；P=0.02)。而对于内脏转移来说，一旦前列腺癌患者出现内脏转移，其预后明显变差。有研究发现，根据前列腺癌的转移部位进行分类，仅有淋巴结转移的患者的中位总生存期和肿瘤特异生存时间分别为 43 个月和 61 个月，仅有骨转移者的上述生存数据分别为 24 个月和 32 个月，仅有内脏转移者的上述生存数据分别为 16 个月和 26 个月，骨骼转移合并内脏转移者的数据分别为 14 个月和 19 个月[3]。当然以这样的标准来区分疾病的预后还存在着局限性，其中最为突出的就是影像学诊断的敏感性将影响疾病类型的划分。因此一个更准确的定义也应该包括肿瘤本身特异性的分子表型。Lussier 等人通过在动物模型中使用异种移植的方式研究发现，microRNA-200c 可以将稳定的寡转移状态转变为侵袭型的多发转移状态。虽然这一研究还需要进一步验证，但类似的研究可以极大地深入我们对疾病状态的生物学本质的认识，正如该研究作者所指出的，通过应用这一方法可以帮助我们对患者治疗方式作出决策。

最新进展

第二节　寡转移前列腺癌的影像学诊断方法

在目前的临床实践中，诊断转移性前列腺癌往往需要结合 CT，MRI，锝[^{99m}Tc]- 亚甲基二磷酸盐或单光子发射计算机断层摄影术(SPECT)骨扫描来进行。为了改善前列腺癌转移病灶的低检出率，从而优化寡转移前列腺癌的定义，在最近的几年中，一系列有关 PET 放射性示踪剂诊断前列腺癌骨转移和软组织转移的研究不断涌现。

在前列腺癌 PET 成像中，^{18}F- 氟化钠(Na^{18}F)可能是应用最广泛的放射性示踪剂。与锝[^{99m}Tc]- 亚甲基二磷酸盐相类似，Na^{18}F 会聚集在骨再生区域，因此可以用来诊断成骨性的骨转移病变。相比 ECT 和 SPECT 而言，PET 的空间分辨率更高，因此 Na^{18}F PET-CT 对骨转移灶诊断的灵敏度要高于传统的骨扫描。而 Na^{18}F PET-CT 的缺点在于，我们仍然需要依靠 CT 或 MRI 检查来最终确诊软组织转移病变。

近来有文献报道了一些全新的、直接靶向作用于肿瘤细胞的 PET 放射性示踪剂，如 ^{11}C- 胆碱，^{18}F-fluoroethylcholine 以及一系列作用于前列腺特异性膜抗原(prostate-specific membrane antigen，PSMA，也被称作谷氨酸羧肽酶)的分子，例如 ^{68}Ga-PSMA-11 和 ^{18}F-DCFPyL[4]。其中，PSMA 作为Ⅱ型细胞膜表面糖蛋白，可以更敏感地显示出传统的影像学检查无法显示的小的前列腺癌病灶。van Leeuwen 等人 2016 年的一项研究发现，在根治性前列腺切除术术后出现 PSA 升高的患者当中，^{68}Ga-PSMA 检查可以在 54% 的患者中检测到病灶的存在，具体到 PSA 水平和检出率的对应关系为：8%(0.05~0.09ng/ml)、23%(0.1~0.19ng/ml)、58%(0.2~0.29ng/ml)、36%(0.3~0.49ng/ml)和 57%(0.5~0.99ng/ml)；此外，研究人员还对 PSMA 的摄取位置进行了统计，发现 27% 在前列腺窝，14.3% 为盆腔淋巴结，4.3% 同时有前列腺窝和盆腔淋巴结的摄取，还有 8.6% 的患者存在盆腔外的摄取。而 Verburg 等人的另一项研究也发现，当 PSA 水平处于≤1ng/ml，1~2ng/ml 和≥2ng/ml 时，^{68}Ga-PSMA-PET/CT 的阳性检出率分别为 44%，79% 和 89%。此外，一项来自复旦大学附属肿瘤医院叶定伟教授团队的研究显示，对于根治性前列腺切除术术后发生生化复发的患者，^{99m}Tc-PSMA-SPECT/CT 在骨和淋巴结转移灶检出率方面要优于 CT 和 MR，而且对于病灶的检出率随着 PSA 的增高而增高[5]。尽管目前关于前列腺癌分子影像学诊断的研究和数据在不断丰富，其在目前阶段仍不成熟，临床推广应用方面仍存在诸多限制。因此目前国际上主流的诊治指南仍推荐采用传统的影像学诊断方法评估前列腺癌的转移病灶。

第三节　寡转移前列腺癌原发灶局部治疗的价值

随着对肿瘤发生和发展机制认识的不断加深，肿瘤外科学专家对肿瘤的认识也逐渐深入。对于转移性前列腺癌原发灶行根治范围的手术切除可能获益的讨论主要集中在以下几个方面：①切除原发灶能够减少循环中肿瘤细胞的数目，进而降低由其所导致的远处转移发生的概率；②切除原发灶后能够降低患者体内的肿瘤负荷，提高肿瘤对雄激素剥夺治疗（androgen deprivation therapy，ADT）的反应性；③原发灶手术治疗后能够减少原发灶造成的相关并发症（如尿潴留、血尿等）及后续的姑息性治疗。但是总体而言，有关转移性前列腺癌原发灶治疗的数据还十分有限，大部分为回顾性研究[6]。

Culp 和同事们利用 2004 到 2010 年之间 SEER 数据库中超过 8000 例转移性前列腺癌患者的资料，评估了接受包括根治性前列腺切除术或放疗等局部治疗和没有接受局部治疗患者的总生存和肿瘤特异性生存的数据，其中根治手术 3%（245 例），近距离放疗 1.6%（129 例）以及无手术或放疗等局部治疗 95%（7811 例）。值得注意的是，未接受原发灶局部治疗的患者年龄更大，GS≤7 分及临床分期为 N0 的可能性更小。根治手术组，近距离放疗组和未接受局部治疗组的 5 年总生存分别是 67.4%，52.6% 和 22.5%，P<0.001。在多因素竞争风险回归分析中，接受根治手术的患者肿瘤特异性死亡率（cancer specific mortality，CSM）风险下降 62%，亚组风险比（subhazard ratio，SHR）0.38，95% CI（0.27~0.53），P<0.001。接受放疗的患者肿瘤特异性死亡率风险下降 32%，亚组风险比 0.68，95%CI（0.49-0.93），P=0.018。需要指出的是，接受根治手术与所有 M 分期的 CSM 降低有关，而接受放疗只在 M1c 期患者中有更高的 CSM。

在 2015 年的一篇研究中，Heidenreich 和同事们报告了第一个病例对照研究来调查前列腺癌原发灶的根治范围切除术在选择性的转移性前列腺癌患者中的作用。他们的研究只有 23 例病例，并且骨扫描发现的转移病灶均≤3 个，没有内脏转移或者广泛的淋巴结转移，所有患者均对 ADT 治疗有反应（在 6 个月的 ADT 治疗后 PSA 最低值均小于 1.0ng/ml）。他们确定了 38 名具有相似临床和病理特征病例的对照组。但是，必须要指出的是 38 例对照组中只有 26 例（68%）对 ADT 治疗有反应。两组都随访去势抵抗[定义为在维持血清睾酮去势水平（≤50ng/dl）情况下出现生化进展]出现的证据，临床进展（定义为因局部进展或者淋巴结或全身转移而引起的新症状），以及总生存。在手术组中位随访 40.6 个月以及非手术组中位随访 44.0 个月之后（P>0.05），接受了原发病灶根治范围切除术的男性到达去势抵抗的时间明显延长（中位时间 40 个月 vs 29 个月，P=0.014），并且出现临床进展的时间也明显延长（中位时间 38.6 个月 vs 26.5 个月，P=0.032）。总生存的比例在手术组有相似的提高（91.3% vs 78.9%，P=0.048）。肿瘤特异性生存的比例在手术组同样有提高（95.6% vs 84.2%，P=0.043），尽管中位肿瘤特异性生存时间没有显著延长（47.0 个月 vs 40.5 个月，P>0.05）。考虑到所有接受手术的患者都对 ADT 治疗有反应，为什么对照组没有仅限制于那些对 ADT 治疗有反应的 26 例患者尚不清楚。病例组和对照组之间这种额外的一致性可能限制选择性偏倚的影响，而这在病例对照研究中是很大的限制。

2017 年发表在《欧洲泌尿外科学》杂志上的一篇文章总结了 SEER 数据库中共 13 692 例转移性前列腺癌患者接受局部治疗（包括根治范围手术和放疗）的数据，其中根治范围手术 313 例，放疗 161 例。经过倾向评分匹配之后，在多因素竞争风险回归分析中作者发现局部治疗组相较未局部治疗组有更低的 CSM，而手术组相较放疗组也有更低的 CSM。这个结果在 Gleason≤7 分、分期≤cT3 期以及 M1a 期的患者中更明显[7]。

复旦大学附属肿瘤医院泌尿外科于 2015 年 7 月开展了“一项开放、随机、对照的根治性前列腺切除术或根治性放疗联合内分泌治疗对比单用内分泌治疗对寡转移性前列腺癌长期疗效的前瞻性Ⅱ期临床试验”。该研究将寡转移定义为转移病灶局限于淋巴结或骨骼（非内脏转移），且转移病灶数目≤5 个。该研究于 2017 年发表了初步疗效观察及围术期并发症分析。共报道的 247 例患者中，25 例为寡转移前列腺癌，222 例为局部晚期前列腺癌；将两组患者术后 3 个月 PSA 下降比例进行比较后发现，寡转移组下降比例（84.0%）低于局晚组（95.5%）；寡转移组尿失禁率 8.0%（2/25），局晚组为 6.3%（14/222）。围术期并发症方面，无论是总体并发症还是Ⅲ或Ⅳ的严重并发症的发生率，寡转移组和局晚组都没有统计学差异[8]。

对于寡转移前列腺癌原发病灶的局部治疗而言，除了根治范围的手术之外，还包括外放疗，近距离放疗（brachytherapy）及冷冻消融等局部微创治疗。外放疗是局限期及根治性治疗后局部复发性前列腺癌的有效治疗方法，同时对于转移性疾病也可以作为一种姑息治疗的手段。但是其在寡转移前列腺癌中改善生存的作用还不是很明确。近距离放疗则是通过将放射源植入前列腺组织内进行放射治疗的方法，从而可以提高局部前列腺癌组织的剂量，并减少膀胱、直肠和尿道等周围组织器官的毒副作用。Culp 和同事们通过回顾性分析 SEER 数据库中的数据，比较了根治性手术、近距离放疗和未局部治疗三组的生存数据，结果显示近距离放疗组和根治手术组相较未局部治疗组都能得到生存获益，但是根治手术组生存改善更明显。至于前列腺癌的冷冻治疗在转移性前列腺癌中的作用，更多是作为姑息性的治疗手段，目前也尚无明确的指南推荐。

第四节 寡转移前列腺癌转移灶局部治疗的价值

对于寡转移前列腺癌而言，除了原发灶的局部治疗之外，我们同样还要考虑到转移灶的治疗，以达到更好的控制肿瘤的目的。这不仅能够阻止转移灶肿瘤继续转移扩散，还能够通过提高局部控制率来延迟患者开始全身性治疗的时间，以及因接受全身性治疗而带来的毒性反应。Decaestecker 等人在 2014 年报告了利用立体定向放疗（stereotactic body radiation therapy，SBRT）治疗 50 例病例的结果，其中淋巴结转移 54%，骨转移 44%，内脏转移 2%。在

2 年的中位随访时间后，局控率为 100%。同时，需要开始内分泌治疗的中位时间为 25 个月，在从治疗开始之后的 1 年内有 82% 的病例不需要进行全身性的内分泌治疗。并且该研究显示，毒性反应均局限在 1 级（14%）和 2 级（6%）事件。Ost 等通过对相关文献进行综述后发现，经过根治性治疗后发生寡转移的复发性前列腺癌患者，对转移病灶采取挽救性淋巴结切除术或挽救性放疗等治疗后，有 51% 的病例在治疗 1~3 年后没有发生疾病进展。此外 Ost 等还发现，对于寡转移的复发性前列腺癌患者共 119 例的 163 个病灶行立体定向放疗（SBRT）之后，其中位的疾病无进展生存时间为 21 个月（95%CI，15~26 个月），且没有发生 3 级及以上的毒性反应的病例。这说明对于寡转移前列腺癌患者行转移灶的局部治疗可以延缓疾病的进展，并且毒性反应轻微可控。

2017 年 12 月份的 *Journal of Clinical Oncology*（JCO）杂志上报道了一项关于寡转移前列腺癌针对转移灶治疗的多中心Ⅱ期临床试验，研究中心包括了比利时的 6 个医疗中心。这项Ⅱ期研究纳入了 62 例根治性放疗或根治术后复发转移的前列腺癌患者，患者随机分入两组。一组接受针对转移灶的根治性治疗，包括手术或 SBRT 的放疗，另一组进行观察随访。以疾病进展至需要内分泌治疗为观察终点。经过 3 年的随访后，两组的中位无内分泌治疗生存期分别为 21 个月和 13 个月，虽然两者比较无统计学差异，但是在数值上转移灶治疗组相比观察随访组有明显的延长，而且在转移灶治疗组没有观察到 2 级及以上的毒性反应，两组患者的生活质量也是相似的[9]。该研究进一步说明寡转移是一个相对局限的状态，积极进取的治疗方法可能使部分患者从中受益。

第五节 寡转移前列腺癌全身性治疗的价值

很长时间以来，雄激素剥夺治疗都是转移性前列腺癌治疗的基石。但是最近发表的一系列关于雄激素剥夺治疗联合多西他赛化疗或者阿比特龙治疗转移性前列腺癌的研究结果正在改写指南。如 GETUG-AFU 15 研究、CHAARTED 研究、STAMPEDE 研究和 Latitude 研究等。这些研究中入组的患者大多仅强调是转移性的前列腺癌，没有规定具体的转移负荷，不过一些研究在亚组分析中对高转移负荷和低转移负荷的患者进行了分析。在 GETUG-AFU 15 研究关于转移负荷与长期生存的亚组分析中，研究者将内脏转移或者至少 4 个骨转移灶且至少有一个病灶在脊柱或盆腔之外定义为高转移负荷，分析发现对于高转移负荷患者，ADT + 化疗组和 ADT 组的中位 OS 分别为 39.8 和 35.1 个月，低转移负荷的患者 ADT+ 化疗组和 ADT 组的中位 OS 分别为未达到（not reached）和 83.4 个月，两者之间的差异均没有统计学意义。而 CHAARTED 研究中，在高转移负荷组（高转移负荷的定义和 GETUG-AFU 15 研究一样）的生存获益是最明显的，ADT + 化疗组和 ADT 组的中位 OS 分别为 49.2 和 32.2 个月，$P<0.001$；低转移负荷组的中位 OS 则在 ADT + 化疗组和 ADT 组都没有达到。2015 年的一篇综述总结了 ADT 治疗联合化疗治疗转移性激素敏感性前列腺癌的数据，结果显示 ADT+ 化疗组生存获益明显，而且在高转移负荷组和低转移负荷组的生存获益没有明显的统计学差异。同样，最新的 STAMPEDE 研究和 Latitude 研究，均提示转移性前列腺癌患者使用 ADT 联合阿比特龙治疗的总生存要明显长于单用 ADT 治疗。其中，Latitude 研究入

组了高危的转移性前列腺癌，高危的定义是以下三点中有两点符合：Gleason 评分高于 8 分、骨转移病灶多于 3 处、存在内脏转移，而 STAMPEDE 研究对转移性前列腺癌没有严格的入选标准。以上研究的数据都是来自转移性前列腺癌，而没有单独定义寡转移，因此关于寡转移前列腺癌的全身治疗，除了要以 ADT 治疗为基石之外，联合多西他赛化疗或者阿比特龙治疗是否进一步延长此类患者生存时间仍需进一步的研究数据的支持。

第六节　总结与展望

虽然目前已有证据表明对于寡转移前列腺癌行根治范围的原发灶切除手术是安全、可靠的，但是这些研究结果普遍存在较多问题，如大部分研究是回顾性研究、实施手术的患者群体样本量占总的样本太少、对照组的选择存在偏倚等，特别是对于寡转移前列腺癌的定义和影像学检查方式还没有统一的标准，这些无疑大大限制了这种术式在临床实践中的应用。而对于转移灶的治疗，目前已有前瞻性的研究结果表明对于原发灶行根治性治疗后发生的寡转移的肿瘤复发患者行转移灶切除术或者立体定向放疗等能够推迟患者进行全身内分泌治疗的时间，而且毒性反应较轻，两组的生活质量没有差异。但是针对转移灶的治疗是否可以延长患者的总生存时间还没有得到确认。因此，当前不论是对于初发的寡转移前列腺癌患者行根治范围的原发灶切除手术，还是对于寡转移的复发性前列腺癌开展的针对转移灶的局部治疗，均需要制定更加严格的临床试验方案，在多学科诊疗的基础上对临床试验进行严格的执行和监管，获得更强的循证医学证据，从而指导将来的临床实践，为此类患者提供最多生存获益和较高生活质量的治疗方案。

实例演示

第七节　寡转移前列腺癌行根治范围的原发灶切除手术实例演示

【适应证】

1. 穿刺确诊为前列腺癌患者。
2. 直肠指诊检查，前列腺肿瘤与直肠无明显粘连。
3. 经由盆腔增强磁共振、全身骨扫描评估，转移病灶数≤5 处，且无内脏转移，前列腺无明显直肠侵犯，无严重的膀胱侵犯累及输尿管开口，无大血管受累。
4. 患者心肺功能良好，无其他手术禁忌。

【禁忌证】

1. 患者存在直肠侵犯，严重的膀胱侵犯累及输尿管开口，或累及大血管。
2. 全身评估淋巴结和骨转移灶 >5 处，或者存在内脏转移。

3. 术前估计患者存在其他严重器质性疾病，无法耐受手术。

4. 患者存在精神疾病等其他手术禁忌证。

【所需器材清单】

腔镜设备，工作站，12mm 穿刺器 2 套，5mm 穿刺器 2 套，10mm 穿刺器 1 套，进口光纤，气腹管，单极线，10mm 镜子，弯钳，平钳，针持，吸引器，剪刀，超声刀，电刀，1-0 倒刺线，3-0 倒刺线，止血纱布，引流管 2 根，F16 导尿管 2 根，F22 三腔导尿管 1 根，腔镜纱布，引流袋，敷贴等。

【团队要求】

1. 具有腹腔镜及开放根治性前列腺切除术经验的泌尿外科医师。

2. 具有前列腺磁共振及骨扫描检查阅片经验的影像科及核医学科医师。

3. 设备厂家技术人员或医师。

4. 常规手术麻醉团队。

5. 常规手术操作护理团队。

【操作步骤】

男性，66 岁，排尿费力 1 年，体检发现 PSA 明显升高 1 周。PSA：156.5ng/mL。直肠指诊：前列腺Ⅲ度大，双侧叶均质硬如石，肿瘤与直肠有粘连。前列腺穿刺活检：前列腺腺癌，GS：5+4，穿刺 8 针均可见癌。盆腔 MRI：前列腺癌伴两侧精囊腺部分受累，左髂内淋巴结肿大（图 15-1）。ECT：T6 椎体骨质破坏，椎体转移可能（图 15-2）。

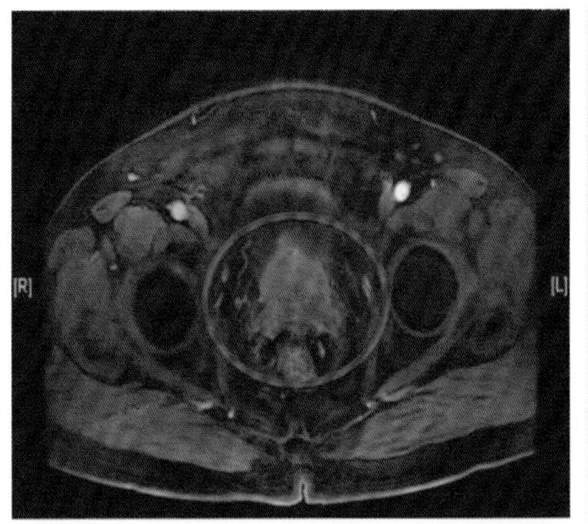

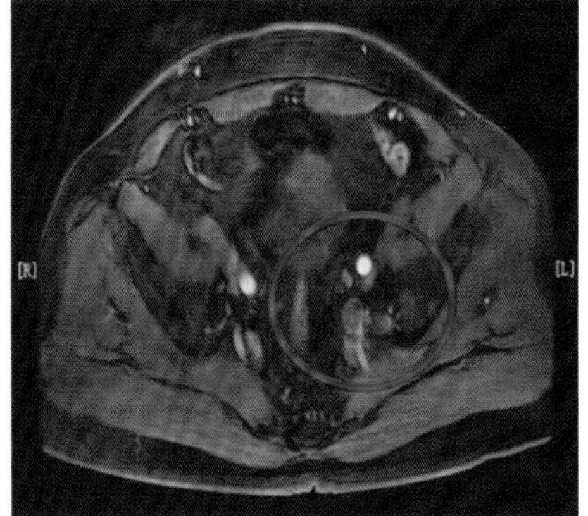

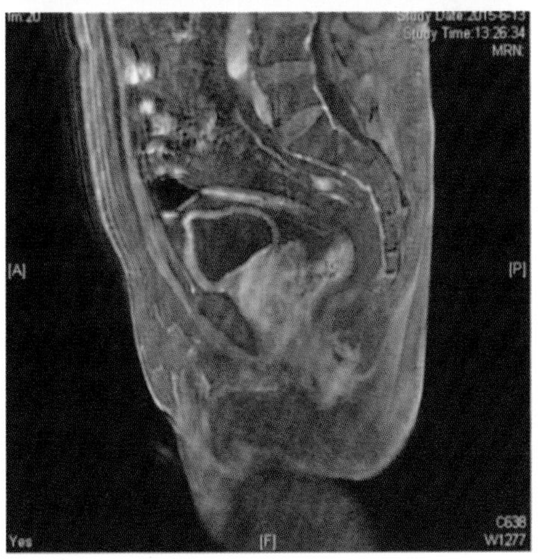

图 15-1　盆腔 MRI：前列腺癌伴两侧精囊腺部分受累，左髂内淋巴结肿大

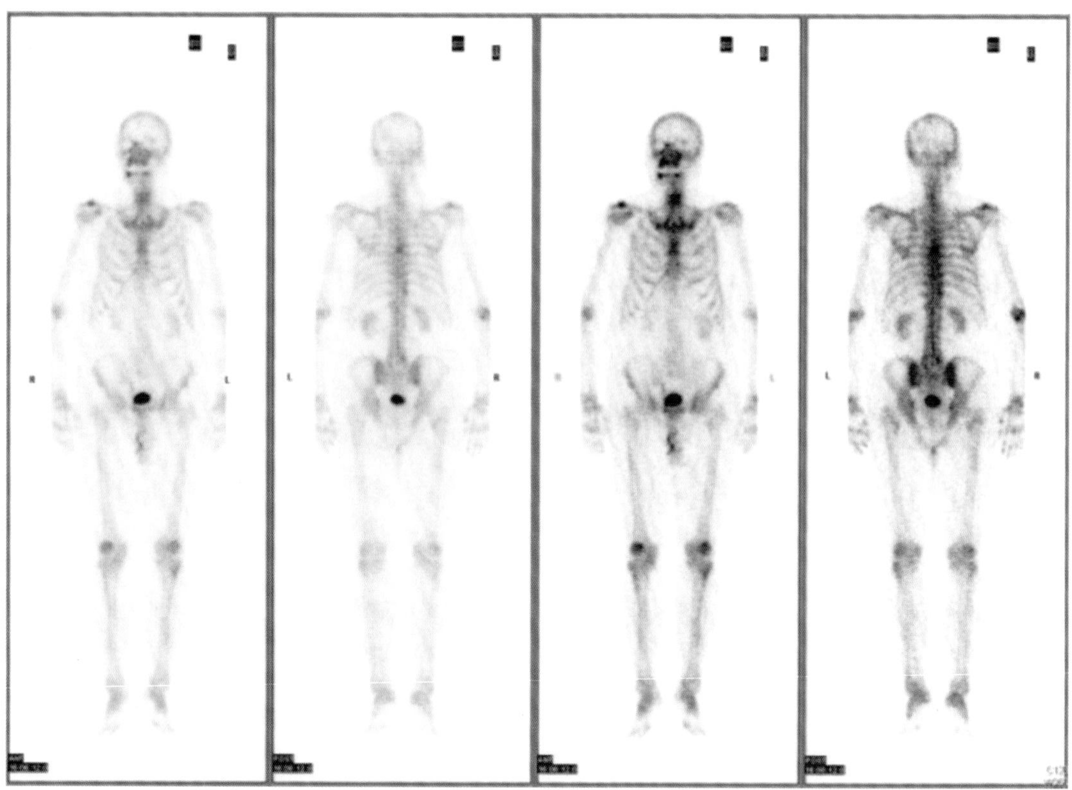

图 15-2　ECT：T6 椎体骨质破坏，椎体转移可能

遂行前列腺癌内分泌治疗 + 经尿道前列腺电切术。治疗后 PSA 变化如图所示（图 15-3）。患者符合寡转移标准，签署知情同意书，入组寡转移前列腺癌的临床试验后，于 2015 年 11 月 6 日行根治性前列腺切除术，并继续内分泌治疗。治疗后 PSA 变化如图（图 15-4）。术后病理：前列腺癌内分泌治疗后改变，癌广泛累及双侧尖部、体部及底部，左右残余精囊腺（+）；标本体部局灶切缘（+）；左盆腔淋巴结见癌转移（2/5），右盆腔淋巴结未见癌转移（0/5）。瘤细胞示：CgA（-），Syn（-），PSAP（+），AR（+），ERG（+），P504S（+），P63（-），CK5/6（-），C-Myc（+/-），CyclinD1（+），Bcl2（-），PD-1-OPT（-），Ki-67（+<5%）。

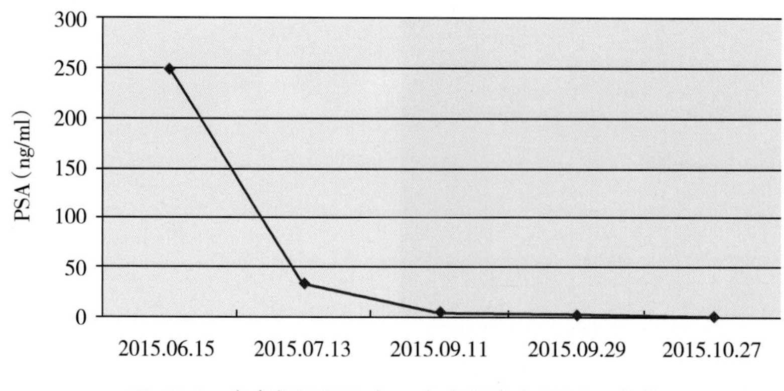

图 15-3　患者行 TURP 术 + 内分泌治疗后 PSA 变化

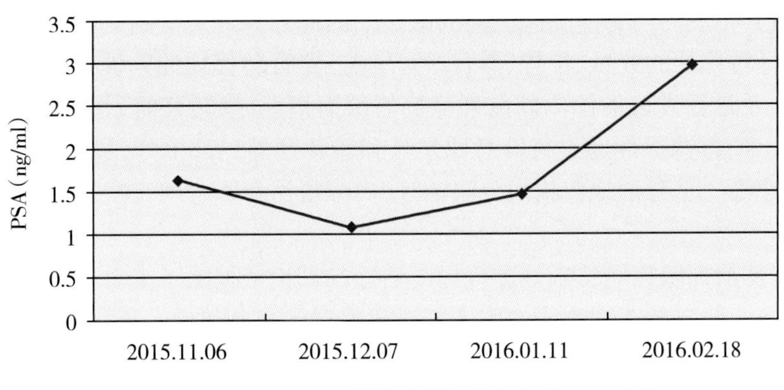

图 15-4　患者行根治性前列腺切除术术后 PSA 变化

术后 PSA 下降后有所升高，^{99m}Tc-PSMA-SPECT/CT 检查结果：前列腺癌术后，腹膜后淋巴结转移，PSMA 高表达；T6 局部骨质致密，未见放射性摄取增高。遂行腹膜后淋巴结和 T6 椎体局部放疗，并继续内分泌治疗，治疗后 PSA 明显下降（图 15-5）。此后 1 年时间患者的 PSA 均呈持续下降，最低降至 0.5ng/ml。目前该患者仍然持续内分泌治疗中。

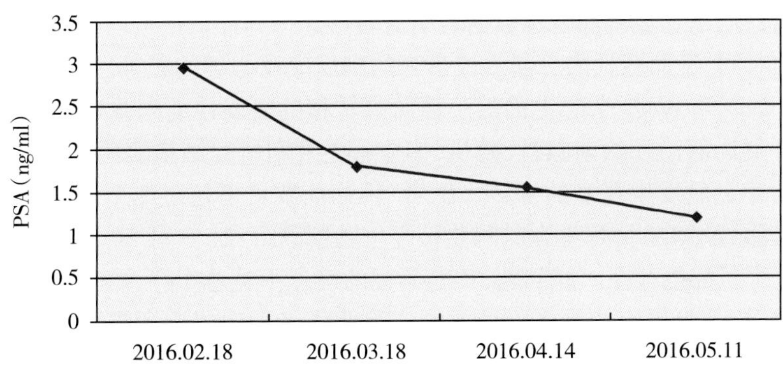

图 15-5　患者行转移灶放疗 + 继续内分泌治疗后 PSA 变化

【要点解析】

1. 寡转移前列腺癌手术治疗方式的选择与早期前列腺癌手术方式选择并无明显差别。应根据患者直肠指诊情况，影像学检查等综合判断是选择开放手术，腹腔镜或是机器人辅助腹腔镜手术。

2. 目前寡转移前列腺癌局部外科治疗并不是标准治疗，临床的开展应以临床试验的形式进行。

（戴　波　杨云杰　陆骁霖）

专家述评

对于寡转移前列腺癌而言，目前最大的问题是尚未形成一个广受各方接受的定义。这直接导致了与其相关的前瞻性临床试验的缺乏。因此当务之急是制定一个普遍接受的寡转移的定义，包括转移灶的数目、位置、器官，以及同一器官转移灶的数量等。根据大量回顾性研究的数据以及最新发表的国内外前列腺癌的诊治指南，寡转移前列腺癌的治疗必须以全身治疗作为基础，再选择性地进行针对原发灶和转移灶的局部治疗，局部治疗可以是手术、放疗、冷冻治疗等。全身治疗包括内分泌治疗，内分泌治疗联合阿比特龙或多西他赛治疗等方式。

针对寡转移前列腺癌原发病灶进行局部治疗的理论依据除了来自于一些回顾性的临床研究外，还来自一些有关前列腺癌细胞不断进化发展的基础研究。例如，一篇发表于 *Nature* 上的研究，通过全基因组测序（whole genome sequencing，WGS）的方法分析了 10 例最终因前列腺癌而死亡的患者体内的 51 个原发和转移病灶的情况，试图来阐述前列腺癌细胞在患者体内的进化和发展过程[10]。作者发现，前列腺癌患者体内新发转移灶的形成，往往是在原发病灶和已经形成的转移灶的共同作用下而最终导致的。因此针对原发病灶的局部治疗，可以减少寡转移前列腺癌患者体内新发转移病灶产生的概率。

关于寡转移前列腺癌，还有一点值得注意的是，欧美专家所说的“寡转移”，很多时候指的是“寡转移的复发性前列腺癌”，是指局限型前列腺癌患者接受了根治性治疗（手术或放疗）之后发生的，转移灶数目较少且局限的复发性前列腺癌。关于这部分“寡转移的复发性前列腺癌”的治疗，既往也有回顾性数据表明对转移灶行局部治疗可以延迟患者开始全身性内分泌治疗的时间，进而减少内分泌治疗带来的副反应及心理问题等。而在 2017 年发表在 *Journal of Clinical Oncology* 杂志上面的一篇对寡转移的复发性前列腺癌进行主动监测对比针对转移灶开展局部治疗的前瞻性、随机、多中心的Ⅱ期研究结果表明，对于前列腺癌原发灶行根治性治疗之后发生复发的寡转移患者（转移灶数目不超过 3 个），对转移灶行手术或外放疗治疗，其无需 ADT 治疗生存时间要长于主动监测组（21 个月 vs 13 个月），而且副反应较小。但是这个研究也存在一些问题，首先研究的终点不是总生存；再者两组结果比较虽然数值上相差较多，但是没有统计学上的差异。因此作者最后提出还需要在Ⅲ期临床试验中进一步探索转移灶治疗的价值。

（叶定伟）

参考文献

[1] HELLMAN S，WEICHSELBAUM R R. Oligometastases[J]. J Clin Oncol，1995，13(1)：8-10.

[2] WEICHSELBAUM R R，HELLMAN S. Oligometastases Revisited[J]. Nat Rev Clin Oncol，2011，8(6)：378-382.

[3] GANDAGLIA G，KARAKIEWICZ P I，BRIGANTI A，et al. Impact of the Site of Metastases on Survival in Patients with Metastatic Prostate Cancer[J]. Eur Urol，2015，68(2)：325-334.

[4] EVANGELISTA L，BRIGANTI A，FANTI S，et al. New Clinical Indications for (18)F/(11)C-choline，New Tracers for Positron Emission Tomography and a Promising Hybrid Device for Prostate Cancer Staging：A Systematic Review of the Literature[J]. Eur Urol，2016，70(1)：161-175.

[5] Su H C，ZHU Y，LING G W，et al. Evaluation of 99mTc-labeled PSMA-SPECT/CT imaging in prostate cancer patients who have undergone biochemical relapse[J]. Asian J Androl，2017，19(3)：267-271.

[6] 叶定伟，李高翔，戴波，等. 寡转移性前列腺癌的外科治疗进展[J]. 现代泌尿外科杂志，2017，4：249-252.

[7] LEYH-BANNURAH S R, GAZDOVICH S, BUDAUS L, et al. Local Therapy Improves Survival in Metastatic Prostate Cancer[J]. Eur Urol, 2017, 72(1): 118-124.

[8] 李高翔, 戴波, 叶定伟, 等. 寡转移性前列腺癌根治术的临床初步疗效观察及围手术期并发症分析[J]. 中国癌症杂志, 2017, 1: 20-25.

[9] OST P, REYNDERS D, DECAESTECKER K, et al. Surveillance or Metastasis-Directed Therapy for Oligometastatic Prostate Cancer Recurrence: A Prospective, Randomized, Multicenter Phase Ⅱ Trial[J]. J Clin Oncol, 2018, 36(5): 446-453.

[10] GUNDEM G, VAN LOO P, KREMEYER B, et al. The evolutionary history of lethal metastatic prostate cancer [J]. Nature, 2015, 520(7547): 353-357.

第 16 章

前列腺癌精准放疗

放射治疗是前列腺癌的主要治疗手段之一，与手术、内分泌治疗及其他治疗如化疗等构成了前列腺癌的综合治疗手段。前列腺癌的治疗方式应根据不同的危险分级进行选择，总的原则是对于年轻、一般情况较好、危险分级早的患者，手术可作为首选；年老、分级晚者，可首选放疗（± 内分泌治疗）。

近年来，放射治疗进入了精确放疗年代，调强放疗技术（Intensity Modulated Radiation Therapy，IMRT）以及在此基础上发展的图像引导放射治疗技术（Image Guided Radiation Therapy，IGRT）迅速开展。调强放疗技术通过调节剂量强度分布，使照射剂量范围最大限度地适合于肿瘤形状，最大限度地提高肿瘤的照射剂量、降低正常组织的照射剂量。

此外，新的放疗技术建立在现代影像诊断技术和计算机技术的基础上，利用先进的设备，使得中等分割、大分割放疗技术逐渐开展。单次剂量提高，进一步增加了放射生物学效应；同时治疗次数减少，治疗时间得到缩短，也未增大副反应。

值得一提的是，质子、重离子线具有常规 X 线无法比拟的物理学优势，重离子还具有强大的放射生物学优势，作为一门全新的放疗技术，质子、重离子放疗在国内外前列腺癌放疗领域也开始迅速发展。

临床问题

第一节　传统放疗技术所面临的困难

前列腺癌放射治疗存在问题总结如下：

第一、传统的放疗技术靶区适形度不高，无图像引导技术，无法达到精确放疗。

第二、未充分利用前列腺癌的放射生物学特点。

第三、由于 X 线物理学特点，X 线放疗时仅能通过多野调强放疗技术分散不同正常组织的接受剂量，正常组织接受的总剂量未充分降低。

放射治疗是通过各种射线作用于肿瘤组织，使其吸收辐射能量继而引发一系列分子水平、细胞水平乃至组织学水平的损伤从而达到治疗肿瘤的目的。放射治疗的最终目标是最大限度地提高肿瘤接受的放射生物学剂量，同时尽可能地降低正常组织的受照剂量。事实上，只要射线剂量达到足够高，则没有放射线杀不死的生物细胞，但周围正常组织的存在限制了肿瘤靶区剂量的提升。

三维适形放射治疗（3D conformal radiation therapy，3DCRT）相对于古老的二维放疗技术是一次重大的变革，它采用了 CT 影像学技术进行患者定位，同时利用计算机技术完成治疗计划的设计与评估。3DCRT 实现了射野形状与肿瘤外轮廓的一致性。通过治疗计划系统（Treatment Planning System，TPS）重建患者的三维信息，完成靶区和正常组织勾画，实现三维的剂量计算。

前列腺癌的放疗是放射治疗技术进步很好的实例，由于 3DCRT 技术的诞生，前列腺癌放疗剂量从二维放疗时代的 70Gy 以下，提高到了 70Gy 以上，且更好地保护了直肠，降低了直肠副反应[1]。该技术的保证也使得剂量提升的相关随机对照研究成为了可能。

然而，传统的 3DCRT 虽可使得高剂量区分布的形状在三维方向上与病变的形状一致，但该技术条件下高剂量区仍不能完全避开正常器官例如直肠。大数据研究结果表明：前列腺癌无论是根治性放疗还是术后放疗，无生化复发生存随放疗剂量的增加而增加[2]。因此，前列腺癌还需要更高的放疗剂量（最大治愈概率照射剂量至少在 76Gy 以上）。3DCRT 条件下的剂量进一步提升也会相应地增加泌尿系统及直肠毒性[3,4]。因此，放疗技术仍需进一步改进。

此外，常规分割放疗（每天 1 次，单次 1.8~2.0Gy）目前广泛应用于各类肿瘤，包括前列腺癌。但它是以临床经验为基础建立的，并未考虑肿瘤的生物学特点如 α/β 值。前列腺癌 α/β 值一般在 1~3 之间，较其他肿瘤低（一般为 10），根据放射生物学相关模型如 L-Q 模型，仅通过提高放疗次数提高总剂量，并不能最大程度地为前列腺癌带来更高的放射生物学效应，即杀伤肿瘤的能力。

第四，常规的 X（γ）线通常在入射至体内时，随着深度的增加，剂量逐渐增加，达到最大剂量点后随着深度的增加逐渐下降。这是由于高能光子射线是一种没有质量也不带电的电离辐射形式，很容易穿过人体并在整个路径上产生电离（能量沉积）。因此光子线放疗时通过多野调强放疗技术分散不同正常组织接受的剂量，使肿瘤区域得到最高剂量，并有效降低了周围正常组织所接受的高量，但造成射线所穿过的正常组织受到了低剂量的辐射。

最新进展

第二节　IMRT 及 IGRT 技术的应用

IMRT 技术被评价为放射肿瘤学史上的又一次重大变革，经过近三十年的发展，现已基本成为放射治疗的主流技术[1]。它除了可使照射野的形状必须与病变的形状一致外，还能使射野内诸点的输出剂量率能按要求的方式进行调整，使高剂量更加贴近于靶区，周围正常器官得到更好的保护（图 16-1）。Zelefksy 等[5]的研究已证实 IMRT 技术下，前列腺癌放疗剂量提升至 81Gy，与 3DCRT 技术下放疗至 70Gy 相比，也并未增加直肠毒性。此外，旋转调强放疗（Volumetric Modulated Arc Therapy，VMAT）的引入在 IMRT 的基础上进一步降低了治疗时间[5]。其他如螺旋断层扫描放疗技术（Tomotherapy，TOMO）等也属于 IMRT 范畴[6]。IMRT 不仅应用于常规分割放疗技术，也使同步加量或大分割放疗技术成为可能。

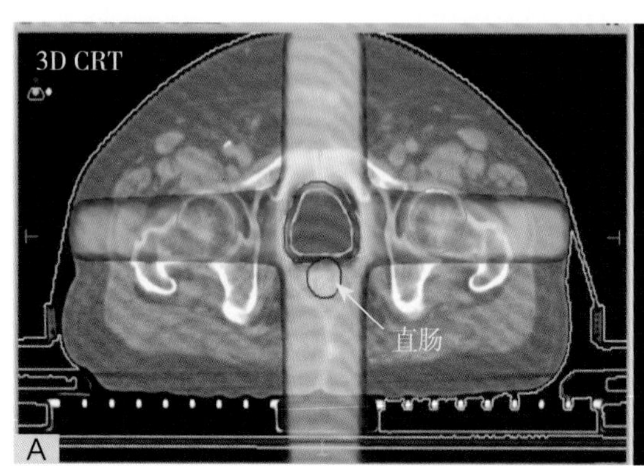

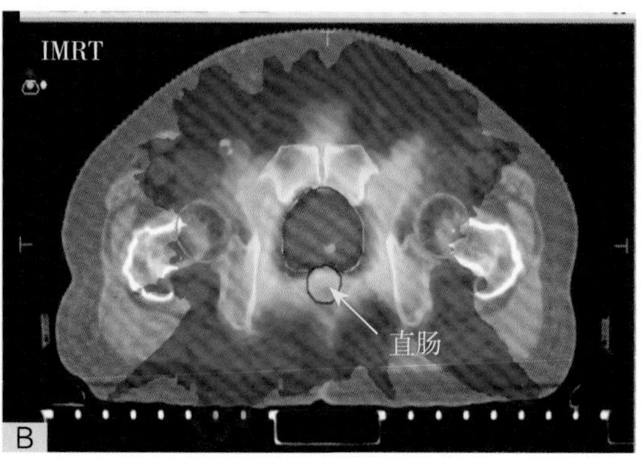

图 16-1　A. 3DCRT 技术等剂量曲线；B. IMRT 技术等剂量曲线

然而，由于 IMRT 虽然实现了对肿瘤近似的"精雕细琢"，并实现了周围脏器受量的降低，但只要位移误差的存在，再完美的治疗计划也无法实现绝对精准。因此实现中等分割的前提是使用先进的 IGRT 技术和相关辅助装置保证摆位的精确度。

目前的图像引导方式分为静态的图像引导和实时图像引导两种方式。前者主要包括锥形束 CT 技术（Cone Beam CT，CBCT）（图 16-2）、MRI 图像引导技术等；由于放疗期间前列腺自身运动及直肠排气、肛提肌收缩等导致前列腺位移等情况的存在，前列腺癌放疗时的实时图像引导技术亦显得尤为重要。实时图像引导技术包括实时超声图像引导技术、Calypso 四维阵列、电磁传感器实时追踪系统及研发阶段的实时 MRI 图像引导技术等。

目前北京大学第一医院除 CBCT 外，还增加了实时超声定位系统，已实现所有前列腺癌患者中等分割放疗期间每日实时超声图像引导，其工作流程为：将超声探头固定于会阴部，放疗过程中探头自动扫描，得到前列腺区域的实时动态三维超声图像，通过红外探头确定图像的空间位置，匹配到加速器的坐标上（图 16-3）。利用实时动态超声图像监测放疗过程中前列腺的运动。当实际前列腺的位置（图 16-4A 中橙色轮廓）偏离定位图像前列腺的位置（图 16-4A 中蓝色轮廓）较大、超过临床可接受范围时，系统发出警报，提示应进行治疗干预（图 16-4）。

除了图像引导技术之外，还有一些辅助措施。如在前列腺内植入金标辅助图像引导技术、直肠与前列腺之间注入可吸收的胶体、直肠水囊保证直肠充盈状态一致性并推开精囊等。

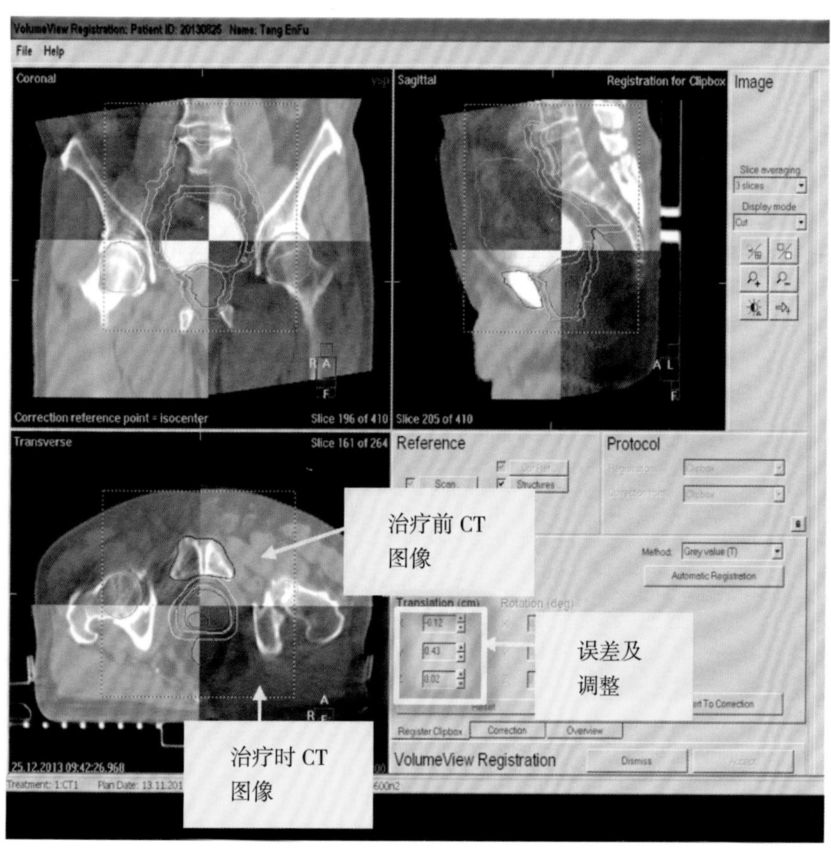

图 16-2　CBCT 图像引导(每次放疗实施前将定位时图像与本次放疗时摆位图像进行匹配)

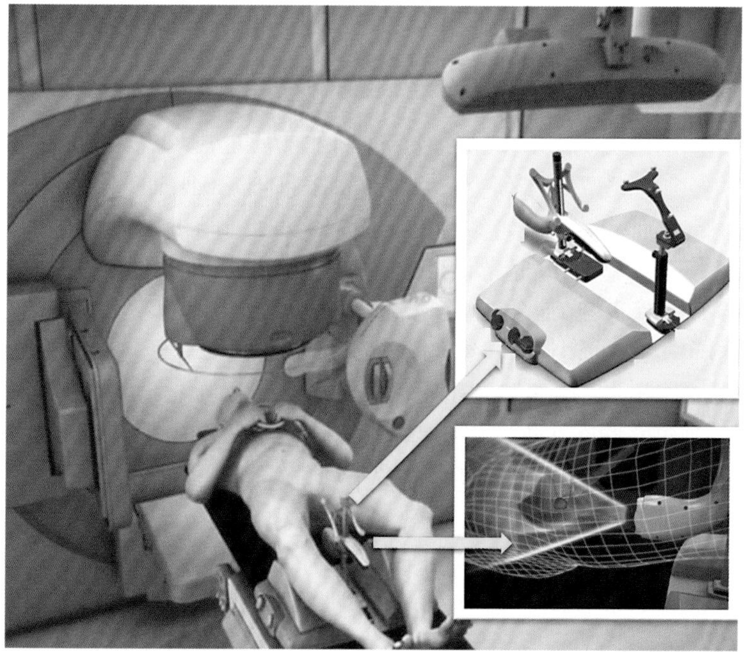

图 16-3　实时超声定位系统

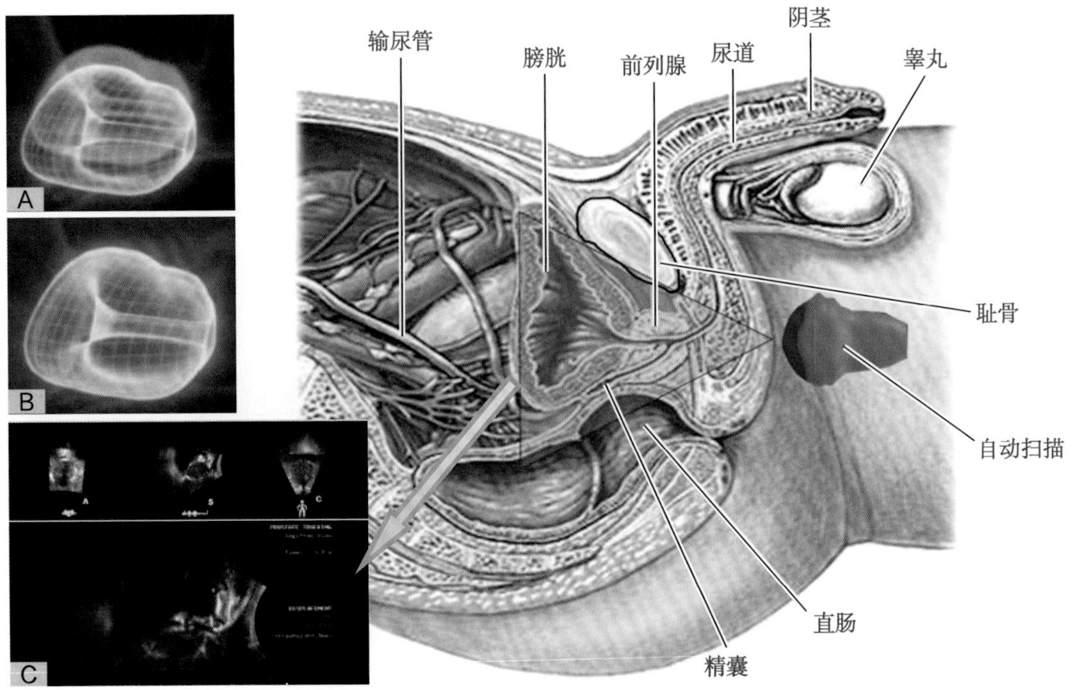

图 16-4　超声监测放疗过程中前列腺运动

第三节　中等分割、大分割放疗在前列腺癌中的应用

当前中等分割已获得高级别证据支持，指南中推荐中等分割 IMRT 放疗可替代常规分割放疗。中等分割的定义为 2.4~4Gy/f，治疗时间约为 4~5 周。近年来，关于中等分割对比常规分割放疗的经典的大型 RCT 研究[7-13]陆续发表（RTOG0415、CHHiP、PROFIT、HYPO 研究及 Fox chase 中心），但是以上研究多数的结论仅为中等分割缩短了治疗周期，疗效上并不劣于或非优于常规分割放疗，同时毒性反应在至少一半的研究中是未增加的。甚至有人认为由于毒性反应观察时间短，尚不能最终得出结论。

MD 安德森肿瘤中心（MDACC）的中等分割对比常规分割数据于近期发表[14]，值得一提的是：中位随访 8.5 年后，中等分割组患者 8 年生化失败率（10.7%）明显低于常规分割组（15.4%）。中等分割组晚期 2~3 级胃肠道毒性有增加的趋势，但未达统计学差异。晚期泌尿生殖系统毒性相似，无 4 级毒性。这是目前首个中等分割放疗在疗效上优于、而非不劣于常规分割放疗的高级别证据。

为何中等分割研究仅在此研究显示出疗效上的优势？近年来分析关于中等分割对比常规分割放疗的其他几个大型随机、对照研究仅得到非劣效结论的原因如下：

首先，中等分割放疗总的生物学剂量尚未明显提高；第二，多数研究随访时间尚短；第三，放疗技术上尚未完全应用 IMRT 及图像引导技术；第四，其中一些研究可能受到内分泌治疗的干扰；第五，多数研究入组患者分期不统一等。

目前在国内许多医院，由于患者众多导致每日图像引导不能执行，膀胱和直肠充盈度处理得不够完美，即定位和放疗中保证一定的膀胱容量和排空直肠。因为膀胱和直肠的充盈会影响前列腺的位置，如果计划靶区（planned target volume，PTV）过小时，前列腺很容易漏出靶区，而出现仅直肠进入高剂量区。因此，良好的质控尤其是在中等分割治疗时，由于正常器官需要严格限量，显得尤为重要。

大分割的定义为 >5~6.5Gy/f。大分割放疗，又称立体定向体放射治疗（Stereotactic Body Radiation Therapy，SBRT）放疗，目前研究尚不完全成熟，根据 NCCN 和欧洲泌尿外科学会指南，仅推荐于极低危、低危、中危（预后好）前列腺癌的可选方式，由于单次剂量高，需严防副反应的发生，所需技术要求极高，建议有条件的单位谨慎开展临床研究。

第四节　质子 / 重离子放疗在前列腺癌中的应用

一、质子、重离子物理学、生物学特点

相对于 X 线，质子 / 重离子可更大程度地将高剂量区集中于靶区，并且最大限度地降低正常器官受量（图 16-5）。

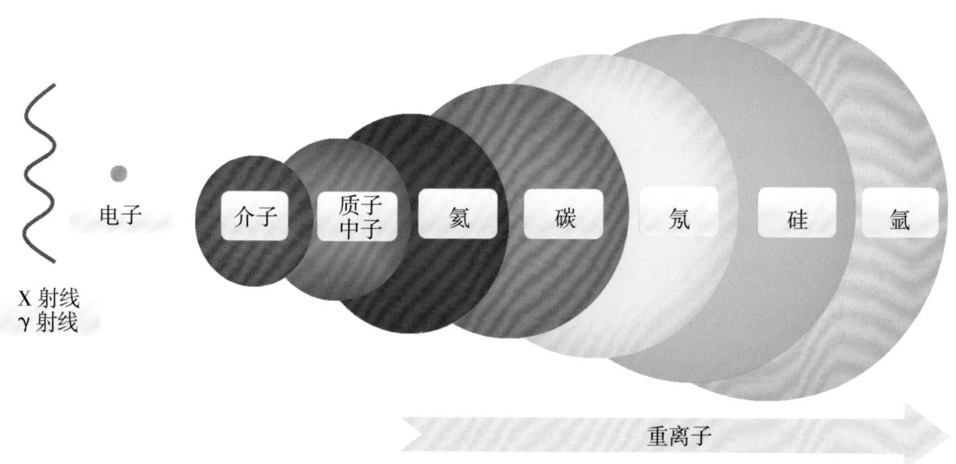

图 16-5　放射线种类

所谓质子，就是指氢原子剥去电子后带有正电荷的粒子；重离子通常指原子序数 Z≥2 的带电离子，以碳离子应用最多。带电粒子束在入射皮肤时沿途沉积能量，加速能量决定了其穿透深度。带电粒子进入人体越深则能量沉积越多，并在射程末端达到一个高峰，剩余能量便在极短的距离内损失，导致吸收剂量急剧上升，此高峰成为布拉格峰（Bragg 峰）。由于该物理学优势，质子 / 重离子放疗使用少数几个射束，即可生成更适形的剂量分布，加大剂

量梯度的陡峭程度，而不增加正常组织剂量（图 16-6）。对于重离子束，除了物理学优势外，其有低 DNA 修复、非细胞周期特异性、低氧增强比和低增殖的特性，具有“得天独厚”的放射生物学效应。

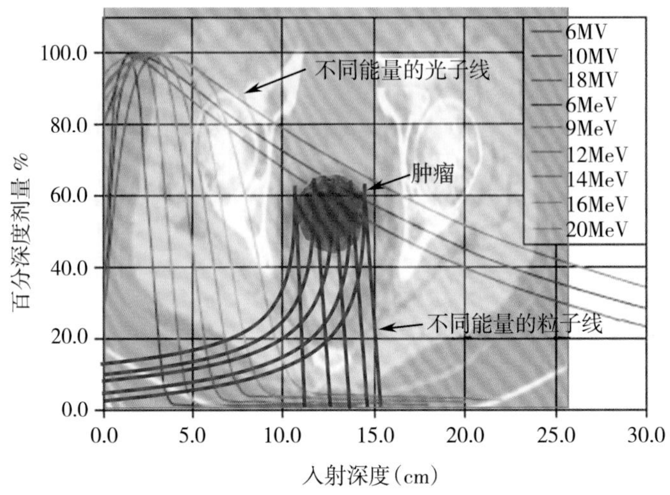

图 16-6　不同射线百分深度剂量随入射深度的改变

二、质子 / 重离子放疗在前列腺癌中的研究进展

截至 2018 年 7 月，根据国际粒子治疗协作委员会（Particle Therapy Co-Operative Group，PTCOG）官网统计，全球共有数十家已运营的质子 / 重离子治疗中心，多数为质子中心。截至 2017 年底，全球共有一百余项进行中的临床试验。在统计的癌症类型中，开展临床试验数前列腺癌位居第三。由于重离子目前在国内及国际上开展甚少，重点介绍前列腺质子治疗。

理论上质子治疗优于 X 线放疗，但目前已发表的研究未显示出明确的疗效及副反应优势，这是由于其优势还未得到充分发挥。佛罗里达大学质子中心回顾了 1327 例质子治疗的前列腺癌患者数据[15]，这是目前前列腺癌质子放疗最大规模的研究。低危、中危、高危患者 5 年无生化复发率分别为 99%、94%、74%。此外，研究显示，质子放疗与相同分割模式的光子调强放疗相比，副反应均较低，但有些未能进一步降低。

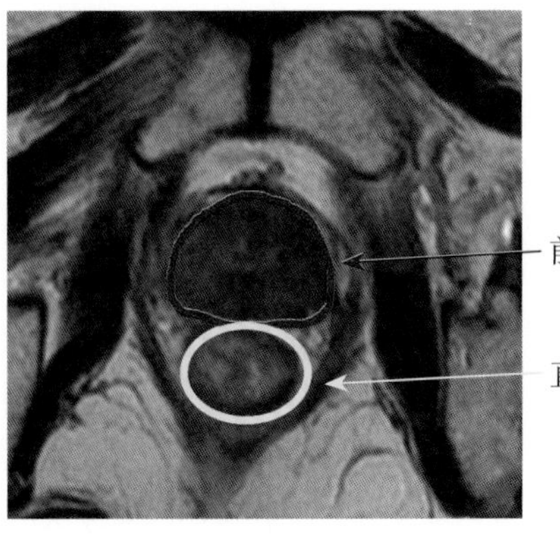

图 16-7　前列腺与直肠毗邻关系

分析原因，主要归为以下 3 点：

第一、解剖结构的特殊性使质子 Bragg 峰的物理学优势不易应用。

前列腺与直肠前壁十分贴近，仅相隔了一层狄氏筋膜（图 16-7）。该解剖结构的特殊性使质子高剂量区的 Bragg 峰的物理学优势在该区域不易发挥，即与光子 IMRT 相比，质子治疗直肠所接受的高剂量区体积无明显差异。

目前解决方法是超声引导下在前列腺与直肠之间放置胶体以增大前列腺与直肠的距离。这是一种可吸收的胶体，由聚乙二醇琥珀戊二酸粉末稀释溶解而成(图 16-8)。研究显示[16]，注射该胶体后，直肠受量得到了明显的降低。因此可进一步提高肿瘤剂量。

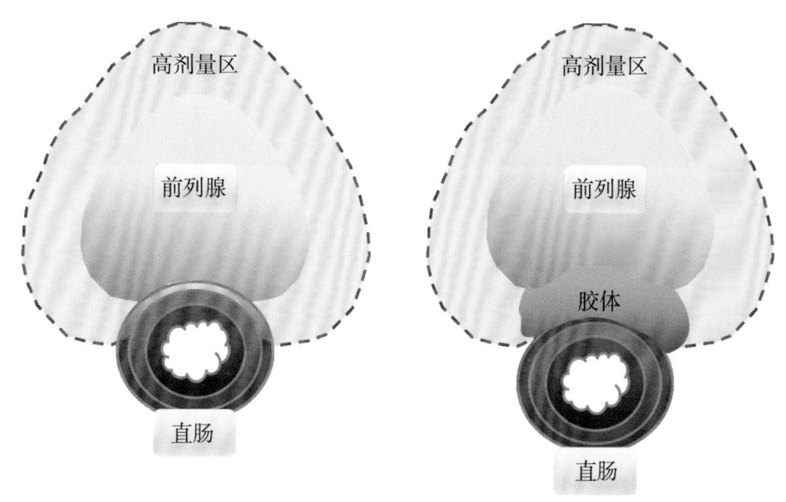

图 16-8 前列腺与直肠之间注入可吸收的胶体模式图

第二、以往质子设备所用技术相对落后。

尽管质子束治疗被用于治疗前列腺癌已超过 40 年的历史，然而仅有为数不多的机构可以使用该治疗方式，成为了限制这项技术应用的历史因素。

首先，在照射技术方面：质子设备有被动散射技术和笔形束调强扫描技术 2 种。以往多采用被动散射技术，为了保证均匀照射到靶区，在预先定义的质子束的最小能量和最大能量之间调节，创造出一个“扩展布拉格峰(spread-out Bragg peak)”。使用安装好的射程调制器来调整单能量的质子束射程。狭窄的质子束通过双散射系统向外扩散，再用定制化的黄铜挡块将质子束“适形”为靶区形状，类似于 3DCRT 技术。组织异质性使得质子束在远端实际剂量跌落时具有不确定性。由于直肠位于前列腺背侧，常采用侧野。为了得到一个同质性的剂量分布。每个外侧野都需要定制化的组织补偿器来补偿衰减的剂量，以保证靶区剂量覆盖，因此采用该技术其适形度甚至不如 X 线的 IMRT 技术(图 16-9)。

当代的笔形束扫描(Pencil Beam Scanning，PBS)，也称 调强质子放疗(Intensity Modulated Proton Therapy，IMPT)提供了更好的剂量适形性，且不需要定制准直器或组织补偿器。笔形束扫描也称点扫描，这里的点指的是在第一小段时间内单能量质子的爆发或在靶区内单个放置的布拉格峰。点扫描即用沿着代表临床靶区的三维网格以一点到一点的方式传递剂量。通过磁场来调整质子束路径从而隔离每个独立的“点”(图 16-10)。笔形束扫描相比被动散射可减少中子污染，减少治疗时间，并得到更好的适形度。

其次，在摆位误差的处理方面。以往的质子设备多采用正交 X 线图像引导技术，以骨性

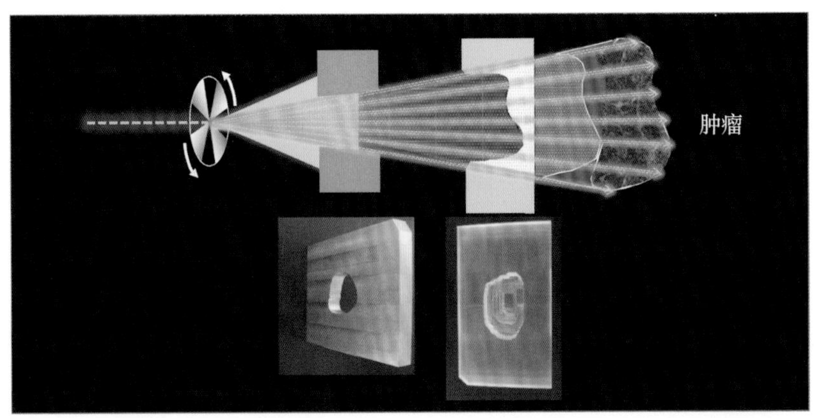

图 16-9　被动散射技术示意图

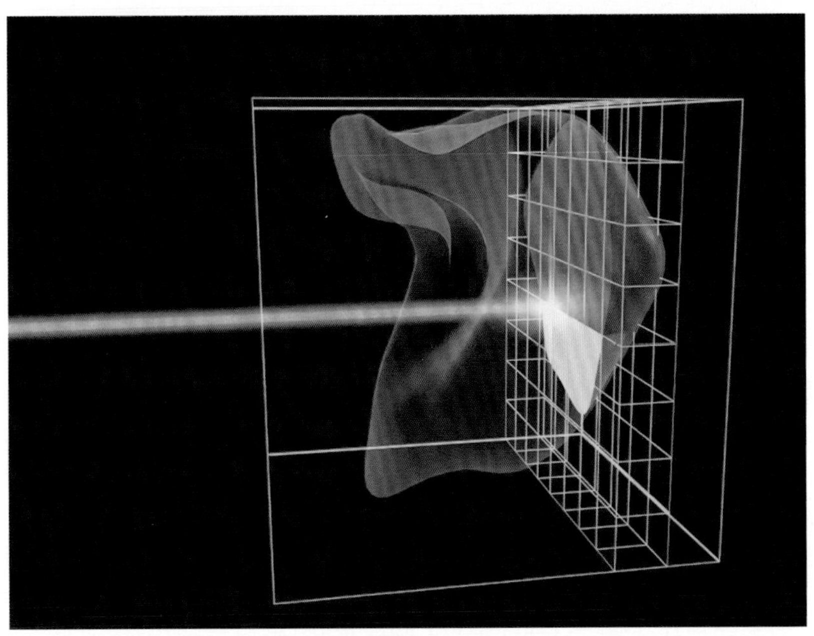

图 16-10　笔形束调强技术（点扫描）示意图

标志联合金标记配准，未能采用光子治疗设备上加载的锥形束 CT 图像引导设备，因此不能保证摆位的精确度，不能称为真正意义的精确放疗。

第三、既往前列腺癌质子放疗极少行盆腔预防照射。

高危前列腺癌盆腔淋巴结引流区照射可提高无生化失败生存。但过去前列腺癌质子放疗多数未进行盆腔预防照射。佛罗里达质子中心全部 1327 例前列腺癌，其中高危者 229 例，仅 3% 患者接受了盆腔放疗。

现代的质子调强放疗技术已经能很好地解决盆腔放疗的技术问题。2017 年 PTCOG 年会上迈阿密大学质子中心统计了 7 个医疗机构 3210 例前列腺癌患者，其中 85 例接受根治性质子放疗，并且照射了前列腺 + 盆腔淋巴结引流区。研究采用了笔形束扫描技术及其他先进的辅助放疗技术，未发生 3 级及以上胃肠道及泌尿系统毒性，期待无生化失败生存结果。

三、质子 / 重离子线放疗的未来

尽管目前尚无质子与光子技术在前列腺癌治疗结局或毒性方面比较的随机分组研究，但是与光子技术相比，质子治疗在传递高放射剂量到前列腺靶区同时最小化其周围正常组织所受剂量上有着不可否认的优势，需要临床医师充分地发挥该优势。

在使用先进的技术保障质子发挥其物理学优势以外，合理地利用大分割技术提高等效生物学效应，降低治疗成本，是质子放疗发展的未来方向。目前梅奥诊所正在进行笔形束调强质子放疗大分割对比常规分割研究。短期结果显示大分割及常规分割均无 3 级及以上泌尿生殖系统及胃肠系统毒性。该研究预计 2020 年 12 月入组完毕。

此外，小型化紧凑型设备、4D 剂量计算、鲁棒性优化等技术正在不断研发，前列腺癌质子治疗前景必将十分广阔。

实例演示

第五节 前列腺癌中等分割放疗病例

【适应证】

1. 根治性放疗 预期寿命长的前列腺癌患者，极低危至极高危患者都可选择根治性放疗，其中高危、极高危及区域淋巴结转移性前列腺癌放疗联合内分泌治疗为 Ⅰ类证据。

此外，年龄偏大、不宜手术者可选择根治性放疗。

2. 术后辅助放疗 指南中推荐≥pT3 或切缘阳性者术后放疗，pN+ 者可考虑在 ADT 基础上加放疗。建议 1 年内（NCCN 指南）或 6 个月内（EAU 指南）待泌尿系统术后并发症恢复后行辅助放疗。

3. 术后挽救放疗 术后 PSA 由不可测变为 2 次可测（>0.1ng/ml）（NCCN 指南）或达到 0.5ng/ml 以上（EAU 指南）时行挽救性放疗。

4. 对于寡转移性前列腺癌，回顾性研究显示局部治疗（包括放疗）可使患者获益。

5. 减症放疗 对于转移性前列腺癌，放疗对疼痛、压迫有显著疗效。

注：有关预期寿命，中国尚无合适的预测模型。可参考 WHO 推荐的不同年份中国男性的平均寿命。

【禁忌证】

1. 既往相同部位或邻近部位曾有放疗史（可根据情况谨慎进行）。

2. 一般情况较差无法耐受放疗。

【所需器材清单】

1. 放疗定位设备：固定装置（胸腹体架、发泡胶、真空垫、热塑膜等）；影像学模拟系统

(CT 定位机,MRI 定位机)。

2. 放疗加速器设备

(1) 用直线加速器。

(2) 立体定向放疗设备。

(3) 螺旋断层放疗设备。

(4) 质子放疗加速器设备(图 16-11)。

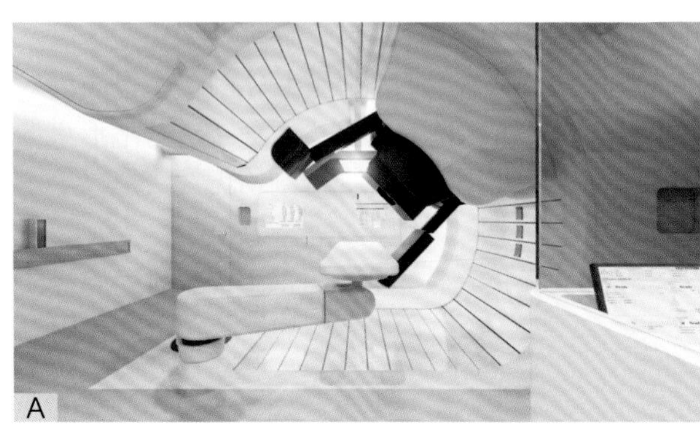

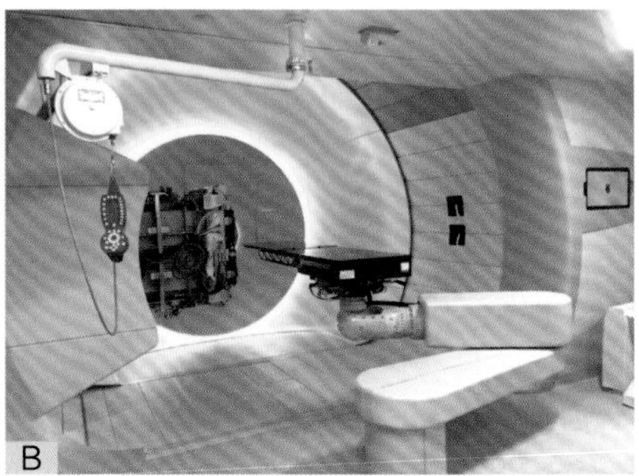

图 16-11 A. 质子加速器治疗室;B. 质子中心治疗室室内观

3. 图像引导设备

(1) 加速器机载锥形束 CT 或 MRI。

(2) 实时超声定位系统。

4. 治疗计划(Treatment Planning System,TPS)系统。

5. 放疗网络系统。

【团队要求】

1. 放射肿瘤学医师。

2. 物理师。

3. 技师。

4. 护士团队。

【操作步骤】

1. 病例介绍

李某,男性,58 岁。因“发现前列腺特异性抗原(prostate-specific antigen,PSA)升高、确诊前列腺癌 3 个月余”入院。患者 3 个月前发现 PSA 升高,最高 548.8ng/ml;磁共振(magnetic resonance imaging,MRI)检查示前列腺占位,考虑前列腺癌,双侧精囊腺汇合处及右侧精囊腺受侵,双侧髂血管旁多发淋巴结增大、转移(图 16-12)。

前列腺穿刺病理:穿刺 13 针均可见前列腺癌,Gleason 评分 4+4=8 分。骨扫描、胸腹部 CT 检查、脑 MRI 未见明确转移病灶。

2. 初步诊断 前列腺腺癌(cT3bN1M0)极高危。

3. 治疗 入院后制定根治性放疗联合内分泌治疗方案,患者遂开始行 3 个月新辅助内分泌治疗,2013 年 6 月 14 日 PSA 56.13ng/ml。

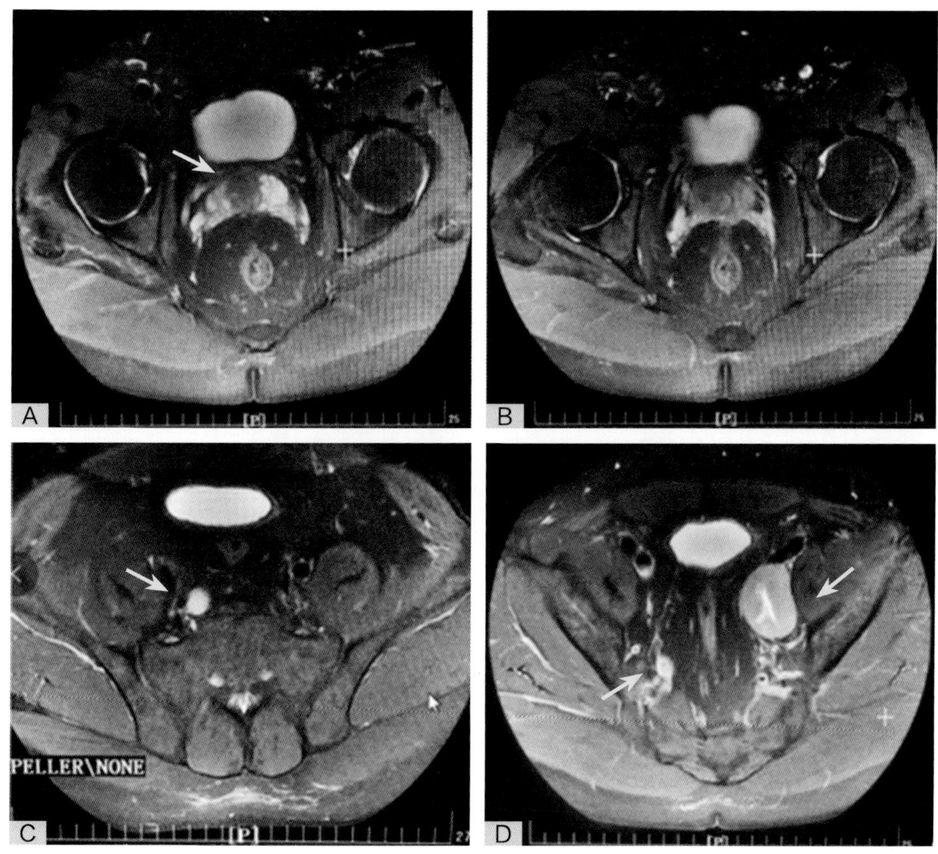

图 16-12　初诊 MRI T2WI 图像(黄色箭头表示原发肿瘤及肿大淋巴结)。图 A B 分布显示精囊根部及前列腺弥漫的低信号区;图 C D 分别显示髂血管旁肿大淋巴结

4. 前列腺癌全程放疗管理标准化流程(图 16-13)。

5. 前列腺靶区的勾画

(1) 大体肿瘤体积(gross tumor volume,GTV):影像学(MRI、PSMA-PET/CT 等)可见的病灶。

(2) 临床靶体积(clinical target volume,CTV):整个前列腺。

(3) 计划靶体积(planned target volume,PTV):CTV+5~7mm,直肠侧 3~5mm。

6. 精囊腺靶区的勾画

(1) GTV:影像学(MRI、PSMA-PET/CT 等)可见的病灶。

(2) CTV:低危患者不包括精囊;中危患者包括近端 1cm;高危患者包括全部精囊。

(3) PTV:CTV+5~7mm,直肠侧 3~5mm。

7. 盆腔淋巴引流区的勾画　髂外、髂内、闭孔、骶前淋巴引流区。

(1) 上界:髂血管分叉。

(2) 下界:耻骨联合上缘。

(3) 骶前下界:S3 下缘。

(4) 髂外血管下界:股骨头上缘。

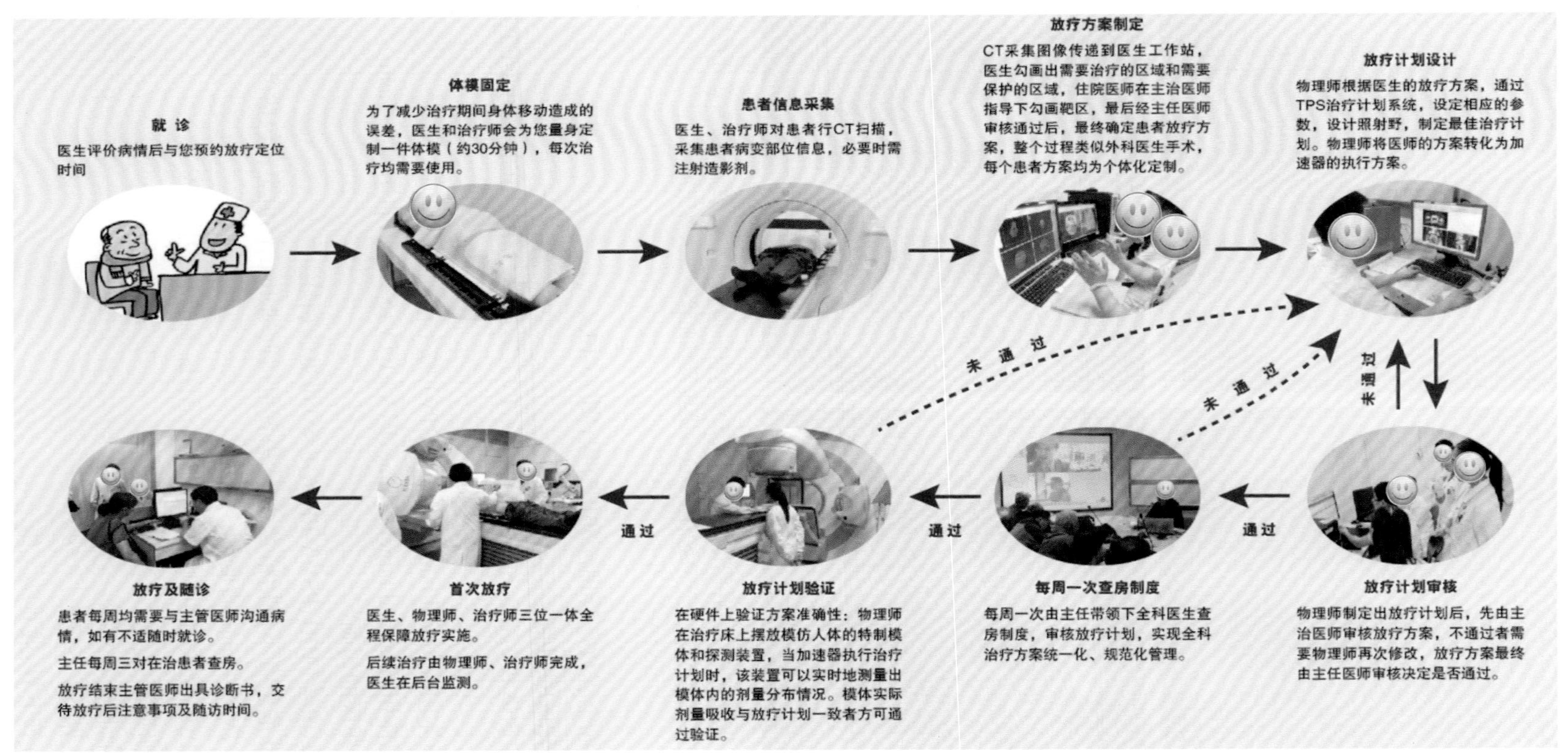

图 16-13 前列腺癌放疗全程管理标准化流程

以上具体见图 16-14。

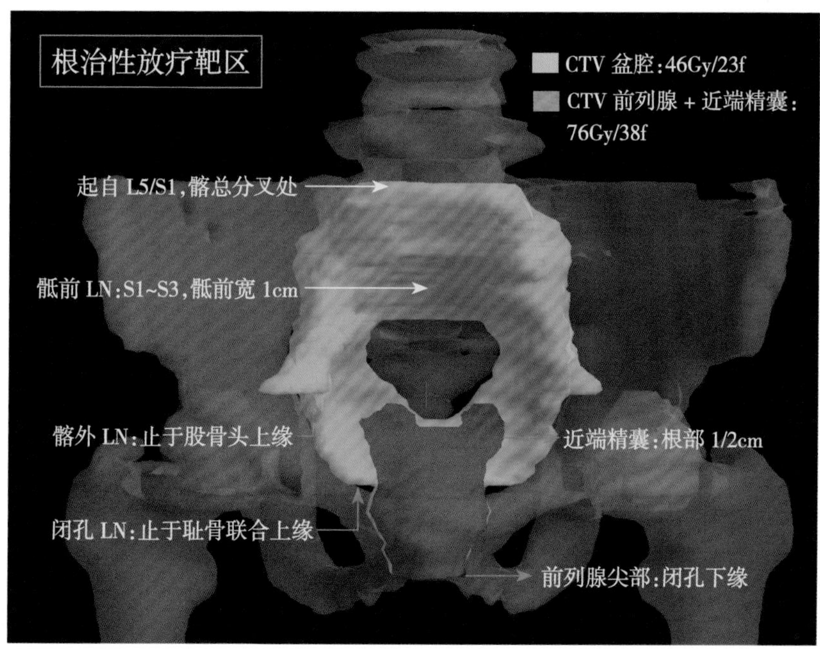

图 16-14　前列腺癌靶区勾画重建后图像

8. 剂量

PTV 前列腺 ± 精囊:70.2Gy/26 次,2.7Gy/ 次;

或 70Gy/28 次,2.5Gy/ 次;

或 70Gy/25 次,2.8Gy/ 次;

或 60Gy/20 次,3Gy/ 次;

PTV 盆腔:45~50Gy/25 次,1.8~2Gy/ 次。

如果影像学可见的明显病灶,局部可以考虑给更高剂量照射。

9. 正常器官限量(正常器官勾画见图 16-15)

(1) 直肠:V70<5%;V60<10%;V56<20%;V50<30%。

(2) 膀胱:V70<10%;V60<15%;V56<25%;V50<35%。

(3) 耻骨联合:V60<20%。

(4) 股骨头:V50<5%。

(5) 小肠:Dmax<50Gy。

10. 质控注意事项

(1) 如果器官限量不能满足 PTV 要求,可以适当修改(包括直肠侧 PTV 的修改)。

(2) 定位及每次治疗期间,严格控制直肠、膀胱充盈度。强烈建议每日 CBCT 图像引导,如果发现直肠、膀胱充盈不佳,应告知患者排空直肠、充盈膀胱后再做放疗。

(3) 超声图像引导实时监控分次内前列腺位置、形状的改变,超过阈值停机调整后。

11. 该患者具体中等分割 IMRT 放疗方案

(1) PTV 前列腺 + 精囊:67.5Gy/2.7Gy/25f。

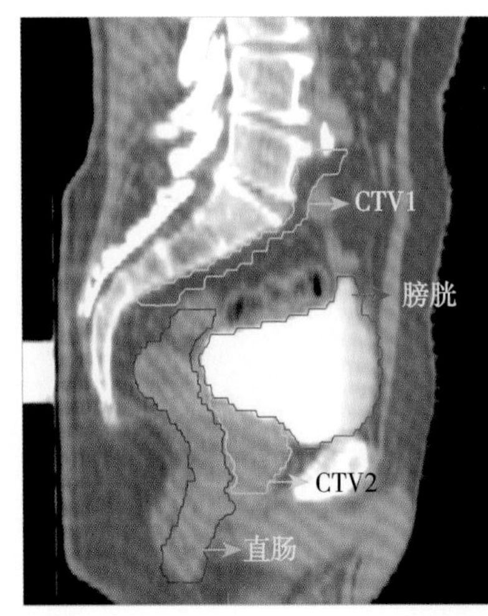

图 16-15　前列腺癌放疗正常器官勾画

（2）PGTVnd1（转移淋巴结 左侧髂外较大者）：67.5Gy/2.7Gy/25f。

（3）PGTVnd234（转移淋巴结 余较小者）：62.5Gy/2.5Gy/25f。

（4）PTV 盆腔淋巴结引流区：50Gy/2Gy/25f。

为对比 3DCRT、IMRT、质子放疗剂量学的不同，特制定了对应三套放疗计划，其中质子技术为笔形束调强放疗技术。等剂量曲线具体如图 16-16（剂量梯度由 70Gy 到 10Gy，注：1Gy=100cGy），正常器官所受剂量见表 16-1：

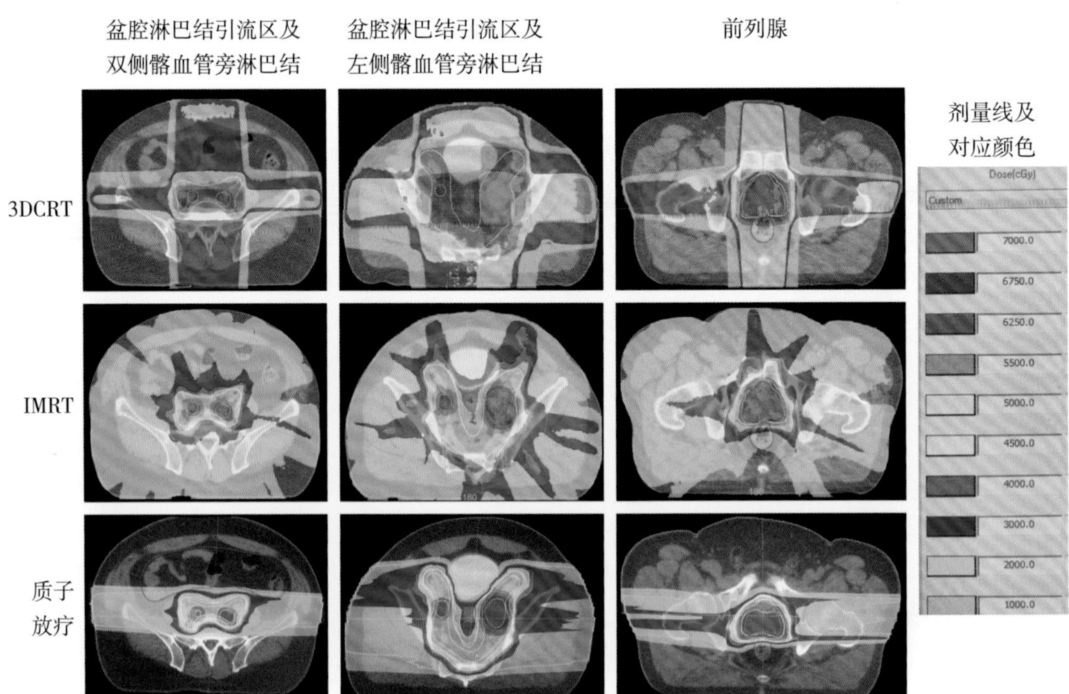

图 16-16　PTV 前列腺 + 精囊、PGTVnd1、PGTVnd234 及 PTV 盆腔淋巴结引流区等剂量曲线

表 16-1　不同放疗技术正常器官受量

	直肠 V70	直肠 V60	膀胱 V70	膀胱 V60	盆腔 V10	盆腔平均剂量
3DCRT	5.11%	43.22%	6.33%	48.44%	21.57%	8.92Gy
IMRT	0.17%	5.07%	0.33%	3.82%	29.7%	7.78Gy
质子	0%	0.64%	0.15%	1.8%	16.4%	5.55Gy

（注：V70 是指该器官所受 7000cGy 以上的体积）

可见，该计划中，在适形度、正常器官受量（无论是高剂量还是低剂量）上，均是质子优于 IMRT，IMRI 优于 3DCRT。由于目前质子治疗尚未在国内开展，该患者选择了 IMRT 放疗，并联合内分泌治疗。

12. 随访

（1）PSA（图 16-17）：放疗后 3 周（2013-8-31）复查 PSA：1.47ng/ml，余见图 16-17。

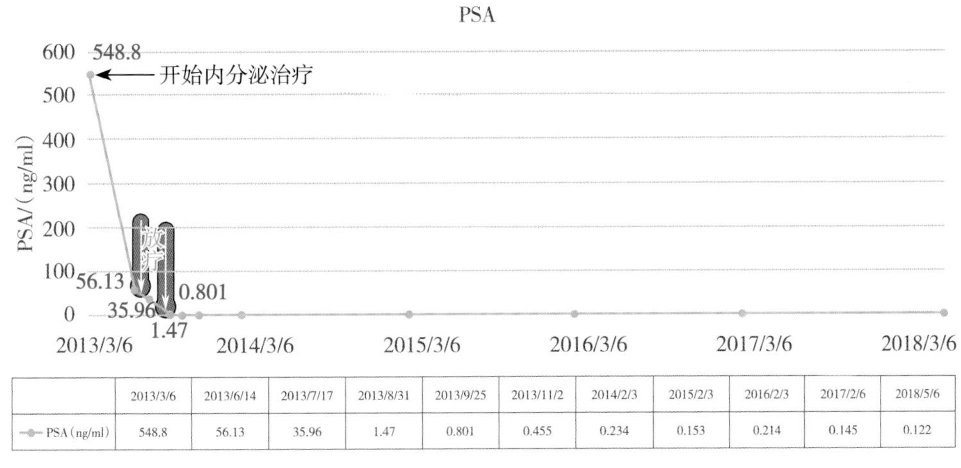

	2013/3/6	2013/6/14	2013/7/17	2013/8/31	2013/9/25	2013/11/2	2014/2/3	2015/2/3	2016/2/3	2017/2/6	2018/5/6
PSA（ng/ml）	548.8	56.13	35.96	1.47	0.801	0.455	0.234	0.153	0.214	0.145	0.122

图 16-17　PSA 水平随着时间及治疗方式的改变

（2）MRI：放疗后 3 月（2013-11-6）复查 MRI 示：前列腺癌治疗后，前列腺及双侧精囊萎缩，对比放疗前 MRI：原前列腺内多发异常信号，范围较前减小，DWI 信号减低；左侧髂外血管旁淋巴结近似 CR（图 16-18）。

2013 年起，NCCN 指南对区域淋巴结转移性前列腺癌的推荐由内分泌或放疗联合内分泌治疗，改为仅推荐放疗联合内分泌治疗，并提升为 I 类证据。

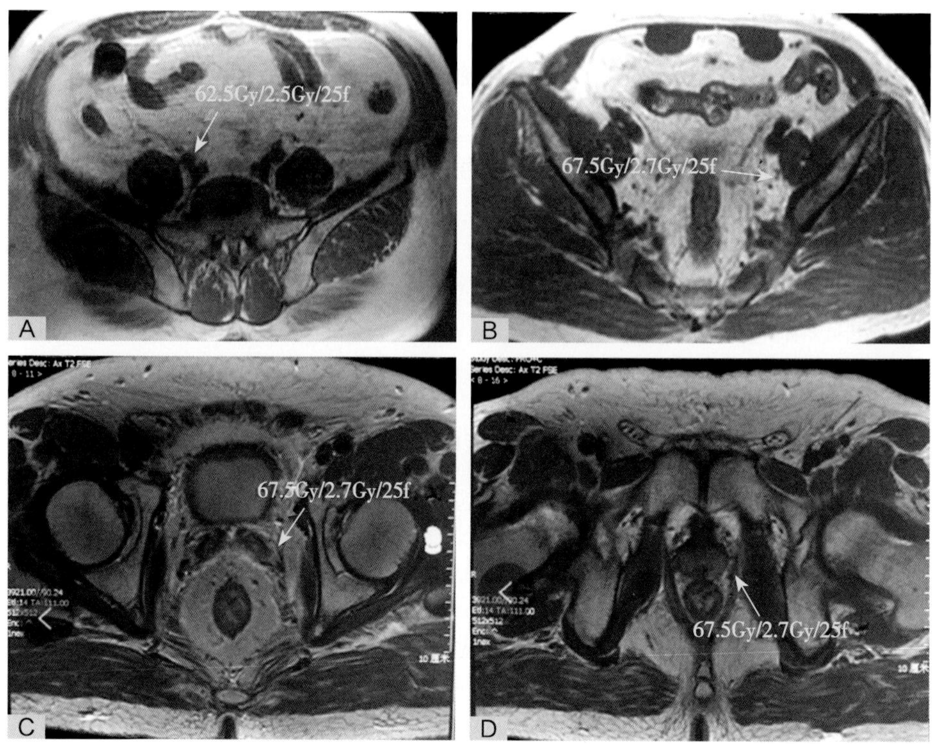

图 16-18　放疗后 3 月复查 MRI 图像。图 A、B 为 MRI T1WI 显示髂血管旁肿大淋巴结基本消退（由于 T2WI 图像未常规扫至髂血管旁水平，故选用 T1WI 图像），图 C、D 为 MRI T2WI 精囊及前列腺部图像

【要点解析】

1. 前列腺癌中等分割、大分割 IMRT 放疗要点

（1）IGRT 技术已逐渐取代 3DCRT 成为前列腺癌放疗的主流技术，实时图像引导技术可进一步提高精确度。

（2）中等分割放疗可以替代常规分割放疗。

（3）SBRT 单次剂量高，需严防副反应的发生，需谨慎使用。

2. 前列腺癌质子放疗要点

（1）质子治疗需应用笔形束质子调强技术。

（2）需要有先进的图像引导技术如 CBCT。

（3）需制定合理的临床治疗计划（如合理的剂量分割模式等）。

（马茗微）

致谢：

感谢赵智磊物理师为本章节提供前列腺癌质子放疗物理计划，以及吕峰博士协助制图。

专家述评

放射治疗在各期前列腺癌的综合治疗中起到不可或缺的作用。根据国内外数据统计，以放疗为根治性治疗手段的比例逐年增多。IMRT 技术不仅可以使照射野适合于肿瘤在各个方向的形状，还可以通过调整输出剂量率调整射野内各部位接受的剂量，从而最大限度地使得高剂量更加贴近靶区，并充分避免正常组织的照射剂量。在此基础上，IGRT 技术保障了相应照射剂量可以精确地给到靶区。

前列腺癌肿瘤的生物学特点决定了其更适合于中等分割、大分割放疗。目前的研究均显示中等分割放疗在疗效和副反应上均不劣于常规分割，且缩短了治疗时间，降低了治疗成本，因此已经逐渐成为前列腺癌放疗的首选分割模式。其进一步的疗效提升数据尚待更长时间的随访。大分割放疗在质控非常严格有条件的医院可谨慎进行。

此外，值得一提的是，质子、重离子线具有常规 X 线无法比拟的物理学优势，重离子还具有强大的放射生物学优势。国外针对前列腺癌应用这项技术已开展多年，国内也逐渐开展了该项技术，旧型号的设备不配备先进的 CT 引导技术和调强功能，临床获益有限。新型设备能在技术上保障并充分利用好其物理学（放射生物学）优势，相信该技术将逐渐进入应用阶段并进一步使前列腺癌患者获益。

随着放射治疗新技术、人工智能、生物组学和功能影像的进展，放射治疗已经进入了全新的领域。未来，除了精确定位、精确计划设计和精确治疗外，人工智能靶区自动勾画、生物影像临床综合风险预后模型和分层治疗、多模态功能影像指导下自适应放疗、多线束精准放疗等技术将不断冲击、引导肿瘤放射治疗的未来。

（高献书）

参考文献

[1] THARIAT J, HANNOUN-LEVI J M, SUN MYINT A, et al. Past, present, and future of radiotherapy for the benefit of patients[J]. Nature reviews Clinical oncology, 2013, 10(1): 52-60.

[2] KING C R. The dose-response of salvage radiotherapy following radical prostatectomy: A systematic review and meta-analysis[J]. Radiotherapy and oncology: journal of the European Society for Therapeutic Radiology and Oncology, 2016, 121(2): 199-203.

[3] VIANI G A, VIANA B S, MARTIN J E, et al. Intensity-modulated radiotherapy reduces toxicity with similar biochemical control compared with 3-dimensional conformal radiotherapy for prostate cancer: A randomized clinical trial[J]. Cancer, 2016, 122(13): 2004-2011.

[4] SHIMIZUGUCHI T, NIHEI K, OKANO T, et al. A comparison of clinical outcomes between three-dimensional conformal radiotherapy and intensity-modulated radiotherapy for prostate cancer[J]. International journal of clinical oncology, 2017, 22(2): 373-379.

[5] GLATSTEIN E. Intensity-modulated radiation therapy: the inverse, the converse, and the perverse[J]. Seminars in radiation oncology, 2002, 12(3): 272-281.

[6] FENWICK J D, TOME W A, SOISSON E T, et al. Tomotherapy and other innovative IMRT delivery systems[J]. Seminars in radiation oncology, 2006, 16(4): 199-208.

[7] ARCANGELI G, SARACINO B, ARCANGELI S, et al. Moderate Hypofractionation in High-Risk, Organ-

Confined Prostate Cancer: Final Results of a Phase Ⅲ Randomized Trial [J]. Journal of clinical oncology: official journal of the American Society of Clinical Oncology, 2017, 35(17): 1891-1897.

[8] CATTON C N, LUKKA H, GU C S, et al. Randomized Trial of a Hypofractionated Radiation Regimen for the Treatment of Localized Prostate Cancer [J]. Journal of clinical oncology: official journal of the American Society of Clinical Oncology, 2017, 35(17): 1884-1890.

[9] LEE W R, DIGNAM J J, AMIN M B, et al. Randomized Phase Ⅲ Noninferiority Study Comparing Two Radiotherapy Fractionation Schedules in Patients With Low-Risk Prostate Cancer [J]. Journal of clinical oncology: official journal of the American Society of Clinical Oncology, 2016, 34(20): 2325-2332.

[10] ALUWINI S, POS F, SCHIMMEL E, et al. Hypofractionated versus conventionally fractionated radiotherapy for patients with prostate cancer (HYPRO): acute toxicity results from a randomised non-inferiority phase 3 trial [J]. The Lancet Oncology, 2015, 16(3): 274-283.

[11] DEARNALEY D, SYNDIKUS I, MOSSOP H, et al. Conventional versus hypofractionated high-dose intensity-modulated radiotherapy for prostate cancer: 5-year outcomes of the randomised, non-inferiority, phase 3 CHHiP trial [J]. The Lancet Oncology, 2016, 17(8): 1047-1060.

[12] INCROCCI L, WORTEL R C, ALEMAYEHU W G, et al. Hypofractionated versus conventionally fractionated radiotherapy for patients with localised prostate cancer (HYPRO): final efficacy results from a randomised, multicentre, open-label, phase 3 trial [J]. The Lancet Oncology, 2016, 17(8): 1061-1069.

[13] WILKINS A, MOSSOP H, SYNDIKUS I, et al. Hypofractionated radiotherapy versus conventionally fractionated radiotherapy for patients with intermediate-risk localised prostate cancer: 2-year patient-reported outcomes of the randomised, non-inferiority, phase 3 CHHiP trial [J]. The Lancet Oncology, 2015, 16(16): 1605-1616.

[14] HOFFMAN K E, VOONG K R, LEVY L B, et al. Randomized Trial of Hypofractionated, Dose-Escalated, Intensity-Modulated Radiation Therapy (IMRT) Versus Conventionally Fractionated IMRT for Localized Prostate Cancer [J]. Journal of clinical oncology: official journal of the American Society of Clinical Oncology, 2018, Jco2018779868.

[15] BRYANT C, SMITH T L, HENDERSON R H, et al. Five-Year Biochemical Results, Toxicity, and Patient-Reported Quality of Life After Delivery of Dose-Escalated Image Guided Proton Therapy for Prostate Cancer [J]. International journal of radiation oncology, biology, physics, 2016, 95(1): 422-434.

[16] WEBER D C, ZILLI T, VALLEE J P, et al. Intensity modulated proton and photon therapy for early prostate cancer with or without transperineal injection of a polyethylen glycol spacer: a treatment planning comparison study [J]. International journal of radiation oncology, biology, physics, 2012, 84(3): e311-318.

第 17 章

前列腺癌局灶治疗

临床问题

第一节　前列腺癌局灶治疗概述

局限期前列腺癌的标准治疗方案为全腺体治疗，如根治性前列腺切除术、根治性放疗、全腺体冷冻治疗等。主要针对肿瘤部位及其周边合适范围的局灶治疗（focal therapy，FT）方案，能减少对神经血管束、尿道括约肌和尿道等前列腺周围组织的损伤，降低术后性功能障碍、尿失禁和尿道狭窄等并发症，成为局限期前列腺癌治疗的新选择[1]。有多种治疗方法应用于前列腺 FT，如冷冻消融、高强度聚焦超声、射频消融、不可逆电穿孔、光动力、激光、近距离放疗等，其中，冷冻消融最为常用。冷冻消融采用循环使用氩气和氦气，冻融循环可造成肿瘤细胞的坏死和凋亡，肿瘤血管的血栓形成及血管破坏导致肿瘤缺血坏死，坏死组织造成的免疫反应进一步造成肿瘤破坏，-40℃以下温度区域的肿瘤组织可达到完全坏死。Duke 等报道了 1995 年至 2004 年期间 31 例前列腺癌局灶冷冻治疗的结果，提示前列腺局灶冷冻治疗的近期控瘤效果良好，并发症发生率低。Shinohara 等于 2008 年报道了 19 例放射治疗后局部复发的前列腺癌患者接受了挽救性前列腺局灶冷冻治疗，3 年无生化复发生存率为 50%，并发症少。随后有更多前列腺局灶冷冻治疗的报道。结合作者经验，本节介绍前列腺癌局灶冷冻消融治疗。

类似于乳腺癌行保乳手术、肾癌行肾部分切除术，对于部分局限期前列腺癌患者，相对于目前的全腺体治疗标准方案，FT 在治疗肿瘤的同时保存更多的正常组织，可能达到相似的肿瘤控制和更好地保存功能的目的。然而，前列腺癌 FT 仍为一种试验性的治疗方案，存在一系列的问题有待进一步证实。

首先，大多数前列腺癌病灶为多灶性，FT 易遗漏病灶；其次，包括前列腺穿刺活检和影像学检查的当前诊断技术，均不能在术前准确地确定肿瘤部位；另外，前列腺癌局灶冷冻治疗的适应证、治疗范围、并发症、疗效评估方法、随访方法及长期疗效等都有待进一步明确。

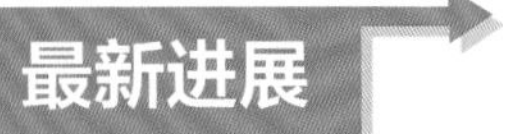

第二节 前列腺癌局灶治疗最新进展

一、前列腺癌局灶冷冻治疗的理论基础

随着对前列腺癌生物学行为的深入了解和前列腺癌诊断技术的发展，前列腺癌 FT 被认为是一种可行的治疗方案。

首先，临床无意义前列腺癌不发生转移，不影响患者生存及生活质量，不需要治疗。前列腺癌病灶的临床意义与其级别和体积大小密切相关。目前广泛接受的临床无意义前列腺癌采用 Epstein 标准[2]：局限性前列腺癌（pT_2），体积小于 0.5cm^3、Gleason 评分≤6 分且不包含有 Gleason 分级 4 或 5 的病灶。虽然前列腺癌病灶常为多灶性，但其中主要引起肿瘤浸润、转移的常是分级高（Gleason 分级 4 或 5）、体积大（>0.5cm^3）的病灶，这个病灶被称为标志病灶。标志病灶以外的病灶往往体积小，级别低，生物学行为常表现为惰性。多项研究提示前列腺癌低级别病灶（Gleason 分级≤3）未表现出恶性的特质，Gleason 评分 6（3+3）的病灶缺乏转移的潜能。小病灶（<0.5cm^3）发展成为临床有意义病灶的可能性较小，因而也被视为次要病灶。前列腺癌 FT 可消融标志病灶及部分级别较高的病灶，保存正常前列腺组织及次要病灶，从而达到治疗效果的同时减少创伤，降低术后并发症的发生。

此外，前列腺癌诊断技术取得了进步。多参数磁共振（multiparametric magnetic resonance imaging，mpMRI）技术的进步和报告的标准化提高了前列腺癌检测的准确性。mpMRI 检测≥0.5cm^3 的前列腺癌病灶时的灵敏性为 90%、特异性达 88%。根治性前列腺切除术标本病理检查确认的标志病灶，有 92% 被术前 mpMRI 检出。针对传统经直肠前列腺系统穿刺活检漏诊率高的不足，采用经会阴模板定位穿刺活检（template mapping biopsies，TPMs）可以检出 95% 体积大于 0.5cm^3 的病灶，超声与 mpMRI 融合引导下前列腺靶向穿刺活检，可比经直肠前列腺系统穿刺多诊断 30% 高危前列腺癌。结合 mpMRI，TPMs 或者超声与 mpMRI 融合影像引导下前列腺靶向穿刺活检，有助于临床医师更准确地发现及定位标志病灶，为 FT 的开展提供保障。

二、前列腺局灶冷冻治疗患者选择

所有接受前列腺局灶冷冻治疗的患者需行 mpMRI、TPMs 或者超声与 mpMRI 融合影像引导下前列腺靶向穿刺活检，确认标志病灶部位。前列腺癌局灶冷冻治疗的适应证在变化，国际前列腺癌 FT 共识小组于 2007 年提出：接受 FT 的肿瘤最大径不超过 12mm，无 Gleason 分级为 4 或者 5 的成分。然而，PROTECT 和 PIVOT 等临床研究结果提示，上述前列腺癌采取密切监测就可以了，不需要采取全腺体治疗或者 FT，十余年前的标准显然过于保守，局灶冷冻治疗应该用于治疗临床有意义的前列腺癌。Edison 等综合近年文献，提出前列腺癌局灶冷冻治疗的标准至少包括：经 mpMRI 或 TPMs 检测，前列腺癌标志病灶体积大于 $0.5cm^3$ 或 Gleason 4 级或以上。

局灶冷冻治疗也有其禁忌证。首先，由于标志病灶的诊断基于 mpMRI 及穿刺活检，若患者身上有金属植入物，包括心脏起搏器等则不适宜做 mpMRI；若患者有肾功能不全或造影剂过敏等而不能耐受 mpMRI 所需的造影剂，则需要 TPMs 来判断其病灶的体积和分级。另外，标志病灶外存在模糊不清的病灶、mpMRI 提示肿瘤包膜外侵犯及肿瘤体积和部位超过半个腺体也不适合接受局灶冷冻治疗。

三、前列腺局灶冷冻治疗的方法

前列腺局灶冷冻治疗采用经会阴穿刺途径，影像引导下将冷冻探针经会阴穿刺至前列腺相应部位。通常采用经直肠超声引导，亦有采用超声与 MRI 融合影像引导或者 MRI 引导。局灶冷冻治疗消融范围包括目标病灶局灶冷冻、半腺体冷冻和 3/4 腺体冷冻等。同时采用超声及温度探测器即时监测，–40℃以下温度区域需覆盖目标病灶，冷冻 - 复温循环 2 周期。

四、前列腺癌局灶冷冻治疗的疗效及并发症

相对于全腺体冷冻治疗，前列腺癌局灶冷冻治疗的近期无生化复发生存率相当，但术后控尿功能，特别是性功能的保存更好[3]。Ward 等分析了国际冷冻治疗在线数据库 1997 年至 2007 年 1160 例初治前列腺癌局灶冷冻治疗的数据：3 年无生化复发生存率为 75.7%，98.4% 的患者术后可控尿，不需使用尿垫，58.1% 的患者保存性功能，仅一例出现直肠尿道瘘。Li 等报告了国际冷冻治疗在线数据库 2002 年至 2012 年 91 例放射治疗后局部复发前列腺癌局灶冷冻治疗的数据：术后 1、3、5 年的无生化复发生存率分别为 95.3%、72.4%、46.5%，94.5% 的患者术后可控尿，不需使用尿垫，50% 的患者保存性功能。Valerio 等系统评价了一组中位随访时间为 26 个月的前列腺癌局灶冷冻治疗资料，结果显示：总生存率和肿瘤特异生存率均为 100%，5.4% 的患者术后穿刺活检发现临床有意义前列腺癌，13% 的患者术后穿刺活检发现临床无意义前列腺癌，7.6% 的病例术后接受再次局灶治疗，100% 的患者术后可控尿，不需使用尿垫，81.5% 的患者保存性功能。然而，目前缺乏前列腺局灶冷冻治疗长期大样本的随访资料，其远期控瘤效果有待进一步研究。

五、前列腺癌局灶冷冻治疗后疗效评估及随访

局灶冷冻治疗后疗效评价没有统一的标准，一项荟萃分析提示近期的研究将前列腺穿刺活检阴性率和 / 或不需要接受再次局部治疗作为疗效评价标准[4]。2015 年的国际共识会议推荐了 FT 后的标准化的随访方案：FT 后至少需随访 5 年，随访内容包括排尿症状、控尿功能、性功能、生活质量、PSA、mpMRI 和前列腺穿刺活检。建议 PSA 检查在术后 1 年内每 3 个月一次，1 年后每 6 个月一次，PSA 评估 FT 后生化复发的标准参考前列腺癌放疗，

包括 ASTRO 标准(连续 3 次 PSA 升高)和 Phoenix 标准(PSA 最低值增加 2ng/ml),PSA 上升提示需行进一步检查(mpMRI 和穿刺活检)。建议采用 mpMRI 作为影像学随访方案,治疗后 6 个月和一年时行 mpMRI 检查,以后 5 年内每年检查一次。采用 1.5T 扫描时强烈建议使用直肠内线圈,而采用 3T 磁共振时不是必须的,但直肠内线圈可提高图像质量。mpMRI 需包括以下序列:T2 加权成像、高 b 值(>1000)弥散成像(diffusion weighted imaging,DWI)、DWI 的表观弥散系数(apparent diffusion coefficient,ADC)图、动态对比增强(dynamic contrast-enhanced image,DCE)和 T1 加权成像。推荐采用超声与磁共振融合引导的穿刺活检方法,术后 1 年需进行超声引导下 12 针系统穿刺联合治疗部位和可疑部位 4~6 针靶向穿刺活检,随后当影像检查可疑肿瘤时再行穿刺活检。

实例演示

第三节　前列腺癌局灶治疗实例演示

【适应证】

1. 临床局限期前列腺癌,无远处转移。

2. 结合 mpMRI,TPMs 或者超声与 mpMRI 融合影像引导下前列腺靶向穿刺联合系统穿刺活检,定位前列腺癌标志病灶,前列腺癌标志病灶体积大于 0.5cm^3 或 Gleason4 级或以上。

3. 前列腺癌病灶局限,有足够多可保存的正常组织。

4. 预期寿命大于 10 年。

5. 无凝血功能障碍、心肺等重要疾病,能耐受手术和麻醉(全麻、腰麻或者硬膜外麻)。

6. 理解前列腺癌局灶冷冻治疗为一种试验性治疗方法,接受该治疗方案及密切随访(建议以临床试验的方式开展)。

【禁忌证】

1. 标志病灶外存在模糊不清的病灶、mpMRI 提示肿瘤包膜外侵犯、肿瘤体积超过半个腺体。

2. 前列腺体积大(超过 60ml),经会阴前列腺冷冻消融手术存在不可及的区域。

3. 严重的肛周或者直肠病变、直肠癌 Miles 术后。

【所需器材清单】

1. 超声设备:彩色多普勒超声仪,探头为经直肠双平面探头。

2. 冷冻设备:配备可调节冷冻探针。

3. 保温尿管:前列腺冷冻消融手术专用保温尿管。

4. 膀胱软镜:各种品牌膀胱软镜均可。

【团队要求】

1. 成熟的前列腺癌多学科团队,至少包括影像科、病理科、泌尿外科、放疗科和化疗科。影像科熟练掌握前列腺 mpMRI PI-RADS 评分系统;病理科熟练掌握前列腺癌 Gleason 评分系统,穿刺标本分开送检;泌尿外科熟练掌握前列腺冷冻消融手术。

2. 冷冻设备厂家临床应用工程师。

【操作步骤】

1. 术前结合 mpMRI 和前列腺穿刺活检结果，定位前列腺癌病灶。图 17-1 示 mpMRI 显示的病灶，行 12 针系统穿刺联合 3 针认知融合靶向穿刺活检。3 针靶向穿刺活检和 1 针左外侧外周带系统穿刺活检组织病理结果为前列腺腺癌，Gleason 评分 4+3=7 分，肿瘤占穿刺组织 80%，其他部位穿刺未见肿瘤；

2. 明确手术适应证和禁忌证。本病例患者 68 岁，无其他合并疾病，术前评估性功能正常，且患者期望术后保存性功能。有手术适应证，无禁忌证。

3. 术前清洁灌肠。

4. 麻醉：本患者选择气管插管全麻。

5. 取截石位，会阴部消毒、铺巾（图 17-2），插入导尿管。

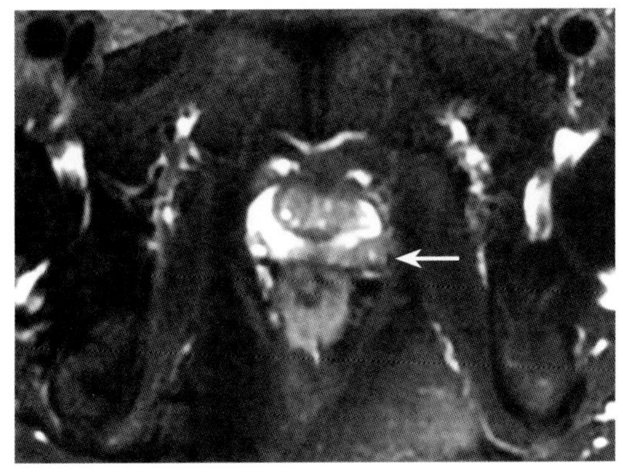

图 17-1　mpMRI 示前列腺左侧外周带病灶，最大径 1.8cm，PI-RADS 评分 5 分（箭头指向病灶）

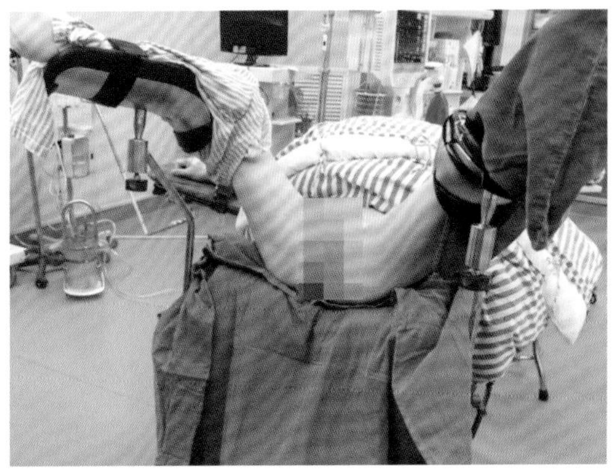

图 17-2　截石体位

6. 经直肠超声，检查前列腺的轮廓及体积，制订前列腺冷冻消融计划。本例患者前列腺大小 4.3cm × 3.5cm × 3.2cm，体积 25ml，肿瘤位于左侧腺体。拟行左侧腺体冷冻消融，保留右侧腺体。计划左侧腺体置入 3 根冷冻探针。

7. 备冷冻探针 3 根，调节冷冻探针的刀柄上刻度与前列腺矢状面长度一致，测试冷冻探针能否正常工作。刀尖放入水中无气泡产生、可快速形成冰球，刀杆不结冰示为正常工作冷冻探针（图 17-3）。

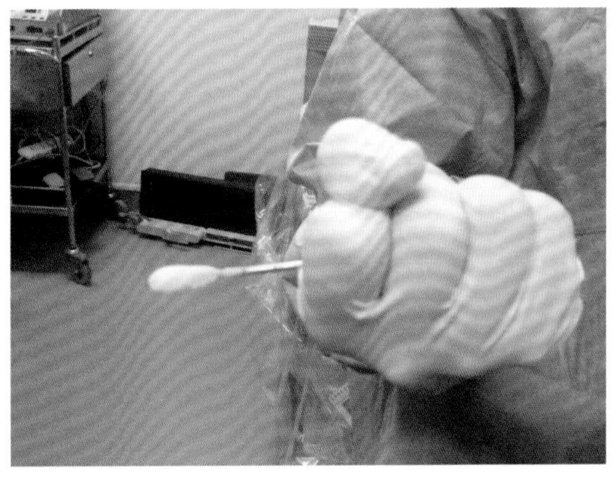

图 17-3　测试冷冻探针，在刀尖快速形成冰球，冰球长度与刀柄上调节的刻度长度一致，刀杆维持接近室温，不结冰

8. 经直肠超声引导下，徒手经会阴穿刺将冷冻探针置入至左侧腺体（图 17-4），冷冻探针按图 17-5 原则分布，测量冷冻探针在腺体的长度（图 17-6），调节冷冻探针的刀柄上刻度与其一致（图 17-7），达到三根冷冻探针

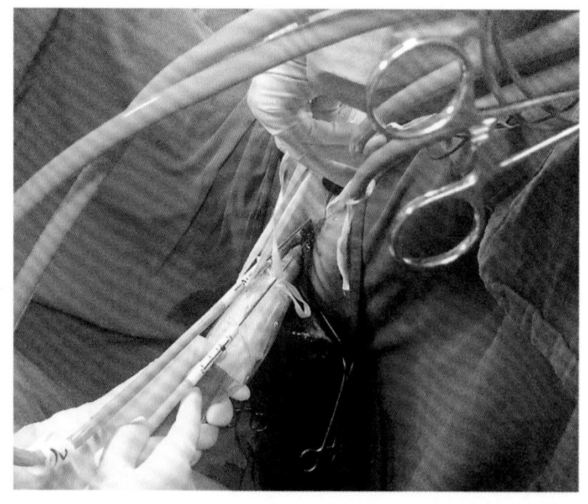

图 17-4　经直肠超声引导下，徒手经会阴穿刺将冷冻探针置入至左侧腺体

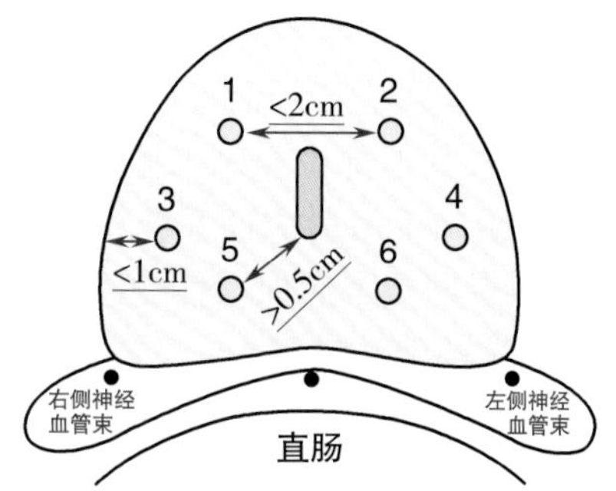

图 17-5　冷冻探针分布原则：距离尿道大于 0.5cm，距离前列腺包膜小于 1cm，冷冻探针之间的距离小于 2cm

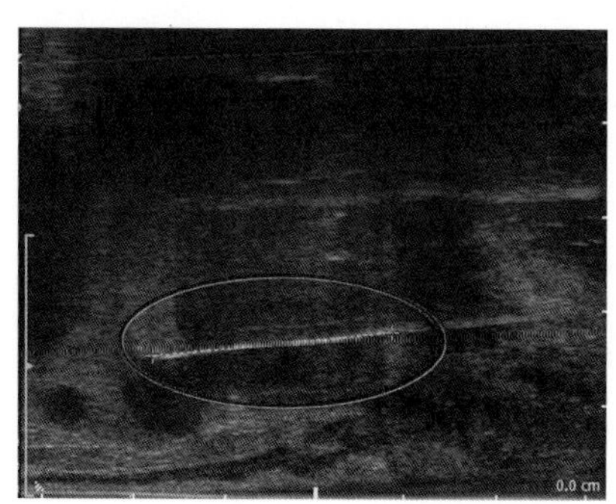

图 17-6　测量冷冻探针在腺体的长度

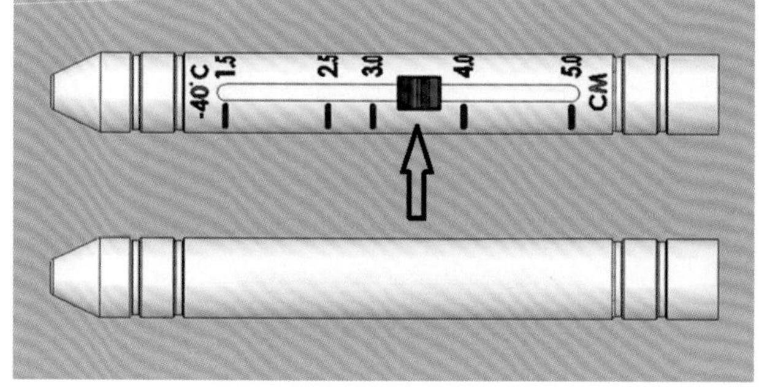

图 17-7　调节冷冻探针的刀柄上刻度与超声测量刀尖在腺体的长度一致

形成低于 –40℃范围的冰球覆盖全部左侧前列腺腺体的目的。

9. 经直肠超声引导下，徒手经会阴穿刺将测温探针置入至靠近前列腺尖部的盆底肌肉，用于术中监测温度。

10. 拨除尿管，行膀胱软镜检查，确认尿道前列腺部及膀胱颈无冷冻探针及测温探针误入，从膀胱软镜导入斑马导丝，导丝引导下放置保温尿管（图 17-8）。

11. 经直肠超声再次确认冷冻探针在腺体内的位置无异常后，行冷冻 - 复温两个循环，冷冻降温 7~10 分钟，复温 10~15 分钟。过程中持续经直肠超声监测冰球变化，确认冰球覆盖前列腺左侧腺体及周围 0.5~1cm 区域（图 17-9）、直肠及靠近前列腺尖部的盆底肌肉无冰球累及；持续观察测温探针温度为 15-20℃以上；持续观察冷冻探针自测温显示的温度，冷冻时最低温度可达 –140℃左右；持续保温尿管温水循环保护尿道。

12. 冷冻复温过程结束后，拔除冷冻探针、测温探针及加温尿管，会阴部压迫确认无出血，留置 F16 双腔尿管，结束手术。

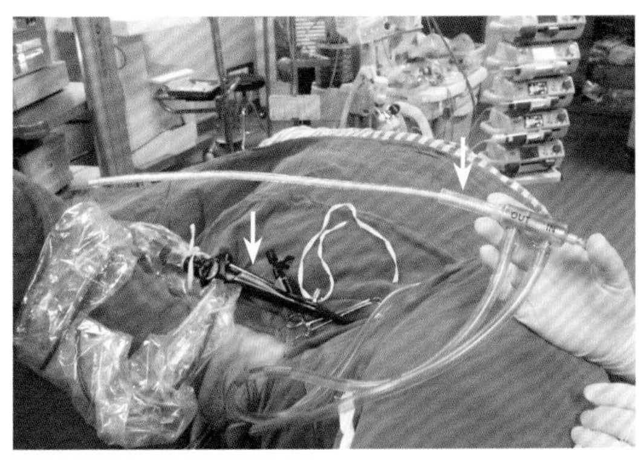

图 17-8　手术用膀胱软镜和保温尿管(箭头标示)。保温尿管连接入水管和出水管,加温板加热至 38~42℃的温水经加压泵输送至入水管,在保温尿管内循环后再从出水管引出

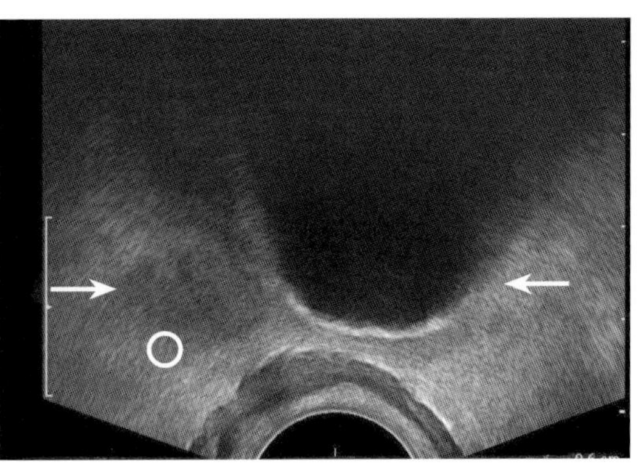

图 17-9　冷冻降温结束时前列腺超声影像。箭头示大部分右侧腺体无冰球累及,全部左侧腺体已被冰球覆盖,圆圈示右侧神经血管束位置

【要点解析】

1. 选择适合的患者至关重要,需结合 mpMRI、前列腺系统穿刺联合靶向穿刺活检结果选择患者。

2. 冷冻消融时冰球需覆盖全部病灶及病灶外 1cm 范围,达到病灶组织温度低于 -40℃,产生完全均一坏死。

3. 治疗后需密切随访。

(李永红　黄　华)

专家述评

前列腺癌局灶治疗是近些年出现的一种局限期前列腺癌治疗方法,主要采用消融的手段,将前列腺肿瘤和周边合适范围的组织进行治疗,保留部分正常前列腺组织,减少了神经血管束、尿道及括约肌等周围正常组织的损伤,从而更好的保持性功能、控尿功能及排尿功能,是一种有前景的治疗方法。

然而,前列腺癌局灶治疗还不成熟。首先,如何准确地定位前列腺癌病灶?这是开展前列腺癌局灶治疗最重要的制约因素。尽管结合 mpMRI、前列腺靶向穿刺和系统穿刺活检结果,可以比较准确定位临床有意义前列腺癌,但是,仍有遗漏病灶的风险,而且病灶的边界难以界定。需要更为精确的检查手段来确定病灶的部位;其次,局灶治疗最大的顾虑是担心控瘤效果不及全腺体治疗(根治性前列腺切除术或者放疗),局限期前列腺癌生存期长,大多数局灶治疗临床资料随访时间不足 5 年,需要超过十年大宗病例的随访资料,证实局灶治疗和全腺体治疗的控瘤效果相当,才能安全地开展这项治疗;最后,冷冻消融和高能聚焦超声作为最常用的局灶消融手段,都有组织坏死不完全的模糊区域,治疗中要求消融范围超过病灶,与尽可能多地保留正常组织初衷不符。另外,部分患者在消融的区域穿刺再发现肿瘤,提示消融可能不完全。更为精确可靠的消融手段,能进一步提高局灶治疗的可靠性,不可逆电穿孔等新的消融手段值得期待。

总之,随着影像学和前列腺穿刺技术等诊断方法的不断进步、对前列腺癌生物学行为的深入认识,以及临床研究资料的积累,前列腺癌局灶治疗可能成为未来局限期前列腺癌的一种标准治疗方案,达到控制肿瘤和保存功能的目标。

(周芳坚)

参考文献

[1] VALERIO M, CERANTOLA Y, EGGENER S E, et al. New and Established Technology in Focal Ablation of the Prostate: A Systematic Review[J]. Eur Urol, 2017, 71(1): 17-34.

[2] EDISON E, TARIQ SHAH T, AHMED H U. Focal Ablation of Early-Stage Prostate Cancer: Candidate Selection, Treatment Guidance, and Assessment of Outcome[J]. Urol Clin North Am, 2017, 44(4): 575-585.

[3] LANGENHUIJSEN J F, BROERS E M, VERGUNST H. Cryosurgery for prostate cancer: an update on clinical results of modern cryotechnology[J]. Eur Urol, 2009, 55(1): 76-86.

[4] LI Y H, ELSHAFEI A, AGARWAL G, et al. Salvage focal prostate cryoablation for locally recurrent prostate cancer after radiotherapy: initial results from the cryo on-line data registry[J]. Prostate, 2015, 75(1): 1-7.

第18章

前列腺癌精准化疗

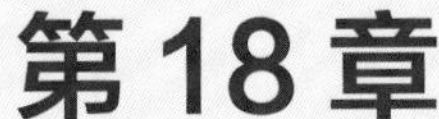

第一节　前列腺癌标准化疗方案的建立及面临的困难

2004年报道的两个Ⅲ期临床研究TAX327试验[1]和SWOG9916试验[2]改变了既往对于前列腺癌化疗不敏感的认识，TAX327试验确定了3周多西他赛+强的松方案(docetaxel+prednisone，DP)的一线标准方案地位；虽然SWOG9916试验中3周多西他赛+磷酸雌莫司汀方案(docetaxel+estramustine，DEM)也显示延长患者的生存期，但由于该方案在胃肠道和心血管方面有较高的毒副作用发生率导致临床医师多数选择3周DP方案。这两个临床研究均设立了米托蒽醌+强的松(mitoxantrone+prednisone，MP)作为对照组，这是因为MP方案与单独口服强的松对照研究显示MP方案改善了患者的生活质量但不改善总生存时间。

虽然多西他赛化疗在转移性去势抵抗性前列腺癌(metastatic castration-resistant prostate cancer，mCRPC)阶段的地位早已确立，但是，化疗耐受性差的患者如何处理，如何评价化疗效果等问题还有待进一步明确。另外，2014年美国临床肿瘤学会(ASCO)年会报道了新诊断的转移性激素敏感性前列腺癌进行内分泌+同步多西他赛的化疗显著延长患者的总生存时间，成为近年来晚期前列腺癌治疗的最大热点。随后，阿比特龙在初诊断转移性激素敏感前列腺癌患者中的作用也已报道。化疗或阿比特龙的提前应用对患者均有较大获益，但如何在二者之间进行选择尚不明确。此章试图结合化疗中经常遇到的临床问题来回答如何精准地开展前列腺癌化疗。

最新进展

第二节 化疗耐受性差患者的应对策略

在3周DP方案进行前列腺癌化疗的临床实践中，国内外医师均发现化疗耐受性差的患者出现严重不良事件的比例高，目前处理办法主要有两种：

一种是降低多西他赛剂量，2014年Naoto Kamiya等[3]在*International Journal of Clinical Oncology*杂志上发表了一篇跟我们同为亚洲人群的日本CRPC患者多西他赛化疗临床结局与多西他赛剂量关系的多中心协作回顾性研究，该研究一共纳入了14家医院从2005年至2011年接受不少于4个周期的多西他赛+小剂量激素（地塞米松或泼尼松）化疗的CRPC患者，将所有患者按接受多西他赛化疗每周期剂量分成<60mg/m^{2}的相对低剂量组（n=68）和≥60mg/m^2（n=77）相对高剂量组两组，结果发现，多西他赛相对高剂量除了有更好的PSA反应率外，两组的肿瘤特异性生存并没有差别；而在不良反应方面相对高剂量组更为多见。该研究得出的结论是在日本人群中，CRPC患者接受相对低剂量多西他赛化疗并没有影响肿瘤特异性生存率，并且伴随一个更低不良反应发生率，虽然与相对高剂量组比PSA反应率有所减低。在其他方面，该研究认为与西方人群相比，日本人群接受多西他赛化疗出现不良反应的发生率要更高，这与亚洲人比西方人体重相对要低有关。

另外一种调整给药强度，即降低每次多西他赛剂量，增加给药次数。欧洲Pirkko-Liisa等[4]设计一个双周DP方案Ⅲ期临床随机对照研究（NCT00255606）。把双周DP方案（多西他赛50mg/m^{2}第1天，第15天，每4周重复，双周DP组）与标准3周DP方案（标准DP组）作对照；研究结果显示双周DP组疗效在包括无进展生存时间、PSA反应率和中位生存时间方面均不劣于标准DP组。在3/4级不良事件发生率上，尤其是在骨髓抑制方面，白细胞减少的发生率标准DP组与双周DP组为29%和13%，中性粒细胞减少伴感染的发生率分别为24%和6%（P=0.002）。在不良事件上双周DP组显著低于标准DP组，显示双周DP方案有更好耐受性。但双周DP方案疗效在中国人群中疗效是否一样还不明确。笔者所在单位于2009年开展前列腺癌化疗，也发现临床上有很多耐受性差的患者，2012年开始根据美国预测老年肿瘤患者化疗3度以上不良反应的风险评估表得分来评估患者的化疗耐受性（表18-1）[5]，并对高危或中危高龄化疗耐受性差的患者采用改良DP方案（多西他赛40mg/m^2，静脉滴注，第1天，35mg/m^{2}第8天；泼尼松5mg，口服，2次/天，第1~21天；每3周重复），其疗效与标准无统计学差异，但毒副作用明显更低[6]。另外笔者还对转移去势抵抗性前列腺癌患者能耐受的多西他赛剂量进行回顾性研究，统计不出现严重毒副作用时患者实际能耐受的多西他赛剂量。发现75例mCRPC的患者能耐受的多西他赛剂量<65mg/m^{2}的有43例（57.3%），65~70mg/m^{2}之间21例（28%），>70mg/m^{2}11例（14.7%），由此可见大部分患者耐受不了标准方案中的多西他赛剂量，但三个剂量组患者的总生存时间没有差异；这与前面提到日本相关回顾性研究结果相似。

我们通常根据患者体能状态和化疗耐受性不同按65~75mg/m^2×3周计算多西他赛剂

量，化疗 1 周期后根据患者不良反应及临床反应情况进行多西他赛剂量增减，每次多西他赛增减量以 5mg/m^2 为单位，直至患者对化疗耐受性良好和或临床疗效评价有效；所有患者多西他赛剂量每 3 周不超过 75mg/m^2；但如果出现Ⅳ级中性粒细胞减少持续 7 天、感染或者 3~4 度中性粒细胞减少性伴口腔温度大于 38.5℃的患者或 4 度血小板减少等严重不良反应患者，下一周期则减少 10mg/m^2。化疗前 4 个周期单纯的 PSA 升高不作为剂量调整的依据以除外早期的 PSA 一过性升高现象（flare 现象）[7]；所有患者接受化疗直至疾病进展或不能耐受不良反应。所有的患者均在化疗前签署化疗同意书，治疗过程中，医师对患者及家属进行必要的相关知识宣教，指导患者及家属正确认识并协助处理和预防可能发生的治疗相关不良反应。采取这些措施后出现严重不良反应少见。

表 18-1　2012 年美国预测老年肿瘤患者化疗 3 度以上不良反应的风险评估表

参数	危险因素	得分
年龄	≥72 岁	2
肿瘤类型	胃肠道或泌尿系统肿瘤	2
化疗剂量	标准剂量	2
化疗药物	多药	2
血红蛋白	男性 <110g/L，女性 <100g/L。	3
肌酐清除率	<34ml/min	3
听力下降	明显下降或失聪	2
6 个月内摔倒史	有	3
自己服用药物	有困难	1
步行一个街区	有困难	2
由于患者情绪或身体原因社会活动能力下降	有下降	1

备注：低危（0~5）：30%，中危（6~9）：52%，高危（10~19）：83%

第三节　如何评价 mCRPC 患者的化疗疗效

mCRPC 患者的化疗疗效评价相对比较特殊，首先需要有比较敏感的肿瘤标志物（前列腺特异性抗原，即 PSA）、可测量病灶和 / 或不可测量灶，其次部分患者临床症状进展和或影像学进展但 PSA 不进展。故前列腺癌工作组（PCWG-2）[8]建议在使用细胞毒性药物治疗 mCRPC 患者时，临床评价疗效应根据以下三个方面来评定：①血清 PSA 值；②影像学检查；③临床症状。如果这三项的中两项判断为进展，则考虑为临床进展，需调整治疗方案。

首先，对于化疗期间 PSA 值的管理，PCWG-2 建议在化疗的前 12 周不单纯以 PSA 升高认为临床进展，并绘制 PSA 变化瀑布图；对于化疗后 PSA 值先下降后升高的情况，则 PSA 值较最低点升高 25% 且升高绝对值≥2ng/ml 则诊断为 PSA 进展（PCWG-1 建议为升高 50% 且绝对值≥5ng/ml）；如果 PSA 无下降，PSA 升高 25% 且升高绝对值≥2ng/ml 则诊断为 PSA 进展。建议临床研究每 3~4 周复查血清 PSA。

其次，影像学检查评估主要参照 RECIST 标准，对于可测量的靶病灶做了以下规定：①仅对直径≥2cm 转移性淋巴结纳入评价范围；②分别记录软组织结节和内脏转移灶的大小；③判断影像学进展时两次扫描应间隔 6 周及以上；④有些治疗有可能使结节先变大后缩小；⑤记录治疗前的前列腺大小。而对于不可测量的骨转移灶，则要求按计划骨扫描时首次发现新病灶后，必须至少间隔 6 周重新评估中得到证实，且新病灶≥2 个才可以诊断为影像学进展。建议临床研究中每 12 周行骨扫描、CT 或 MRI。

临床症状评价主要包括疼痛、泌尿系统症状或直肠刺激症状以及健康相关生活质量评分(health-related quality of life scores，HRQOL)评估[1]。建议临床研究中每 3 周评估 1 次。

第四节　如何早期识别 PSA 一过性升高现象

PCWG-2[7]建议对细胞毒性药物治疗 mCRPC 患者前 12 周不因单纯的 PSA 升高而终止治疗是因为紫杉类(多西他赛和卡巴他赛)化疗药物会使部分患者早期会出现 PSA 一过性升高(PSA flare)现象，这种现象并不影响患者的预后；目前文献报道 PSA 一过性升高现象的发生率在 8.3%~30.6%[9]，其机制主要是化疗后肿瘤细胞坏死崩解，释放 PSA 入血，造成血清 PSA 值一过性升高，中位达峰值时间为 3 周，一般不超过 12 周。如果不伴有临床症状或影像学的进展，可以不予以处理，继续化疗；因为临床上从临床症状和影像学评估上判断 PSA 一过性升高现象需要较长的时间，部分患者可能会要求终止化疗。除了化疗前交代有可能会出现这种现象外，早期也可以从游离 PSA(fPSA)和血清碱性磷酸酶变化来判断 PSA 一过性升高现象的可能性，有文献显示 mCRPC 患者以多西他赛为主化疗早期出现 PSA 升高，但 fPSA 却下降，则考虑 PSA 一过性升高可能性大。Kyung 等[10]教授研究显示发生 PSA 一过性升高现象的患者早期虽然 PSA 升高，但血清碱性磷酸酶却下降，且两者之间存在相关性。笔者统计 75 例接受多西他赛为主化疗的 mCRPC 患者中有 18 例出现 PSA 一过性升高现象，发生率为 24%，峰值中位时间为 21 天，最长持续时间 12.8 周，18 例 PSA 一过性升高组与 37 例 PSA 下降组的总生存时间分别为 23.3 个月和 26.7 个月(P=0.4637)无统计学差异，与文献报道相似。另外，我们在临床实践还发现有患者因为化疗期间停用强的松导致 PSA 升高，继续口服强的松后 PSA 则持续下降，所以出现早期出现 PSA 升高后首先要排除临床进展和患者停用强的松，再考虑 PSA 一过性升高现象。另外化疗期间应注重患者依从性的管理。

第五节　多西他赛重复化疗适合哪些 mCRPC 患者

目前有回顾性研究显示，mCRPC 患者一线使用多西他赛化疗时出现好的应答(包括血清 PSA 下降≥50%，无临床症状和影像学进展)时，重复使用多西他赛为主的化疗仍可使部分患者从中获益，如何选择合适的患者成了我们临床医师要掌握的问题。Sthane Oudard 等[11]对 270 例对一线多西他赛应答良好的患者疾病进展后接受二线化疗进行回顾性分析发现，223 名接受多西他赛重复化疗的患者与 47 名接受非紫杉类化疗方案的患者在中位生存时间上无明显差异（18.2 个月 vs 16.8 个月；P=0.35）。然而，多西他赛重复化疗在 PSA 反应率（40% vs 11%，P<0.001）和临床症状缓解或疾病稳定方面有更高的发生率（66% vs 49%，P=0.054）。无进展生存间隔（progression-free interval，PFI）>6 个月和加用雌二醇氮芥与 PSA 反应率和临床症状缓解率相关，但只有 PFI>6 个月的患者延长总生存时间，另外血红蛋白 <130g/L 和伴有疼痛与总生存（overall survival，OS）负相关。在毒副作用方面，多西他赛重复化疗增加 3 级以上的神经毒性、指甲病变和疲乏发生率。该研究认为多西他赛重复化疗对于 PFI>6 个月的患者是可选择的治疗方案，但其潜在获益应权衡累积毒性的风险。而 Roberto Petrioli 等教授[7]建议符合 PFI>3 个月、一线化疗时 PSA 值下降≥50%、没有累积毒性、年龄 <75 岁和 ECOG PS 0~1 的患者可考虑多西他赛重复化疗。笔者使用改良 DP 方案在既往化疗疗效评价为部分缓解患者中进行多西他赛重复化疗时毒副作用小；有患者曾使用改良 DP 方案行多程化疗共 26 个周期。临床发现 mCRPC 一线多西他赛化疗效果好，想接受重复多西他赛化疗但化疗耐受性差的患者可考虑改良 DP 方案化疗。

第六节　与 mCRPC 患者化疗疗效相关的因素

临床医师比较关心哪些因素会影响 mCRPC 患者的疗效，参考这些因素为患者制定合理的治疗方案或治疗顺序。Naoto Kamiya 等[12]对 145 名接受多西他赛化疗的日本 CRPC 患者进行肿瘤特异性生存 COX 回归模型分析发现，影响患者肿瘤特异性生存（cancer-specific survival，CSS）的单因素有化疗前 PSA 值、LDH 水平、碱性磷酸酶（alkaline phosphatase，ALP）水平、血红蛋白水平、疼痛状态和一线内分泌治疗时 PSA 达到的最低值。而在多因素分析中仅有 ALP 水平是 CSS 独立预测因子。2016 年丹麦赫勒福医院的 Per Kongsted 等[13]在 *Clinical Genitourinary Cancer* 发表了一篇有关相对高龄与年轻去势抵抗性前列腺癌患者接受多西他赛化疗引起的不良反应和预后的预测因素，该研究纳入赫勒福大学附属医院 2007 年至 2013 年共 421 名接受标准的 3 周 DP 方案化疗前列腺癌患者，按年龄 <75 岁和≥75 岁分成两组，该研究显示，在不良反应方面：年龄≥75 岁、化疗前血红蛋白水平、转移瘤引起的脊髓压迫症状是 3~4 级非血液不良反应的预测因素；转移瘤引起的脊髓压迫症状是中性粒细胞减少性发热的高危因素；在预后单因素回归分析方面显示，化疗效果主要与化疗前血红蛋白水平、ECOG 评分、LDH、治疗前 PSA 值显著相关，而与年龄、多西他赛减量、ALP 无显著相关性；所以高龄也不是化疗的禁忌证。国内杨恺惟等[14]对 60 例 mCRPC 接受 DP 方案化疗的患者进行疗效的相关因素分析发现，对于 mCRPC 患者，初发时 Gleason 评分≤7、诊断时合并淋巴结转移、内脏转移以及化疗时存在贫血是化疗能否有效的预测因素。笔者对于中国医学科学院肿瘤医院及其分院的 75 例

mCRPC 接受 DP 方案化疗患者的总生存时间（OS）进行 COX 多因素回归分析，结果显示与 OS 显著相关的单因素主要包括一线内分泌治疗有效时间、化疗前血红蛋白水平、ECOG 评分、化疗前症状、化疗前疼痛评分、化疗周期数；而与患者年龄、多西他赛剂量、ALP、LDH 及化疗前血 PSA 值无显著相关性；结果与日本相关回顾性研究相似。根据以上分析结果，对于 mCRPC 患者应该在 CRPC 初期、体能状态好、症状轻微和 PSA 值相对较低时尽早化疗，并积极纠正患者贫血状态，选择患者耐受性好的化疗方案，尽可能提高化疗周期数来达到改善患者总生存时间的目的。

第七节　内分泌治疗 + 化疗成为高负荷转移性激素敏感性前列腺癌（mHSPC）的标准治疗

2014 年美国临床肿瘤学会（ASCO）年会报道了新诊断的转移性激素敏感性前列腺癌进行内分泌 + 同步多西他赛的化疗显著延长患者的总生存时间，成为近年来晚期前列腺癌治疗的最大热点。目前比较明确的是高负荷转移激素敏感性前列腺癌从内分泌 + 同步化疗中获益显著。早期化疗已成为该类患者新的标准方案。CHAARTED（E3805）研究[15]将转移性激素敏感性前列腺癌分配至内分泌治疗（androgen-deprivation therapy，ADT）+ 多西他赛组或单独 ADT 组，共随机入组了 790 例患者，中位年龄 63 岁，中位随访时间 28.9 个月，相比单独 ADT 组，联合治疗组（ADT+ 多西他赛）的中位生存期延长 13.6 个月（57.6 个月 vs 44.0 个月；风险比为 0.61；95%CI：0.47~0.80；P<0.001）。联合治疗组发展为 CRPC（从生化标志物、临床症状或影像学定义 CRPC）的中位时间为 20.2 个月，单独 ADT 组为 11.7 个月（风险比为 0.61；95%CI：0.51~0.72；P<0.001）。亚组分析显示，高负荷患者联合治疗组较单独 ADT 组中位生存时间延长达 17.0 个月（49.2 个月 vs 32.2 个月；风险比为 0.60；95%CI：0.45~0.81；P<0.001）。而低负荷患者从联合治疗中获益不明显。

另外一项研究 STAMPEDE[16]研究是一项多臂、多阶段设计的平台性随机对照研究，纳入进行长期 ADT 治疗的高风险局部晚期或转移性前列腺癌患者，在 2005 年 10 月至 2013 年 3 月期间，共纳入 2962 例，61% 患者入组时伴转移，39% 患者为高危转移风险的局部晚期前列腺癌，中位 PSA 值为 65ng/ml。按 2：1：1：1 分成 4 个治疗组：标准治疗（≥3 年 ADT± 局部放疗）、标准治疗 + 多西他赛（6 周期）、标准治疗 + 唑来膦酸（2 年）、标准治疗 + 多西他赛 + 唑来膦酸。多西他赛给药方案是 3 周一次 75mg/m^2+ 强的松每日 10mg 为一个周期，持续 6 个周期。唑来膦酸的给药方案是每 3 周一次 4mg，6 周期后每 4 周一次，持续 2 年。中位随访时间为 42 个月，948 例死亡。与标准治疗组相比，多西他赛组总生存延长 10 个月、伴转移的亚组延长 22 个月，唑来膦酸组生存差异不具统计学意义，多西他赛 + 唑来膦酸组生存改善与多西他赛组相似。与 CHAARTED 研究结果形成印证。虽然 2013 年法国的 GETUG-15 研究[17]认为未经去势治疗的转移性前列腺癌内分泌治疗 + 多西他赛未显示生存获益，但采用质量调整的无症状和治疗相关毒性反应生存时间（Q-TWiST）分析权衡化疗的毒性与生存获益时发现，早期多西他赛可为

mHSPC 患者，特别是高肿瘤负荷患者带来显著的质量调整生存获益，这取决于毒性反应阶段和疾病进展阶段（PROG）后的时间效应值。而且对 CHAARTED、GETUG-15 及 STAMPEDE 研究进行的 Meta 分析[18]显示多西他赛对转移性前列腺癌患者具有显著的生存获益，使 4 年生存率提高了近 10%。

笔者自 2014 年 8 月根据 ASCO 报道开始对高负荷转移性激素敏感性前列腺癌进行内分泌 + 同步多西他赛化疗，中期分析结果支持对该类患者进行内分泌 + 同步化疗。截至 2017 年 7 月共行高负荷转移性激素敏感性前列腺癌内分泌 + 同步多西他赛化疗 44 例，与同期高负荷转移性激素敏感性前列腺癌单纯内分泌治疗 48 例对比，在 PSA 降低至 0.2ng/ml 水平比例、PSA 无进展时间和中位生存时间均有明显的优势（详见表 18-2），随着入组患者的增多和随访时间的延长，将会有进一步的数据公布。

表 18-2　高负荷转移性激素敏感性前列腺癌内分泌治疗 + 同步化疗组与同期单纯内分泌治疗组中期分析结果

		内分泌治疗 + 同步化疗组（N=44 例）	**内分泌治疗组（N=48 例）**	***P* 值**
年龄（岁）		41~81（中位 63）	45~83（中位数 68.5）	*P*=0.004<0.05
病理 Gleason 评分	≤7 分	9	13	*P*=0.654>0.05
	8~10	33	34	
	活检前列腺癌	2	1	
	无病理	0	0	
淋巴结转移		35	38	*P*=1.000>0.05
骨转移分类	1. <4 处	5	2	*P*=0.077>0.05
	2. 4~10 处	7	3	
	3. >10 处	26	39	
内脏转移（肺、肝及其他）		8 例（肝转移 1 例）	7 例（肝转移 1 例）	*P*=0.779>0.05
内分泌治疗前中位 PSA 水平（ng/ml）		41 例（666.64 ± 920.2）	44 例（1885.2 ± 4150.5）	*P*=0.154>0.05
PSA 降至 0.2ng/ml 以下例数		26	11	*P*=0.001<0.05
6 个月内 PSA<0.2ng/ml 例数		22	8	*P*=0.001<0.05
12 个月内 PSA<0.2ng/ml 例数		26	11	*P*=0.001<0.05
中位 PSA 进展时间（m）		16.0	9.0	*P*=0.000<0.05
中位临床进展时间（m）		未达到（>23.0）	19.2	*P*=0.676>0.05
中位总生存时间（m）		未达到（>30.4）	30.3	*P*=0.000<0.05

第八节　高负荷转移激素敏感性前列腺癌多西他赛和阿比特龙如何选择

2017 年 LATITUDE 研究[19]显示阿比特龙 + 强的松可显著降低高危 HSPC 患者的死亡及疾病进展风险（Gleason 评分≥7，存在 3 处以上骨转移，存在内脏转移，以上 3 项标准中≥2 项即定义为高危），使得临床医师在选择多西他赛或阿比特龙上产生了困惑。目前有证据显示多西他赛与阿比特龙用于 HSPC 患者的总生存获益无显著差异。MR. Sydes 等教授对 STAMPEDE 试验中标准治疗（soc）联合醋酸阿比特龙 + 泼尼松（soc+AAP）和标准治疗联合多西他赛 + 泼尼松（soc+DocP）的患者数据进行头对头比较分析，共纳入 566 例患者，soc+DocP 组 189 例，soc+AAP 组 377 例，组间平衡良好，中位年龄 66 岁，中位 PSA56ng/ml，中位随访 4 年。结果显示 soc+AAP 组在无失败生存（failure free survial，FFS）和无进展生存（progress free survival，PFS）结局上具有明显的优势，在无转移生存（metastasis free survival，MFS）和骨相关事件（skeletal related event，SRE）结局上具有非显著性优势，soc+DocP 组在总生存结局上具有非显著优势。两组的最大毒性反应分级相似。考虑研究中多西他赛的应用时间为 6 个周期（约 4 个月），而阿比特龙应用时间为 24 个月，考虑到其成本效益及患者依从性，多西他赛可能比阿比特龙更适合与 ADT 联合用于高肿瘤负荷的转移性 HSPC 患者[20]。因此该文章建议将多西他赛作为新诊断高肿瘤负荷的转移性 HSPC 患者的一线疗法，而阿比特龙是不能耐受多西他赛患者的一种选择。另外，2018 年 ESMO 大会报道了 STAMPEDE H 组对于低瘤负荷患者在标准治疗（ADT+/– 多西他赛）基础上联合前列腺局部放疗可能进一步改善患者预后；而 STAMPEDE G 组研究结果显示，只有 ADT 联合阿比特龙获得了生存获益（HR 0.63），与 H 组研究联合放疗的生存获益（HR 0.68）是相近的。因此临床需要根据患者的具体情况选择合理的治疗方案。

实例演示

第九节　高肿瘤负荷转移性激素敏感性前列腺癌化疗实例演示

【适应证】

1. 年龄≥18 岁。

2. 有明确的病理诊断。

3. 符合高负荷定义：存在内脏转移或≥4 处骨转移，其中 1 处位于中轴骨（椎体和骨盆）之外。

4. EOCG 评分 0~2。

5. 各项生化指标符合化疗条件。

6. 内分泌治疗时间不超过 3 个月。

【禁忌证】

1. 无病理诊断。

2. 存在急性感染、发热、高血压危象、心脏功能不全失代偿、肺纤维化、严重出血倾向的疾病、糖尿病血糖控制不稳定。

3. 生化指标不符合化疗条件。

4. 其他化疗禁忌证。

【所需器材清单】

1. 心电监护仪。

2. 中心配液室：安全生物柜（化疗柜）、水平层流洁净工作台和内排循环系统。

3. 化疗观察表。

4. 输液泵。

【团队要求】

1. 具有化疗经验的肿瘤内科和泌尿外科医师制定化疗方案。

2. 具有化疗经验的护士执行方案。

【操作步骤】

1. 至少化疗前一天，泌尿外科和肿瘤内科医师评估患者出现严重不良反应的风险（图 18-1），确定多西他赛的剂量（第 1 周期按 65~75mg/m^2 计算，第 2 周期根据第 1 周期毒副作用调整）。

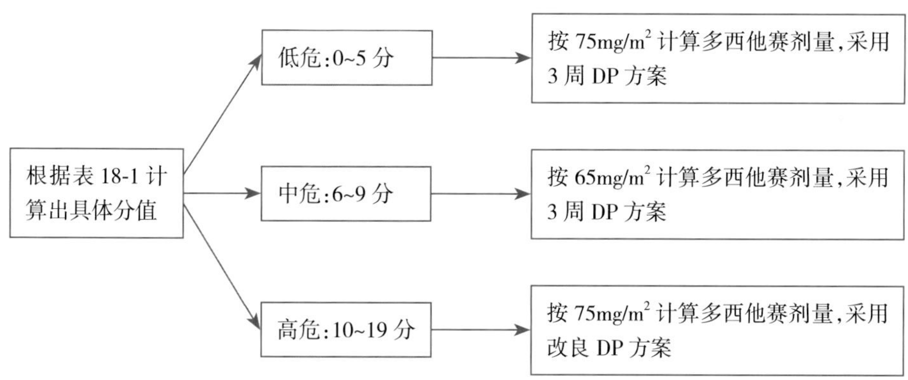

图 18-1　老年患者化疗出现 3 级及以上不良反应的风险评估和第 1 周期多西他赛剂量的确定（多西他赛剂量采用就低不就高原则，比如计算得出多西他赛剂量为 128mg，首次静滴 120mg 即可）

2. 化疗前完成知情同意书签字及化疗观察表的填写，并做好化疗前患者及家属宣教以提高化疗依从性。

3. 中心配液室配制化疗药物：多西他赛 <200mg+250ml 生理盐水、≥200mg+500ml 生理盐水，并送回病房（如由病区护士配置需做好相关防护）。

4. 化疗前预处理：地塞米松片 7.5mg 口服，前一晚上 10 点、当天上午 8 点和后一天上午 8 点共 3 次；多西他赛给药前 30 分钟予以地塞米松 5mg 静脉注射、盐酸托烷司琼 5mg 静脉注射、苯海拉明 20mg 肌注和奥美拉唑 40mg 静滴；并提前 30 分钟开始心电监护。

5. 开始输多西他赛，前 5 分钟慢滴，并在治疗盘中备地塞米松和肾上腺素各 1 支，如 5 分钟后无不适可设定输液泵 2 小时输完。期间每 15~30 分钟监测血压，如血压过高出现相关不适应予以降压治疗。

6. 化疗期间每周查血常规 2~3 次，如出现 3~4 度白细胞降低予以升白细胞治疗。

【要点解析】

1. 前列腺癌精准化疗首先要评估患者的化疗耐受性，避免发生严重毒副作用导致患者对化疗依从性变差，影响疗效。

2. 前列腺癌化疗必须有病理支持，对于 mCRPC 进展较快的患者，如果条件允许，应重新取得明显进展部位的病理，以明确是否合并神经内分泌细胞成份(特别是 PSA 不进展而影像学明显进展的“PSA 逃逸”患者应首先考虑神经内分泌细胞癌为主可能性极大，该类患者治疗原则参照肺小细胞肺癌)。

3. 化疗前进行患者及家属的化疗相关知识宣教至关重要，同时签署化疗知情同意书，化疗期间要求患者查血常规 2~3 次 / 周，尤其是出现发热时要第一时间前往医院查血常规，以除外中性粒细胞减少引起的发热，并同时行胸片检查，除外肺部感染的可能；对于出现 4 级白细胞减少的患者除及时升白细胞治疗外，应予以单间隔离，口服消炎药物预防感染，房间每日紫外线消毒 1 次直至白细胞恢复正常，以避免出现严重感染的风险。

4. 由于使用地塞米松会引起部分患者睡眠障碍，应提前做好解释工作。一般停用地塞米松后症状逐渐缓解。必要时给予相关药物改善睡眠。

5. 必须明确，前列腺癌的化疗必须以内分泌治疗为基础，停用内分泌治疗是不正确的。

6. 可以使用量表预估老年肿瘤患者出现化疗 3 级及以上不良反应的风险。

7. 内分泌治疗联合多西他赛化疗已成为高负荷转移性激素敏感性前列腺癌的标准治疗。

（胡林军）

专家述评

在世界范围内，前列腺癌发病率在男性所有恶性肿瘤中位居第二，在美国前列腺癌的发病率已经超过肺癌，成为第一位危害男性健康的肿瘤；在中国前列腺癌发病率呈现出明显持续增长趋势，有资料显示从 1998 年至 2008 年中国男性前列腺癌发病率的年均增加比例为 12.07%，且中国初诊患者中晚期患者比例高。目前针对晚期前列腺癌治疗的研究进展较多，以多西他赛为主的化疗在其中扮演着重要的角色。

目前针对发展为 mCRPC 的患者出现了阿比特龙、恩杂鲁胺、镭 223 等一系列改善生存时间和生活质量的治疗手段。但以多西他赛为主的化疗仍是 mCRPC 患者的一个重要治疗手段，其中 DP 方案较为常用。在临床实践中发现，很多患者不能耐受标准 DP 方案的化疗，而且亚裔人群对多西他赛的耐受性可能比欧美人群要差。如何制订适合化疗耐受性差及适合中国患者前列腺癌化疗的多西他赛剂量是临床上要面对的问题。前列腺癌的精准化疗应该根据患者体能状态、生化指标、既往治疗病史、临床症状等各方面决定患者是否适合多西他赛化疗，然后评估患者化疗出现严重不良反应的风险，制订合理的个体化化疗方案是今后前列腺癌化疗的发展方向。

国外越来越多的证据显示内分泌同步化疗或者内分泌同步阿比特龙加泼尼松使初诊高肿瘤负荷转移性激素敏感性前列腺癌患者获益，明显延长患者总生存时间；但国内针对转移性激素敏感性前列腺癌化疗疗效文献报道少，有待进一步临床实践中验证其疗效是否与国外报道一致，以达到前列腺癌精准化疗的目的。

（胡林军）

参考文献

[1] TANNOCK I F, DE WIT R, BERRY W R, et al. Docetaxel plus prednisone or mitoxantrone plus prednisone for advanced prostate cancer[J]. N Engl J Med, 2004, 351(15): 1502-1512.

[2] PETRYLAK D P, TANGEN C M, HUSSAIN M H, et al. Docetaxel and estramustine compared with mitoxantrone and prednisone for advanced refractory prostate cancer[J]. N Engl J Med, 2004, 351(15): 1513-1520.

[3] KAMIYA N, SUZUKI H, UEDA T, et al. Clinical outcomes by relative docetaxel dose and dose intensity as chemotherapy for Japanese patients with castration-resistant prostate cancer: a retrospective multi-institutional collaborative study[J]. Int J Clin Oncol, 2014, 19(1): 157-164.

[4] KELLOKUMPU-LEHTINEN P L, HARMENBERG U, JOENSUU T, et al. 2-Weekly versus 3-weekly docetaxel to treat castration-resistant advanced prostate cancer: a randomised, phase 3 trial[J]. Lancet Oncol, 2013, 14(2): 117-124.

[5] HURRIA A, TOGAWA K, MOHILE S G, et al. Predicting chemotherapy toxicity in older adults with cancer: a prospective multicenter study[J]. J Clin Oncol, 2011, 29(25): 3457-3465.

[6] 胡林军，李长岭，寿建忠，等．改良多西他赛方案治疗化疗耐受性差的前列腺癌患者的疗效和安全性分析[J]. 中华泌尿外科杂志，2017, 8): 615-618.

[7] PETRIOLI R, FRANCINI E, ROVIELLO G. Is there still a place for docetaxel rechallenge in prostate cancer? [J]. World J Clin Oncol, 2015, 6(5): 99-103.

[8] SCHER H I, HALABI S, TANNOCK I, et al. Design and end points of clinical trials for patients with progressive prostate cancer and castrate levels of testosterone: recommendations of the Prostate Cancer Clinical Trials Working Group[J]. J Clin Oncol, 2008, 26(7): 1148-1159.

[9] 胡林军，田军，李长岭，等．前列腺癌多西他赛化疗出现前列腺特异性抗原一过性升高现象 75 例临床分析[J]. 中国临床医生杂志，2017, 5): 69-71.

[10] HAN K S, HONG S J. Serum alkaline phosphatase differentiates prostate-specific antigen flare from early disease progression after docetaxel chemotherapy in castration-resistant prostate cancer with bone metastasis [J]. J Cancer Res Clin Oncol, 2014, 140(10): 1769-1776.

[11] OUDARD S, KRAMER G, CAFFO O, et al. Docetaxel rechallenge after an initial good response in patients with metastatic castration-resistant prostate cancer[J]. BJU Int, 2015, 115(5): 744-752.

[12] CARROLL P R, PARSONS J K, ANDRIOLE G, et al. NCCN Guidelines Insights: Prostate Cancer Early Detection, Version 2.2016[J]. J Natl Compr Canc Netw, 2016, 14(5): 509-519.

[13] KONGSTED P, SVANE I M, LINDBERG H, et al. Predictors of Chemotherapy-Induced Toxicity and Treatment Outcomes in Elderly Versus Younger Patients With Metastatic Castration-Resistant Prostate Cancer [J]. Clin Genitourin Cancer, 2016, 14(6): e559-e568.

[14] 杨恺惟,虞巍,宋毅,等. 影响多西他赛联合泼尼松治疗转移性去势抵抗性前列腺癌疗效的因素分析[J]. 北京大学学报(医学版),2015,4):592-596.

[15] SWEENEY C J,CHEN Y H,CARDUCCI M,et al. Chemohormonal Therapy in Metastatic Hormone-Sensitive Prostate Cancer[J]. N Engl J Med,2015,373(8):737-746.

[16] JAMES N D,SYDES M R,CLARKE N W,et al. Addition of docetaxel,zoledronic acid,or both to first-line long-term hormone therapy in prostate cancer (STAMPEDE):survival results from an adaptive,multiarm, multistage,platform randomised controlled trial[J]. Lancet,2016,387(10024):1163-1177.

[17] GRAVIS G,BOHER J M,JOLY F,et al. Androgen Deprivation Therapy (ADT) Plus Docetaxel Versus ADT Alone in Metastatic Non castrate Prostate Cancer:Impact of Metastatic Burden and Long-term Survival Analysis of the Randomized Phase 3 GETUG-AFU15 Trial[J]. Eur Urol,2016,70(2):256-262.

[18] VALE C L,BURDETT S,RYDZEWSKA L H M,et al. Addition of docetaxel or bisphosphonates to standard of care in men with localised or metastatic,hormone-sensitive prostate cancer:a systematic review and meta-analyses of aggregate data[J]. Lancet Oncol,2016,17(2):243-256.

[19] FIZAZI K,TRAN N,FEIN L,et al. Abiraterone plus Prednisone in Metastatic,Castration-Sensitive Prostate Cancer[J]. N Engl J Med,2017,377(4):352-360.

[20] BILGIN B,SENDUR M A,HIZAL M,et al. Docetaxel or abiraterone in addition to androgen deprivation therapy in metastatic castration-sensitive prostate cancer[J]. Future Oncol,2017.

第 19 章

前列腺癌精准主动监测

临床问题

第一节　前列腺癌过度诊断带来的问题和主动监测的基本概念

随着基于前列腺特异性抗原(prostate-specific antigen,PSA)的前列腺癌筛查广泛开展,前列腺癌的过度诊断、过度治疗成为泌尿外科界关注的主要问题之一。主动监测(active surveillance,AS)作为极低危前列腺癌的治疗方式之一,在避免过度治疗方面越来越多地受到学界的关注。AS 是一种局限性前列腺癌的治疗选择,在疾病进展后,它可以转为更积极的治疗(手术或放疗)。主动监测可以在极低危、低危或中危的患者中进行,但也要结合患者的整体状况,生存预期和个人偏好共同决定。同样属于观察类治疗,主动监测与等待观察(watchful waiting,WW)有着本质的区别。前者以治愈为目的,而后者是姑息治疗。表 19-1 小结了两种观察性治疗的差异。

举例来说,对于一位 89 岁,穿刺确诊前列腺癌,Gleason 评分 3+4 的患者。因为其尚没有骨转移,排尿症状也不甚严重,泌尿外科医生选择暂不予任何治疗,也不定期监测 PSA,这种方式叫作 WW。在这种策略下,医生会等到患者出现转移症状或严重的排尿困难等症状后再予以治疗。但对于一位 60 岁,PSA 6ng/ml,临床分期 cT2a,穿刺 Gleason 评分 3+3 的患者,鉴于其前列腺癌的极低危险度,医生选择一年后复查 PSA,并重复进行前列腺穿刺活检。这种策略则是 AS。AS 是一个过程性的治疗。如果经过 3~5 年的监测,患者逐渐升级成 Gleason 评分 3+4,或 PSA 进展到 10ng/ml 以上,则需要退出 AS,转入手术、放疗或内分泌治疗等方式。

表 19-1　前列腺癌观察性治疗：主动监测与等待观察的区别

	主动监测（AS）	等待观察（WW）
目的	个体化治疗	避免治疗
患者特征	适合于根治治疗	预期寿命 <10 年
肿瘤特征	T1~T2，GS≤6，初始 PSA<10ng/ml	任何肿瘤 T 分期，GS≤7，任何 PSA
监测	定期 PSA 监测，重复活检，MRI	PSA 监测并不重要，不需要重复活检
治疗指证	PSA 倍增时间较小，活检发现高级别或者更广泛的肿瘤	症状进展
治疗时机	早期	延迟
治疗目的	治愈	姑息

主动监测相关基本概念：

在详细介绍主动监测之前，首先来回顾一下主动监测的历史，并明确几个概念。主动监测的临床目标是极低危前列腺癌（临床指标定义），但终极目标是惰性（indolent）或无意义（insignificant）前列腺癌（病理指标定义）。早在 1994 年，美国约翰·霍普金斯医院的 Jonathan Epstein 教授基于根治性前列腺切除术术后随访的特点，对临床无意义（及微小）前列腺癌进行了病理指标的定义[1]：肿瘤 Gleason 评分≤6 分，肿瘤体积 <0.2（0.5）cm^3，器官局限性，无精囊侵犯和淋巴结浸润。基于当时的病理及临床数据，约翰·霍普金斯大学提出了临床上的 Epstein 标准，用来预测前面提到的临床无意义前列腺癌[2]：①临床分期 T1c（以直肠指诊为依据）；②PSA 密度 <0.15ng/ml；③Gleason 评分≤3+3；④穿刺阳性针数≤3 针（总针数为 6 针）；⑤单针阳性率不大于 50%。

2011 年 Tineke Wolter 教授等人对临床无意义前列腺癌的定义进行了更新[3]。除去器官局限性，没有 Gleason 评分 4/5 的成分以外，该标准要求最大瘤灶体积小于 1.3cm^3 且总肿瘤体积小于 2.5cm^3。此标准问世时间不长，目前尚与传统的临床无意义前列腺癌定义并行使用。但这种标准要求病理医师在进行病理诊断时对前列腺癌病灶进行测量，极大地增加了病理的工作量。尽管国际泌尿病理协会（International Society of Urological Pathology，ISUP）在 2009 版的指南中即对前列腺癌最大灶及总瘤灶的体积测量进行了推荐，但目前国内几乎没有单位能在日常临床报告中对这两个参数进行报告。表 19-2 为前列腺癌主动监测相关概念。

表 19-2　前列腺癌主动监测相关概念

		临床标准	病理标准	
		Epstein 标准（极低危）	传统临床无意义癌	更新临床无意义癌
临床分期		T1c（直肠指诊）		
PSA 密度		<0.15ng/ml		
穿刺相关指标	Gleason 评分	无 4 分和 5 分		
	穿刺阳性针数	≤3 针（总针数 6 针）		
	单针阳性率	≤50%		

续表

		临床标准	病理标准	
		Epstein 标准(极低危)	传统临床无意义癌	更新临床无意义癌
根治病理相关指标	Gleason 评分		无 4 分和 5 分	无 4 分和 5 分
	病理分期		器官局限性,无精囊侵犯和淋巴结浸润	器官局限性,无精囊侵犯和淋巴结浸润
	肿瘤体积相关		总体积 <0.5cm^3	最大瘤灶体积小于 1.3cm^3 且总肿瘤体积小于 2.5cm^3

对于极低危前列腺癌的判断,如果我们只有一个传统 Gleason 评分 6 分,器官局限前列腺癌的报告,能判断临床无意义性前列腺癌的准确性有多大? 2012 年 Iremashvili 等人通过多中心汇总病例对比结果(表 19-3)[4]。传统临床无意义前列腺癌是一个相对严格的标准,单纯与器官局限性低级别前列腺癌相比较仍有较大的差别。在临床无意义(惰性)前列腺癌的判断过程中,肿瘤体积的相关测定显得尤为重要。

表 19-3　符合主动监测筛选标准的不同病理肿瘤特征

	临床 Epstein 标准	病理 器官局限性低级别	病理 传统临床无意义癌	病理 更新临床无意义癌
病例数(%)	109(100)	87(79.8)	65(59.6)	85(78.0)

最新进展

第二节　选择主动监测:患者和医师的考虑

在被诊断为“癌症”以后,接受“伴癌”生存的主动监测,对于患者和医师都是很大的挑战。尽管在各大指南中,主动监测都是极低危前列腺癌的首要治疗选择,但表 19-4 汇总国际几个大的主动监测队列,总人数仅为 3692 人[5]。Davision 等人调查了主动监测的患者,结果表明医师的建议是对治疗选择最有影响力的因素[6]。医师对于低危肿瘤主动监测的认识程度决定了主动监测的推广范围。有调查显示[7],对于年轻的低危前列腺癌患者,75% 的医师推荐了手术而不是主动监测。这部分医师通常认为,现行的临床标准(如 Epstein 标准)并不能准确筛选出临床无意义前列腺癌。

这种顾虑是有原因的。尽管目前结合临床分期、PSA 相关指标和前列腺穿刺相关指标的筛选标准已经为各大指南所推荐,但 Viacheslav 等人研究了美国迈阿密大学根治性前列腺切除术的病理结果显示,5 个国际较大规模的主动监测队列入选标准对筛选传统临床无意义前列腺癌的准确性并不令人满意(44.8%~59.6%)[5]。笔者回顾了北京大学第一医院泌

表 19-4　国际报道的 7 个前列腺癌主动监测队列汇总

参考文献	单位	患者数量	主动监测退出率
van As, et al	皇家马斯登医院（RMH）	326	20%
Carter, et al	约翰·霍普金斯大学（JHM, Epstein 标准）	769	33%
Soloway, et al	迈阿密大学（UM）	272	25%
Cooperberg, et al	加州大学旧金山分校（UCSF）	649	30%
Adamy, et al	Sloan-Kettering 癌症纪念中心（MSKCC）	238	11%
van den Bergh, et al	ERSPC	988	32%
Klotz, et al	多伦多大学（UT）	450	30%
总计		3692	28.7%

尿外科、北京大学泌尿外科研究所多年来的同类结果，结果也不容乐观（33%~53%）[8]。这种准确率为主动监测的开展带来了不小的风险。医师应该向患者充分告知这个风险比例，与患者共同决定下一步治疗方案。未来在影像学和分子生物学方面的进一步探索可能增加主动监测的安全性。

患者的因素在主动监测的选择中也不容忽视。研究显示，选择主动监测的患者，主要是顾虑手术或放疗对于生活质量的负面影响，特别是年轻患者对于性功能的担忧。成功的主动监测往往只是系列治疗的第一步，并需要有完善的治疗计划和保险资金支持。患者应该明白，监测的目的是尽早发现疾病进展迹象，而且很大一部分患者会转向后续的其他治疗。医师关于前列腺癌自然病程的宣教和后续的持续随访、监测非常重要。充分的宣教和随访可以消除患者对于“伴癌”生存的恐惧，并提高随访的依从性。

第三节　主动监测的筛选标准及策略

一、各国主动监测的筛选标准

尽管中华医学会泌尿外科学分会（Chinese Urological Association，CUA）指南推荐了 Epstein 标准作为主动监测备选患者的筛选标准，但国际各个主动监测队列的筛选标准并不统一。表 19-5 汇总了 7 个欧美队列及 2 个亚洲队列主动监测筛选标准的结果。

总体上，各队列主动监测筛选标准均由临床分期、PSA 相关指标、穿刺相关指标组成。临床分期均由直肠指诊确定，不包含超声乃至磁共振的信息。这是上述标准的局限性之一。除 Epstein 标准和日本的 Kakehi 标准将分期限定于 T1c 以外，其余的标准均把分期扩展至 T2 阶段。越来越多的研究显示，如果能包含磁共振的诊断及分期信息，可以大大减少主动监测筛选的错误性。PSA 相关指标除界值不同之外，Epstein 标准强调的 PSA 密度也是重要的指标。这里强调，PSA 密度的体积指标，应由经直肠超声或多参数磁共振获得，测量相对准确，可重复性高。不应采用经腹超声的数据。笔者针对北京大学第一医院泌尿外科、北

表 19-5　7 个欧美队列及 2 个亚洲队列主动监测筛选标准汇总[9]

指标		欧美标准						
		Epstein 标准（美）	**MSKCC（美）**	**PRIAS（国际）**	**UCSF（美）**	**UM（美）**	**RMH（英）**	**UT（加）**
临床分期		T1c	T1c~T2a	T1c~T2	T1c~T2	T1c~T2	T1c~T2a	T1c~T2
PSA 及相关指标		PSA 密度≤0.15ng/ml	≤10ng/ml	≤10ng/ml PSA 密度≤0.2ng/ml	≤10ng/ml	≤15ng/ml	<15ng/ml	年龄大于 70 岁≤15ng/ml 年龄小于 70 岁≤10ng/ml
穿刺相关指标	阳性针数	≤2	≤3	≤2	≤33%（最少 6 针）	≤2	≤50%	-
	单针肿瘤所占百分比	≤50	≤50	—	≤50	≤20	-	-
	Gleason 评分	无 4 或 5 分	无 4 或 5 分	无 4 或 5 分	无 4 或 5 分	无 4 或 5 分	≤3+4	年龄大于 70 岁≤3+4 年龄小于 70 岁≤3+3

指标		亚洲标准	
		Yonsei（韩）[10]	**Kakehi（日）**[11]
临床分期		T1c~T2	T1c
PSA 及相关指标		≤10ng/ml	≤20ng/ml
穿刺相关指标	阳性针数	≤1	≤2
	单针肿瘤所占百分比	≤50	≤50
	Gleason 评分	无 4 或 5 分	无 4 或 5 分

京大学泌尿外科研究所的数据研究表明，PSA 密度是主动监测筛选临床无意义前列腺癌的独立危险因素[8]。在穿刺相关的病理指标上，各家的界值更是各有不同。但有三点值得注意：①主动监测筛选涉及超声引导下穿刺的均为系统穿刺，不包含任何形式的靶向穿刺。在如今多参数磁共振广泛应用在前列腺癌诊断的时代，这一点成为学术界主要突破的方向之一；②美国泌尿外科学会（American Urological Association，AUA）一直把 Epstein 标准作为自己的主动监测筛选标准。但 2018 年 AUA 更新了自己的主动监测筛选标准，其中特别强调：阳性针数≤2 是针对 6 针系统穿刺的时代，目前此标准应更新为阳性针数不超过总针数的 1/3[12]；③在 Gleason 评分一项上，只有 RMH 和 UT 两个队列包含 3+4 的患者。这部分患者是否适合进行主动监测，在学界有很大争议。笔者依据北大泌尿所的数据表明，穿刺 Gleason 评分 3+4 的患者，根治性前列腺切除术后 Gleason 评分升高者占 40.7%，进展至 T3 者更是高达 51.3%。如果对这部分患者进行主动监测，应非常谨慎，并与患者充分沟通。此外在前 2 节我们也提到，现行各种主动监测标准对于临床无意义前列腺癌的正确率并不高，国外 44.8%~59.6%，北大泌尿所 33%~53%。所以仅凭单次穿刺的结果进行筛选风险极高。各队列均推荐进行二次确认穿刺，但时间各有不同，在首次穿刺后 3~18 个月均有进行。需要依据确认穿刺的结果，明确患者是否能进入主动监测项目。

二、主动监测策略

进入主动监测过程后，主要的监测方式依然是：直肠指诊、PSA 监测和前列腺穿刺。各个队列中，对穿刺的要求各有不同。约翰·霍普金斯大学要求每年进行前列腺穿刺，而多伦多大学则要求在二次确认穿刺后，每 3~4 年进行一次前列腺穿刺。随着时间的进展，前列腺癌发生进展的可能性逐渐增加。这一方面是原癌灶自身转变为非惰性前列腺癌，另一方面也可能产生新的致命性癌灶。加州大学旧金山分校的队列结果表明，每次监测穿刺中，病灶进展为 Gleason 评分 3+4 或以上的风险为 22% 到 30%。皇家马斯登医院随访平均 5.7 年的结果也表明，在第 2 年和第 5 年，发生负向病理结果（定义为 Gleason 评分≥4+4 或阳性针数大于等于 50%）的比率分别是 6% 和 22%。

是否能用无创的多参数磁共振代替有创的穿刺检查？目前学术界尚未将磁共振纳入到主动监测的范畴当中[13]。一方面多参数磁共振对于主动监测的 Gleason 评分 6~7 分的病灶观察效果不好，可能不能及时发现病灶的体积、侵犯范围的改变；另一方面，磁共振高额的成本和判读的一致性对于欧美国家庞大的前列腺癌人口来说是极大的负担。但笔者相信，随着磁共振设备的升级和国际化判读体系（Prostate Imaging Reporting and Data System，PI-RADS）的推广应用[14]，磁共振作为前列腺癌有力的诊断工具，终将进入到前列腺癌主动监测大潮中来。

对于主动监测的退出标准，各个中心的执行各有不同。但从疾病本身的角度，一旦发生患者不符合筛选标准的指标出现，患者即应退出主动监测，转为其他积极治疗（手术或放疗）。

三、社会心理因素

患者退出主动监测的另一大原因是心理的不确定性和“带瘤”生存的焦虑感。约翰·霍普金斯大学的队列研究表明，有 13% 的患者虽然没有发生疾病进展，但仍退出了主动监测选择了其他治疗。加强对患者的宣教管理，充分与患者沟通，有助于缓解患者的这些不良情绪。易于焦虑的患者较其他人的耐受性更差。一般状况越好，患者的焦虑和不安就越少。尽管参加主动监测的患者大多数不会因为前列腺癌而去世，但他们的精神状况仍需要特别重视。研究表明，锻炼身体和生活方式的改变可以减少主动监测患者的退出率。这些方法不仅能从心理上起作用，在生物学上还能影响前列腺癌的基因表达、端粒酶长度等，因此值得推广。

四、主动监测是过程治疗

主动监测不像手术或放疗，在短时间内就可以完成。主动监测是一种过程治疗，有些患者可以维持 5~10 年甚至更长。选择主动监测，不是把患者放进圈子，一直重复穿刺不作任何处理。完善的主动监测，一定是有筛选（入口）、有出路（其他治疗）。尽管目前各种主动监测方案都还不完美，存在误筛和延误治疗的可能，但随着各种影像学手段和新分子标记物的研发和应用，前列腺癌的主动监测一定会走向更加安全、有效的明天。

实例演示

第四节　主动监测实例演示

【适应证】

1. 前列腺穿刺证实为极低危器官局限性前列腺癌（极低危、低危前列腺癌）。
2. 一般状况良好。
3. 预期寿命 >10 年。
4. 有主动监测意愿，随诊依从性高。

【禁忌证】

1. 中、高危前列腺癌（小体积 Gleason 评分 3+4，相对禁忌）。
2. 一般状况差。
3. 预期寿命 <10 年。

【所需器材清单】

1. 直肠指诊（临床分期）。
2. 经直肠超声（直肠探头或阴道探头），相应探头穿刺架。
3. 前列腺穿刺针，75% 酒精，碘伏消毒液，10~15 个福尔马林标本管。

【团队要求】

1. 能完成超声引导下的系统性前列腺穿刺。
2. 病理科可以报告 Gleason 评分及单针肿瘤所占百分比。

【操作步骤】

下面我们复习一个主动监测的真实案例，体会一下主动监测具体过程：

患者为67岁健康老年男性，初诊于2000年，因“体检发现PSA升高(5.3ng/ml)”就诊。经直肠超声示前列腺体积53ml，前列腺穿刺示左侧叶两处小灶前列腺癌Gleason评分6分，右叶穿刺阴性。直肠指诊除前列腺增大外，未及特殊结节(T1c)。患者选择进入主动监测作为治疗方式。在一年后的确认穿刺时，他的前列腺体积进展到65ml，左侧一针显示Gleason评分6分。患者后续接受了一系列PSA检测和监测性前列腺穿刺。在2011年，患者已经78岁了，一共进行了11次穿刺，均没有显示任何高级别成分(Gleason评分4或5分)。他放弃了后续的穿刺检查，只接受半年一次的直肠指诊和PSA检查。这时他的PSA达到10.6ng/ml，前列腺体积达到102ml，直肠指诊未及异常结节。

但是随后患者的PSA持续升高至20.5ng/ml。直到2015年12月，此时他的直肠指诊已经触及双侧结节，提示疾病进展。他立即进行了前列腺穿刺(显示双侧Gleason评分9~10分)。骨扫描提示弥漫的骨转移。患者开始接受内分泌治疗，起初有一定效果，但很快进展为去势抵抗性前列腺癌，并于2017年9月去世。

为了知道患者疾病进展的分子生物学改变，病理医师进行了PTEN、p53和Ki-67免疫组化染色。结果显示2011年活检出的高级别前列腺癌展现出了与之前病灶完全不同的组织学特性(2000年，PTEN阳性，p53阴性，Ki-67<5%；2011年，PTEN阴性，p53阳性，Ki-67>60%)。这说明在主动监测阶段，患者所监测的病灶与最终的致死病灶并非一致。患者应该发生了前文所述的1%的偶发高级别前列腺癌。如果患者能坚持进行穿刺为核心的主动监测方案，应该可以尽早发现致死性前列腺癌，转为进一步积极治疗，为挽救生命赢得时机。

【要点解析】

主动监测是一个动态的过程，前列腺癌的发生也不是一成不变的。随着时间的推移，该患者的前列腺癌由最初的局限性低危前列腺癌发展成了致死的转移性高危前列腺癌。这有两种可能，一是低危癌转变为了高危癌，二是在低危癌之外又发生了另外的高危癌。从分子表型中，我们可以看到，该患者发生的是第二种情况，因为低危癌表达的PTEN在高危癌中并没有表达。由此我们提出两点：

1. 前列腺癌的主动监测是对整个疾病的监测，而不仅局限于某个病灶。因此我们强调要进行系统穿刺，从整体把控；

2. 患者后续因为高龄，为减少有创操作的风险，没有坚持穿刺监测，延误了治疗时机。如今无创磁共振技术在主动监测中的应用越来越受到泌尿外科界的重视。尽管尚没有满意的磁共振技术序列能完全取代有创穿刺，逐步将磁共振融入到主动监测的筛选和监测中，已经逐渐成为了学界共识。

(范　宇)

专家述评

随着使用血清PSA对前列腺癌进行早期诊断在中国的逐步开展，诊断出越来越多的低危前列腺癌。过去常在欧美提到的前列腺癌过度诊断、过度治疗的问题，也逐渐被中国泌尿外科医师所关注。前列腺癌主动监测在极低危前列腺癌中的应用，可以有效改善这个问题。但限于中国医、患双方对此的认识程度、就医相对自由性以及医疗保险制度，前列腺癌主动监测在中国的开展尚处在萌芽阶段，没有大型的队列研究报道。

当然，作者也强调，按照目前最新的 2014 版 CUA 指南所推荐的标准，单次穿刺达到临床无意义 / 惰性前列腺癌的筛选正确率只有 53%~59.6%。这种比率更是对在中国开展主动监测的安全性提出了挑战。主动监测的选择和过程都应该建立在医患充分沟通的基础上，充分交流风险与获益才能使主动监测的收益最大化。一味的将主动监测强加于患者，将把医、患双方都置于极度危险的境地。除去客观标准以外，患者的主观意愿和要求是整个治疗过程极其重要的因素，应注意体察患者生理和心理上的波动和改变。

最后，我们相信随着影像学技术和新分子生物学技术的不断进展，未来前列腺癌的主动监测在各个环节都将更加地安全、有效。

（金　杰）

参考文献

[1] EPSTEIN J I, WALSH P C, CARMICHAEL M, et al. Pathologic and clinical findings to predict tumor extent of nonpalpable (stage T1c) prostate cancer [J]. JAMA, 1994, 271 (5): 368-374.

[2] BASTIAN P J, MANGOLD L A, EPSTEIN J I, et al. Characteristics of insignificant clinical T1c prostate tumors. A contemporary analysis [J]. Cancer, 2004, 101 (9): 2001-2005.

[3] WOLTERS T, ROOBOL M J, VAN LEEUWEN P J, et al. A critical analysis of the tumor volume threshold for clinically insignificant prostate cancer using a data set of a randomized screening trial [J]. J Urol, 2011, 185(1): 121-125.

[4] IREMASHVILI V, PELAEZ L, MANOHARAN M, et al. Pathologic prostate cancer characteristics in patients eligible for active surveillance: a head-to-head comparison of contemporary protocols [J]. Eur Urol, 2012, 62 (3): 462-468.

[5] BRIGANTI A, FOSSATI N, CATTO J W F, et al. Active Surveillance for Low-risk Prostate Cancer: The European Association of Urology Position in 2018 [J]. Eur Urol, 2018, 74 (3): 357-368.

[6] DAVISON B J, GOLDENBERG S L. Patient acceptance of active surveillance as a treatment option for low-risk prostate cancer [J]. BJU Int, 2011, 108 (11): 1787-1793.

[7] SIDANA A, HERNANDEZ D J, Feng Z, et al. Treatment decision-making for localized prostate cancer: what younger men choose and why [J]. Prostate, 2012, 72 (1): 58-64.

[8] 范宇，刘茁，张莲，等 . 中国人惰性前列腺癌临床筛选标准的比较 [J]. 北京大学学报（医学版），2015，4）: 586-591.

[9] LEYH-BANNURAH S R, KARAKIEWICZ P I, DELL'OGLIO P, et al. Comparison of 11 Active Surveillance Protocols in Contemporary European Men Treated With Radical Prostatectomy [J]. Clin Genitourin Cancer, 2017,

[10] LIM S K, KIM K H, SHIN T Y, et al. Yonsei criteria: a new protocol for active surveillance in the era of robotic and local ablative surgeries [J]. Clin Genitourin Cancer, 2013, 11 (4): 501-507.

[11] KAKEHI Y, KAMOTO T, SHIRAISHI T, et al. Prospective evaluation of selection criteria for active surveillance in Japanese patients with stage T1cN0M0 prostate cancer [J]. Jpn J Clin Oncol, 2008, 38 (2): 122-128.

[12] SANDA M G, CADEDDU J A, KIRKBY E, et al. Clinically Localized Prostate Cancer: AUA/ASTRO/SUO

Guideline. Part I:Risk Stratification,Shared Decision Making,and Care Options[J]. J Urol,2018,199(3):683-690.

[13] GUO R,CAI L,FAN Y,et al. Magnetic resonance imaging on disease reclassification among active surveillance candidates with low-risk prostate cancer:a diagnostic meta-analysis[J]. Prostate Cancer Prostatic Dis,2015,18(3):221-228.

[14] FAN Y,ZHAI L,MENG Y,et al. Contemporary Epstein Criteria with Biopsy-Naive Multiparametric Magnetic Resonance Imaging to Prevent Incorrect Assignment to Active Surveillance in the PI-RADS Version 2.0 Era[J]. Ann Surg Oncol,2018,25(12):3510-3517.

第 20 章

前列腺癌内分泌治疗新理论

临床问题

第一节　前列腺癌内分泌治疗面临的问题

从 1941 年 Huggins 教授发现睾丸切除可以治疗前列腺癌之后，内分泌治疗就成为了前列腺癌治疗的重要手段之一。目前前列腺癌内分泌治疗的最佳适应证是转移性前列腺癌。尽管没有标准的随机对照研究（randomized controlled trial，RCT）证实其对于这类患者生存的获益，但是对于有症状的转移性前列腺癌，内分泌治疗可以改善患者症状，降低患者出现病理性骨折、脊髓压迫、尿路梗阻等并发症的风险；对于无症状的转移性前列腺癌，内分泌治疗可以延缓患者症状的出现以及疾病的进展。因此转移性前列腺癌的标准治疗方式是内分泌治疗。对于根治性前列腺切除术术后病理证实盆腔淋巴结转移阳性的患者，有 RCT 研究显示即刻辅助内分泌治疗可以延长患者无进展生存及总生存[1]。仅在术后病理证实有两个以下淋巴结微转移的患者且术后 PSA 小于 0.1ng/ml 时可以考虑首选定期随访和观察[2]。对于高危局限性前列腺癌或者局部进展性前列腺癌患者，选择放射治疗时推荐同时进行 2~3 年的长程内分泌治疗[3,4]。中危局限性前列腺癌在选择放射治疗的同时仅推荐短程（4~6 个月）的新辅助 / 辅助内分泌治疗[5]。低危局限性前列腺癌选择放射治疗的同时并不推荐进行内分泌治疗。根治性前列腺切除术的患者选择术前的新辅助内分泌治疗还是术后的辅助内分泌治疗均有争议。

尽管内分泌治疗是目前前列腺癌治疗的有效手段，几乎所有的前列腺癌患者在治疗初期对于内分泌治疗均有反应。但是随着治疗时间的推移，患者逐渐出现对于内分泌治疗的耐药，临床表现包括了 PSA 上升、影像学进展以及症状的出现或加重。这种对于经典内分泌治疗耐药的机制尚不完全清楚，已知可能的原因包括了传统去势治疗不能阻断肾上腺来源的雄激素，雄激素受体的扩增或者变异，受体后通路的变异以及初始存在的耐药细胞克隆的生长等。前列腺癌患者出现内分泌治疗耐药的时间早晚不一，临床缺乏有效的预测指标，研究表明转移性前列腺癌内分泌治疗的中位有效时间为 1.5~2 年。近些年前列腺癌内分泌治疗的进展主要集中在对于去势抵抗性前列腺癌（castration-resistant prostate cancer，CRPC）患者的治疗以及对于激素敏感患者早期联合经典去势以及新型治疗的应用。

最新进展

第二节　转移性去势抵抗性前列腺癌（metastatic castration-resistant prostate cancer，mCRPC）的治疗

mCRPC 患者的一线新型内分泌治疗方案中包括两种药物：醋酸阿比特龙和恩杂鲁胺。阿比特龙是雄激素生物合成酶抑制剂，通过抑制 CYP17 酶复合体，阻断睾丸、肾上腺和前列腺癌本身产生的雄激素，从而抑制前列腺癌的发展。而恩杂鲁胺（MDV 3100）是雄激素受体拮抗剂，可以阻断雄激素与雄激素受体相结合，并防止配体 - 受体复合物的核移位和共激活剂的募集，从而进一步诱导肿瘤细胞凋亡。

从 2003 年 TAX-327 研究和 SWOG-9916 研究证实了多西他赛可以延长 mCRPC 患者的生存时间以及改善患者生活质量，多西他赛化疗可作为 mCRPC 的标准治疗推荐。因此，后续的很多针对 CRPC 患者治疗的药物（包括新型内分泌治疗药物），首先都是在多西他赛化疗失败的患者中进行研究，当在此类患者的治疗疗效得到证实后，才进行未经化疗的 CRPC 患者的研究。因此临床上对于 mCRPC 患者的新型内分泌治疗，大体上可分为化疗前和化疗后两大类。

一、多西他赛化疗前研究

对于未经化疗的 mCRPC 患者，阿比特龙和恩杂鲁胺被证实有效。该结论分别来自于 COU-AA-302[6]和 PREVAIL[7]研究。COU-AA-302 Ⅲ期临床研究共纳入 1088 例未经化疗的无症状 / 轻微症状的 mCRPC 患者，并将患者随机分为阿比特龙组（阿比特龙 + 泼尼松）和安慰剂组（安慰剂 + 泼尼松）。主要研究终点为总体生存率（overall survival，OS）和影像学上无进展生存率（radiographic progression-free survival，rPFS）。中位随访时间为 22.2 个月，阿比特龙组 rPFS 明显改善（中位 16.5 个月 vs. 8.3 个月，HR 0.53，P<0.001）。由于该研究获得显著阳性结果，因此提前开盲。中位随访 49.2 个月时进行最终分析，阿比特龙组 OS 明显获益（34.7 个月 vs. 30.3 个月，HR 0.81，P =0.0033）。盐皮质激素过多和肝功能异常是阿比特龙最常见的不良反应，但是大多数患者为 1~2 级不良反应，并不会对患者造成太大的影响。PREVAIL 研究是一项随机对照Ⅲ期临床试验，该研究共纳入了 1717 例 mCRPC 患者，纳入人群特点与 COU-AA-302 研究相似，但略微不同的是，PREVAIL 研究纳入了少量的内脏转移患者（约 10%）。研究将患者随机分为恩杂鲁胺组和安慰剂组。恩杂鲁胺组较安慰剂组 OS（32.4 个月 vs.

30.2 个月，HR 0.71，P<0.001）和 rPFS（20.0 个月 vs. 5.4 个月，HR 0.186，P<0.0001）明显改善，换言之，恩杂鲁胺与安慰剂相比，能降低 29% 的死亡风险，以及降低约 81% 的 rPFS 风险。最常见的不良反应主要是疲乏和高血压。亚组分析发现恩杂鲁胺对于高龄患者（>75 岁）同样有效。另外一项Ⅱ期临床试验 TERRAIN 研究[8]，比较了恩杂鲁胺与比卡鲁胺之间的疗效，发现恩杂鲁胺可以明显改善患者无进展生存期（progression-free survival，PFS）（15.7 个月 vs. 5.8 个月，HR 0.44，P<0.0001）。

以上两项研究均证实了阿比特龙和恩杂鲁胺这两种新型内分泌治疗药物对于未经化疗的 mCRPC 患者的疗效。但是对于 mCRPC 患者的初始药物选择目前来讲仍然困扰着临床医师。阿比特龙和恩杂鲁胺哪个作为首选用药，还是应该给患者首选多西他赛化疗，目前关于这三种药物治疗的直接对照研究尚缺乏。在疗效没有显著差异的情况下，治疗副反应就成了药物选择的关注点。由于新型内分泌治疗总体副反应低于化疗，因此很多临床医师会首选新型内分泌治疗药物。但有研究显示初始内分泌治疗有效时间较短的患者新型内分泌治疗效果较差，因此更为倾向于选择化疗。

二、多西他赛化疗后研究

对于多西他赛化疗后 mCRPC 患者，阿比特龙和恩杂鲁胺也同样被证实有效。该结论分别来自于 COU-AA-301[8,9]和 AFFIRM[10]研究。COU-AA-301 研究，是一项大型随机对照Ⅲ期临床试验，共纳入 1195 例既往接受过多西他赛化疗且病情进展的 mCRPC 患者，按照 2∶1 随机分为阿比特龙组（阿比特龙 + 泼尼松）和安慰剂组（安慰剂 + 泼尼松），主要研究终点为 OS。经过 12.8 个月的中位随访时间，阿比特龙组患者 OS 较安慰剂组明显提高（14.8 个月 vs. 10.9 个月，P<0.001），经过更长的随访时间（中位 20.2 个月），阿比特龙组患者 OS 进一步提高（15.8 个月 vs. 11.2 个月，P<0.001）。盐皮质激素相关副作用（如水潴留、高血压、低血钾）是阿比特龙最常见的不良反应，但主要为 1~2 级不良反应。基于 COU-AA-301 研究结果，FDA 批准阿比特龙联合泼尼松用于治疗多西他赛化疗后疾病进展的 mCRPC 患者。AFFIRM 研究，是一项多中心、双盲、随机对照Ⅲ期临床试验，在接受多西他赛化疗后疾病仍然出现进展的 mCRPC 患者中，比较恩杂鲁胺与安慰剂的疗效。恩杂鲁胺组（800 例）患者 OS（18.4 个月 vs. 13.6 个月）、rPFS（8.3 个月 vs. 2.9 个月）、至 PSA 进展时间（8.3 个月 vs. 3.0 个月）、PSA 缓解率（54% vs. 1.5%）及生活质量均显著优于安慰剂组（399 例），P 值均 <0.0001。另一个让人振奋的是，即使在那些疾病未缓解的患者中，恩杂鲁胺也可以提高健康相关生活质量。这可能是因为即使是在未达到缓解标准（或进展）的患者中，恩杂鲁胺仍能提高癌症的控制率，缩小肿瘤体积，从而改善其他评价指标。

因此，欧洲泌尿外科学会指南强烈推荐，对于化疗后疾病仍然进展的 mCRPC 患者，应提供阿比特龙或恩杂鲁胺等治疗。

三、mCRPC 患者药物治疗的选择

随着各种新型药物的上市以及上述各大研究的报道，mCRPC 患者有了更多的治疗选择：阿比特龙、恩杂鲁胺、多西他赛、Sipuleucel-T、镭 -223 以及卡巴他赛等。虽然研究结果显

示，患者通过这些治疗后 OS 可以获得延长，生活质量可以得到改善，但是并非所有的患者均能从中获益，即使是有效的治疗，最终耐药也是不可避免的。因此，如何选择合适的药物以及合适的用药顺序，是困扰着临床工作者的难题。

首先，mCRPC 患者首选阿比特龙还是多西他赛？

正如前文提到的，COU-AA-301 研究以及 COU-AA-302 研究结果显示，mCRPC 患者无论是选择阿比特龙还是多西他赛，均能使患者生存获益。Raji 等[11]对两项研究进行荟萃分析发现，虽然化疗后应用阿比特龙并不会降低患者 OS（P=0.92）和无 PSA 进展生存（PSA-PFS）（P=0.13），但是会显著降低患者的 rPFS（P=0.04），客观反应率（P<0.001）以及 PSA 反应率（P<0.001），而且还会显著增加患者液体潴留（P<0.001）和低血钾（P<0.001）风险，使患者从后续阿比特龙治疗中获益减少。

另外，Ethan 等[12]发现，阿比特龙治疗 mCRPC 患者时，可以使患者疼痛进展风险降低 18%，并显著延长患者疼痛进展时间，同时还降低 21% 的患者因为疼痛而进行干预的风险。研究还发现阿比特龙可以显著降低患者出现健康相关性生活质量恶化的风险。

因此，由于阿比特龙副作用更低，耐受性较好，2017 年圣加仑会议上，大多数专家达成一个共识，就是支持 mCRPC 患者一线应用阿比特龙。但是，在临床实际应用中，还应该考虑患者的身体和经济状况，以及药物是否纳入医保覆盖等问题。例如，在日本，阿比特龙被纳入医保范围，可作为一线治疗，而在英国，多西他赛被医保覆盖，阿比特龙未纳入。

其次，我们来讨论一下阿比特龙与恩杂鲁胺的用药顺序。

约翰·霍普金斯医院 Maugham 等[13]进行了一项回顾性研究，分析 mCRPC 患者阿比特龙及恩杂鲁胺用药顺序对于治疗疗效的影响。研究结果显示，虽然阿比特龙及恩杂鲁胺应用先后对 OS 无明显影响，但是经过分析发现，阿比特龙 - 恩杂鲁胺治疗组中位 PFS 为 19.5 个月，而恩杂鲁胺 - 阿比特龙治疗组为 13.0 个月，两组之间有显著差异，另外在 PSA-PFS 方面也得出相应的结论。因此，虽然该研究纳入患者例数较少，而且是一项回顾性研究，证据级别较低，但是也提示大家，阿比特龙与恩杂鲁胺之间可能存在交叉耐药性，首先应用阿比特龙可能使患者获益。

总之，随着 CRPC 研究机制的深入，以及新的治疗方法的审批通过，患者有了更为广泛的选择，但是最合适的联合用药方案及用药顺序还需要大型的随机对照研究进行验证。

四、双极雄激素治疗

众所周知，雄激素剥夺治疗（ADT）是前列腺癌治疗的有效手段，该手段让肿瘤得不到雄激素的补给，但是，随着治疗时间的推移，前列腺癌细胞能通过各种途径产生耐药性，其中就包括上调雄激素受体活性。当患者进展为 CRPC 时，传统的内分泌治疗方案已经无效，但近期的一些研究表明，这时如果快速地升高血清睾酮浓度，然后再降低到去势水平，可能使肿瘤细胞再次对 ADT 重新产生应答反应。这种快速升高再降低血清睾酮浓度的治疗方法，被称为双极雄激素治疗（bipolar androgen therapy，BAT）。

BAT 是一种新颖的前列腺癌治疗方法，与传统的观念相悖，目前仍有一定的争议。自 1941 年 Huggins 和 Hodge 教授发现雄激素能够促进前列腺癌发生发展，以及通过去势治疗能够有效阻止前列腺癌进展以来，降低全身雄激素水平的 ADT 治疗一直是前列腺癌的主流疗法。无论是间歇还是持续内分泌治疗，都是要去除雄激素。即使对于 mCRPC 患者，在化疗的过程中也需要维持去势水平，而且近年来出现的新型内分泌治疗药物（阿比特龙及恩杂鲁胺），更是全面的阻断了雄激素产生的源头或者作用的途径。那么，BAT 治疗方案对于 mCRPC 是否可行，我们需要回顾一下近期发表的研究。

2018 年 1 月 Teply 等[14]在 Lancet Oncology 上发表了最新研究，该研究认为 BAT 治疗无症状 mCRPC 患者安全有效，而且还能再次激活患者对于恩杂鲁胺的应答反应。该研究是一项单中心、开盲Ⅱ期临床试验，共纳入 30 例经过恩杂鲁胺治疗失败后的 mCRPC 患者，在持续 LHRH 激动剂维持去势水平的基础上，再给予 400mg 外源性睾酮环戊丙酸脂肌肉注射，28 天为一个周期，每 3 周检测一次肿瘤进展情况，直至出现肿瘤进展则停止 BAT 治疗。有趣的是，该研究对于 BAT 治疗出现进展的患者，经过 28 天洗脱期后，再次每天给予 160mg 恩杂鲁胺治疗。主要研究终点为 PSA 下降至 50% 基线水平。其中 9 例（30%）经过 BAT 治疗后 PSA 下降达 50%，29 例患者完成全部 BAT 治疗，其中 15 例（52%）PSA 降低 50%，21 例（70%）BAT 治疗后出现肿瘤进展，然后再次给予恩杂鲁胺治疗。因此，研究认为，BAT 对于无症状 mCRPC 患者是安全有效的，而且能使大多数患者重新获得有效的恩杂鲁胺治疗反应。该研究还在进一步深入，其中包括比较 BAT 与恩杂鲁胺对于阿比特龙治疗失败后 mCRPC 治疗疗效的随机对照研究（RESTORE 研究）。BAT 治疗为 CRPC 患者带来了新的选择，我们期待新的更有力的研究结果出现。

第三节　M0 CRPC 的治疗

对于化疗前或化疗后的 mCRPC 患者，恩杂鲁胺能明显改善患者的生存，但是，对于未经化疗的 M0 CRPC 患者，恩杂鲁胺与比卡鲁胺的疗效孰强孰弱并不清楚。2016 年，STRIVE Ⅱ期临床试验比较了恩杂鲁胺与比卡鲁胺对于 CRPC 患者的治疗疗效[15]。这项共纳入 396 例 CRPC 患者，其中 257 例为 mCRPC 患者，另外 139 例为 M0 CRPC 患者。研究将患者随机分为恩杂鲁胺组（n=198）和比卡鲁胺组（n=198）。主要研究终点为 PFS。这项研究达到了其主要终点，恩杂鲁胺与比卡鲁胺相比，能明显改善 PFS。恩杂鲁胺治疗组的中位 PFS 为 19.4 个月，相比之下，比卡鲁胺治疗组的中位 PFS 为 5.7 个月，恩杂鲁胺能使 CRPC 患者疾病进展或死亡的风险降低 76%。因此，该研究认为，无论是 mCRPC 患者，还是 M0 CRPC 患者，恩杂鲁胺均能明显降低患者进展和死亡风险。

另外一项关于恩杂鲁胺治疗 M0 CRPC 的临床试验为 PROSPER 研究（NCT02003924）[16]。PROSPER 研究同样也是一项Ⅲ期随机双盲对照研究，纳入标准为 PSA 倍增时间≤10 个月 M0 CRPC 患者。主要研究终点为无转移生存率。研究总共纳入 1401 例 M0 CRPC 患者，PSA 中位倍增时间为 3.7 个月，2∶1 随机分为恩杂鲁胺组及安慰剂组。恩杂鲁胺组中 23% 的患者出现转移或死亡，安慰剂组中占 49%。安慰剂组中位无转移生存时间为 14.7 个月，而恩杂鲁胺组为 36.6 个月，无转移生存时间延长 21.9 个月，转移或死亡风险降低 70% 以上。恩杂鲁胺组与安慰剂组相比，PSA 进展时间分别为 37.2 个月和 3.9 个月。由于中期分析结果优异，所以研究提前揭盲。因此，PROSPER 研究认为，对于 PSA 倍增迅速的 M0 CRPC 患者，恩杂鲁胺能够明显降低患者转移及死亡风险，使患者临床明显获益。

2018 年 4 月，《新英格兰医学杂志》再次刊登了一项令人振奋的研究——SPARTAN 研究（NCT01946204）[17]。这是一项随机、双盲、安慰剂对照Ⅲ期临床研究。Apalutamide 是一种新型雄激素受体竞争性拮抗剂，该研究目的是评价 apalutamide 治疗 M0 CRPC 患者安全性及有效性的研究。该研究总共纳入 1207 例 M0 CRPC 患者，入选患者 PSA 倍增时间≤10 个月，出现转移的风险较高。该研究通过 2∶1 将患者随机分为 apalutamide 组（240mg qd）和安慰剂组。所有患者均继续 ADT 治疗。主要研究终点为无转移生存率，次要研究终点为 OS，PFS，至症状进展时间，至细胞毒性化疗时间，安全性及生活质量。Apalutamide 组共有 806 例患者，安慰剂组共有 401 例患者。中位无转移生存时间方面，apalutamide 组明显优于安慰剂组（40.5 个月 vs. 16.2 个月，HR 0.28，95%CI 0.23~0.35，P<0.001），使转移或死亡的风险降低 72%。中期分析时，apalutamide 组中位 OS 未达到，但是安慰剂组中位 OS 为 39 个月（HR 0.7，P=0.07），两组之间无统计学差异，但是 apalutamide 组死亡风险降低了 30%。至症状进展时间，apalutamide 组也明显优于安慰剂组（HR 0.45，95%CI 0.32~0.63，P<0.001）。两组之间因不良反应而终止试验的几率分别为 10.6% 和 7.0%。不良反应方面，apalutamide 组发生率高于安慰剂组，但是大多数为 1 级或 2 级不良反应，分别为潮红（23.8% vs. 5.5%），甲状腺功能低下（8.1% vs. 2.0%）和骨折（11.7% vs. 6.5%）。因此，该研究认为，对于 M0 CRPC 患者，apalutamide 能明显改善患者无转移生存时间，并延长患者出现症状进展的时间。

总的来说，与安慰剂相比，apalutamide 可以使患者死亡或转移的风险降低 70%，中位无转移生存时间延长了 2 年，而且在至肿瘤转移时间，无进展生存时间以及至症状进展时间方面，apalutamide 均显示出明显的优势。除此之外，虽然两组之间无统计学差异，但是还是能看出 apalutamide 能够延长患者总体生存时间以及至细胞毒性药物使用时间。因此，apalutamide 有望成为 M0 CRPC 患者另一种有效的治疗方案。

Darolutamide 是一种新型雄激素受体抑制剂，已完成早期临床试验（ARADES 研究），被证实具有显著的抗肿瘤活性以及良好的安全性，可作为治疗 mCRPC 新的选择。目前有两项全球Ⅲ期临床试验正在招募患者，这两项Ⅲ期临床研究分别是 ARAMIS 研究和 ARASENS 研究，分别评价 darolutamide 治疗 M0 CRPC 和激素敏感性转移性前列腺癌（metastatic hormone sensitive prostate cancer，mHSPC）的临床疗效。ARAMIS 研究（BAY1841788［ODM-201］）[18] 纳入高危 M0 CRPC 患者，高危 M0 CRPC 患者定义为 PSA 倍增时间 <10 个月，且 PSA>2ng/ml。研究将患者分为 darolutamide 组和安慰剂组。Darolutamide 作用机制与其他的 AR 通路抑制剂相似，但是 darolutamide 还具有抑制突变 AR 的作用。理论上，darolutamide 引起癫痫的风险较恩杂鲁胺或 apalutamide 低，因为 darolutamide 并不能通过血脑屏障。Darolutamide 的主要研究数据收集将在 2018 年 4 月完成，最终分析结果将在 2020 年公布。

Alpajaro 等[19]对 SPARTAN 和 PROSPER 研究进行了文献回顾，综合评价恩杂鲁胺及 apalutamide 对 M0 CRPC 的治疗疗效。SPARTAN 研究显示了 apalutamide 联合 ADT 治疗能明显改善患者无转移生存率，与 ADT 联合安慰剂相比，无转移生存时间延长 24.3 个月，并使远处转移或死亡风险降低 72%。PROSPER 研究同样证实了恩杂鲁胺联合 ADT 治疗能明显改善无转移生存率，使无转移生存时间延长 21.9 个月，转移或死亡风险降低 71%。SPARTAN 和 PROSPER 研究均以无转移生存率作为主要研究终点，这样做的好处是可以更加快捷地完成试验以及治疗的观察。但是，经过长期的随访，OS 仍然是最终的研究终点。无转移生存率已经被证实可作为预测前列腺癌生化复发的预测指标。近期 ICECaP 工作组(前列腺癌中期临床终点制定工作组)也将无转移生存率作为判断局限性前列腺癌患者 OS 的强效预测因子。另外，SPARTAN 和 PROSPER 研究中不良反应发生率相似。PROSPER 研究中，恩杂鲁胺药物安全性与以往报道的研究相似。恩杂鲁胺组和安慰剂组中所有级别的不良反应率分别为 87% 和 77%，3 级以上不良反应率分别为 31% 和 23%。其中最常见的不良反应包括疲乏(33%)，潮红(13%)，高血压(12%)，恶心(11%)。PROSPER 研究特别指出，对于既往有心血管疾病病史的高龄患者(年龄≥75 岁)，需要特别关注恩杂鲁胺治疗后心血管不良事件。恩杂鲁胺组严重心脏不良反应率为 5%，而安慰剂组仅为 3%。因为不良反应而退出的患者中，恩杂鲁胺组为 10%，安慰剂组为 8%。因此，对于既往有心血管疾病的高龄患者，应该密切关注并预防不良心血管事件的发生。

相比之下，SPARTAN 研究中，apalutamide 组和安慰剂组所有级别不良反应分别为 96.5% 和 93.2%，3 级以上不良反应率分别为 45% 和 34%，治疗中断率分别为 10% 和 6.3%。最常见不良反应包括疲乏(30.4%)，高血压(24.8%)。但是，有一些不良反应是 apalutamide 所特有的，需要特别关注。例如，皮疹，发病率较高(23.8%)，虽然超过 80% 的皮疹是自限性的，但是在用药之前应该告知患者。其他特有的不良反应分别为甲状腺功能低下(8.1%)，跌倒(15.6%)以及骨折(11.7%)，因此对于甲状腺功能紊乱的患者要特别告知，而且在用药期间要注意患者骨质的保护，必要时需要进行骨质疏松筛查，并给予双磷酸盐治疗。而且，有研究报道，恩杂鲁胺和 apalutamide 可导致患者出现癫痫，因此对于合并癫痫的患者应慎重给药。

第四节　激素敏感性转移性前列腺癌(mHSPC)传统内分泌治疗基础上的合并治疗

一、去势 + 多西他赛化疗

ADT 是转移性前列腺癌的标准治疗方案，但是，患者在经过 ADT 治疗后仍无法避免地进展为 mCRPC。因此，学者们就考虑是否能在疾病早期(激素敏感期)，对患者进行更加积极的治疗方案。随着 GETUG 15、CHAARTED、STAMPEDE 和 LATITUDE 等一系列研究结果的报道，对于 mHSPC 患者，在 ADT 治疗基础上联合多西他赛化疗或阿比特龙的治疗方案成为人们关注的焦点。

对于 ADT 联合多西他赛化疗($75mg/m^2$，每 3 周)，目前共有三项大型 RCT 研究，分别为 GETUG 15，CHAARTED 和 STAMPEDE 研究，主要研究终点均为 OS，研究方案见表 20-1。

首先，我们来看一下 GETUG 15 研究。该研究是一项随机对照，开盲的Ⅲ期临床研究，总共纳入来自法国和巴尔干地区 385 例 mHSPC 患者。通过 1∶1 随机分为 ADT 治疗组(193 例)和联合治疗组(ADT+ 多西他赛，192 例)。ADT 治疗包括手术去势或药物去势 ± 抗雄治疗，多西他赛治疗方案为 $75mg/m^2$，21 天为一个疗程，总共进行 9 个疗程。主要研究终点为

表 20-1　重要研究—ADT 联合多西他赛化疗

研究	研究人群	例数	中位 FU（月）	中位 OS（月）		HR	P 值
				ADT+D	ADT		
GETUG 15	M1	385	50	58.9	54.2	1.01（0.75~1.36）	0.955
CHAARTED	M1 HV：65%	790	28.9	57.6	44	0.61（0.47~0.8）	<0.001
STAMPEDE	M1［61%］/N+［15%］/ 复发	1184/593（D）		81	71	0.78（0.66~0.93）	0.006
		593（D +ZA）		76	n.r.	0. 82（0.69~0.97）	0.022
	M1	725+362（D）		60	45	0.76（0.62~0.92）	0.005

注：HV，高肿瘤负荷；FU，随访时间；D，多西他赛；ZA，唑来膦酸

OS。该研究实施时间为 2004 年 10 月 18 日至 2008 年 12 月 31 日，中位随访时间为 50 个月，联合治疗组中位 OS 为 58.9 个月，而 ADT 治疗组中位 OS 为 54.2 个月。联合治疗组共出现 72 例严重不良事件，其中最为常见的是中性粒细胞减少（21%），其余的分别是中性粒细胞减少性发热（3%），肝功能异常（2%），中性粒细胞减少性感染（1%）。联合治疗组出现 4 例治疗相关性死亡病例，其中 2 例与中性粒细胞减少相关。ADT 治疗组未报道严重不良事件。值得注意的是，虽然该研究发现多西他赛治疗后能明显改善转移性前列腺癌患者的生化无进展生存率（biochemical progression-free survival，bPFS），临床无进展生存率（clinical progression-free survival，cPFS）以及 PSA 反应率，但是并不能使患者 OS 获益。因此，该研究得出结论，不推荐 mHSPC 在接受 ADT 治疗时进行多西他赛治疗。

但是，2015 年《新英格兰医学杂志》报道了 CHAARTED 研究结果，与 GETUG 15 结论相反，该研究认为多西他赛能明显延长 mHSPC 患者的 OS。CHAARTED 研究是一项随机对照研究，共纳入 790 例 mHSPC 患者，随机分为 ADT 治疗组和联合治疗组（ADT+ 多西他赛）。ADT 治疗方案同 GETUG 15 研究，多西他赛治疗方案为 75mg/m^2，21 天为一个疗程，共进行 6 个疗程，治疗疗程比 GETUG 15 研究短。主要研究终点为 OS。中位随访 28.9 个月，联合治疗组中位 OS 为 57.6 个月，ADT 治疗组中位 OS 为 44 个月，联合治疗使患者 OS 延长 13.6 个月（HR 0.61，P<0.001）。联合治疗组 3 级或 4 级不良反应发生率中，以中性粒细胞减少性发热最高（6.2%），其次为中性粒细胞减少性感染（2.3%）。该研究不同于之前研究的一个地方在于，根据骨转移病灶位置及数量将患者分为高肿瘤负荷及低肿瘤负荷。其中高肿瘤负荷定义为出现内脏转移，和 / 或骨转移灶≥4 个（包含至少 1 个脊柱和骨盆外的转移灶）。高肿瘤负荷患者共 513 例，其中联合治疗组中位 OS 为 49.2 个月，而 ADT 治疗组中位 OS 为 32.2 个月（HR 0.60，95%CI，0.45~0.81，P<0.001），联合治疗使高肿瘤负荷患者 OS 延长 17 个月。但是对于低肿瘤负荷患者，两组之间 OS 无显著差异。因此，CHAARTED 研究认为，ADT 联合多西他赛能够明显延长 mHSPC 患者 OS，而且这种获益对于高肿瘤负荷的患者更加明显。

法国研究者 Gravis 等[20]对 CHAARTED 研究和 GETUG 15 研究进行荟萃分析，结果显示高肿瘤负荷患者与低肿瘤负荷患者，ADT 联合多西他赛对比单独 ADT 治疗在 OS 方面具有显著差异（P=0.017），就诊时即发生转移与局部治疗后发生转移患者中 OS 无显著差异（P=0.4）。该研究认为，高肿瘤负荷 mHSPC 患者，早期应用多西他赛能明显改善 OS，但是低肿瘤负荷的 mHSPC 患者未显示生存获益。

另外一项研究为 STAMPEDE 研究[21]，该研究是一项新型多臂、多阶段设计的随机对照研究。该试验对标准治疗（standard of care，SOC），SOC+ 唑来膦酸（SOC+ZA），SOC+ 多西他赛（SOC+Doc）以及 SOC+ZA+Doc 进行了评估，评价各种治疗对于患者生存的影响。其中多西他赛化疗方案为 75mg/m^2，21 天为一个疗程，共进行 6 个疗程，与 CHAARTED 研究相同。结果发现，唑来膦酸并不能改善患者生存，不应该作为一线标准治疗方案。长程内分泌治疗联合多西他赛化疗能使患者 OS 明显获益，这与 CHAARTED 研究结论相同。因此，该研究认为，6 个疗程多西他赛化疗联合 ADT 治疗应该作为转移性前列腺癌的标准治疗方案。

Tucci 等[22]在《欧洲泌尿外科杂志》上发表了上述三项研究的荟萃分析结果，目的是综合分析并评价多西他赛联合 ADT 对于 mHSPC 的治疗疗效。主要研究为 OS，次要研究终点 PFS。研究纳入上述三项研究共计 2951 例患者。其中两项研究仅为转移性前列腺癌患者，第三项研究中转移性前列腺癌患者占 61%。因此共有 2262 例转移性前列腺癌患者，其中 951 例接受多西他赛联合 ADT 治疗，1311 例接受 ADT 治疗。对于转移性前列腺癌患者，多西他赛联合 ADT 治疗能明显改善患者 OS（HR 0.73，95%CI，0.60-0.90，P=0.002），同样的，多西他赛联合 ADT 治疗能改善转移性前列腺癌的 PFS（HR 0.63，95% CI，0.57-0.70，P<0.001）。

二、去势 + 醋酸阿比特龙

首先，LATITUDE 研究[23]是一项Ⅲ期 RCT 研究，研究人群为高危 mHSPC，高危的标准定义为满足 Gleason 评分≥8、三处以上骨转移或存在可测量内脏转移中的两项以上者。该研究的目的是评价 ADT 联合阿比特龙治疗高危 mHSPC 的可行性。研究共纳入了 1199 例患者，按 1∶1 随机分为联合治疗组（阿比特龙 +ADT）与 ADT 组，中位随访为 30.4 月，发生 406 例死亡事件（48%）及 593 例影像学进展事件，联合治疗组与 ADT 组相比，OS 和无影像进展生存率均获得了显著优势。同时，联合治疗组在疼痛缓解、PSA 缓解、骨相关事件、开始化疗时间等次要研究终点上也均获得显著获益。

作为迄今为止关于阿比特龙最大型的临床研究，STAMPEDE 研究[24]是一项多臂、多期研究，该研究最大的特点就是随着治疗观念的改变，研究设计也会随之不停地演化，从而将不同的治疗方案都纳入进来。该研究的目的是评价高风险、晚期前列腺癌早期（激素敏感期）应用阿比特龙的有效性和可行性。研究纳入的对象为高危局部晚期或转移性前列腺癌，对照组接受 2 年以上的 ADT 治疗，研究组为阿比特龙联合 ADT 治疗。研究共纳入 1917 例患者，按 1∶1 随机分组，主要研究终点为全因死亡率。中位随访 40 个月后，安慰剂组死亡 262 例，研究组死亡 184 例，HR 0.63（95%CI，0.52~0.76，P<0.001）；阿比特龙将高风险晚期前列腺癌患者的相对死亡风险降低了 37%。与单纯 ADT 治疗相比，阿比特龙将 3 年生存率从 76% 提升到 83%。因此，STAMPEDE 研究认为，阿比特龙可以作为高风险、晚期前列腺癌标准初始治疗方案。

因此，综上所述，对于 mHSPC 患者，特别是那些高肿瘤负荷的以及 Gleason 评分 8~10 分的恶性程度较高的肿瘤，在传统 ADT 治疗的基础上，联合化疗或者阿比特龙均能使患者获益。

实例演示

第五节　激素敏感性转移性前列腺癌阿比特龙 + ADT 治疗实例演示

【适应证】

1. 年龄≥18 岁。
2. 转移性前列腺癌对内分泌治疗敏感。

【禁忌证】

1. 无法控制的高血压。
2. 电解质紊乱：如低钾血症。
3. 肝功能异常，药物无法改善。
4. 心功能不全者慎用。

【所需器材清单】

1. 治疗药物：阿比特龙，LHRH-A，抗雄激素药（比卡鲁胺等），泼尼松。
2. 辅助药物：氯化钾缓释片等。

【团队要求】

1. 泌尿外科医师。
2. 具有前列腺癌治疗经验的肿瘤内科医师。

【操作步骤】

1. 患者基本情况　男性，85 岁，PSA 56ng/ml，前列腺 MRI 提示"前列腺外周带 6~7 点低信号病灶，直径约 1.5cm，边界欠清，DWI 显示为"高信号病灶，未突破包膜"，为进一步明确诊断，于全麻下行经会阴前列腺穿刺活检，病理提示为"前列腺腺癌，Gleason 评分 4+4=8 分"，进一步行骨扫描检查提示"肋骨、腰椎及骶椎考虑骨转移可能"，因此诊断为前列腺腺癌，pT2bN0M1b。考虑患者高龄，预期寿命 <10 年，晚期前列腺癌，与患者及家属充分沟通后选择应用药物治疗。

2. 患者评估　高血压病史，口服药物血压控制可；血生化检查未见电解质紊乱及肝肾功能不全；无明显心功能不全症状，超声心动图提示左室壁肥厚，考虑高血压心脏病改变，左室射血分数 68%。评估患者可以耐受阿比特龙药物治疗。

3. 具体服药步骤

(1) 服药前空腹。

(2) 给药方法

1) 阿比特龙 1000mg 口服，每日一次；泼尼松 5mg 口服，每日两次。

2) ADT：LHRH-A ± 比卡鲁胺。

4. 监测血压，必要时给予降压药控制血压；

5. 肝功能、电解质检测：每月检测血清转氨酶和胆红素，每月检测血钾等电解质，必要时给予对症治疗。

6. 患者随访及并发症处理

(1) 患者服药定期复查 PSA,4 个月时 PSA 为 0.8ng/ml,血清睾酮为 40ng/dl,达到去势水平,考虑阿比特龙 +ADT 治疗有效。

(2) 患者无明显不适主诉,5 个月时复查血生化提示转氨酶轻度升高,血钾 3.3mmol/L,考虑为服用阿比特龙后导致的肝功能轻度损害及低钾血症。将阿比特龙剂量降低至 750mg,每日一次,并给予氯化钾缓释片口服补钾。

(3) 考虑患者肝功能异常及低钾血症,嘱患者每月复查肝肾功能及血电解质。

(4) 1 个月后复查谷草转氨酶及谷丙转氨酶已恢复正常,血钾 4.0mmol/L,血压 136/77mmHg,嘱患者恢复至阿比特龙 1000mg,每日 1 次。

【要点解析】

1. 对于 mCRPC 患者,先用新型内分泌治疗药物(阿比特龙或恩杂鲁胺),还是先用化疗,尚无明确结论。

2. 对于 M0CRPC 患者,恩杂鲁胺、apalutamide、darolutamide 研究已完成或正在进行。

3. 对高肿瘤负荷的 mHSPC 患者,ADT 联合化疗或阿比特龙均能使患者获益。

4. 双极雄激素治疗(BAT)尚在研究之中。

(刘　明　逄　城)

专家述评

前列腺癌内分泌治疗从经典的去势治疗以及传统的雄激素受体拮抗剂,发展到现阶段的新型内分泌治疗(包括了雄激素合成抑制剂以及新型的雄激素受体拮抗剂)。这不仅仅是新的药物的出现,同时也带来了对于前列腺癌药物治疗理念的变迁。最大雄激素阻断的概念很早就被提出,但是经典去势治疗结合传统雄激素受体拮抗剂的联合治疗在多数研究中并未显示出优势,因此最大雄激素阻断治疗并未作为标准治疗而被推荐。但是随着激素敏感性转移性前列腺癌患者经典去势治疗联合阿比特龙这种另外一种形式的“最大雄激素阻断”显示出较经典去势有更长的生存时间,早期联合治疗逐渐为更多的医师所接受并作为标准治疗而被推荐。

在转移性去势抵抗性前列腺癌患者的治疗选择中,新型内分泌治疗对于无论是否接受多西他赛化疗的患者均可提供生存的获益。但是由于缺乏直接对照研究,对于初诊的转移性 CRPC 患者,选择哪一种新型内分泌治疗药物或者还是选择化疗仍然没有足够的证据支持。因此未来治疗顺序的选择是需要进一步研究的方向。另外,新型内分泌治疗药物的出现提示那些睾酮处于去势水平的前列腺癌患者内分泌治疗仍然有效,在这一前提下,针对内分泌治疗通路上新的位点的药物是值得我们期待的。

(王建业)

参考文献

[1] MESSING E M, MANOLA J, SAROSDY M, et al. Immediate hormonal therapy compared with observation after

radical prostatectomy and pelvic lymphadenectomy in men with node-positive prostate cancer[J]. N Engl J Med, 1999, 341(24): 1781-1788.

[2] MESSING E M, MANOLA J, YAO J, et al. Immediate versus deferred androgen deprivation treatment in patients with node-positive prostate cancer after radical prostatectomy and pelvic lymphadenectomy[J]. Lancet Oncol, 2006, 7(6): 472-479.

[3] BOLLA M, VAN TIENHOVEN G, WARDE P, et al. External irradiation with or without long-term androgen suppression for prostate cancer with high metastatic risk: 10-year results of an EORTC randomised study[J]. Lancet Oncol, 2010, 11(11): 1066-1073.

[4] PILEPICH M V, WINTER K, LAWTON C A, et al. Androgen suppression adjuvant to definitive radiotherapy in prostate carcinoma--long-term results of phase Ⅲ RTOG 85-31[J]. Int J Radiat Oncol Biol Phys, 2005, 61(5): 1285-1290.

[5] KRAUSS D, KESTIN L, Ye H, et al. Lack of benefit for the addition of androgen deprivation therapy to dose-escalated radiotherapy in the treatment of intermediate- and high-risk prostate cancer[J]. Int J Radiat Oncol Biol Phys, 2011, 80(4): 1064-1071.

[6] RYAN C J, SMITH M R, DE BONO J S, et al. Abiraterone in metastatic prostate cancer without previous chemotherapy[J]. N Engl J Med, 2013, 368(2): 138-148.

[7] BEER T M, ARMSTRONG A J, RATHKOPF D E, et al. Enzalutamide in metastatic prostate cancer before chemotherapy[J]. N Engl J Med, 2014, 371(5): 424-433.

[8] FIZAZI K, SCHER H I, MOLINA A, et al. Abiraterone acetate for treatment of metastatic castration-resistant prostate cancer: final overall survival analysis of the COU-AA-301 randomised, double-blind, placebo-controlled phase 3 study[J]. Lancet Oncol, 2012, 13(10): 983-992.

[9] DE BONO J S, LOGOTHETIS C J, MOLINA A, et al. Abiraterone and increased survival in metastatic prostate cancer[J]. N Engl J Med, 2011, 364(21): 1995-2005.

[10] SCHER H I, FIZAZI K, SAAD F, et al. Increased survival with enzalutamide in prostate cancer after chemotherapy[J]. N Engl J Med, 2012, 367(13): 1187-1197.

[11] SHAMEEM R, HAMID M S, XU K Y, et al. Comparative analysis of the effectiveness of abiraterone before and after docetaxel in patients with metastatic castration-resistant prostate cancer[J]. World J Clin Oncol, 2015, 6(4): 64-72.

[12] BASCH E, AUTIO K, RYAN C J, et al. Abiraterone acetate plus prednisone versus prednisone alone in chemotherapy-naive men with metastatic castration-resistant prostate cancer: patient-reported outcome results of a randomised phase 3 trial[J]. Lancet Oncol, 2013, 14(12): 1193-1199.

[13] MAUGHAN B L, LUBER B, NADAL R, et al. Comparing Sequencing of Abiraterone and Enzalutamide in Men With Metastatic Castration-Resistant Prostate Cancer: A Retrospective Study[J]. Prostate, 2017, 77(1): 33-40.

[14] TEPLY B A, WANG H, LUBER B, et al. Bipolar androgen therapy in men with metastatic castration-resistant prostate cancer after progression on enzalutamide: an open-label, phase 2, multicohort study[J]. Lancet Oncol, 2018, 19(1): 76-86.

[15] MICHELS J. Enzalutamide Versus Bicalutamide in Castration-Resistant Prostate Cancer: The STRIVE Trial-There is No Significant Reduction in Death (Yet)[J]. J Clin Oncol, 2017, 35(1): 123.

[16] HUSSAIN M, FIZAZI K, SAAD F, et al. Enzalutamide in Men with Nonmetastatic, Castration-Resistant Prostate Cancer[J]. N Engl J Med, 2018, 378(26): 2465-2474.

[17] SMITH M R, SAAD F, CHOWDHURY S, et al. Apalutamide Treatment and Metastasis-free Survival in Prostate Cancer[J]. N Engl J Med, 2018, 378(15): 1408-1418.

[18] SHORE N D. DAROLUTAMIDE (ODM-201) for the treatment of prostate cancer[J]. Expert Opin Pharmacother, 2017, 18(9): 945-952.

[19] ALPAJARO S I R, HARRIS J A K, EVANS C P. Non-metastatic castration resistant prostate cancer: a review of current and emerging medical therapies [J]. Prostate Cancer Prostatic Dis, 2018.

[20] GRAVIS G, BOHER J M, CHEN Y H, et al. Burden of Metastatic Castrate Naive Prostate Cancer Patients, to Identify Men More Likely to Benefit from Early Docetaxel: Further Analyses of CHAARTED and GETUG-AFU15 Studies [J]. Eur Urol, 2018, 73(6): 847-855.

[21] JAMES N D, SYDES M R, CLARKE N W, et al. Addition of docetaxel, zoledronic acid, or both to first-line long-term hormone therapy in prostate cancer (STAMPEDE): survival results from an adaptive, multiarm, multistage, platform randomised controlled trial [J]. Lancet, 2016, 387(10024): 1163-1177.

[22] TUCCI M, BERTAGLIA V, VIGNANI F, et al. Addition of Docetaxel to Androgen Deprivation Therapy for Patients with Hormone-sensitive Metastatic Prostate Cancer: A Systematic Review and Meta-analysis [J]. Eur Urol, 2016, 69(4): 563-573.

[23] JAMES N D, DE BONO J S, SPEARS M R, et al. Abiraterone for Prostate Cancer Not Previously Treated with Hormone Therapy [J]. N Engl J Med, 2017, 377(4): 338-351.

[24] FIZAZI K, TRAN N, FEIN L, et al. Abiraterone plus Prednisone in Metastatic, Castration-Sensitive Prostate Cancer [J]. N Engl J Med, 2017, 377(4): 352-360.

第 21 章

雄激素受体剪切变异体 7（AR-V7）与去势抵抗性前列腺癌

临床问题

第一节　前列腺癌疾病进展新机制

随着前列腺癌病程的进展，传统的雄激素剥夺治疗（androgen deprivation therapy，ADT）将无法继续有效地抑制肿瘤的生长，临床进入到去势抵抗性前列腺癌（castration-resistant prostate cancer，CRPC）阶段，患者预后极差。在中国前列腺癌初诊病例中，转移性癌所占比例远高于西方国家，因此进展至 CRPC 的时间更短，对 CRPC 阶段的研究面临着比西方国家更大的压力和迫切性。

早年由于对肿瘤研究的限制，在很长一段时期内，去势抵抗性前列腺癌（CRPC）曾被称为“雄激素非依赖性前列腺癌（androgen-independent prostate cancer，AIPC）”。彼时 AIPC 的临床主要对策，主要是及早进行多西他赛的化疗。随着多西他赛在前列腺癌领域获得成功，一定程度上改善了 CRPC 患者的总体生存期。

基础研究的进步，发现即使在细胞外部环境的睾酮水平处于去势条件下，在前列腺癌细胞内部，雄激素受体（androgen receptor，AR）的信号通路仍异常活跃，雄激素受体下游基因仍被持续活化，并导致前列腺癌继续无序增殖。因此 CRPC 细胞的增殖并非不再依赖雄激素，而是通过自身内部的变异机制，导致了前列腺癌细胞在极低睾酮水平的条件下，仍然通过雄激素受体通路发挥促进癌细胞增殖的效应。这些研究的发现也导致了 AIPC 向 CRPC 的概念变迁。

在睾丸和肾上腺中，C17，20 裂解酶将 C21 类固醇前体转化为相应的 C19 雄激素。17α 羟化酶 /C17，20 裂解酶抑制剂（醋酸阿比特龙）阻断了睾酮在睾丸和肾上腺中的生成。常规的 ADT 治疗减少了睾丸中的雄激素生成，但并未影响肾上腺中雄激素的产生。因此，肾上腺会继续为前列腺癌提供雄激素并促进疾病恶化，这也是醋酸阿比特龙（abiraterone）的主要作用靶点之一。新型雄激素受体信号通路药物（醋酸阿比特龙、恩杂鲁胺、阿帕鲁胺等）的成功，延缓了 CRPC 疾病的进程。然而随着治疗的持续推进，也逐渐出现对其的抵抗现象。因此对 CRPC 的研究依旧任重道远[1]。

与前列腺癌的对抗是从未停止的战争。CRPC 细胞对新型内分泌治疗药物的抵抗，多数是随着治疗的进程逐渐出现，然而少部分患者在治疗之初即显现出对这些药物存在抵抗。在此过程中雄激素受体剪切变异体（androgen receptor splicing variants，AR-Vs），包括 AR-V7，AR-V567e 等的形成与 CRPC 的发生 / 进展密切相关，被认为是前列腺肿瘤进展的重要机制之一。其中以 AR-V7 的效应和机制最受瞩目。

最新进展

第二节　AR-V7 是如何助力前列腺癌“脱逃”阿比特龙掌控的？

前列腺癌进展至 CRPC 阶段，前列腺癌细胞处于长期极低睾酮水平的环境下，此时的前列腺癌细胞内部还有继续的雄激素受体通路的活化吗？答案是肯定的。前列腺癌细胞也在不断地面临着生存的自然选择，在恶劣生存环境中，总会有少量癌细胞通过自身基因调节，从而适应不断变化的外部环境。关于雄激素受体通路活化的机制，目前有以下主要几种学说：

1. AR 扩增和过表达　前列腺癌细胞通过各种细胞生物学机制 AR 扩增，可在极低睾酮水平下，仍有一定量 AR 的活化，从而导致前列腺癌细胞继续增殖。

2. AR 突变　AR 编码基因的点突变，在去势水平下，AR 仍持续激活其下游基因，导致肿瘤无抑制生长。

3. 其他通路的增殖刺激因子刺激 AR 途径。

4. AR 剪切变异体（AR-Vs），尤其是 AR-V7，AR-V567e 的形成，导致 AR 下游靶基因通过旁路而得以激活，继续促进癌细胞的生长。

以上机制学说中 AR-Vs，尤其是 AR-V7 是 CRPC 细胞产生阿比特龙 / 恩杂鲁胺抵抗最受瞩目的机制之一，也是本章节陈述之重点内容。

前列腺癌细胞内 AR 的 mRNA 的替代性剪切、无意义突变导致 AR 基因中出现转录终止码、AR 基因结构重排，或 AR 转录后蛋白的水解等是 AR-Vs 形成的重要机制。AR 蛋白多功能决定簇，对原始转录产物的替代性剪切，可通过同一 AR 基因产生功能迥异的 AR 蛋白，也就是说同一段 AR 基因通过剪切过程产生不同结构和功能的 AR 变异体。结构上，这些 AR 剪切变异体缺失末端配体结合区（ligand binding domain，LBD）区域，但保留 N 端 AF1 活性簇（NTD）和 DNA 结合区（DNA-binding domain，DBD），因此 AR 变异体可在不依赖 AR 与雄激素结合的情况下，导致 AR 信号通路持续性激活，继续刺激前列腺癌细胞生长（图 21-1）。在 15 种已知的 AR 变异体中，AR-V7（也称 AR3）的功能最为活跃，是探索 CRPC 治疗最受关注的新靶点。

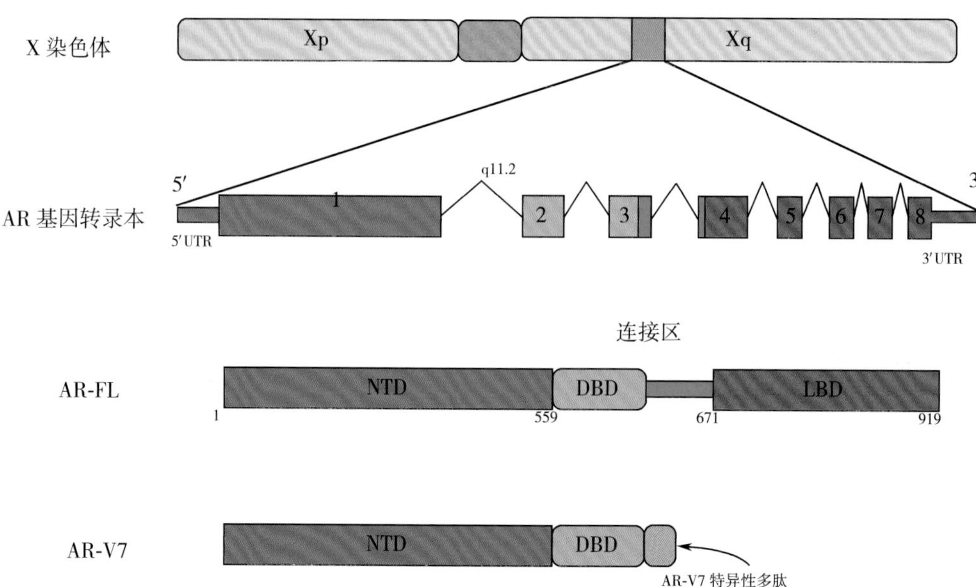

图 21-1　雄激素剪切变异体(AR-Vs)示意图。野生型 AR(AR-FL)包括 N 端 AF1 活性簇(NTD),DNA 结合区(DBD),连接区和配体结合区(LBD)。AR-Vs 包括 N-TAD,DBD,但是失去了 LBD,因此 AR-V7 可以不与 AR 靶基因结合,而直接活化 AR 下游基因,导致前列腺癌生长

AR-V7 由 AR 基因外显子 1,2,3 和未知外显子 3(CE3)连续剪切而成,在 CE3 区域含有 NLS(核内定位系统),使其定位于核内,并增强了 AR-V7 不依赖雄激素的转录活性(图 21-2)。在正常前列腺组织、激素敏感性前列腺癌及 CRPC 组织中,AR-V7 表达量呈现逐级增高。与激素敏感性前列腺癌相比,CRPC 中的表达量增高 20 倍。

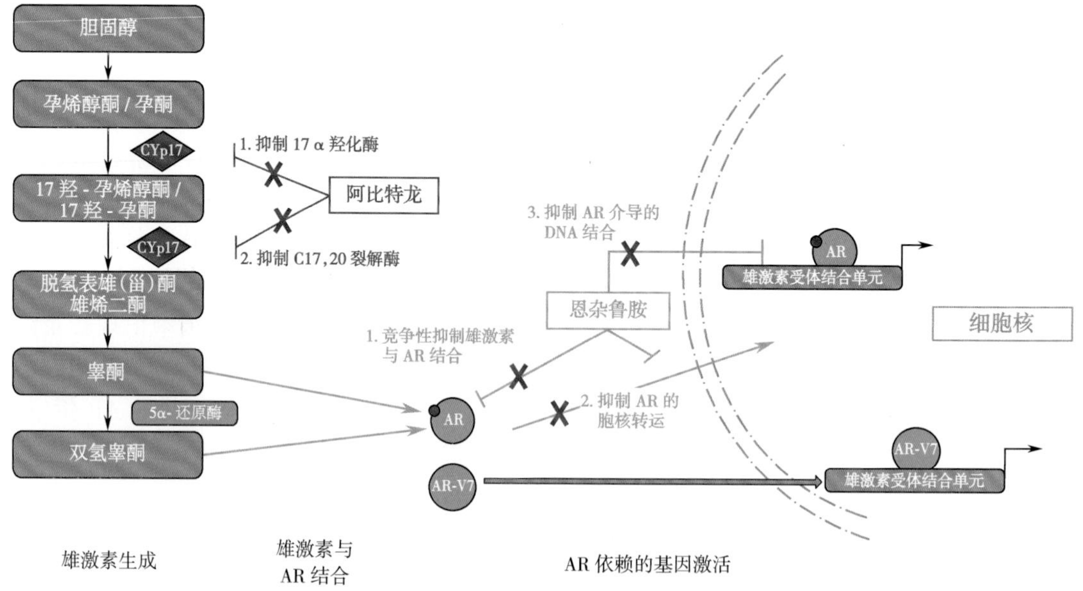

图 21-2　AR-V7 调控 AR 靶基因表达的“逃逸”机制。缺乏 LBD 的 AR-V7 无需结合至靶基因的绑定靶位即可激活 AR 下游基因的转录活性,导致肿瘤细胞无序增殖

在功能上 AR-V7 不依赖雄激素与其的结合即可保持持续的 AR 转录活性，在去势条件下，这一功能仍然保持。有观点认为 AR-V7 可能通过形成同聚体或与 AR-V567es 或 AR-FL 形成异聚体，并在去势状态下，参与调节雄激素靶基因的表达（IGFBP3，FKBP5 和 PSA 基因）。但是，AR-V7 如何调节 AR 靶基因的表达以及与 AR-FL 的关系仍不清楚。

笔者研究团队前期用组蛋白赖氨酸去甲基化酶 JMJD1A 催化 CRPC 细胞中 H3K9 去甲基化过程中，发现 AR-V7 表达量增高，导致部分 AR 下游基因的转录功能激活，从而促进 CRPC 细胞的增殖；而且 AR-V7 可以部分逆转 JMJD1A shRNA 敲除后引起的前列腺癌细胞的生长抑制效应，表明 AR-V7 及其下游靶基因的持续活化在 CRPC 的发生 / 发展过程中具有重要作用。组蛋白去甲基化酶 JMJDIA 作为 AR-V7 的上游效应分子，通过 mRNA 剪切因子 HNRNPF，活化 AR 下游靶基因，导致前列腺癌细胞的无序增殖效应。因此 AR-V7 在 CRPC 细胞内发挥促进增殖的效应，与组蛋白去甲基化过程密不可分[2]。

第三节　雄激素受体剪切变异体的研究进展

即使 CRPC 细胞内部的 AR 和雄激素合成受到抑制，AR-V7 不依赖其 LBD 的功能，仍可激活 AR 下游靶基因的表达，促进 CRPC 细胞无序增殖的效应，被认为是 CRPC "逃逸" 阿比特龙 / 恩杂鲁胺治疗的重要机制。研究发现在良性前列腺增生、激素敏感性前列腺癌和 CRPC 三个阶段的前列腺细胞中，AR-V7 含量渐次增高，这可能是 ADT 治疗后蛋白的选择所致。一些初诊的转移性 CRPC 患者体内也存在 AR-V7 的阳性表达，导致该部分患者在 CRPC 治疗初期即对阿比特龙 / 恩杂鲁胺产生原发性抵抗现象。对这部分患者，及早放弃阿比特龙 / 恩杂鲁胺等新型内分泌药物的治疗，转行多西他赛化疗将更有可能使生存期得以延长。因此 CRPC 患者体内 AR-V7 的水平可作为评价 CRPC 预后的独立预测指标，并与新型内分泌药物的治疗敏感性具有一定的相关性。有研究对 82 例前列腺癌患者进行根治性前列腺切除术后，通过半定量 RT-PCR 发现高 AR-V7 mRNA 水平与患者生化复发相关。对初发转移性前列腺癌标本进行 AR-V7 的免疫组化研究显示，AR-V7 阳性率与 ADT 治疗后 PSA 达到的谷值呈负相关，是影响患者预后的独立因素。外周血循环肿瘤细胞的 AR-V7 mRNA 阳性率与 CRPC 患者总体预后呈正相关，这些研究均表明 CRPC 阶段 AR-V7 在评判 CRPC 预后中的独特地位，针对 AR-V7 的作用机制研究对 CRPC 的后续治疗将具有重要意义。

第四节　AR-V7 检测的临床应用

AR 剪切变异体的形成是前列腺癌 CRPC 阶段产生治疗抵抗的重要机制。其中 AR-V7 的形成是 CRPC 对新型内分泌药物产生抵抗的最常见的原因之一，检测 AR-V7 将对临床医师预估前列腺癌新型内分泌治疗的敏感性，正确判断 CRPC 的疾病进程，及时调整治疗方案，改善患者预后具有重要意义。

那么当前医学工作者是如何检测前列腺癌患者体内 AR-V7 表达水平的呢？

一、肿瘤组织的 AR-V7 检测

毋庸置疑，肿瘤组织内的 AR-V7 表达水平将更能代表肿瘤的真实状态，反映前列腺癌细胞即时状态最为可信。目前针对 AR-V7 的抗体、探针等制剂层出不穷，检测相对容易。然而不同于其他肿瘤，CRPC 的患者往往已经在此前经历了长时间的 ADT 或新型内分泌药物的治疗，肿瘤细胞在此过程中可能已经发生新基因位点突变、重排、融合，或 AR mRNA 剪切蛋白的活性改变等变化，因此当初诊断前列腺癌的病理组织已无法反映前列腺癌细胞的即时状态。再次进行肿瘤组织的穿刺活检是获得癌细胞即时生物信息的最佳手段，但临床实践中再次获取肿瘤样本存在一定困难，因此临床上采用二次穿刺活检组织，检测 AR-V7 表达作为指导治疗的依据，尚存局限性。

二、液体活检技术在 AR-V7 检测中的应用

液体活检（liquid biopsy）技术是近年来兴起的有望临床替代肿瘤组织活检的检测技术。液体活检技术主要包括循环肿瘤细胞检测、循环游离 DNA 检测及外泌体检测三种类型。由于 AR-V7 的剪切过程主要在 mRNA 水平进行，故罕有采用 ctDNA 用于检测 AR-V7 表达的研究。

1. 外周血循环肿瘤细胞（circulating tumor cell，CTC）　外周血 CTC 是游离于血液循环中的完整肿瘤细胞，来源于肿瘤原发灶或转移灶，是公认的最能代表肿瘤特性的细胞。目前美国食品药品监督管理局（FDA）批准的 CellSearch 细胞筛选技术以免疫学为基础，是目前主要用于 mCRPC 患者外周血 CTC 检测技术。CTC 理论上是最能代表肿瘤即时状态的细胞，因此通过 CTC 检测 AR-V7 的表达或 DNA 突变等细胞即时状态，将最能代表当下肿瘤细胞的最真实状态。由于 CTC 检出率与肿瘤负荷呈正相关，因此部分肿瘤负荷较低的患者可能存在假阴性之结果，导致 AR-V7 的临床实际表达情况与检测值不符，这可能也是部分针对 AR-V7 的研究认为 AR-V7 与 CRPC 预后不相关的原因所在。Antonarakis 等利用 Adna Test 技术分离 CTC，采用 RT-PCR 分析 AR-V7 在 CRPC 患者中的表达，31 例接受阿比特龙治疗的 CRPC 患者中，AR-V7 阳性者 PSA 缓解率为 0，PSA 无进展生存时间为 1.3 个月，阴性者 PSA 缓解率为 68%，PSA 无进展生存时间为 5.3 个月（P=0.004 和 <0.01）[3]。当前 CTC 的获取过程尚面临缺乏统一的标准化操作流程、获取阳性率偏低的问题，导致各家 CTC 检测阳性率参差不齐，是制约 CTC 检测技术在临床中推广应用的关键所在。

2. 全血 RNA 提取　全血 RNA 提取检测 AR-V7 操作简便，技术要求较低，是易于推广的检测手段。但是受限于血内游离 RNA 的不稳定及白细胞杂核 RNA 的混杂，容易出现假阴性结论，导致对 AR-V7 真实情况的误判，因此对其结果的分析应更为慎重[4]。

3. 外泌体技术在 AR-V7 检测中的应用　外泌体（exosome）是由细胞分泌的，直径介于

30-120nm 之间的，具有磷脂双层膜结构的微囊泡。它广泛存在于人体的血液、尿液、乳汁、胸水以及脑积水等体液中。因为能够携带并转移致癌蛋白和核酸，外泌体与肿瘤微环境的形成、肿瘤转移甚至耐药等多个过程息息相关。作为全血和 CTC 之后的第三种液态活检技术，外泌体为研究前列腺癌提供了一个全新的途径。在不同来源的外泌体中已经得到鉴定的内含物包括约 4563 种蛋白，1623 种 mRNAs 以及 764 种 miRNA。值得注意的是，因细胞来源以及生理或病理条件的不同，外泌体的内含物会存在显著差异。随着分子生物学技术的发展，液体活检的临床价值的日益明显。而基于外泌体的检测技术相比与液体活检技术的其他两个分支，即 ctDNA 和 CTC，有着独特的意义。相比 ctDNA，外泌体有着更为丰富的内含物，能够提供基因水平以外的生物学信息，例如 ExoRNA。此外，有证据显示外泌体所含 RNA 与来源细胞存在明显差异，表明 ExoRNA 是被选择性装配到外泌体中的。

外泌体几乎参与了肿瘤的所有过程（例如，肿瘤的发生、生长、血管生成、转移、免疫逃逸或者耐药），这使它成为了理想的肿瘤诊断标志物和治疗靶标。一方面，肿瘤患者分泌的外泌体数量显著高于健康人，有证据显示患者血浆内的外泌体总量与肿瘤分级呈正相关。其次，外泌体内的 DNA 以及 mRNA 可以反映其来源细胞的突变类型。此外，外泌体内的 miRNAs 和 LncRNAs 均被证实为具有诊断价值的肿瘤标志物。Del Re 等对 36 例 CRPC 患者进行血浆外泌体 AR-V7 表达量的测定，发现 38.8% 血浆外泌体 AR-V7 阳性的患者 PSA 无进展时间（3 个月）明显劣于阴性者（20 个月），总体生存期 8 个月（阴性组未达到），AR-V7 阳性与阿比特龙 / 恩杂鲁胺的抵抗显著相关，且预后劣于阴性者[5]。

目前 CTC 和血浆外泌体检测在 AR-V7 诊断中占据相对主流地位。通过 AR-V7 表达量的检测，提供给临床医师更为精确化的预后信息，尤其是针对 AR-V7 表达呈阳性的 CRPC 患者出现临床进展时，及早应用多西他赛等方案的化疗，或应用根据基因突变的靶向治疗将对 CRPC 患者预后具有更为积极的意义。

第五节　AR-V7 应用前景展望

一、尿液外泌体 AR-V7 检测技术的应用

受限于 CRPC 患者二次活检的临床接受度，目前多数针对 AR-V7 的检测大多以全血 CTC 检测和血浆外泌体检测。如何实现对 AR-V7 更精确的诊断，对临床医师评估 CRPC 患者预后具有重要意义。笔者团队在对外泌体 AR-V7 的临床研究中发现，尿液外泌体 AR-FL 检测的丰度显著高于血浆。对 36 例正在进行阿比特龙治疗的 CRPC 患者进行尿液外泌体 AR-V7 表达量的研究中，16 例阿比特龙抵抗的患者中，8 例（50%）呈现 AR-V7 表达阳性反应，而同期 16 例 mCRPC 服用阿比特龙尚稳定的患者中仅 1 例（6.25%）为 AR-V7 表达阳性，表明 AR-V7 阳性更易出现在阿比特龙抵抗的 mCRPC 患者中。与 AR-V7 阴性者相比，尿液外泌体 AR-V7 阳性的患者平均 PSA 倍增时间显著短于阴性者，

4 例未行多西他赛化疗的阿比特龙抵抗组患者，及时终止阿比特龙的治疗，转行多西他赛化疗，其中 3 例 PSA 得以部分缓解（PSA 缓解率分别为 38%，42% 和 27%），1 例无效者进行外周血 ctDNA 基因突变检测，发现 BRCA2 突变丰度达 24.2%，终止化疗，转行奥拉帕尼治疗。

因此通过尿液外泌体 AR-V7 检测，预估阿比特龙 / 恩杂鲁胺抵抗的可能性，及时转换为化疗或其他靶向治疗，将对前列腺癌患者带来更多的获益。

二、针对 AR-V7 的治疗进展

AR-V7 的存在导致 CRPC 的雄激素受体通路活化。抑制 AR-V7 的形成，是否能对 CRPC 的临床进程产生影响？氯硝柳胺（niclosamide）是一种广泛应用的抗蠕虫药物，研究发现氯硝柳胺可增加 AR-V7 体内的降解过程，并抑制 AR-V7 与 AR 靶基因的募集过程，体内及体外实验研究均揭示了氯硝柳胺抑制 AR-V7 的转录及相关蛋白表达过程，延缓 AR-V7 阳性 CRPC 患者的疾病进程。与单用阿比特龙的进展性 CRPC 相比，氯硝柳胺联合阿比特龙的Ⅰ期结果显示 2/6 例 PSA 完全缓解，2/6 例 PSA 部分缓解，而阿比特龙单药对照组则全部进展。因此针对 AR-V7 阳性表达的 CRPC 患者，联合氯硝柳胺可能在体内将进一步抑制 AR-V7 的 AR 靶基因的活化过程，延缓肿瘤进展。目前氯硝柳胺联合恩杂鲁胺或阿比特龙的Ⅰ/Ⅱ期临床研究（NCT02532114，NCT03123978，NCT02807805）正在进行，结果值得期待。

另一种针对 AR-V7 降解的药物 ASC-J9 在体外研究中对恩杂鲁胺耐药的 CWR22Rv1 细胞具有抑制效应，相似结果在动物模型中得以证实，其临床应用正在评测过程中。另一种 CYP17 抑制剂 Galeterone 体外研究中具有抑制恩杂鲁胺耐药的 CRPC 细胞增殖，抑制 AR 信号系统核内转运等效应，曾被针对 AR-V7 的治疗抱以厚望，但临床实践中并未证实有效，可能与其代谢产物再次激活 5α 还原酶有关。

此外，由于野生型 AR 和 AR-V7 均具有相同的 N 端结构，针对 N 端结构的药物（VPC-14449 等），以及针对 AR-Vs 合成和共同效应分子的药物均在研发过程中，虽然其中的失败率相当高，但仍值得期待未来针对 AR-V7 的治疗型药物的成功，造福 CRPC 患者，尤其是阿比特龙 / 恩杂鲁胺抵抗性 CRPC 人群。

实例演示

第六节　外泌体 AR-V7 检测在阿比特龙抵抗中的应用

【适应证】

外泌体 AR-V7 的检测目前尚处于应用初期阶段。所有去势抵抗性前列腺癌用于预测雄激素受体通路药物之临床疗效，均适宜进行外泌体 AR-V7 的检测。AR-V7 的表达对激素敏感性前列腺癌的意义，目前正在研究中。

1. 新诊断的 mCRPC 病例，预测醋酸阿比特龙 / 恩杂鲁胺原发性抵抗现象的发生。

2. 阿比特龙 / 恩杂鲁胺使用过程中的 CRPC 病例。

【禁忌证】

无。

【所需器材清单】

1. 收集尿液 / 血液的无 RNA 专用容器。

2. 高速离心机及 qPCR 设备。

3. Duplex One-Step RT-ddPCR Kit、AR-FL 及 AR-V7 特异性引物，分子生物学其他实验室相应设备。

【团队要求】

1. 无论采用外周血 CTC 分离法，还是血浆 / 尿液外泌体检测，检测 AR-V7，需要掌握相应实验技能的技术人员。

2. 前列腺癌临床诊疗团队，需具有一定的 AR-V7 及 AR 相关基因学知识的背景，正确解读检测结果。

【操作步骤】

1. 病史简介　患者，男性，71 岁，38 个月前体检发现血总 PSA 76.3ng/ml，MRI DWI 序列显示前列腺外周带两侧高信号结节，双侧髂内血管周可见肿大淋巴结，考虑前列腺癌伴盆腔淋巴结转移可能。骨扫描显示双侧肋骨，腰 3~4 椎体及双侧坐骨转移灶。经前列腺穿刺活检显示前列腺腺癌，Gleason 评分 4+4=8。随即开始醋酸戈舍瑞林 3.6mg 每 4 周皮下注射。ADT 治疗 6 个月后 PSA 谷值达 7.2ng/ml，此后 PSA 呈进行性上升，期间曾行比卡鲁胺 150mg/ 天口服，PSA 下降 32%，维持 4 个月后 PSA 再次上升，骨扫描出现新发股骨转移灶，诊断为去势抵抗性前列腺癌。开始口服醋酸阿比特龙 1.0g+ 强的松 5mg bid 口服治疗。期间醋酸戈舍瑞林继续维持去势状态。阿比特龙治疗 17 个月后 PSA 再次出现上升。

由于恩杂鲁胺尚未国内上市，患者在外购恩杂鲁胺或多西他赛治疗方案中犹豫不决，遂参加尿液外泌体 AR-V7 检测。

2. 外泌体 AR-V7 的检测，患者无需空腹。

3. 标本采集：为获得足够外泌体，建议尿液应在 50ml 以上，血浆 5ml 以上，并采用无 RNA 的无菌特制容器，常温放置勿超过 12 小时。

4. 超高速离心分离外泌体，通过不同拷贝数(2.5、5、10 和 25)的 cDNA 模板与提取得到的外泌体 RNA 反转产物混合，进行 AR-V7 检测，分别重复 10 次。

5. 进行 AR-V7 表达水平的检测，为使结果真实可信，须同时测定 AR-FL 丰度，只有 AR-FL 的稳定表达(推荐 Ct 值 25 以下)被检出，AR-V7 的检测结果才是可信、客观的 AR-V7 的 Ct 值 >AR-FL 的 Ct 值，则 AR-V7 检测为阳性。

6. qPCR 结果显示 Ct 值　AR-FL 19.73，AR-V7 24.86。患者尿液外泌体 AR-V7 检测有效，呈阳性表达，阿比特龙抵抗后再次选用 AR 抑制剂恩杂鲁胺存在交叉耐药之风险，遂决定采用多西他赛 75mg/m^2/3w 化疗方案，3 个周期后 PSA 5.21ng/ml，下降达 73%。骨扫描复查显示双侧肋骨、坐骨转移灶显影明显减轻。在 AR-V7 检测呈现阳性后，及时转换多西他赛化疗，将对患者的预后带来更为积极的影响(图 21-3，图 21-4)。

检测报告

一、患者信息

姓名		**样本编号**	
样本类型	尿液	**临床诊断**	mCRPC/ 阿比特龙抵抗
送检单位	首都医科大学附属北京友谊医院	**采样时间**	2018-9-26
报告时间	2018-9-29		

二、检测内容

检测项目：雄激素受体剪切变异体 7 （AR-V7）

检测方法：从尿液样本分离出外泌体并提取 RNA，以 AR-FL 作为对照，通过荧光定量 PCR 进行 AR-V7 检测。

三、检测结果

检测指标	Ct 值	检测结果
AR-FL	19.73	AR-V7 阳性
AR-V7	24.86	

检测结果仅做医学参考，请咨询专业医师进行结果评估。

图 21-3　AR-V7 临床检测报告样图

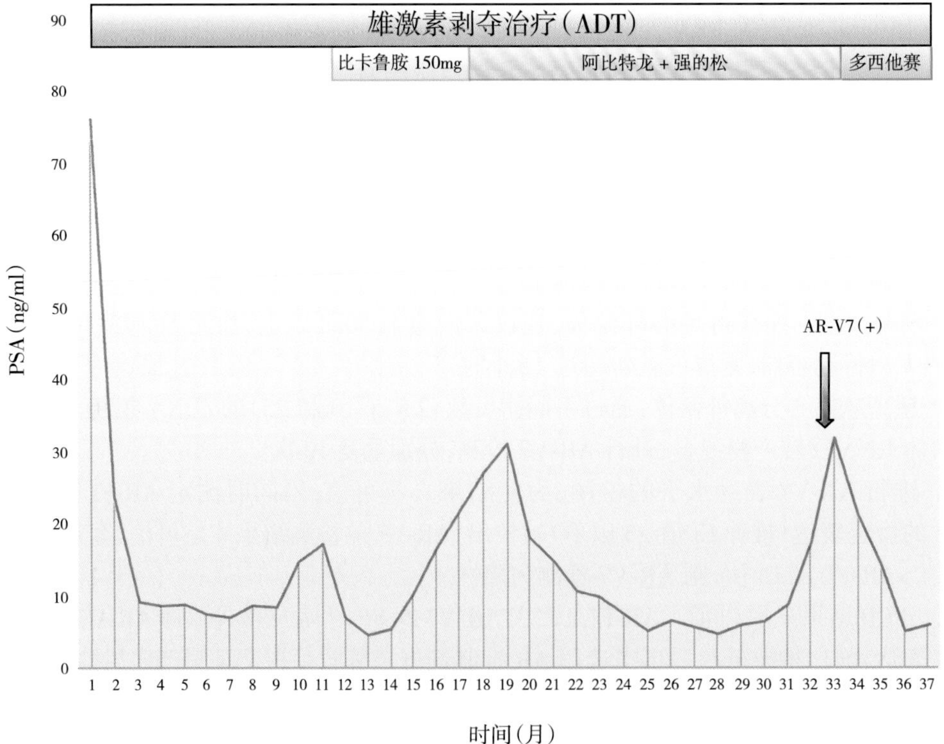

图 21-4　前列腺癌患者治疗阶段 PSA 变化实录

【要点解析】

1. 正确分析 AR-V7 的临床意义，需要临床医师具有一定的肿瘤细胞生物学知识，对前列腺癌 AR 通路机制及相关基因学知识有所了解。为充分掌握患者的临床进程，资料数据库的建立也将是必要的。

2. 必须明确的是，前列腺癌的耐药机制相当复杂，AR-V7 的阳性表达并不一定意味着临床上阿比特龙 / 恩杂鲁胺等新型内分泌治疗药物的抵抗。而 AR-V7 检测结果为阴性，一方面可能是受检测手段限制的假阴性，另一方面，不能除外标本留取过程中各种因素导致的 mRNA 降解。

3. AR-V7 检测用于新型内分泌药物抵抗的临床预警，针对正在 PSA 和 / 或影像学进展的病例，作为及早转换化疗或靶向治疗的依据。注意在判断疾病进展时除外药物的 PSA “闪烁”效应。

（张峰波）

专家述评

人类与恶性肿瘤的斗争从未停止。多西他赛和醋酸阿比特龙的出现，极大地改善了 CRPC 患者的预后。随着治疗时间的延长，耐药问题也成为困扰越来越多的 CRPC 患者和医师的难题。前列腺癌进行医学干预的时机越早，则患者的预后就越佳。目前对于 CRPC 患者阿比特龙和多西他赛的治疗序贯问题仍在探讨，临床上初次使用阿比特龙即出现抵抗的现象，并不鲜见。

目前研究发现，AR-V7 通过前列腺癌细胞内雄激素受体通路的旁路激活，导致雄激素下游基因活化，是产生阿比特龙抵抗的重要机制之一。通过检测前列腺癌患者体内的 AR-V7 的表达水平，可以一定程度上预测阿比特龙抵抗现象的发生。这一检测目前已越来越多地应用到临床，然而如何实现 AR-V7 科学、合理化的检测一直是学术界探讨的问题。前列腺癌的二次活检，目前在国内患者中接受度不高，通过穿刺肿瘤标本检测 AR-V7 难以推广。外周血循环肿瘤细胞（CTC）可反映肿瘤细胞的生物学特性，但是 CTC 检出率低也是困扰学术界的难题之一。2018 年《欧洲泌尿外科学杂志》（European Urology）上发表的一篇采用血浆外泌体检测 AR-V7 mRNA 的文章引起大家重视，外泌体在肿瘤患者外周血内具有极为广阔的应用前景。该文章作者团队在此基础上，发现尿液外泌体是检测 AR-V7 更为敏感有效的手段，并在阿比特龙抵抗的患者中检测阳性率达到 50%，显著优于文献血浆外泌体检测结果。需要在临床中进一步验证外泌体 AR-V7 检测的有效性和可行性。

在临床实践中对 AR-V7 的正确判读，对决定 CRPC 治疗方案具有重要意义。AR-V7 是导致阿比特龙 / 恩杂鲁胺抵抗的重要机制，但并非全部机制。即使是 AR-V7 表达阳性的 CRPC 患者，在临床中应用阿比特龙 / 恩杂鲁胺也有部分患者有效。因此 AR-V7 检测是 CRPC 治疗中临床决策的重要参考指标之一，对前列腺癌，尤其是 CRPC 精准诊断治疗领域具有重要的意义。目前针对 AR-V7 的治疗型药物的临床研究正在开展，相信以 AR-V7 为靶位的诊断和治疗领域将大有可为。

（罗　军　田　野）

参考文献

[1] 那彦群，叶章群，孙光．2014 版中国泌尿外科疾病诊断治疗指南[M]. 人民卫生出版社，2014.

[2] FAN L, ZHANG F, XU S, et al. Histone demethylase JMJD1A promotes alternative splicing of AR variant 7 (AR-V7) in prostate cancer cells[J]. Proc Natl Acad Sci U S A, 2018, 115(20): E4584-E4593.

[3] ANTONARAKIS E S, LU C, WANG H, et al. AR-V7 and resistance to enzalutamide and abiraterone in prostate cancer[J]. N Engl J Med, 2014, 371(11): 1028-1038.

[4] TAKEUCHI T, OKUNO Y, HATTORI-KATO M, et al. Detection of AR-V7 mRNA in whole blood may not predict the effectiveness of novel endocrine drugs for castration-resistant prostate cancer[J]. Res Rep Urol, 2016, 8: 21-25.

[5] DEL RE M, BIASCO E, Crucitta S, et al. The Detection of Androgen Receptor Splice Variant 7 in Plasma-derived Exosomal RNA Strongly Predicts Resistance to Hormonal Therapy in Metastatic Prostate Cancer Patients[J]. Eur Urol, 2017, 71(4): 680-687.

第 22 章

前列腺特异性膜抗原(PSMA)靶向前列腺癌治疗

临床问题

第一节 晚期去势抵抗性前列腺癌的治疗现状及局限性

前列腺癌是世界第二大男性高发癌症，每年患者量超过一百万。中国的整体发病率低于欧美，但统计数据表明中国前列腺癌发病率逐年增加[1]。随着医学水平的提高，早期前列腺癌患者可采用根治性治疗方法，大部分中晚期前列腺癌患者采用内分泌治疗（androgen-deprivation therapy，ADT）可得到有效控制，但仍有部分晚期癌症，如晚期去势抵抗性前列腺癌（castration-resistant prostate cancer，CRPC）暂无有效的控制方法。第二代内分泌治疗药物阿比特龙(abiraterone)和恩杂鲁胺(enzalutamide)仅可将总生存时间延长 3.9 个月和 4.8 个月；紫杉醇类化疗药物多西他赛（docetaxel）和卡巴他赛（cabazitaxcl）已被美国 FDA 批准在前列腺癌治疗方面使用，总生存时间延长也仅为数月，并且伴随副作用；用于前列腺癌骨转移骨痛治疗的核医学放射性药物钐[^{153}Sm]-EDTMP、氯化锶[^{89}SrCl]具有较好的缓解疼痛疗效，临床已广泛应用[2,3]。近年来镭[^{223}Ra]用于前列腺癌骨转移病灶，总生存时间延长 3.6 个月。晚期去势抵抗性前列腺癌目前存在严重的治疗局限性，亟需安全有效的新方法对其进行改善。

由美国约翰·霍普金斯大学医学院率先开展的前列腺特异性膜抗原（prostate-specific membrane antigen，PSMA）的尿素类（urea-based）小分子核医学显像技术，最近 6 年得到飞速的发展，弥补了传统影像学在病灶精准定位方面的缺陷，表现出非常高的应用潜力（参见第 5 章）[4]。作为治疗的拓展，利用小分子靶向试剂引导治疗型核素，针对晚期去势抵抗性前列腺癌的放射性核素靶向治疗（radioligand therapy，RLT）研究也取得进展，目前报道已在有效性及使用安全性方面得到相对充分论证[5-7]，本章节将针对该方向的进展进行总结与讨论。

最新进展

第二节　前列腺癌特异性膜抗原及其靶向试剂的发展

PSMA 作为前列腺癌特异性受体，其靶向技术快速发展，成为核医学显像高灵敏度、高特异性的方法之一。PSMA 是具有催化功能的膜蛋白，过量表达于前列腺癌与多类肿瘤新生血管，而正常组织的蛋白表达仅少量存在于泪腺、唾液腺、近端肾小管等，这就使 PSMA 成为高灵敏度、高特异性前列腺癌转移病灶定位显像以及晚期核素靶向治疗的理想生物标志物。由于 PSMA 在前列腺癌诊疗中的重要意义，抗体研究最先起步（单克隆抗体 7E11-C5.3、J591 等），并被应用于显像与引导核素进行放射性靶向治疗实验。早期研究工作证实了该方法的可行性，但抗体作为治疗型核素的引导手段具有严重局限性，如抗体需要较长的体内代谢时间（通常 3~7 天）降低血液循环的背景，从而导致较大的对正常组织的毒副作用；其较大分子量也限制了它的肿瘤的穿透性。相比之下，具有快速代谢性质的小分子显像药物在临床转化的方面具有巨大的优势。另外，小分子不易被免疫系统识别排斥，且可以标准化的完成纯化与质控，进而保障了它们的使用安全性与重现性。

PSMA 的小分子靶向试剂是基于其抑制剂发展而来。目前，临床实验最为成功的一类靶向试剂基于尿素衍生物（urea）结构分子，该抑制剂于 2001 年首次被报道，并在 2002 年率先由美国约翰·霍普金斯大学医学院 Pomper 实验室引入到前列腺癌核医学诊疗方面的研究。2012 年德国海德堡大学首次报道了目前临床上应用最为广泛的 PSMA 靶向试剂 ^{68}Ga-PSMA-11，并将其应用于前列腺癌的诊断。与此同时，北京大学肿瘤医院核医学科率先在国内开展了 PSMA 靶向试剂在前列腺癌的诊疗研究。目前，已应用于临床核医学诊断的试剂包括 ^{18}F-DCFBC、^{18}F-DCFPyL、^{18}F-PSMA-1007、^{68}Ga-PSMA-11、^{68}Ga-PSMA-617 等，为前列腺癌的精准分期与生化复发病灶的精准定位方面提供了有力的影像学辅助方法（参见第 5 章）。该类靶向试剂的完善与成熟为高特异性的针对前列腺癌病灶的高细胞毒性治疗型核素的引导与浓聚提供了高效的工具。

第三节　基于核素 ^{131}I 的 PSMA 放射性靶向核素治疗

^{131}I 是传统核医学治疗型核素，^{131}I- 碘化钠已常规应用于甲状腺相关疾病的放射性治疗[8-10]。^{131}I 衰变后产生能量为 0.6MeV 的 β 射线，半衰期为 8.03 天，组织的穿透距离约 2mm。最早的前列腺癌靶向治疗的临床实验报道是 2014 年将 ^{131}I 标记于 PSMA 靶向试剂 MIP-1095。2014 年和 2017 年有两篇相关报道，分别针对 28 例与 36 例患者进行了初步的研究工作。治疗以血清前列腺特异性抗原（prostate-specific antigen，PSA）下降大于 50% 为评价指标，有效患者比例分别为 60.0% 和 70.6%。实验中并未发现肾脏毒性，与高级别血液毒

性(3~4 级)。25% 的患者出现轻度至中度的口腔干燥。作为最早开展及报道的放射性靶向核素治疗工作,^{131}I-MIP-1095 的临床实验完成了人体放射量分布测定、治疗可行性以及潜在毒性的基本研究工作,具有重要的理论意义。但是由于 ^{131}I 核素本身特性的局限性,β 射线核素靶向放射性治疗试剂的推广性实验已经过渡到标记使用更方便、使用更安全的放射性核素镥[^{177}Lu]。

第四节　基于核素 ^{177}Lu 的 PSMA 放射性靶向核素治疗

随着核医学放射性核素靶向治疗的发展,^{177}Lu 由于其优异的治疗特性越来越多地被应用到相关领域。^{177}Lu 衰变后产生能量为 0.497MeV 的 β 射线,半衰期为 6.7 天,组织的穿透距离约 1.5mm。较短的组织穿透距离保证了它使用过程中对周围环境的安全性,Lu 的金属特性使其可以被简单的有机络合试剂 DOTA(1,4,7,10-tetraazacyclododecane-1,4,7,10-tetraacetic acid)进行稳定的络合标记,该操作过程非常简单且容易实现自动化生产。^{177}Lu 在病灶富集后不存在代谢及重新分布现象。同时,^{177}Lu 衰变产生低能量射线,在 0.208MeV 和 0.113MeV 分别具有 10% 和 6% 的丰度,可以被应用于治疗同时的单光子断层计算机显像(single photon emission computed tomography,SPECT),实现治疗中剂量分布的监测。由于以上特性,^{177}Lu 试剂在 2015 年被首次报道应用于前列腺癌治疗后,过去三年内已报道的治疗病例大于 500 例。常见于文献的核素靶向治疗试剂为 ^{177}Lu-PSMA-617 和 ^{177}Lu-PSMA-I&T。细胞实验证明,^{177}Lu 试剂在结合前列腺癌细胞表面 PSMA 受体后存在高效的内化作用,以实现试剂在细胞内的稳定滞留,3 小时的内化效率可高达 75%,这就为核素在体内长时间稳定发挥治疗效果提供了有利因素。

目前该类治疗方法被应用于其他治疗方法均失败的晚期去势抵抗性前列腺癌患者的临床试验。患者的选择一般要基于以下几个基本条件:①病理分析确认为前列腺腺癌;②手术治疗方案不可行;③目前已批准的现有治疗方法失效。同时,由于晚期去势抵抗性前列腺癌存在异质性的特征,而靶向治疗是基于细胞膜特异性膜抗原 PSMA 而进行的核素引导,PSMA/PET 显像阳性病灶的患者方可被选择进行放射性核素靶向治疗。PET/CT 在患者的选择中具有重要意义,同时在后期疗效评估中也可以采用,以配合血液 PSA 检查,给出综合疗效的评价。临床实验数据显示(表 22-1),疗效以血清 PSA 大于 50% 下降为评价指标,^{177}Lu 的疗效在 30%~70% 之间,不低于化疗试剂多西他赛和卡巴他赛的疗效。在治疗过程中 PSA 无明显降低的患者比例在 10%~32%。大部分的治疗数据中,约 80% 的患者治疗过程中 PSA 会降低,显示有效反应。由于该新技术在过去 4 年中尚处于发展阶段,不同研究之间药物的注射剂量存在差异(3.5 至 8.0GBq)、治疗的疗程数量与间隔存在差异(1~6 次 / 6~8 周),因此不同临床试验间疗效的准确评估尚存在一定难度。以近期发表的 56 例患者的统计数据为例,该研究针对病情采取 1~5 次 /6 周的治疗方式,在过去的 28 月中患者的存活率高达 78.6%,中位无疾病进展生存期 13.7 个月[8]。更精确的统计结论需基于更多其他治疗因素的考虑、更大患者量以及更长期的观测统计。目前结果已显示出 ^{177}Lu-PSMA 放射性核素治疗相对于其他化疗方法在疗效方面的优势,治疗对 33%~70% 的晚期患者起到缓解

表 22-1 ^{177}Lu-PSMA 靶向治疗后疗效

第一作者	患者量	试剂	PSA 下降 >50%	PSA 恶化	症状消除	无进展生存期
Zechmann et al 2014	28	^{131}I-MIP 1095	61%	14%	完全 23% 部分 61%	126 天
Ahmadzadehfar et al 2015	10	^{177}Lu-PSMA-617	50%	30%	—	—
Ahmadzadehfar et al 2016	24	^{177}Lu-PSMA-617	42%	21%	—	—
Kratochwil et al 2016	30	^{177}Lu-PSMA-617	43%~72%	27%	—	—
Baum et al 2016	56	^{177}Lu-PSMA I&T	59%	11%	部分 33%	13.7 个月
Rahbar et al 2016	74	^{177}Lu-PSMA-617	31%	23%	—	—
Rahbar et al 2016	28	^{177}Lu-PSMA-617	32%~50%	20%	—	—
Heck et al 2016	22	^{177}Lu-PSMA I&T	33%	32%	完全 14% 部分 42%	175 天
Yadav et al 2017	52	^{177}Lu-PSMA-617	—	20%	—	12 个月
Fendler et al 2016	15	^{177}Lu-PSMA-617	60%	—	—	—
Kratochwil et al 2016	2	^{225}Ac-PSMA-617	100%	—	—	—
Ahmadzadehar et al 2017	52	^{177}Lu-PSMA-617	59.6%	—	—	—
Rahbar et al 2017	145	^{177}Lu-PSMA-617	45%	—	—	—

病痛的效果，改善了 60% 患者的生活质量。

PSMA 相关放射性核素靶向治疗相对于其他治疗方案最大的优势之一在于其在临床实验中表现出的安全性。到目前为止，尚无核素治疗直接相关的死亡病例的报道。尽管核素在肾脏具有较高剂量的浓聚，但临床实验尚未报道出现肾脏毒性，现有研究数据表明治疗并未导致肾脏不可逆损伤。对于 ^{177}Lu-PSMA 试剂人体放射量分布的研究显示，肾脏治疗过程中承受的辐射剂量约在 5Gy，低于国际规定的肾脏可耐受的最高辐射剂量 23Gy。治疗过程中承受辐射剂量最高的器官是唾液腺，患者在治疗过程中常出现口腔干燥的症状，目前报道的最高比例达到 30%。疲劳与恶心也是常伴随治疗过程发生，尤其是治疗的前 1~2 天内，报道的最高比例分别达到 25% 和 10%。由于造血细胞较长的恢复周期，^{177}Lu-PSMA 靶向治疗的毒副作用备受关注，轻度毒性（1~2 级）常有发生（10%~25%），重度毒性（3~4 级）偶有发生，并取决于骨转移的程度（表 22-2）。

表 22-2　^{177}Lu-PSMA 靶向治疗的毒副作用

作者	血液毒性（G2~3）			非血液毒性	
	血红蛋白	白细胞	血小板	唾液腺	其他
Zechmann et al 2014	—	15%	10%	25%	甲状腺功能低下 1/28，黏膜炎 1/28
Ahmadzadehfar et al 2015	10%	10%	10%	20%	疲劳 20%，恶心 20%
Ahmadzadehfar et al 2016	25%	12%	0%	9%	恶心 12%，疲劳 13%-17%，味觉减退 4%
Kratochwil et al 2016	10%	7%	7%	7%	疲劳 G1，恶心 G1
Baum et al 2016	5%	9%	0%	4%	—
Rahbar et al 2016	15%	5.4%	3%	9%	恶心 G1 1.4%
Rahbar et al 2016	9%~20%	0~11%	0	15%	恶心 14%，常规止吐无效
Heck et al 2016	32%（G1~2）	5	25%（G1~2）	37%	疲劳 25%，厌食 25%，
Yadav et al 2017	6.5%	3%	0%	—	—
Rahbar et al 2017	10%（G3~4）	3%（G3~4）	4%（G3~4）	8%	疲劳 13%，恶心 6%，肾功受损 12% G1

随着大量 ^{177}Lu 放射性靶向治疗实验的开展，对于毒副作用的监控和记录也趋于完善。患者一般在治疗开始后每间隔 2~4 周进行毒副作用以及临床疗效的评估，评估项目包括血液检查、代谢谱检查以及肾功能检查，PSA 检测以及影像学检测等等。其中 PSA 及影像学检测用以评估治疗效果。血液、代谢谱及脏器功能检测，用以评估治疗过程中可能的毒副作用。随着对 PSMA 放射性核素靶向治疗中潜在毒副作用认识的深入，一系列健康相关指标也被适当列入患者选择的标准：①血液功能正常；②肾功能基本正常；③肝功能正常等。随着实验的开展及数据的积累，目前最主要的副作用来源于唾液腺损伤而导致的口腔干燥，轻度到中度的比例在 ^{177}Lu 治疗患者中约占 8%。一系列避免该毒副作用的方法均处于研发阶段，包括：①针对具有疗效的患者，根据唾液腺的辐射剂量最大耐受值，适当降低治疗中使用的放射性药物剂量；②寻找新型靶向试剂，改变治疗过程中唾液腺所浓聚的辐射剂量比例；③外部对唾液腺降温，降低腺体血液供应速率；④PSMA 封闭试剂的开发及唾液腺局部应用；

⑤唾液腺损伤后移植再造技术等。大量正在试验中的技术，将加深人们对问题的理解，并最终开发出有效且适合降低该毒副作用的辅助方法。

第五节　基于核素 ^{225}Ac 的 PSMA 放射性靶向核素治疗

针对 ^{177}Lu 治疗无效的患者，核素锕[^{225}Ac]在 PSMA 靶向治疗方向的研究备受关注。^{225}Ac 衰变后产生 α 粒子，相对 β 粒子具有极高的细胞毒性，因此理论上可以实现更有效的对具有 PSMA 表达的病灶的控制。同时，α 粒子具有非常短的组织穿透能力（约 80μm），这就可以有效降低高度骨转移患者在治疗过程中的潜在血液毒性。标记方面，Ac 的金属特性也可以被 DOTA 进行简单且稳定的络合标记，大大方便了药物的自动化生产。也正是由于 ^{225}Ac 的高细胞毒性及潜在的毒副作用，该方向的推进相对 ^{177}Lu 较为保守，目前已有 ^{177}Lu 治疗失败的患者进一步采取 ^{225}Ac 治疗。实验证明 ^{225}Ac 可以有效清除病灶，同时唾液腺受损导致的口腔干燥是目前发现的少数毒副作用。近期一个对于 40 例患者的实验中，发现 87% 患者 PSA 治疗后产生不同程度下降，下降大于 50% 的患者比例为 63%，10% 的患者由于严重的口腔干燥停止治疗，相关积极努力仍在进行中。

实例演示

第六节　^{177}Lu-PSMA-617 放射性核素靶向治疗实例演示

^{177}Lu-PSMA 靶向放射性核素治疗尚未得到美国 FDA 与欧洲 EMA 批准使用，目前处于临床研究阶段，不同研究机构的操作标准仍存在差异。随着科研的深入开展，各研究机构已经达成一定共识，以下内容参考德国 12 家研究机构在 PSMA 放射性核素靶向治疗中的相关报道。

【适应证】

1. 晚期转移性去势抗性前列腺癌，无法耐受化疗的患者。
2. 通过 PSMA-PET 证实病灶具有 PSMA 受体的表达。

【禁忌证】

1. 血常规检查异常。
2. 肾功能异常。
3. 肝功能异常。
4. 其他同时进行的治疗：内分泌治疗建议同时进行；治疗前 6 周内停止使用骨髓抑制药物。

【所需器材清单】

1. 放射性核素靶向治疗相关显像设备：PET/CT（Gemini TF 16）、SPECT/CT。

2. 放射性核素药物制备设备:通风橱、活度计、移液器、加热器、无菌滤膜。

3. 放射性核素药物质控设备:低照度液相探测仪 /HPLC、放射性薄层扫描仪、反向分析柱。

4. 放射性核素防护设备:钨合金翻转防护罐、正电子药物注射防护车、数字式表面沾污仪、注射器钨合金防护套。

【团队要求】

1. 具有放射性核素靶向治疗经验的核医学科医师及护士团队。

2. 具有 GMP 认证的放射性核素药物制备实验室及相关药物制备人员(化学师)。

3. 具有大型医疗仪器使用资质的技术人员和物理师。

4. 具有第四类《放射性药品使用许可证》。

【操作步骤】

1. 患者于治疗前需检查血常规、肝脏及肾脏功能、PET/CT(PSMA 等)、放射性核素肾动态及唾液腺显像,符合标准患者可予以治疗。

2. 根据患者心功能情况可于放射性核素治疗前水化,此后静脉注射 ^{177}Lu-PSMA 药物,常规药物剂量为 100~200mCi;必要时可给予利尿剂及泻药促进体内未与病灶结合的 ^{177}Lu-PSMA 排泄。另外,可冰敷唾液腺降低口腔干燥症风险,可预防性给予止吐剂。

3. ^{177}Lu-PSMA 治疗后需进行 SPECT 显像评价药物摄取情况(图 22-1)。

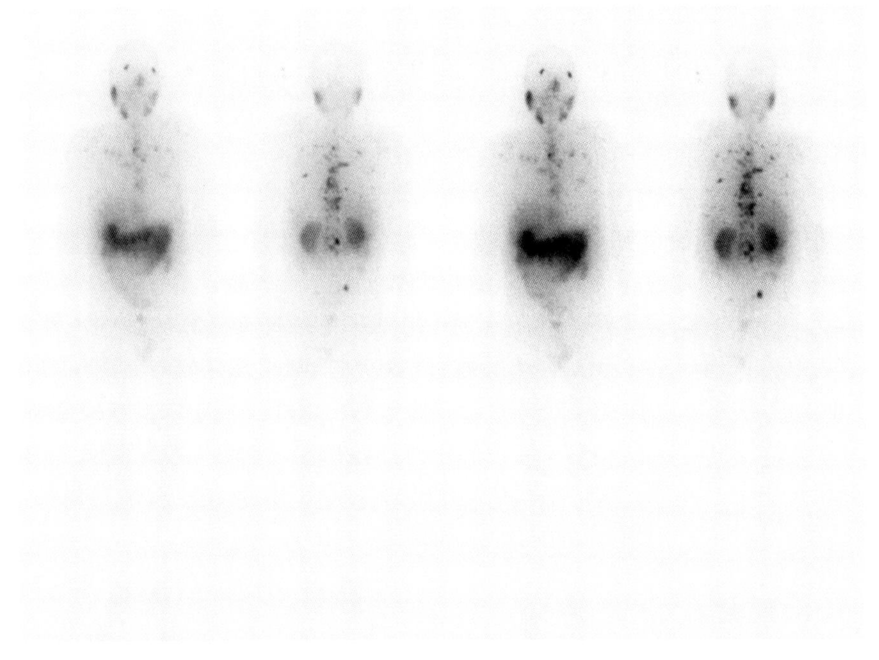

图 22-1　^{177}Lu-PSMA 治疗后 24 小时 SPECT 显像
(感谢北京大学肿瘤医院杨志研究员、刘辰主治医师提供图像)

4. 每 2~4 周复查血象、肝肾功能,若出现异常应及时干预。

5. 每 2~4 个疗程复查 PET/CT 评估疗效。PSA 及影像缓解患者于 4 个疗程后可观察 3~4 个月再次复查,再次进展且可耐受二次 ^{177}Lu-PSMA 治疗的患者可考虑重复治疗。

【要点解析】

1. ^{177}Lu-PSMA 治疗前需进行 PSMA PET/CT 检查对患者筛选，PSMA PET/CT 显像阳性患者适合治疗，治疗前签署知情同意书。

2. ^{177}Lu-PSMA 治疗后最常见的副反应为口腔干燥，可于治疗过程中冰敷唾液腺降低此副反应发生率。虽然骨髓抑制等副反应的发生率较低，但仍需积极监测血常规，以防不可逆的骨髓抑制发生。

3. ^{177}Lu-PSMA 治疗的效果评价应参考 PSA 等相关检验及 PSMA PET/CT 影像检查。对于身体耐受力许可的患者可给予重复治疗。

（杨　兴　张建华　王荣福）

专家述评

前列腺癌是美国第二大男性高发癌症。中国前列腺癌发病率逐年增加。晚期去势抵抗性前列腺癌目前存在严重的治疗局限性，亟需安全有效的新方法对其进行改善。

PSMA 作为前列腺癌特异性受体，其靶向技术快速发展，成为核医学显像高灵敏度、高特异性的方法之一。^{131}I-MIP-1095 的临床实验完成了人体放射量分布测定、治疗可行性以及潜在毒性的基本研究工作，具有重要的理论意义。但是由于 ^{131}I 核素本身特性的局限性，射线核素靶向放射性治疗试剂的推广性实验已经过渡到标记使用更方便、使用更安全的 ^{177}Lu。^{177}Lu 衰变后产生能量为 0.497MeV 的 β 射线及低能量 γ 射线，可用于治疗及疗效评价。常见于 ^{177}Lu 靶向治疗试剂为 ^{177}Lu-PSMA-617 和 ^{177}Lu-PSMA-I&T。目前结果显示出 ^{177}Lu-PSMA 治疗对 33%~70% 的晚期患者起到缓解病痛的效果，改善了 60% 患者的生活质量，相对于其他化疗方法的在疗效方面具有优势。^{177}Lu-PSMA 目前最主要的副作用来源于唾液腺损伤而导致的口腔干燥，轻度到中度的比例在 ^{177}Lu 治疗患者中约占 8%，一系列避免该毒副作用的方法均处于研发阶段。针对 ^{177}Lu 治疗无效的患者，核素 ^{225}Ac 在 PSMA 靶向治疗方向的研究备受关注。^{225}Ac 衰变后产生 α 粒子，相对 β 粒子具有极高的细胞毒性，因此理论上可以实现更有效的对具有 PSMA 表达的病灶的控制。同时，α 粒子具有非常短的组织穿透能力（约 80μm），这就可以有效降低高度骨转移患者在治疗过程中的潜在血液毒性。标记方面，Ac 的金属特性也可以被 DOTA 进行简单且稳定的络合标记，大大方便了药物的自动化生产。也正是由于 ^{225}Ac 的高细胞毒性及潜在的毒副作用，该方向的推进相对 ^{177}Lu 较为保守，目前已有 ^{177}Lu 治疗失败的患者进一步采取 ^{225}Ac 治疗。

（王荣福）

参考文献

[1] CHEN W，ZHENG R，BAADE P D，et al. Cancer statistics in China，2015［J］. CA Cancer J Clin，2016，66(2)：115-132.

[2] 夏同礼 . 前列腺癌的基础与临床［M］. 北京：科学出版社，2000.

[3] WANG R F，ZHANG C L，ZHU S L，et al. A comparative study of samarium-153-ethylenediaminetetramethylene phosphonic acid with pamidronate disodium in the treatment of patients with painful metastatic bone cancer［J］.

Med Princ Pract, 2003, 12(2): 97-101.

[4] WUSTEMANN T, HABERKORN U, BABICH J, et al. Targeting prostate cancer: Prostate-specific membrane antigen based diagnosis and therapy[J]. Med Res Rev, 2018,

[5] AWANG Z H, ESSLER M, AHMADZADEHFAR H. Radioligand therapy of metastatic castration-resistant prostate cancer: current approaches[J]. Radiat Oncol, 2018, 13(1): 98.

[6] FENDLER W P, RAHBAR K, HERRMANN K, et al. (177)Lu-PSMA Radioligand Therapy for Prostate Cancer[J]. J Nucl Med, 2017, 58(8): 1196-1200.

[7] EMMETT L, WILLOWSON K, VIOLET J, et al. Lutetium (177) PSMA radionuclide therapy for men with prostate cancer: a review of the current literature and discussion of practical aspects of therapy[J]. J Med Radiat Sci, 2017, 64(1): 52-60.

[8] 王荣福. 碘 131 对分化型甲状腺癌的治疗应用进展[J]. 肿瘤学杂志, 2012, 10): 742-745.

[9] 孙丽昕, 王荣福. PET/CT 在甲状腺癌的临床应用进展[J]. 肿瘤学杂志, 2017, 6): 470-473.

[10] LANGBEIN T, CHAUSSE G, BAUM R P. Salivary Gland Toxicity of PSMA Radioligand Therapy: Relevance and Preventive Strategies[J]. J Nucl Med, 2018, 59(8): 1172-1173.

第 23 章

前列腺癌免疫治疗

2018 年度诺贝尔生理学或医学奖授予美国的詹姆斯·艾利森(James Allison)与日本的本庶佑(Tasuku Honjo),以表彰他们“发现负性免疫调节治疗癌症的疗法方面的贡献”。事实上近 10 年来,肿瘤免疫一直是肿瘤基础及治疗领域内的研究热点,受到了业界及患者的追捧。

前列腺癌作为欧美男性最常见的恶性肿瘤,自然也是肿瘤免疫治疗研究中的重中之重。2010 年春天,美国 FDA 率先批准了 Sipuleucel-T 治疗晚期前列腺癌,使其成为首个获批的癌症治疗疫苗。这在肿瘤免疫治疗史具有里程碑意义。本章节结合本中心的临床实践对前列腺癌免疫治疗的进展及临床应用做一总结。

临床问题

第一节 肿瘤免疫治疗开展的困境与机遇

回首国内,自 2000 年以后许多中心开展了形形色色的肿瘤免疫治疗,取得了一定的疗效,但普遍存在的问题是缺乏较高等级的循证医学证据支持。国内的相关政策法规也限制了前列腺癌免疫治疗的开展。2009 年,原卫生部按照《医疗技术临床应用管理办法》将免疫细胞治疗作为第三类医疗技术进行准入管理。由于申报的医疗机构缺乏科学规范的临床研究结论和循证依据支持,卫生行政部门并未批准过任何医疗机构开展该技术的临床应用。2015 年 6 月,国家卫生计生委按照国务院行政审批制度改革要求,取消第三类医疗技术临床应用准入审批。

进入 2015 年以来,肿瘤免疫治疗已经成为医药行业研发热点,全球有数百项临床实验正在进行,新靶点、新组合、新适应证层出不穷。国家层面也将肿瘤免疫列为国家医药卫生产业发展的重点,未来一定潜力无限。

第二节　肿瘤免疫的基础知识

肿瘤免疫简单来说,可以概括为正向免疫及负向免疫(免疫调控点)两大类。传统上我们通常关注 T 细胞及细胞因子介导的肿瘤正向免疫。近 10 年来更多引起关注的是关于负向调控(免疫检查点)的机制及临床应用研究。

一、正向调控机制

(一) T 细胞

MHC-Ⅰ 限制的 CD8+ 细胞毒性 T 细胞(CTL)为抗肿瘤免疫的主要效应细胞,其杀伤肿瘤细胞的机制为其抗原受体识别结合肿瘤细胞上的肿瘤抗原,可直接杀伤肿瘤细胞;还可通过分泌多种细胞因子(如 IFN-γ、TNF 等)间接杀伤肿瘤细胞。

MHC-Ⅱ 限制的 CD4+ 辅助性 T 细胞(Th)参与抗肿瘤免疫效应主要是通过其释放的细胞因子(如 IFN-γ、IL-2 等)激活 NK 细胞、巨噬细胞,并增强 CD8+CTL 的杀伤功能而实现,但也有一定的直接杀伤肿瘤的作用。

(二) NK 细胞

NK 细胞是细胞免疫中的非特异性成分,不依赖抗体或补体,无需预先致敏即可直接杀伤肿瘤细胞,可能的机制包括:释放细胞毒性因子或穿孔素介导溶细胞作用,其杀伤作用无肿瘤特异性、MHC 限制性和免疫记忆性;通过 Fas/FasL 途径诱导肿瘤细胞凋亡;NK 细胞表面的 FcγR 可与覆盖在肿瘤细胞表面抗体的 Fc 段结合,通过抗体依赖性细胞介导的细胞毒作用(antibody-dependent cell-mediate cytotoxicity,ADCC)作用而杀伤肿瘤细胞;IL-2/12/15、IFN 等可在体内外增强 NK 细胞的细胞毒作用,故 T 细胞免疫应答可增强 NK 细胞活性。

(三) 树突状细胞(dendritic cell,DC)

树突状细胞是在肿瘤免疫中作为抗原递呈细胞起到重要的媒介作用。Sipuleucel-T 即主要通过激活此途径起到抗肿瘤的作用。DC 可高度表达 MHC-Ⅰ/Ⅱ、B7 和 ICAM-1 等免疫相关分子,参与肿瘤抗原的递呈,在体内外均有激发针对肿瘤的初次和再次 T 细胞应答的功能。

(四) 巨噬细胞

既可作为抗原递呈细胞(antigen presenting cell,APC)启动免疫应答,也可作为潜在效应细胞溶解肿瘤细胞。其杀伤肿瘤细胞的机制如下:作为 APC 将肿瘤抗原提呈给 T 细胞,并通过分泌 IL-2/12 促进其激活,以诱导特异性抗肿瘤细胞免疫应答;活化的巨噬细胞与肿瘤细胞结合后，通过释放溶酶体酶等直接杀伤肿瘤细胞；巨噬细胞表面有 FcR，可通过特异性抗体介导的 ADCC 效应杀伤肿瘤细胞；活化的巨噬细胞可分泌 TNF、NO 等细胞毒性分子间接杀伤肿瘤细胞。

成功产生 T 细胞介导的免疫反应以消除抗原包括但不限于以下步骤：①APCs 对肿瘤抗原的摄取和处理；②APCs 向淋巴器官的迁移；③由共刺激和共抑制信号对肿瘤抗原呈递进行精细调节，这些信号可以调控肿瘤特异性初始 T 细胞活化成为淋巴器官中的效应 T 细胞；④肿瘤特异性效应 T 细胞从淋巴器官向外周血回归并向肿瘤组织转移；⑤肿瘤抗原识别和肿瘤消除；⑥效应 T 细胞死亡并产生肿瘤特异性记忆 T 细胞。基于对这些细胞和分子机制的理解，开发了各种类型的免疫疗法，通过对这些步骤的常规调节和 / 或激活机制的调控以"激发"免疫激活，从而在程度和 / 或质量上提高抗肿瘤免疫反应。这种总体思路旨在激活和提高免疫反应，我们称之为"免疫增强化疗法"[1]。

二、负向调控机制

面对免疫反应的增强，癌症不仅仅是以生长单纯地应对，而是积极运用各种策略来延缓、改变甚至阻止抗肿瘤免疫。这些策略统称为"免疫逃逸机制"。它通常能够破坏固有的抗肿瘤免疫，导致肿瘤生长不受控制。这些机制在癌症进展过程中不断发展，在晚期癌症中变得更加纷繁复杂。提高肿瘤免疫反应的新方法包括阻断这些免疫逃逸机制。免疫调控抑制点机制（包括 PD，CTLA-4 等途径）是研究得最为透彻的免疫逃避机制之一。当效应 T 细胞抗肿瘤免疫应答在肿瘤微环境中上调时，该通路抑制效应 T 细胞的抗肿瘤免疫应答，并且在多种肿瘤类型中已经证明阻断该通路的治疗可以有效提高抗肿瘤免疫应答。这种方法在概念上不同于以前的增强化疗法。增强化疗法是基于激活过程的常规理解来设计的，而抗肿瘤调控抑制点疗法是利用了基于免疫逃避机制的新的认识。

陈列平教授将免疫反应的过程看作是一根大水管。在正常的免疫反应的情况下，是有适当排放的。然而，如果管道被堵塞，水流将受到影响，管道无法正常排水。在这种情况下，"增强化"的方法可以被理解为增加管道的（前端）压力，以克服排水不畅的问题。但这种方法伴有加压过度后管道破裂的风险。相比之下，"正常化"方法可以理解为是一种通过识别并移除阻塞以恢复正常水流、且不会危及管壁的策略。"正常化"指的就是目前大热的免疫调控抑制点机制，其核心是对抗肿瘤的免疫逃逸机制。

除此之外，肿瘤免疫中还存在体液免疫机制。包括 B 细胞也可作为起到递呈肿瘤抗原的作用，分泌抗体介导肿瘤杀伤免疫。

与前列腺癌相比，膀胱癌、肾癌的肿瘤免疫原性理论上更强，但是由于目前人类尚未发现任何一种真正意义上的"肿瘤抗原"，肿瘤正向免疫调控机制目前在临床上多限于激活肿瘤递呈细胞。取得较大进展的是针对免疫调控抑制点机制的研发。目前，美国 FDA 已经批准抗 PD 治疗用于转移性黑色素瘤、肺癌、头颈癌、肾细胞癌、尿路上皮癌、肝癌、胃癌、霍奇金淋巴瘤、梅克尔细胞癌、大 B 细胞淋巴瘤、宫颈癌。

最新进展

第三节　前列腺癌免疫治疗临床进展

肿瘤的治疗常规有手术、化疗、放疗三大类方法。肿瘤免疫治疗近年来大热，许多晚期肿瘤患者经常把免疫治疗作为最后的救命稻草。想要了解肿瘤免疫治疗的定位，不妨先回顾下人类的免疫系统是如何进化形成的。人类的免疫系统在既往的进化过程中是为猿人对抗伤口感染设计并逐渐进化的，并非针对抗肿瘤设计。所以如果把所有的治疗希望都放在免疫治疗上是非常困难的。以下简要综述近年来主要的进展。

一、以 GVAX 为代表活化 APC 的免疫治疗

许多细胞因子如巨噬细胞粒细胞集落刺激因子（granulocyte-macrophage colony stimulating factor，GM-CSF）以及一些因子如 toll 样受体激动剂（TLR agonist）和卡介苗能加强抗原递呈。这些细胞因子通过 APC 促进来源于干细胞前体的单核细胞及粒细胞的成熟并且强有力地激活巨噬细胞及树突状细胞。据此理论制备的 GVAX 瘤苗包含两个同种异体的前列腺癌细胞 LNCaP（转移性淋巴结来源的雄激素敏感细胞系）和 PC3（骨髓来源的雄激素不敏感细胞系）作为抗原来源，经 GM-CSF 转染后再被安全地分泌出。其机制主要是利用 GM-CSF 基因通过病毒或者非病毒载体修饰自体或者异体的肿瘤细胞，经射线处理灭活肿瘤细胞后给肿瘤患者进行多次皮下免疫注射，诱发机体产生肿瘤特异性免疫应答反应，从而杀灭肿瘤。

GVAX 曾进行两项三期临床试验。第一个试验命名为 VITAL-1，其目的是检验 GVAX 治疗 CRPC 的疗效是否优于多西他赛化疗。但当确定仅有不到 30% 的病人可能存活到 OS 的终点，试验提前终止。第二个实验 VITAL-2 比较了 GVAX 瘤苗 + 多西他赛与多西他赛 + 强的松分别治疗有症状 CRPC 的效果。这个实验也停止了，原因是 CVAX+ 多西他赛组与单独化疗组相比死亡率显著增加。此后，除了有关其与伊匹单抗的联合应用的报道外，有关 GVAX 瘤苗的研究很少报道。

二、Sipuleucel-T 疫苗（基于树突状细胞途径的瘤苗）

Sipuleucel-T 疫苗是美国 FDA 批准上市的第一种肿瘤疫苗，主要是用于无症状和症状轻微的转移性去势抵抗性前列腺癌（castration-resistant prostate cancer，CRPC）的患者。该疫苗研制的基础是基于前列腺酸性磷酸酶（prostate acid phosphatase，PAP）在 95% 的前列腺癌中表达，并且主要限于前列腺组织。PAP 是 Sipuleucel-T 攻击的靶抗原。Sipuleucel-T 的制备使用的是白细胞分离法分离的细胞制成的。在制备过程中使用密度梯度离心法去除血小板和单核细胞以获得自体外周血单核细胞。所得到的沉淀物含有 DCs，经过处理将其与由

PAP 和 GM-CSF 连接而形成的融合蛋白 PA2024 在体外进行培养 36~44 小时后就可以得到 Sipuleucel-T。Ⅲ期临床试验 D9901 用来研究 Sipuleucel-T 对肿瘤进展时间（TTP）和 OS 的影响。研究入组 127 例 CRPC 患者，结果显示肿瘤进展时间上两组无差异。但免疫治疗组的患者平均存活时间为 25.9 个月，三年存活率为 34%，相比于对照组能有效延长患者生存，并且无明显的毒副作用。

另一项 IMPACT 试验共入组 512 例无症状或轻微症状的 CRPC 患者，分为 Sipuleucel-T 组（341 例）和安慰剂组（171 例），观察两组总体生存率和中位生存期，结果发现两组中位生存期分别为 25.8 个月和 21.7 个月（P=0.03），Sipuleucel-T 能相对降低患者死亡风险。与安慰剂组相比，Sipuleucel-T 组中位总生存期延长了 4.1 个月，在观察期内第 36 个月，治疗组与安慰剂相比，生存率分别是 31.7%、23.0%[2]。

由于肿瘤细胞繁多的逃逸和隐藏机制，北京同仁医院泌尿外科在国内率先引进基于 DC 的前列腺癌免疫治疗（DCVAC/PCa）。通过白细胞体外循环机分离患者得到外周血单核细胞，然后在体外驯化得到树突状细胞，并通过负载免疫原性死亡的前列腺癌细胞株进行特异性诱导和活化，最后通过皮下注射的方式回输到患者体内。该技术与 Sipuleucel-T 最重要区别是负载免疫原性死亡的前列腺癌细胞株全抗原而不仅仅是 PAP。该疗法在欧洲的二期临床试验（EudraCT 2009-017259-91 和 EudraCT 2009-017259-24）中应用于早期（生化复发）和晚期（CRPC）的前列腺癌病人。迄今为止，研究者所在的实验室应用了超过 500 次的 DC 免疫治疗，没有发现任何严重的不良反应。实验证实 DC 负载免疫原性死亡的前列腺癌细胞株可以有效产生肿瘤特异的 CD4 和 CD8 细胞。在欧洲，临床初步的实验结果证明：对于晚期的前列腺癌病人（CRPC，EudraCT 2009-017259-24），中位生存期相对于对照组有了显著的延长。

三、PROSTVAC-VF

PROSTVAC-VF 是以前列腺特异性抗原为基础的靶向疫苗，是由一个重组痘病毒和 fowlpox 病毒这两个重组的病毒载体组成。牛痘病毒载体用来初始免疫，其研究是以前列腺特异性抗原（prostate-specific antigen，PSA）为靶抗原，每个载体均编码 PSA 转基因和 3 个共刺激分子（B7.1，ICAM-1 和 LAF-3），随后给予 6 次禽痘病毒载体注射进行强化。此方法的合理之处在于病毒可在注射部位直接感染 APCs 或体细胞，导致细胞死亡。随后 APCs 细胞摄取 PSA 碎片。转换的 APCs 或负载抗原的 APCs 作用于 CD4+、CD8+ T 细胞并有效促进 T 细胞介导的免疫应答破坏表达 PSA 的细胞。

随机对照双盲Ⅱ期研究，共入组 125 例 CRPC 患者，按 2∶1 的比例随机分为治疗组和对照组，其中对照组使用空转痘病毒，结果显示，两组患者的无进展生存期相似（P=0.6），但总生存期延长了 8.5 个月（25.1 个月 vs.16.6 个月），3 年生存率明显提高（30% vs.17%），风险比为 0.56（P=0.0061），患者耐受性良好，未出现严重不良反应。目前关于 PROSTVAC-V 国际多中心Ⅲ期临床试验也正在进行中，共纳入 1200 位 mCRPC 接受 PROSTAVAC 或安慰剂治疗的男性患者，主要研究终点是总生存期。

四、DNA 疫苗

基于 DNA 的疫苗依赖于可表达性载体的质粒可编码由树突状细胞递呈和传递全身的肿瘤抗原。这些疫苗展示出基因工程能够制作出任何可能目标抗原并且具有快速扩增的优势。激活树突状细胞的促炎性因子如 TLR 激动剂或募集树突状细胞的集落刺激因子也可以被编码进 DNA 载体提供免疫激活的基石。一个早期的有关 DNA 疫苗的临床研究与 DNA 疫苗临床试验揭示了把这种方法应用于人类的可行性。这份研究说明早期生化复发的男性可以接受以 PAP 和 TLR 扩增产物为基础的 DNA 疫苗类的免疫治疗。治疗前中位 PSA 倍增时间为 6.5 个月，治疗一年后中位 PSA 倍增时间则延长至 9.3 个月。有学者研究随着加强免疫次数的增多，患者体内 PAP 特异的免疫反应可相应增强，并可延长 PAP 倍增时间。

五、免疫检查点抑制性单克隆抗体疗法

在肿瘤发生过程中，占优势的免疫检查点成为免疫耐受的主要原因之一，肿瘤细胞有时会想方设法利用这些检查点，以避免被免疫系统攻击。免疫检查点抑制剂可解除肿瘤患者免疫抑制作用，发挥 T 细胞抗肿瘤作用，达到治疗肿瘤的目的，称为免疫检查点疗法。检查点的存在可以有效地抑制免疫应答反应并且阻断一些能维护 T 细胞系统性激活的相关受体。和上述提到的 Sipuleucel-T 和 PROSTVAC-VF 疫苗不同的是，作用于免疫检查点的方法，依赖于提高内源性反应。CTLA-4 是强效的 T 细胞应答负调控剂，可随 T 细胞激活而上调以削弱 T 细胞应答。CTLA-4 还可持续表达于 Tregs 细胞并介导免疫抑制效应。

Ipilimumab 是完全的人源 IgG1 单克隆抗体，可结合并阻断 CTLA-4 的活性，也就是说 CTLA-4 是其靶抗原[3]。

2011 年美国 FDA 批准 Ipilimumab 治疗黑色素瘤，最近临床试验将其用于非小细胞肺癌、转移性肾细胞癌、卵巢癌的治疗。但是其实 Ipilimumab 设计之初最早应用于 CRPC 患者中。在这个以 Ipilimumab 单一疗法为基础的试验中，两个患者诱发临床反应，但在治疗中他们 PSA 下降到原来的 50% 以下，并且分别维持了 60 天及 135 天。14 个人中的另外 8 个 PSA 下降不超过 50%，1 个患者经历了Ⅲ度的皮质醇样的皮肤反应。因为 CTLA-4 封锁上调的 T 细胞反应，所以关于抗原的相关应答（如联合免疫因子的抗体治疗，或者联合其他细胞因子来释放即将死亡的肿瘤细胞中的抗原的应答）成为研究热点。已经有 Ipilimumab 联合 GM-CSF 展示在 CRPC 患者中 PSA 及肿瘤免疫应答反应。Ipilimumab 单抗实际上也进行过联合多西他赛、PROSTVAC-VF 和 GVAX 的临床试验，但是这些试验的样本中都出现了不同程度的临床反应。也有Ⅱ期研究显示多西他赛与 Ipilimumab 单一剂量联合应用与多西他赛单独使用并没有优势。并且 Ipilimumab 毒性反应明显，试验不算真正的双盲，在评估主观性终点时可能存在偏倚。

最近的一项Ⅲ期临床试验中，近 800 例 mCRPC 患者放射治疗后再接受 Ipilimumab 或安慰剂的治疗，两组的中位生存期分别为 11.2 个月和 10.0 个月（P=0.053），仅仅显示有改善

生存的趋势，但生存的风险比随着治疗时间延长而逐步降低，5个月之内、5个月到12个月以及12个月以上分别为1.46、0.65和0.60，即Ipilimumab的疗效随着时间的延长逐渐显现。

实例演示

第四节　前列腺癌免疫治疗实例演示

【适应证】

1. Sipuleucel-T疫苗，临床参照NCCN指南标准　适用于无症状或有轻微症状的mCRPC，并不适用于无转移的CRPC。

2. 在北京同仁医院的临床研究中树突状瘤苗适应证与多西他赛化疗相同。临床实践中为瘤苗与多西他赛化疗联用。

3. 实验室值要求：白细胞>4×10^9/L，中性粒细胞绝对值≥1.5×10^9/L，血小板>100×10^9/L，血红蛋白≥90g/L，红细胞压积>30%，肌酐最高可到正常上限的1.5倍，胆红素、谷丙转氨酶和谷丙转氨酶最高可到正常上限的1.5倍。

4. CRPC定义：需要同时满足（1）、（2）或（1）、（3）。

（1）血清睾酮达去势水平（<50ng/dl）。

（2）间隔2周连续3次PSA升高，较基础值升高50%以上，最终PSA>2ng/ml。

（3）影像学进展：骨扫描出现≥2处新发病灶或按RECIST标准出现进展。

【禁忌证】

1. 有明确症状的，未控制的脑和脑脊膜转移。

2. 已存在的症状性脊髓压迫需要外科或放射治疗。

3. 为治疗前列腺癌曾接受过化疗。

4. HIV阳性，HTLV阳性。

5. 活动性乙型肝炎。

6. 活动性丙型肝炎。

7. 梅毒。

8. 细菌、病毒和真菌感染需全身治疗。

9. 严重的心血管疾患：包括症状性充血性心衰，不稳定性心绞痛，6个月内发生过的心梗，心脏射血分数<40%，严重的心律失常需要治疗，未控的高血压。

10. 胸腔或心包积液。

11. 凝血障碍不适宜白细胞单采。

12. ≥2级（NCI CTCAE 4.0）的外周神经病变。

13. 自身免疫性疾病需要治疗。

14. 有严重的免疫缺陷疾病病史。

15. 既往树突状细胞注射出现过过敏或其他严重反应。对中药成分过敏。

16. 严重的精神、心理疾病，研究者判断不适宜接受研究观察者。

17. 近 6 个月内长期每日 40mg 氢化考的松或等量其他皮质激素治疗。

18. 需要接受系统性免疫抑制治疗。

19. 其他共存的恶性肿瘤或者最近 5 年内诊断为恶性肿瘤，除外基底细胞癌或者完全切除的黏膜内胃癌。

【所需器材清单】

1. 粒细胞单采设备(笔者所在医院由血液科提供)。

2. 肿瘤瘤苗生产车间(需经过 GMC 认证)。

3. 肿瘤瘤苗冷链运输。

【团队要求】

1. 具有肿瘤免疫经验的医师。

2. 具备瘤苗制备资质的细胞免疫治疗生产团队。

3. 粒细胞单采人员，通常需要血液科协助。欧美通常借助各中心血站的仪器设备。

【操作步骤】

入组的患者首先进行白细胞单采。笔者所在单位的白细胞单采由血液科负责协助完成。单采过程耗时 3~4 小时，采集 80~100ml 白细胞悬液。

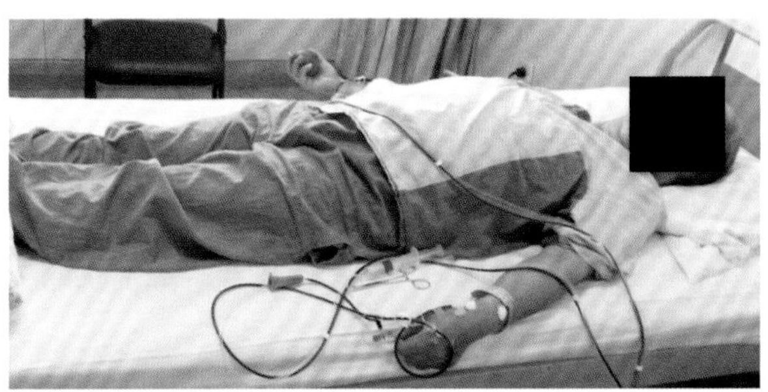

图 23-1　患者进行白细胞单采

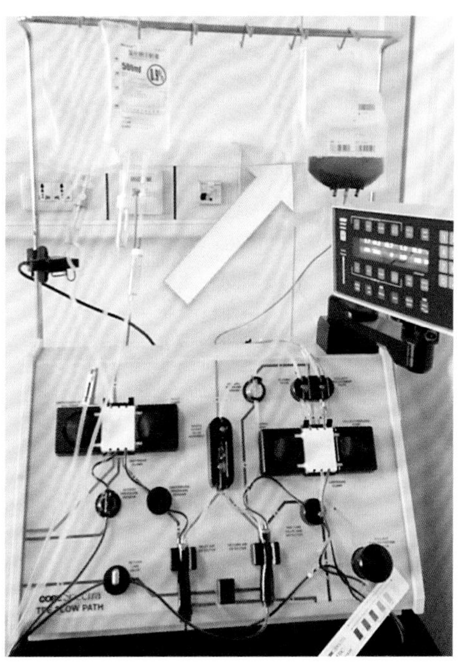

图 23-2　白细胞单采设备

采集的白细胞悬液送到 GMC 认证的实验室，再次离心收集 DC，加入前列腺癌细胞株全抗原后激活 DC，繁殖扩增，质检后临床皮下回输。

注射部位为腋下及对侧腹股沟，两侧交替进行。每 3 周注射一次，持续 10~12 个周期。

大致流程如图 23-3：

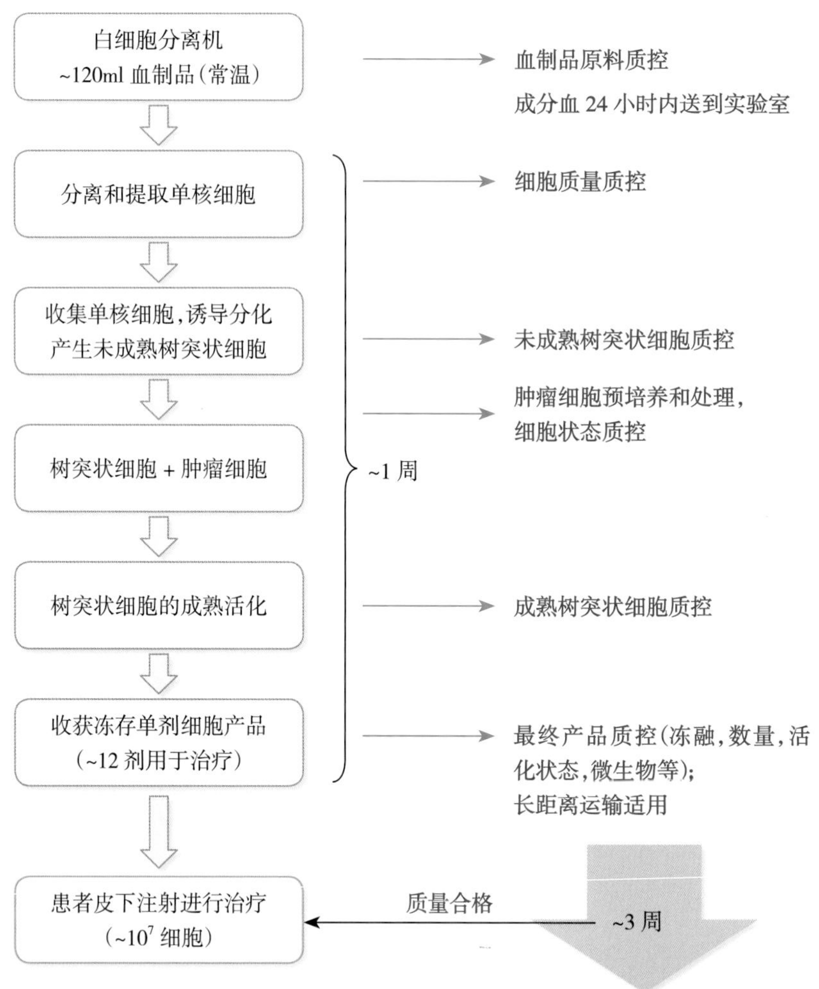

图 23-3　前列腺癌树突状瘤苗治疗流程

【要点解析】

1. 国内目前开展前列腺癌免疫治疗仍限于临床研究阶段，需要通过单位伦理委员会的批准。

2. 前列腺癌免疫治疗的适应证需要严格掌握。总的原则是建议符合适应证的患者尽早使用。瘤苗的作用需要患者体能较好，有完整的免疫功能。

3. 肿瘤免疫的疗效评价一直是国际上公认的难点。OS 是金标准，但较难取得。PFS 及患者生活质量评分经常作为临床研究的重要终点。

（王　伟）

专家述评

用于前列腺癌治疗的各种作用途径的免疫治疗方法取得了里程碑意义的成果。在指南推荐的常规治疗后给予免疫治疗可能形成长期有效的、稳定的免疫应答而杀伤肿瘤细胞。尽管这些临床实践较为先进，但仍需要进一步的研究来了解这些治疗的免疫反应情况及不同亚群患者的最佳治疗。目前，肿瘤治疗仍需要综合治疗。虽然理论上免疫治疗比化疗的毒性作用更小，但是尚未被临床试验所证实。免疫制剂的毒副作用使其在临床应用中受限。总之，免疫疗法是前列腺癌治疗的重要组成部分。随着免疫治疗研究的进展，前列腺癌免疫治疗发展必将成为一项成熟有效的治疗方法。

由于前列腺癌细胞拥有众多的免疫性标志物，一直被认为是最适宜进行免疫治疗的肿瘤之一。当前研究的焦点多关注在以树突状细胞为基础的疫苗。但是，目前的免疫治疗疗效仍然有限，由于免疫治疗最好时机仍是肿瘤负荷较小的早期，病例难以入选。免疫制剂的副作用，如 Ipilimumab 的毒性成为制约使用的因素。而来自宿主免疫系统、肿瘤微环境和肿瘤细胞等方面的复杂的免疫逃逸机制也阻碍免疫治疗的效果。纵观研究现状，单一途径的前列腺癌免疫治疗效果不是很理想，把免疫治疗和传统的治疗方式联合应用是前列腺癌治疗的发展方向。但是这些方法对临床实验的设计增添了很多复杂性，诸如剂量和治疗相对顺序都有很强的挑战性。相信随着对前列腺癌癌变及免疫逃逸机制的深入了解，配合新的对策，有的放矢地进行个体化治疗，前列腺癌治疗将会有突破性的进展[4]。

（陈　山）

参考文献

[1] SANMAMED M F, CHEN L. A Paradigm Shift in Cancer Immunotherapy: From Enhancement to Normalization [J]. Cell, 2018, 175(2): 313-326.
[2] KANTOFF P W, HIGANO C S, SHORE N D, et al. Sipuleucel-T immunotherapy for castration-resistant prostate cancer [J]. N Engl J Med, 2010, 363(5): 411-422.
[3] BILUSIC M, MADAN R A, GULLEY J L. Immunotherapy of Prostate Cancer: Facts and Hopes [J]. Clin Cancer Res, 2017, 23(22): 6764-6770.
[4] REDMAN J M, GULLEY J L, MADAN R A. Combining immunotherapies for the treatment of prostate cancer [J]. Urol Oncol, 2017, 35(12): 694-700.

第 24 章

根治性前列腺切除术术后尿控的评估与治疗

临床问题

第一节　根治性前列腺切除术术后尿失禁的分类及原因

一、根治性前列腺切除术术后尿失禁的分类

前列腺癌(prostate cancer)是男性泌尿生殖系统常见的恶性肿瘤,随年龄增长发病率逐渐升高。近年来,中国老年男性前列腺癌发病率呈显著上升的趋势。根治性前列腺切除术(radical prostatectomy,RP)作为治疗早期前列腺癌最有效的方法之一目前已经被广泛应用于临床实践中。随着解剖学的进展和医学设备的进步,RP 术中直肠、输尿管损伤及出血等并发症逐渐减少,术后阴茎勃起功能障碍、尿漏及深静脉血栓等并发症也得到了相应的控制。虽然术后尿失禁的发生率也有所下降,但发生率仍较高,严重影响患者生活质量。RP 术后尿失禁发生率约 5%~17%,其分类包括压力性尿失禁、急迫性尿失禁和充盈性尿失禁。大部分患者发生的尿失禁为外括约肌损伤所导致的压力性尿失禁,膀胱尿道吻合口狭窄可导致膀胱出口梗阻,从而引起溢尿、急迫性尿失禁以及尿潴留[1]。因此,要评价 RP 术后引起的尿失禁,除了考虑压力性尿失禁之外,尚不能忽视急迫性或充盈性尿失禁的存在,本章介绍的 RP 术后尿失禁特指压力性尿失禁相关内容,后两者的干预或治疗方法相对简单,本章不做详细介绍,详见相关书籍。

由于 RP 术后尿失禁的诊断标准及观察时间不同,不同文献报道其发生率差异较大,为 6%~20%。术后尿控良好的定义分为 3 类,分别为任何情况下出现的漏尿;每日使用 0~1 个尿垫的控尿;以及不需要使用任何尿垫的控尿。其中国外文献大多采用第三种定义。尿控恢复时间多为 3~12 个月,最长为 24 个月[2]。

二、RP 术后尿失禁的原因

RP 术后出现尿失禁与多种因素有关，主要包括患者术前的临床特点、手术方式以及术者的手术经验。

（一）术前临床特点

患者年龄、术前尿控状况、肥胖、尿道长度与尿失禁的发生相关。Wallerstedt 等对 1529 例患者进行为期 1 年的随访，分析术前患者特点及肿瘤相关因素，结果发现年龄越大或术前存在尿漏症状患者在术后 1 年内更易出现尿失禁。术前已经出现不同程度尿失禁及术前膀胱功能失代偿，表明其膀胱功能已经出现了一定的损伤。因此，术后发生尿失禁的概率明显高于术前无尿失禁者，国内也有相关研究证实[3]。Wolin 等研究发现肥胖和缺乏运动预示着术后更高的尿失禁发生率。Mendoza 等通过磁共振成像了解术前骨盆结构，发现更长的尿道有利于 RP 术后尿控的恢复，并且认为年龄越大、前列腺越大对术后尿控有消极影响。

（二）手术方式

男性后尿道与尿控的关系十分密切，其中从膀胱颈部至尿道膜部间的尿道称为控尿尿道，包括近端尿道（如膀胱颈、近端前列腺部尿道）、尿道支持结构（如肛提肌、尿道周围组织）、远端尿道括约肌及神经支配等。常规 RP 的手术切除范围包括完整的前列腺、双侧精囊和双侧输精管壶腹段、膀胱颈部，这样虽达到了将肿瘤彻底切除、避免手术切缘阳性的目的，但膀胱颈部及部分前列腺尖部尿道被切除，会严重损害前列腺近端括约肌功能，造成控尿结构损伤；且由于肿瘤浸润、粘连、术中出血、解剖不清以及大块结扎或缝扎等，术中也可能损伤远端括约肌、盆底肌肉、韧带和筋膜等，从而导致术后尿失禁的发生。这是手术在完整切除肿瘤和保留尿控功能上所做的博弈。

（三）术者手术经验

RP 术后尿失禁的发生率与术者手术经验密切相关。Eden 等[4]对由同一名术者主刀进行的 1000 例腹腔镜 RP 术手术过程进行统计分析，结论是术者需要进行 150~200 例手术才能将手术并发症和尿控率稳定在一个较理想的水平。

第二节　RP 术后尿失禁的评估

RP 术后尿失禁的评估主要参考国内指南中压力性尿失禁的相关内容，可分为轻度（一般活动及夜间无尿失禁，腹压增加时偶发尿失禁，不需携带尿垫）、中度（腹压增加及起立活动时有频繁的尿失禁，需要携带尿垫生活）及重度（起立活动或卧位体位变化时即有尿失禁，严重影响患者的生活及社交活动）。

一般性诊断主要包括病史采集、体格检查、残余尿测定、排尿日记、尿常规、尿失禁调查问卷、生活质量评分以及尿垫试验等。门诊较为常用的尿失禁问卷主要为欧洲泌尿外科学会推荐的国际尿失禁组织尿失禁问卷（International Consultation on Incontinence Questionnaire-Short Form，ICI-Q-SF）见附录。尿垫试验简便易行，可以定量测定患者的漏尿量，但灵敏度和特异性较差。评估尿道括约肌是否受损的主要方式有括约肌肌电图、MRI 和尿动力学检查。括约肌肌电图较早应用于临床，但因其敏感性和特异性不高，未得到推广。MRI 能清晰地显示男性盆腔和会阴部位的解剖结构，Von Bodman 等回顾性分析了 600 例 RP 的患者，术前均行 MRI 检查，结果显示患者盆腔软组织和骨骼的情况对术后尿控的恢复有影响，提示 MRI 可对术后尿控的恢复情况进行预测。尿动力学检查主要包括尿道压力分布测定和灌注括约肌压力测定。Dubbelman 等通过尿道压力分布测定发现 RP 术后功能尿道的长度明显缩短，可对术后尿失禁的评估提供一定的依据。但他们通过多变量分析发现，目前还不能完全肯定尿动力学结果在预测 RP 术后尿失禁中的作用[5]。Kleinhans 等[6]的研究中报道了 RP 术后患者最大尿流率时的逼尿肌压、膀胱开口压力均较术前下降，而最大尿流率较术前增加。国内黎辉欣等[7]的研究也发现 RP 术后患者行尿动力学检查，和非尿失禁组相比，尿失禁组患者的最大尿道闭合压（maximum urethral closure pressure，MUCP）和最大膀胱容量（maximum cystometric capacity，MCC）更低。考虑可能是由于患者尿道括约肌功能下降导致 RP 术后患者开启和维持排尿只需相对较小的逼尿肌压力，因此，术后患者表现为更高的最大尿流率及较小的逼尿肌压。尿失禁的发生可能导致所测量的膀胱容量的减少。近年发展起来的经会阴超声诊断技术也初步显示了其作用，应用前景广阔。

如何准确评估 RP 术后尿失禁的具体类型并在恰当时机给予合理的评估和治疗选择，显得至关重要。

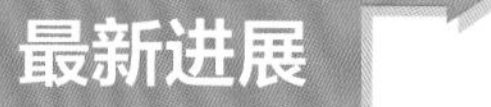

第三节　RP 术后尿失禁的预防

根据尿失禁发生的原因，RP 术后尿失禁在一定程度上是可以预防的，目前临床意义较为肯定的预防措施是盆底肌锻炼与改进手术方式。盆底肌锻炼在术前预防与术后保守治疗中均具有重要作用。改进手术方式，主要包括保留尿控结构（如膀胱颈部、膜部尿道、外括约肌、尿控神经和耻骨前列腺韧带等），狄氏筋膜重建以及改善膀胱尿道缝合技术等。尽管不少文献报道这些方法均可明显缩短术后尿控恢复时间，提高尿控率，但也存在争议，而且尚未见某一方法可以完全避免术后尿失禁发生。

一、盆底肌功能训练

规范的盆底肌功能锻炼有助于 RP 术后控尿功能的恢复，这一观点已经在临床上得到广泛认可[8]。Centemero 等在一项随机对照研究中发现，RP 术前就开始进行盆底肌功能锻炼的患者术后 3 个月时尿控率可达 59.3%，而术后才开始锻炼的患者仅为 37.3%。目前临床上多主张术前进行盆底肌功能锻炼，有助于缩短获得正常控尿的时间。具体方式见第四节。

二、功能尿道相关结构的保护

最大限度地保留功能尿道，可提高术后的控尿能力。重建膀胱颈时，适当游离后唇，可使尿道与膀胱无张力吻合，减少吻合口尿漏的发生率。保留部分前列腺尿道，能够最大限度地保留近端尿道括约肌及尿道的功能长度。精确解剖前列腺尖部，还可获得更多功能性尿道长度，利于吻合，减少尿失禁。正常的尿控功能依赖于外括约肌、膜部尿道及相关神经的支持，若可以有效控制背深静脉复合体，仔细分离尿道，即可保存膜部尿道及周围括约肌，减少尿失禁发生率。

（一）膀胱颈的保留

Chlosta 等[9]报道在 194 例局限性前列腺癌腹腔镜 RP 术中采用保留膀胱颈术式，要点包括识别膀胱颈与前列腺基底的解剖标志，切开膀胱壁表面的肌纤维，松动尿道后部及松解出精囊，保留血管神经束，以便可以有较长的膀胱颈部与尿道进行无张力端端缝合，结果 3、6、12 个月的完全尿控率分别为 75%、85% 和 92%，结论是进行保留膀胱颈术式在短期随访期内可提高患者的尿控水平。Stolzenvurg 等也得出同样的结论，且认为保留膀胱颈部不会增加手术切缘的阳性率。

（二）膜部尿道的保留

Coakley 等及 Paparel 等认为术前及术后有较长的膜部尿道对于术后尿控的恢复有益。

（三）外括约肌的保留

Schlomm 等[10]根据不同个体前列腺内外括约肌的不同长度，通过严格地沿解剖标志保留前列腺尖部以保留整个功能性尿道，并借助于盆底彻底保留和 Mueller's 韧带的解剖恢复达到外括约肌解剖上的固定，以这样的手术步骤对 691 例患者进行术后 12 个月的观察，结果表明试验组与对照组拔除尿管后 1 周的尿控率分别为 50.1% 和 30.9%，术后 12 个月分别为 96.9% 和 94.7%，多变量回归分析表明拔除尿管后 1 周两组有明显差异，12 个月无明显差异，据此得出保留外括约肌术式可明显改善患者早期尿控的结论。

（四）神经血管束的保留

保留神经血管束是否可以提高尿控，不同作者有不同的看法，但持肯定看法的居多。尿道外括约肌群受来自盆神经的自主神经与来自阴部神经的体神经支配，前者支配尿道黏膜和平滑肌，后者支配尿道外括约肌的横纹肌部分。盆神经来自于盆丛，走行于肛提肌筋膜的下方，直肠的后外侧，并发出很多分支支配直肠，在前列腺尖部水平，发出多条分支进入尿道横纹肌括约肌的 5 点和 7 点位；阴部神经主干自阴部管发出盆内分支，穿过肛提肌进入盆腔，与盆神经伴行一段后加入盆神经，一起到达尿道横纹肌括约肌。Suardi 等研究了行 RP 的 1249 例患者，其中实行保留双侧控尿神经的患者 1 年和 2 年控尿恢复率分别可达 79.5% 和

84.0%，实行保留单侧的患者可达 62.8% 和 75.9%，然而未实行保留控尿神经的患者 1 年和 2 年均为 44.6%（P<0.001）。因此，保留控尿神经有助于 RP 术后患者控尿功能的恢复。Ktibler 等比较保留神经血管束和不保留神经血管束两种方式，发现是否保留神经血管束是尿控恢复的预测指标，保留神经血管束可以提高患者术后尿控的恢复。Greco 等还认为保留两侧神经血管束对术后功能恢复，如尿控、性功能恢复等更优于保留单侧神经血管束。但 Pick 等却持相反观点，认为影响术后尿控的因素是患者术前临床特点，如年龄、体重指数等，而不是是否保留神经血管束。

（五）其他结构

有不少文献对于保留耻骨前列腺韧带、狄氏筋膜重建及膀胱尿道缝合技巧的改进等持积极看法。

第四节　RP 术后尿失禁的治疗

RP 术后尿失禁的治疗包括保守治疗和手术治疗，保守治疗主要有行为治疗、盆底肌锻炼、药物治疗、中医治疗和手术治疗。

一、行为治疗

主要包括减少膀胱刺激、减少液体摄入、定期排尿和膀胱锻炼。

二、盆底肌锻炼

盆底肌功能训练包括主动运动（凯格尔运动）、被动运动（电刺激）以及生物反馈治疗。

1. 盆底肌锻炼是 RP 术后尿失禁的一线治疗方案，其在术前预防中也有作用，仅适用于早期轻度症状患者，可促进部分 RP 术后尿失禁患者尽早恢复，但该方法效果十分有限，尤其对于尿失禁病史超过半年以上者基本无效。盆底肌锻炼的目的是正确地收缩盆底肌，以增加其收缩强度和持久力，从而增强膀胱逼尿肌和尿道括约肌，以达到改善尿控的效果。由于盆底肌肉训练十分抽象，大部分患者较难正确掌握盆底肌肉的运动，因此医师的正确指导和患者的耐心配合对治疗效果有着重要意义。Marchiori 等对 332 例患者进行有治疗师指导和没有治疗师指导的比较，发现前者对患者术后尿控恢复更有帮助。具体训练方法如下：患者根据自身情况可选择平卧位、站立位或坐位，在不收缩下肢、腹部及臀部肌肉的前提下，自主收缩耻骨、尾骨周围的肌肉，维持 10 秒，然后放松休息 10 秒，以上动作为 1 次，20~30 次为 1 组，每日早、中、晚各锻炼 1 组，每个月为 1 个疗程，根据患者控尿恢复的情况决定治疗疗程。开始时可以对患者是否正确掌握该锻炼的方法进行评估：嘱患者取侧卧位，戴一次性手套，示指（食指）涂石蜡油，轻轻插入患者肛门内，嘱患者进行盆底肌功能锻炼，以手指在肛管内能感到有紧缩感为方法正确。盆底肌功能锻炼可使盆底神经改变，肌肉收缩力量和张力增强，为膀胱、尿道提供结构支撑，同时可以增强尿道括约肌的力量[11]。

2. 功能性电刺激治疗是一种被动的盆底复健功能方法，属物理疗法。对于无法正确、有效执行盆底肌肉收缩的患者，电刺激不失为一种有效的补偿治疗。

3. 生物反馈治疗是指借助置于直肠内的电子生物反馈治疗仪，监视盆底肌的肌电活动，将肌肉活动的信息转化为听觉和视觉信号反馈给患者，指导患者进行正确的、自主的盆底肌训练，并形成条件反射，增强盆底肌锻炼的效果。部分学者建议盆底肌锻炼联合生物反馈治疗，然而该治疗方法目前仍存在争议。Zhu 等以有无电刺激为比较对象，得出有电刺激的盆底肌锻炼与单独盆底肌锻炼比较并不存在显著的优势。

三、药物治疗

目前文献报道较多的是一种 5- 羟色胺和去甲肾上腺素再摄取双重抑制剂度洛西汀。Mariappan 等[12]认为，度洛西汀对女性压力性尿失禁的治疗已是一种成熟的药物，然而，对男性压力性尿失禁的治疗却尚处于临床研究阶段。度洛西汀通过阻断骶脊髓内 5 羟色胺和去甲肾上腺素的再摄取以增加这两种神经递质的浓度，刺激尿道横纹肌收缩和逼尿肌放松而达到提高尿控的效果。Comu 等进行了一项前瞻、随机、对照、双盲的单中心试验，服药方案为患者每天口服 80mg 度洛西汀或安慰剂，疗程为 3 个月，采用尿失禁发作频率、生活质量评分、ICIQ-SF 等测量指标，最后得出度洛西汀能够有效治疗 RP 术后轻中度尿失禁并改善患者术后生活质量的结论。同样，Collado Serra 等也得出相类似的结果。度洛西汀主要的不良反应是恶心，这是常常导致患者停药的重要原因。

四、中医治疗

中医治疗包括多种中药、针灸等方法，但没有可靠的证据证实其有效性。李震东等进行了电针神经刺激疗法治疗 RP 术后尿失禁临床疗效的研究，发现其具有一定的临床疗效，且无明显的不良反应。但由于患者的自我恢复期在 6~12 月，该研究采用自身前后对照，病程跨度大，是否有自身恢复的因素影响有待进一步探讨。

五、手术治疗

对于 RP 术后出现尿失禁的患者，可在术后选择合适的时机通过再次手术来治疗和缓解尿失禁。尽管并没有明确的指南，但是考虑到 RP 术后患者尿控的恢复情况，普遍认为在术后第 1 年尿控可以得到很大程度的恢复[13]。目前普遍认为，如果尿失禁情况持续存在超过 1 年，并且通过传统的治疗无效，应当考虑再次手术干预。手术方式主要包括人工尿道括约肌植入术、球海绵体悬吊术、经尿道注射填充剂以及干细胞治疗等。

（一）人工尿道括约肌植入术

尽管目前出现了多种针对尿失禁的治疗方法，但是根据 2012 年欧洲泌尿外科学会

（European Association of Urology，EAU）指南，对于RP术后6个月经保守治疗无效的中重度尿失禁的男性患者，人工尿道括约肌植入术被认为是最有效的治疗手段。主要由增加尿道压力的袖套和调节袖套压力的水囊以及放置阴囊内的泵组成，袖套和水囊可以经两个切口或一个单独切口植入。人工尿道括约肌通过将可舒缩的环形袖带包绕于球部尿道，模拟正常尿道括约肌功能，达到尿控。大量研究表明人工尿道括约肌植入术有很高的远期成功率，并且人工尿道括约肌植入术的高成功率和术后满意度已经远远弥补了该术式费用昂贵、手术创伤以及术后定期再次手术等缺点，与其他手术治疗RP术后尿失禁相比，这种手术方式成功率最高，为59%~90%[14]。由于不同研究中尿控不同的定义方式，不同的测量方法，以及随访时间长短不一，人工尿道括约肌植入术的疗效并不完全一致，然而患者对于该术式的主观满意度几乎完全一致，据统计可达到87%-90%。但其并非生理意识性尿控，且存在较多相关并发症，包括侵蚀、感染、尿道压迫性萎缩、机械故障等，且一旦发生侵蚀、感染就必须移除全部装置，需要后期再次手术，再次手术的概率平均为5%~45%。再次手术包括去除功能欠佳的部分尿道组织以及更换袖套，重置位置以及由于尿道萎缩而不得不减小袖套体积。总体来说，尽管有引发一些并发症及再次手术的可能，但是该术式对于改善RP术后尿失禁患者的控尿功能还是值得肯定的。

（二）球海绵体悬吊术

球海绵体悬吊术对女性压力性尿失禁的治疗效果较为明显。而近年来，球部尿道悬吊术已经成为治疗男性不完全性尿失禁的主要技术。其原理是通过压迫球部尿道腹侧并且抬高尿道，从而增加尿道内压来对抗腹压。该术式操作简单、安全性高、疗效可靠，逐渐成为治疗轻中度男性尿失禁的主要方法。术前恰当选择手术适应证尤为重要，轻、中度尿失禁为首选，尤其是那些经尿道黏膜下注射失败同时拒绝尿道人工括约肌植入的患者；但是重度尿失禁患者、有放疗及会阴部手术史者、伴有尿道狭窄、结石患者，需要谨慎地术前评估。其中接受过会阴部放疗的尿失禁患者球部尿道有不同程度纤维化，周围组织游离度差，吊带压迫作用可能效果较差。各种吊带技术治疗男性不完全性尿失禁有其各自优势，但总体治愈率仍然偏低，且仍然具有多种明显缺陷。手术后常见的并发症有感染、尿道侵蚀、会阴疼痛、耻骨炎、尿潴留、螺丝钉脱落等。有学者报道尿道侵蚀发生率在3%~13%，感染发生率在3%~11%，放疗病史可能使得感染发生率增加。Westney等认为吊带对于改善术后患者尿失禁并没有实质性的作用，相反还会增加尿道狭窄的发生概率，同时也存在费用昂贵等诸多弊端。综上所述，目前认为该术式提供了治疗前列腺癌术后尿失禁的方法，但效果尚存在争议，具体结论有待进一步临床研究来证实。

（三）经尿道注射填充剂

经尿道注射填充剂是通过在尿道黏膜下注射填充物，如胶原、聚四氟乙烯、硅树酯、自体脂肪等增加尿道壁容积，从而增加尿道阻力。此方法的短期疗效尚可，但长期疗效不理想，因为胶原、自体脂肪、自体软骨细胞等容易移位；另外，这些组织也有引起自身免疫反应的风险。常需多次注射治疗，且仅适用于轻度尿失禁，重度尿失禁无效。

（四）干细胞治疗

干细胞治疗开展较晚，手术复杂且耗时，最早报道见于 Mitterberger 等对 63 例患者注射自体成肌细胞和纤维原细胞，结果显示尿控率为 65%，另外 27% 的患者症状有改善。Sumino 等尝试用长时间冷冻保存的锥状肌试样作为横纹肌干细胞，其锥状肌试样应用于 5 例接受 RP 术后的患者，经解冻、培养，可分化为不同的肌管，并表达成骨细胞标志的碱性磷酸酶和形成脂质沉积。试验结果表明长时间冷冻保存的锥状肌试样可以作为新的干细胞材料治疗 RP 术后尿失禁。Gotoh 等曾在 2014 年报道了运用自体脂肪干细胞尿道注射治疗 RP 术后尿失禁的临床研究。在该研究中，Gotoh 首次运用特殊系统对抽脂术获得的自体脂肪组织进行细胞分离以获得自体脂肪干细胞，从而避免了自体脂肪干细胞的人工培养过程，显著降低了细胞注射治疗尿失禁的难度和周期。国内研究也有成功的案例[15]。

实例演示

第五节　人工尿道括约肌植入术实例演示

【适应证】

1. 人工尿道括约肌植入术适用于尿道固有括约肌受损或张力减退所致的中重度尿失禁患者，即括约肌源性尿失禁，如前列腺术后尿失禁、压力性尿失禁其他手术失败者、神经源性括约肌功能缺失性尿失禁、创伤或手术创伤后尿失禁及先天性尿路畸形所致尿失禁等（图 24-1）。

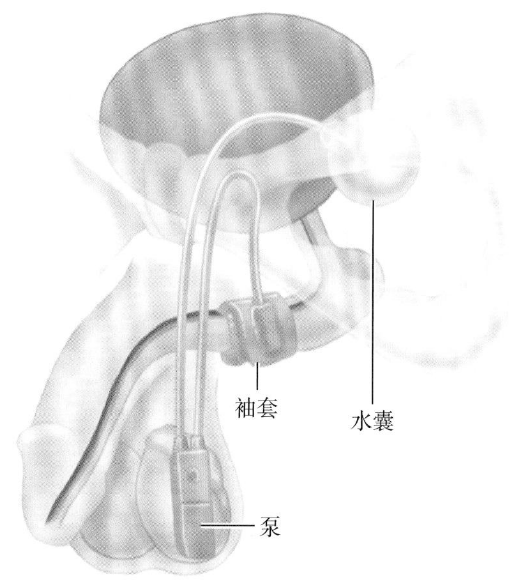

图 24-1　人工尿道括约肌套装示意图

2. 良好的精神力和行为控制力。
3. 尿失禁至少 6 个月。
4. 尿动力学检查显示膀胱功能良好。
5. 膀胱尿道镜除外尿道狭窄性疾病。

【禁忌证】

1. 伴有严重逼尿肌反射亢进、原发性膀胱挛缩、严重膀胱输尿管反流或尿道梗阻的患者。
2. 影响上尿路功能的膀胱病变。
3. 未被控制的膀胱过度活动症（OAB）。
4. 存在需经尿道治疗的尿路异常。
5. 慢性尿路或皮肤感染、解剖学异常、免疫抑制状态以及局部尿道组织条件较差等。

【所需器材清单】

1. 盘状拉勾。

2. 人工尿道括约肌套装[包括袖套、水囊、泵、连接管、连接头以及配套钳具(图 24-2)]。

3. 庆大霉素灭菌盐水。

4. 3-0 可吸收缝线。

【团队要求】

有人工尿道括约肌植入术独立手术经验的尿控专科医师。

【操作步骤】

1. 患者取截石位，一般在硬膜外麻醉下完成。在会阴处纵行切开皮肤、皮下组织及肉膜(图 24-3)。

2. 分离球海绵体肌，显露尿道海绵体腹侧，自该层环形游离尿道(图 24-4)。

3. 用测量带测量尿道海绵体周长(图 24-5)。

4. 后经会阴处切口用手指沿腹股沟外环口向外上钝性分离腹横肌与腹内斜肌潜在间隙，将球囊(balloon)放置于腹横肌与腹内斜肌之间，并向内注射 23ml 生理盐水，同时选择合适尺寸的袖套(cuff)并围绕海绵体固定(图 24-6)。

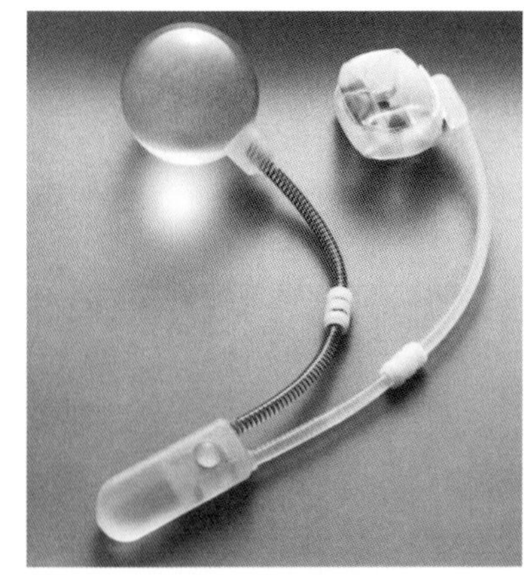

图 24-2　人工尿道括约肌套装实物图

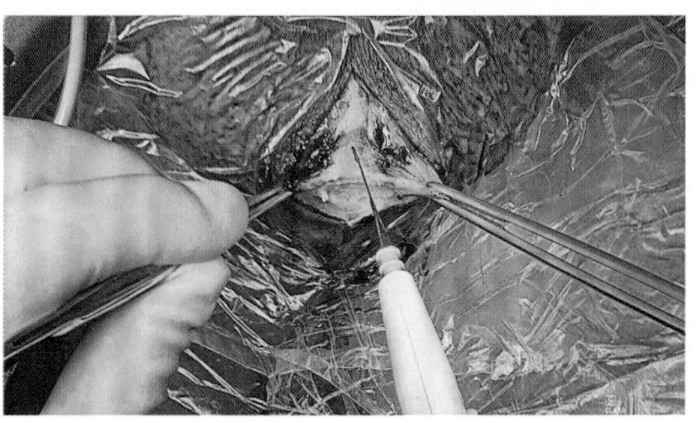

图 24-3　电刀在会阴处沿纵行切开皮肤、皮下组织及肉膜

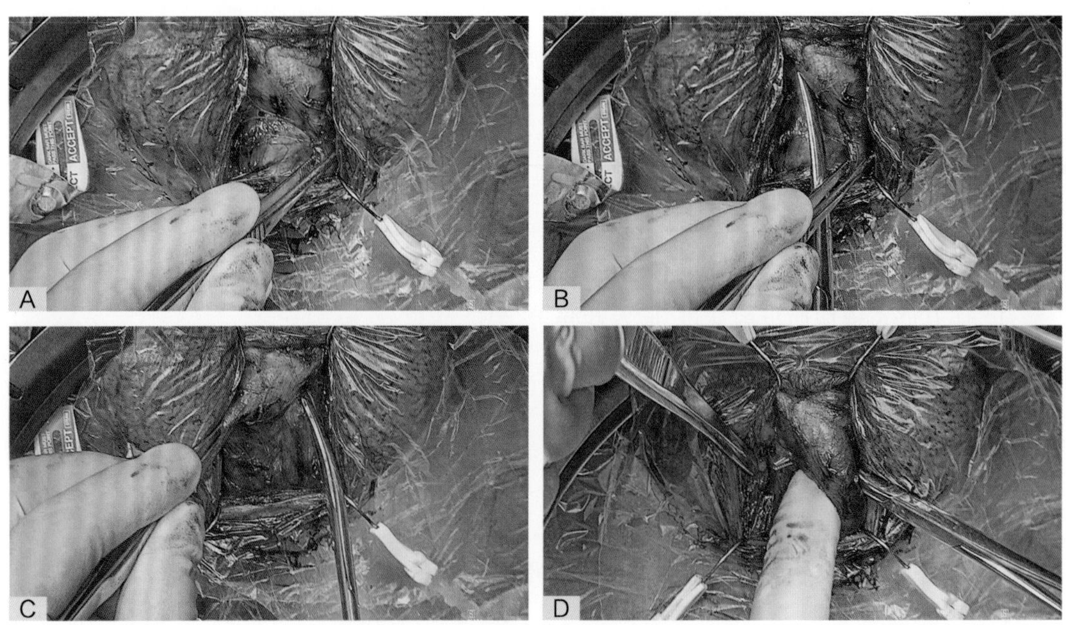

图 24-4　分离球海绵体肌，环形游离尿道

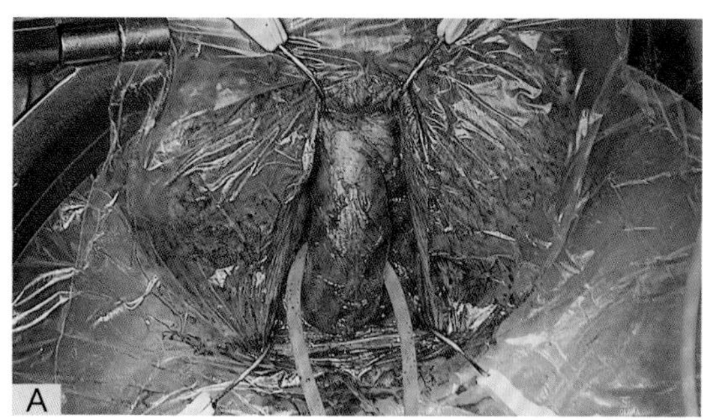
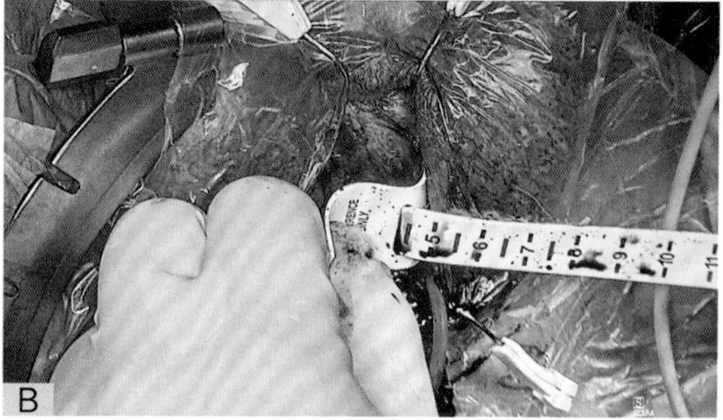

图 24-5　测量带测量尿道海绵体周长

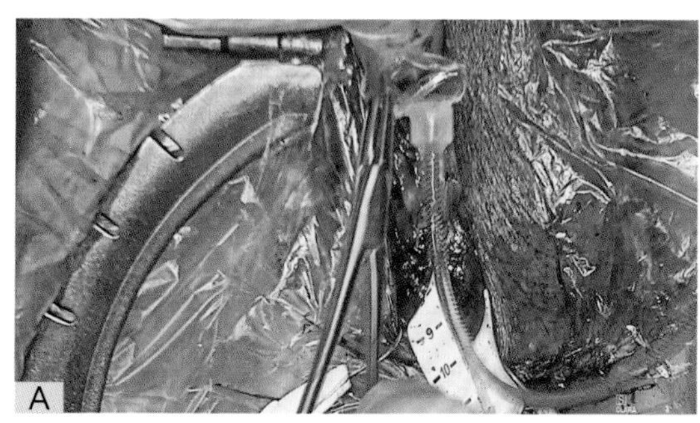
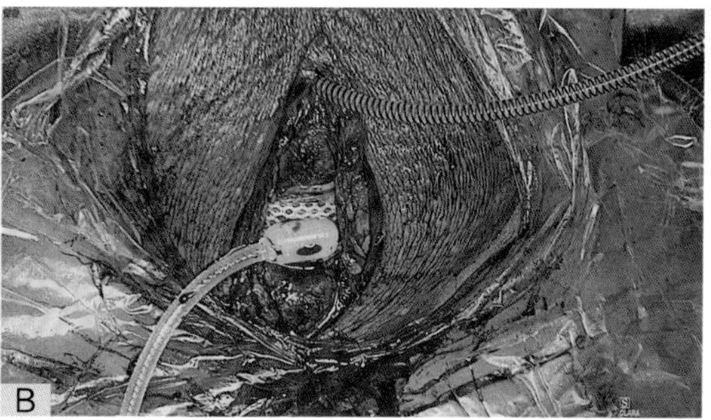

图 24-6　将球囊置入腹横肌与腹内斜肌之间；选择合适袖套围绕海绵体并固定

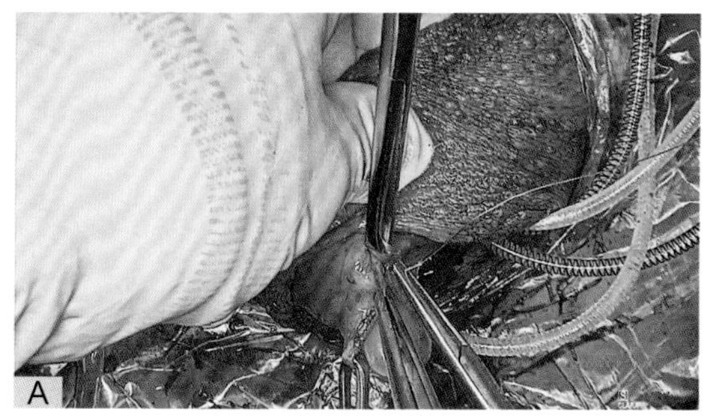
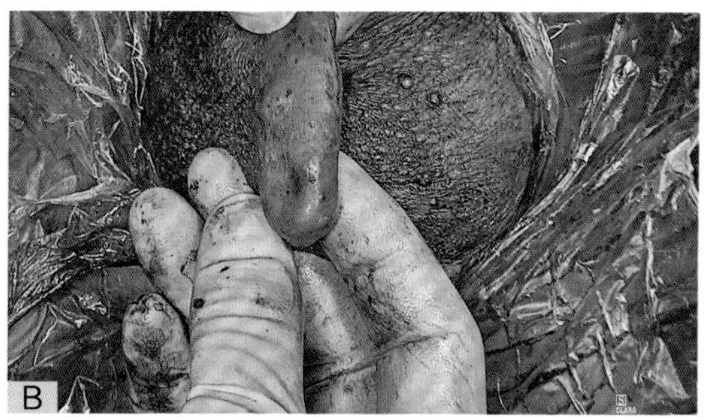

图 24-7　分离阴囊皮肤和肉膜间隙，将控制泵放置于该间隙，确保组件正常工作；按压失活阀，确定人工尿道括约肌处于失活状态

5. 分离阴囊皮肤与肉膜间隙，将控制泵（pump）放置于该间隙并固定，用特殊连接器连接各组件，检查人工尿道括约肌各组件内部的液体循环，以确保其完成并能正常工作（图 24-7）。

6. 挤压控制泵数次，将袖套内的液体挤压到球囊内，按压控制泵上的失活阀，使人工尿道括约肌处于失活状态。需注意术后 6 周内不使用人工尿道括约肌，以利于切口在没有尿道外周压力的情况下愈合。

【要点解析】

1. 分离尿道时注意保证尿道完整，特别是后壁，若出现破损，立即停止手术，准备二期。

2. 水囊袖套及泵内需排净空气。
3. 袖套应与尿道松紧适宜。
4. 手术结束确定失活阀打开。

（张耀光 王建龙 张 威）

致谢：
感谢孟令峰、刘晓东在编写过程中提供的协助。

专家述评

RP 术后尿失禁严重困扰患者的生活。当前对 RP 术后尿失禁尚未有明确的定义，各项研究对其症状严重程度也未统一标准，同时对各种治疗方法的疗效也未有共同的评价体系。发生率主要与年龄、术前尿控状况、肥胖、尿道长度、功能尿道的保留以及术者的经验有关。目前主张盆底肌功能锻炼可以作为最初的治疗选择，包括术前的预防性锻炼和术后早期的功能锻炼。对于度洛西汀药物治疗，目前尚需进一步研究。电刺激、生物反馈等目前尚不推荐于所有患者。而术后 1 年仍遭受尿失禁困扰的患者，主张采用手术干预。尿道悬吊术可作为人工尿道括约肌的替代治疗，尤其适用于轻中度尿失禁患者。经尿道注射治疗由于失败率较高，需要重复注射，仅适用于少数拒绝植入性手术或创伤较大手术的患者。人工尿道括约肌植入术具有良好的尿控效果，尽管存在一定的并发症，但有文献表明 90% 接受修复手术的患者其满意程度并没有受到影响，作为治疗 RP 术后尿失禁的金标准，可适用于 RP 术后中重度尿失禁患者。同时，随着我国大众对生活质量要求的提高，将来一定会有越来越多的尿失禁患者寻求有效治疗。作为治疗各种括约肌源性及各种难治性尿失禁的金标准，人工尿道括约肌植入术也将会逐渐普及，造福广大尿失禁患者。

（王建业）

参考文献

[1] WANG R, WOOD D P, JR., Hollenbeck B K, et al. Risk factors and quality of life for post-prostatectomy vesicourethral anastomotic stenoses[J]. Urology, 2012, 79(2): 449-457.

[2] NOVARA G, FICARRA V, ROSEN R C, et al. Systematic review and meta-analysis of perioperative outcomes and complications after robot-assisted radical prostatectomy[J]. Eur Urol, 2012, 62(3): 431-452.

[3] 田维云，黄安翠．等离子前列腺电切术后尿失禁神经损伤因素分析及治疗对策[J]. 中国实用神经疾病杂志，2015, 5): 27-28, 29.

[4] EDEN C G, NEILL M G, LOUIE-JOHNSUN M W. The first 1000 cases of laparoscopic radical prostatectomy in the UK: evidence of multiple 'learning curves'[J]. BJU Int, 2009, 103(9): 1224-1230.

[5] DUBBELMAN Y, GROEN J, WILDHAGEN M, et al. Quantification of changes in detrusor function and pressure-flow parameters after radical prostatectomy: relation to postoperative continence status and the impact of intensity of pelvic floor muscle exercises[J]. Neurourol Urodyn, 2012, 31(5): 637-641.

[6] KLEINHANS B, GERHARZ E, MELEKOS M, et al. Changes of urodynamic findings after radical retropubic prostatectomy[J]. Eur Urol, 1999, 35(3): 217-221; discussion 221-212.

[7] 黎辉欣，张海滨，徐文峰，等．腹腔镜前列腺癌根治术后尿失禁与否的尿动力学对比研究[J]. 广州医

药，2016，6）：22-26.

[8] GERAERTS I，VAN POPPEL H，DEVOOGDT N，et al. Influence of preoperative and postoperative pelvic floor muscle training（PFMT）compared with postoperative PFMT on urinary incontinence after radical prostatectomy：a randomized controlled trial[J]. Eur Urol，2013，64（5）：766-772.

[9] CHLOSTA P L，DREWA T，JASKULSKI J，et al. Bladder neck preservation during classic laparoscopic radical prostatectomy-point of technique and preliminary results[J]. Wideochir Inne Tech Maloinwazyjne，2012，7（2）：89-95.

[10] SCHLOMM T，HEINZER H，STEUBER T，et al. Full functional-length urethral sphincter preservation during radical prostatectomy[J]. Eur Urol，2011，60（2）：320-329.

[11] VON BODMAN C，MATSUSHITA K，SAVAGE C，et al. Recovery of urinary function after radical prostatectomy：predictors of urinary function on preoperative prostate magnetic resonance imaging[J]. J Urol，2012，187（3）：945-950.

[12] MARIAPPAN P，ALHASSO A，BALLANTYNE Z，et al. Duloxetine，a serotonin and noradrenaline reuptake inhibitor（SNRI）for the treatment of stress urinary incontinence：a systematic review[J]. Eur Urol，2007，51（1）：67-74.

[13] GALLI S，SIMONATO A，BOZZOLA A，et al. Oncologic outcome and continence recovery after laparoscopic radical prostatectomy：3 years' follow-up in a "second generation center"[J]. Eur Urol，2006，49（5）：859-865.

[14] TRIGO ROCHA F，GOMES C M，MITRE A I，et al. A prospective study evaluating the efficacy of the artificial sphincter AMS 800 for the treatment of postradical prostatectomy urinary incontinence and the correlation between preoperative urodynamic and surgical outcomes[J]. Urology，2008，71（1）：85-89.

[15] 莫非，沈宏春，许亚宏，等．经尿道自体脂肪干细胞注射治疗前列腺癌根治术后尿失禁[J]. 中国组织工程研究，2018，5：717-722.

附录：

国际尿失禁咨询委员会尿失禁问卷表简表（ICI-Q-SF）

仔细回想你近 4 周来的症状，尽可能回答以下问题。

1. 您的出生日期：　　　　年　　　月　　　日
2. 性别（在空格处打√）　　男　　女
3. 您漏尿的次数？（在一空格内打√）

从来不漏尿	0	
1 星期大约漏尿 1 次或经常不到 1 次	1	
一星期漏尿 2 次或 3 次	2	
每天大约漏尿 1 次	3	
1 天漏尿数次	4	
一直漏尿	5	

4. 我们想知道您认为自己漏尿的量是多少？

在通常情况下，您的漏尿量是多少（不管您是否使用了防护用品）（在一空格内打√）

不漏尿	0	
少量漏尿	2	
中等量漏尿	4	
大量漏尿	6	

5. 总体上看，漏尿对您日常生活影响程度如何？
请在 0（表示没有影响）~10（表示有很大影响）之间的某个数字上画圈

0 1 2 3 4 5 6 7 8 9 10
没有影响 有很大影响

ICI-Q-SF 评分（把第 3、4、5 个问题的分数相加）：
6. 什么时候发生漏尿？
（请在与您情况相符合的那些空格打√）

从不漏尿	
未能到达厕所就会有尿液漏出	
在咳嗽或打喷嚏时漏尿	
在睡着时漏尿	
在活动或体育运动时漏尿	
在小便完和穿好衣服时漏尿	
在没有明显理由的情况下漏尿	
在所有时间内漏尿	

第 25 章

根治性前列腺切除术术后阴茎功能的康复及阴茎起勃器植入术

勃起功能障碍(erectile dysfunction,ED)是最常见的性功能障碍,其定义为在至少 50% 的尝试中无法持续获得或保持充分的勃起以完成性交。该定义包括两个因素,即性生活时阴茎勃起硬度不足以插入阴道,以及勃起维持时间不足以完成满意的性生活[1]。一般来讲,目前仍然主张以国际勃起功能指数 -5(The International Index of Erectile Function-5,IIEF-5)调查问卷表来评估勃起功能,必要时可以通过相关检查(如视听觉刺激下勃起功能测定、夜间勃起功能测定、阴茎超声多普勒检测等)来确诊器质性病变。

根治性前列腺切除术(radical prostatectomy,RP)是目前针对局限性前列腺癌最常用的治疗手段。RP 术后 ED 是一个非常常见并且严重影响患者生活质量的并发症,一般认为发生率为 25%~78%。大样本研究显示 RP 术后 ED 是影响患者生活质量的主要问题之一,有 60%~75% 的患者因术后的性功能状况感到沮丧,超过 70% 的患者认为性功能状况严重影响到生活质量。另有针对 RP 术后患者进行的调查显示,在术后 1 年仅有 12% 的患者担心肿瘤复发,但有 40% 的患者对性功能障碍感到担忧,并且在年轻患者中沮丧情绪更为明显,而且伴随性伴侣的精神沮丧。

本文拟针对 RP 术后勃起功能障碍的发生原因、流行病学、诊疗现状和进展予以回顾,并详细介绍阴茎起勃器植入术的开展。

临床问题

第一节　根治性前列腺切除术术后勃起功能障碍概述

一般来讲,勃起的本质可以通俗地理解为阴茎海绵体充血。男性性反应的周期可以简要概括为以下四个环节:性唤起期(阴茎充血)、性兴奋期(阴茎勃起)、性高潮期(射精)和消退期(阴茎疲软)。可以看到阴茎海绵体的充血过程是其中最重要的环节。针对勃起功能障碍的主要治疗也与改善供血密切相关。

勃起功能障碍的主要治疗包括口服药物、真空负压吸引、阴茎海绵体药物注射、阴茎起勃器植入术等。最新美国泌尿外科学会(American Urological Association,AUA)指南已经不再专门强调一线、二线、三线治疗,而是把以上所有治疗都推荐给患者。目前主要的口服药物仍然是5型磷酸二酯酶抑制剂(PDE5i),其作用机制为抑制局部的环单磷酸鸟苷(cGMP)转化为三磷酸鸟苷(GTP),促进平滑肌舒张,从而改善供血。以上治疗也都可以应用在RP术后ED的患者中。

根据现有的研究结果分析,影响RP术后ED的患者相关危险因素主要包括:高龄(一般认为 > 60岁)、合并血管性疾病、合并糖尿病或血脂异常、吸烟、肥胖、高分期肿瘤、性伴侣缺乏主动性,以及术前性功能不佳(包括术前即使用PDE5i者)。其可能的机制包括:神经源性因素(因为神经创伤等带来的神经失用症,由于神经损伤会导致勃起组织的结构改变、神经细胞凋亡);动脉性因素(动脉损伤,比如阴部副动脉损伤等);静脉性因素(由于阴茎海绵体缺氧诱导纤维化而导致的静脉漏);心理因素(癌症诊断对勃起功能的影响,面对即将重新开始亲密关系而产生焦虑的影响)等。

神经血管束(neurovascular bundle,NVB)概念的提出和临床应用一定程度上改善了RP术后ED的高发生率。NVB的概念起源于1981年,Patrick C. Walsh和Pieter J. Donker对盆丛、海绵体神经、盆筋膜解剖结构进行了深入研究,发现支配阴茎勃起的阴茎海绵体神经源于盆丛,走行于前列腺后外侧,穿行在包裹前列腺的前列腺筋膜和肛提肌筋膜之间。他们将该神经与前列腺被膜血管共同组成的结构命名为NVB,并且于1984年首创了保留NVB的耻骨后RP术。现在的研究均认为RP术中阴茎海绵体神经保留程度与手术后发生ED的概率明显相关,并且一般认为年龄、NVB的保留、术前性功能是影响术后勃起功能最重要的因素。有研究数据表明保留双侧神经、单侧神经和不保留神经RP术后ED的发生率分别为24%、50%和84.6%。

不可忽视的是,即便在开展了保留NVB的RP术后,ED的发生率仍有24%~80%。RP术后的ED仍然是一个不可忽视的问题。并且整体来讲,我国男性特别是中老年男性对于性功能的认识仍然很不足,而对性生活的需求(我国实际就诊的ED患者中青年患者占了很大比例)也正在逐步的提高。此外,在我国很多ED患者特别是老年患者倾向于依赖于中医药,而对于这种有器质性病变的患者中草药往往效果欠佳。

目前针对该类患者的主要推荐治疗仍然是PDE5i。在目前的相关患者的诊疗中存在如下问题:一方面就诊时间普遍较晚,等到来就诊的时候往往已在RP术后很长时间,此时患者已经长时间没有能够开展性生活(并且很可能长时间根本没有勃起),阴茎长期缺乏勃起的体验,造成阴茎海绵体内长期处于缺氧状态,进一步加剧了勃起的难度;并且长期远离性生活使得患者因为没有性体验而逐步丧失了性欲,以及对于性生活的信心,最终往往导致患者放弃治疗。另一方面普遍疗程不足、剂量不足;当治疗效果不佳的时候往往不再进行治疗:患者往往难以认识到即便是PDE5i也是有一定的服用时间、服用剂量要求的,患者往往错误的理解为"是即时起效的性药",一旦效果不佳马上认为是"不对症",容易导致治疗的失败。此外,本身PDE5i的治疗也并非对所有患者均有效,有大概20%~30%的患者即便在正确的指导下仍然对于PDE5i反应不佳。

最新进展

第二节　勃起功能康复的理论和操作

阴茎康复（penile rehabilitation）是近年来比较常用的一个针对勃起功能改善的理念。最早 1997 年 Montorsi 等率先在 RP 术后使用阴茎海绵体注射，从而创立了阴茎康复的应用方案；2006 年 Briganti 等首先使用“阴茎康复” 这一术语。阴茎康复的概念是指在 RP 手术时或术后通过药物和 / 或装置治疗以改善或恢复勃起功能。其目的是为防止阴茎海绵体组织结构的退化，最大限度地提高勃起功能恢复的可能性。

ED 阴茎康复理念包括几个关键词：积极（治疗更积极、方法种类更积极、用量更积极）、综合、追求（治疗有效、治疗减量、治疗痊愈、治疗预期）预期提升：治愈。其具有以下特点：治疗更积极，干预早，方法多，使用更频繁，创伤小或无创。其具体操作方式简要而言包括：

手术前：主要操作为认识和了解。需要在此阶段识别患者有无潜在的性反应变化；评估患者性活动的能力和状态（可以包括进行 IIEF-5 量表的评分、了解现在的性生活频率、对性生活的需求、相关合并症情况以及现在接受 ED 相关药物治疗的情况）；对患者进行宣教，使患者了解现有 ED 的治疗方法（如 PDE5i 的效果，常见二、三线治疗手段等），并且也应教会患者正确认识根治术后早期治疗 ED 的原因，术后更容易面对各种新发情况。

手术后短期：这个阶段早期的药物治疗是很重要并且很有效。一般初始阶段采用低剂量 PDE5i（西地那非 25mg，伐地那非 5~10mg，他达拉非 5mg），每晚或者每周 3 次夜间服用。一旦患者排尿可控和性欲恢复，可以切换到按需给药。如果使用 PED5i 后勃起硬度不理想，可以采取下列措施：全量 PDE5i、海绵体内药物注射或真空负压吸引等[2]。

术后 3~6 个月：该阶段需要注意针对患者的性健康心理治疗，具体措施包括解除患者对于勃起功能以及对于性生活的担心、恐惧，应进行患者与伴侣的亲密度咨询和伴侣间的沟通，评估性伴侣的性功能状况。在该阶段需要鼓励患者积极恢复性活动（性交或非性交），从生理和精神心理角度对患者进行治疗。

术后 >12 个月：巩固治疗效果，改善性生活质量。该阶段需要确定 ED 是否得到有效治疗，鼓励患者保持亲密度和性活动，适应性反应的变化，重视性伴侣的感受，使患者能够接受性活动（性交或非性交），逐步从手术造成的身体打击和心理打击中走出。

需要认识到在阴茎康复的治疗中，口服 PDE5i 仍然是主要的治疗手段，并且现在越来越主张规律治疗而非按需治疗。目前，已经有大量的研究认为规律治疗可以更好地改善勃起效果、提高性生活的满意度。积极主动的阴茎康复治疗往往带来相对更好的治疗结局。除 PDE5i 之外，真空负压吸引、海绵体药物注射等方法也可应用，但实际工作中开展相对较少。

第三节 阴茎起勃器植入术

阴茎起勃器俗称阴茎假体，是指在阴茎内植入人工替代物来实现阴茎的勃起。阴茎起勃器植入后并不干扰排尿、性高潮或快感，同时让阴茎硬度能达到一个满意的水平。阴茎起勃器植入术是欧洲泌尿外科学会（EAU）指南中推荐的ED治疗手段之一，对RP术后ED药物治疗无效的患者具有明确效果。虽然阴茎起勃器植入和PDE5i对RP术后ED均有较为满意的疗效，但阴茎起勃器植入具有更好的患者满意度、更佳的勃起功能、更高的生活质量和更多的性行为等优势。近年来的国内外文献报道中均认为术后满意度在90%之上[3,4]。

尽管阴茎起勃器植入术安全有效，但目前患者尚未充分接受这一治疗措施，仅0.78%的术后ED患者接受该项治疗。目前，阴茎起勃器植入术在中国的推广情况仍不够乐观，大量的患者在PDE5i治疗无效的情况下多选择放弃追求性生活。而且，在中国一项纳入146例接受了起勃器植入术患者的大规模研究中，经过大于6个月的随访发现，共有18例患者仍无法规律使用阴茎起勃器，其中因机械故障停用的仅2例，其余16例均因患者及配偶年龄较大或无性伴侣（离异等因素）而废用。当然，大多数的患者仍然能够做到每月至少2次规律使用阴茎起勃器进行性生活。

既往早期的单件套、两件套起勃器等已经很少使用。现在的阴茎起勃器手术如无特殊，均推荐三件套植入术。目前最常用的阴茎起勃器包括了以下部分：两个空心圆柱植入阴茎（一般简称圆柱体）、1个植入阴囊的泵（通过调节内部液体的流动来调节圆柱体的充盈与疲软）、1个植入小腹的贮液囊（内存盐水）。操作中通过不断压缩和释放泵使其膨胀，使用后按泵上的按钮恢复疲软。相较于早期的单件套，现在的三件套设备可以实现有需要的勃起与疲软，避免单件套带来的长时间勃起所导致的生活影响及并发症，适合社交活动多、性生活频繁的年轻人，异物感较弱。但其操作较繁琐，需要对患者进行充分的宣教。

该手术主要需要预防以下并发症：①感染。对于体内植入物的手术感染所带来的影响是灾难性的，预防感染至关重要，包括：围手术期使用抗生素（可考虑万古霉素）；抗菌和亲水涂层联合应用（术中可考虑万古霉素溶液冲洗术野）；进手术室后备皮；规范、足够时间的术前消毒等。感染一旦发生，应取出阴茎起勃器并使用抗生素，并于6~12个月后再进行起勃器植入。一般再次植入起勃器，成功率可达82%。②器械穿孔、侵蚀、移位。手术中需要特别留意选择合适的圆柱体长度、注意植入物的位置，尤其应注意圆柱体前端（近龟头部位）的皮肤厚度。当植入物位置不合适时容易出现皮肤磨损、侵蚀，直至穿孔。此外放置位置不佳时还容易出现移位，特别是水囊的移位，临床工作中最容易发生的是水囊向外移位至皮下，表现为类似于疝气的局部隆起。如果发生，原则上建议手术探查归位。③机械相关故障。如起勃器自发膨胀、泵管失用等。④其他围手术期并发症：出血、尿道或膀胱损伤、阴茎弯曲等。

开展该项技术要求临床医师对于局部解剖和生理有较深入的理解，建议具备一定阴茎手术经验的医师来开展，并且该技术由于牵涉到人工植入设备调试等过程，对团队配合要求较高，建议具备一定手术规模的临床中心来开展。同时，此手术创伤较大、恢复时间较长，需要与患者进行充分沟通后再来开展，切不可盲目进行该手术，以免对患者的自身勃起功能造成不可逆转的打击。

第四节　勃起功能障碍未来治疗的发展方向：微能量治疗

必须承认，目前的各项治疗手段均无法改善 ED 的病理过程。PDE5i 等药物仅能在现有病变的基础上改善供血，即便合理调整用药也无法纠正疾病的发展，对于重度 ED 患者难以起效。起勃器植入手术属于人工植入物代替自身勃起，并未针对 ED 病变本身进行处理。其他治疗中，海绵体药物注射仍属于血管活性药物治疗，真空负压吸引则仅能最大程度调动患者血流灌注，并未对病变本身产生作用。近年来微能量医学特别是冲击波治疗的发展，为 ED 的诊疗指明了一个可能的发展方向。

近年来，生物力学的影响引起世界科学界的广泛关注。融合医学是二十一世纪新提出的一种医学模式，它把生命科学、物理学和工程学的基本理论和方法有机地结合起来，这导致了学科的突破和科技创新，这将有利于医学的研究和实践。这种融合医学的发展，将很可能成为继分子生物学、基因组学之后的生命科学的第三次革命[5]。微能量医学是利用体外设备产生机械波或电磁波对疾病或亚健康状态进行预防和治疗的医学。该学科融合了生命科学、医学、物理学、计算机科学和工程学，具有重大的转化医学价值。

微能量包括冲击波、超声波、电磁波和激光波等生物力学形式。这些微创能量形式作用于生物体细胞的能量不会对细胞造成任何不可逆的损伤，但可对生物体靶器官或组织产生修复和再生的作用。其中低能量冲击波（主要指 EFD<0.08mJ/mm^2 的冲击波）在 ED 治疗中的研究最多。冲击波治疗 ED 的作用机制可能包括如下多个方面：激活局部干细胞；改善内皮损伤；调节趋化因子分泌；促进局部血管新生；通过机械力诱导内皮细胞 NO 产生；激活 Schwann 细胞等。

在过去 10 年中，针对低能量冲击波在 ED 中应用的临床研究和基础研究都取得了较大的进展。有双盲对照的临床试验发现低能量冲击波使得 PDE5i 对原本 PDE5i 无效的患者产生作用。有系统回顾分析了自 2005 至 2015 年的 14 个研究共 833 例患者，发现低能量冲击波可以显著改善国际勃起功能评分（IIEF）和勃起硬度评分（EHS）[6]。在机制研究方面，研究者分别从以下角度来探索并证实了其可能的治疗作用和途径[7]：有研究发现低能量冲击波可以改善链脲霉素诱导的 I 型糖尿病大鼠的勃起功能，并且其他学者发现低强度体外冲击波疗法可改善Ⅱ型糖尿病模型鼠的勃起功能；有研究通过大鼠的基础试验表明激活阴茎局部干细胞可能是其治疗勃起功能障碍的机制之一，而其他学者也发现低能量冲击波疗法联合骨髓间充质干细胞移植可以改善糖尿病大鼠勃起功能；并且有研究表明在冲击波治疗后更多的内源性干细胞被招募到受损地区，活化 Schwann 细胞，促进神经再生，并可促进组织修复和血管生成。

当然，应该认识到目前的微能量治疗仍处在研究阶段，其具体的治疗方案、疗程还有待于进一步的明确，相信有一天可以在包括 RP 术后的 ED 患者中进行广泛地推广。

实例演示

第五节　阴茎起勃器(三件套)植入术实例演示

【适应证】

1. 重度勃起功能障碍,对包括药物在内的各种治疗反应不佳或不愿意继续服用药物的患者。各种原因所致的勃起功能障碍均在手术适应证范围内,包括糖尿病等疾病所致的血管性 ED、各种神经病变(或创伤)导致的神经性 ED 等。

2. 合并轻度弯曲的阴茎硬结症患者和既往已行手术的二次起勃器植入亦在手术适应证范围内。

【禁忌证】

1. 存在明显局部解剖畸形的患者,如阴茎过于短小、阴茎严重弯曲、尿道发育异常等。

2. 局部明显感染或严重过敏体质的患者。

3. 精神障碍或缺乏自我操控的能力,或无法理解并接受手术所带来的相关风险(手术会使患者丧失潜在勃起或自然勃起的能力,同时可能导致阴茎变短、弯曲,有伤痕)。

4. 严重心、脑、肺合并症或凝血功能障碍患者。

【所需材料清单】

1. 人工起勃器三件套(包括两个圆柱体、1 个泵、1 个水囊、连接管若干)。

2. 宫颈扩张器、宫颈窥器。

3. 常规手术器械、导尿管等。

【团队要求】

1. 能够独立开展阴茎起勃器植入术的手术医师。

2. 接受过相关培训的巡回护士和器械护士。

3. 可以开展全身麻醉或椎管内麻醉的麻醉医师团队。

【操作步骤】

1. 手术准备　在准备手术之前均需完成心电图、胸片、常规血液化验(血常规、肝肾功能和离子、凝血功能、感染筛查),此外建议均进行性激素、超声及其他勃起功能相关检查(如 Rigiscan、CDDU 等)。

需明确手术切口。理论上存在阴茎阴囊交界处入路和耻骨下入路两种入路,实际工作中一般选择前者。其优势在于:阴茎海绵体暴露较好,避免损伤阴茎背神经,可在阴囊内固定泵,手术疤痕不易看见。不足之处在于:放置储液囊时不易暴露手术视野,放置储液囊时可能会造成腹部脏器损伤。相较而言,耻骨下入路的优势在于放置储液囊时视野暴露较好,并且储液囊可以固定。但其不足之处也比较明显,可能损伤阴茎背神经,阴茎海绵体暴露较差,并且不容易在阴囊内固定泵(可能造成泵移位)。

一般采取椎管内麻醉或全麻,术前临时备皮(入手术室后备皮)。一般取平卧位,体位与切口有关。消毒铺巾,原则上推荐消毒时间 15 分钟,使用碘伏将术野充分消毒。置入尿管。

2. 切开皮肤，分离组织并切开海绵体 于阴茎阴囊交界处行横切口，切开皮肤，逐层切开并分离皮下组织，游离并确认尿道海绵体和阴茎海绵体。在已经置入尿管的情况下，这一步通常比较容易，且不易造成损伤。

为了置入圆柱体，需要纵行切开(两侧)阴茎海绵体。一般选择海绵体腹侧正中略偏下的位置，先标记切开位置。于阴茎海绵体切开标记位置两旁缝牵引线，两排牵引线间隔8mm。该牵引线也需要在置入圆柱体后封闭该切口使用。在牵引线中间切开阴茎海绵体，切口 1.5~2cm。可以考虑将阴茎海绵体切口稍延长至牵引线下方，以利于圆柱体近端置入阴茎海绵体。

3. 扩张和测量阴茎海绵体 使用扩张器，通过海绵体切口扩张海绵体内的空间，并在扩张后利用测量尺测量长度(图 25-1)。依次扩张海绵体的近端(切口的下方，近心端)和远端(切口的上方，远心端)。注意尤其在扩张远端时，要保证将扩张器朝相对外侧进行扩张，以避免穿孔到对侧。

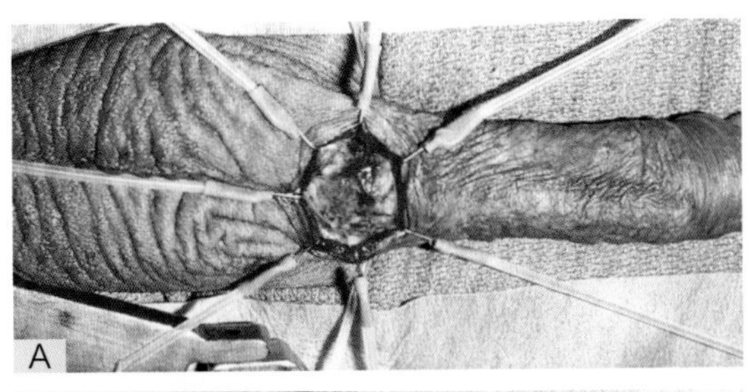

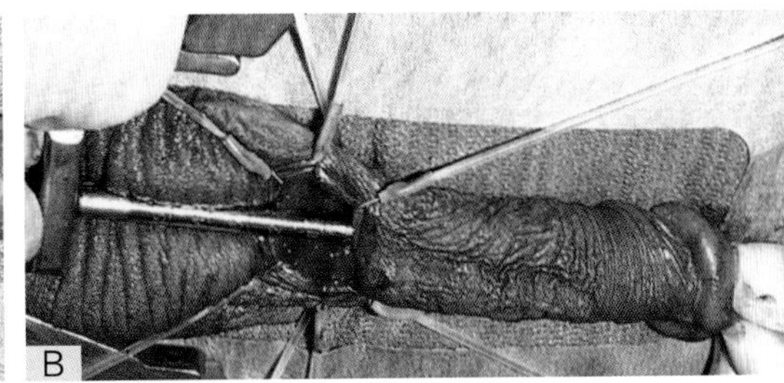

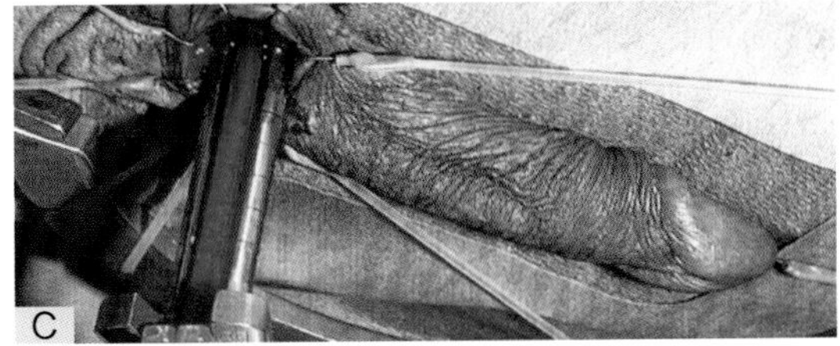

图 25-1 海绵体切开、扩张和测量

此步骤完成后，建议手术医师更换手套。

根据阴茎海绵体近端和远端长度选择合适长度的圆柱体。在将人工起勃器放入体内之前需验证植入物的密封性，并测试该装置的效果。在操作台上分别将水囊、圆柱体内注满盐水，验证是否有渗漏；尝试连接泵管，操纵泵管观察圆柱体充盈与释放的效果，并调试设备的封闭性(图 25-2)。

4. 置入圆柱体 将 Keith 针与牵引线置入 Furlow，将 Furlow 通过海绵体切口置入阴茎海绵体，推动 Keith 针从阴茎头穿出。注意该步骤应避免误伤手术医师。从阴茎头牵拉并取出 Keith 针，在牵引线的引导下从海绵体切口内分别置入圆柱体的近端、远端。利用牵引线将圆柱体远端牵拉至阴茎头。双侧圆柱体置入后，通过连接管注水部分膨胀圆柱体，以帮助确认圆柱体在阴茎海绵体中的位置，然后利用刚才缝合在海绵体切口两侧的牵引线关闭阴茎海绵体切口(图 25-3)。

5. 放置储液囊 一般建议将水囊放置在耻骨后的膀胱前间隙，避免与周围组织器官的相互影响。一般通过扩张海绵体左侧的间隙(术者一般站在患者右侧，一般通过右手来扩

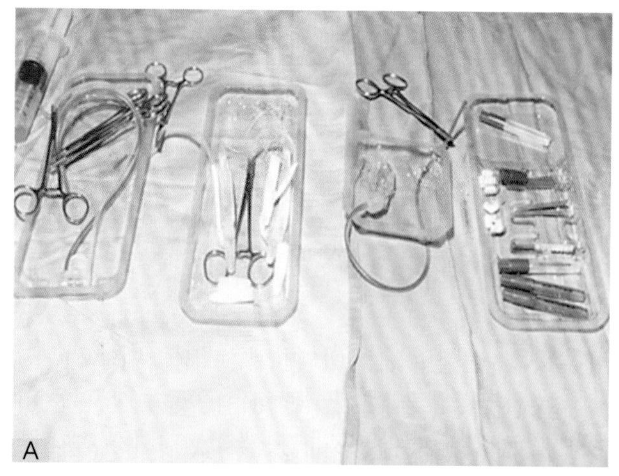

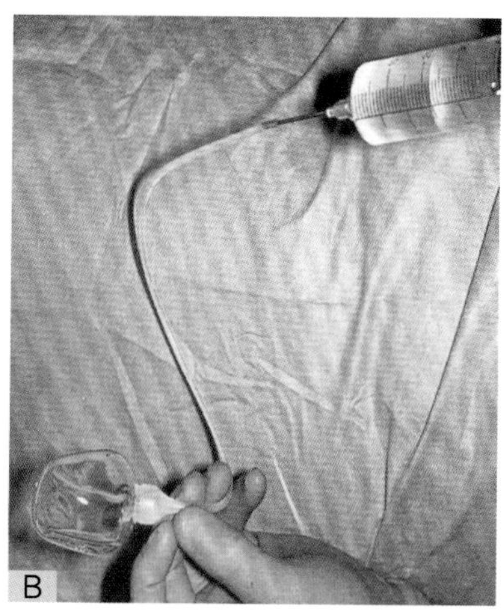

图 25-2　设备测试

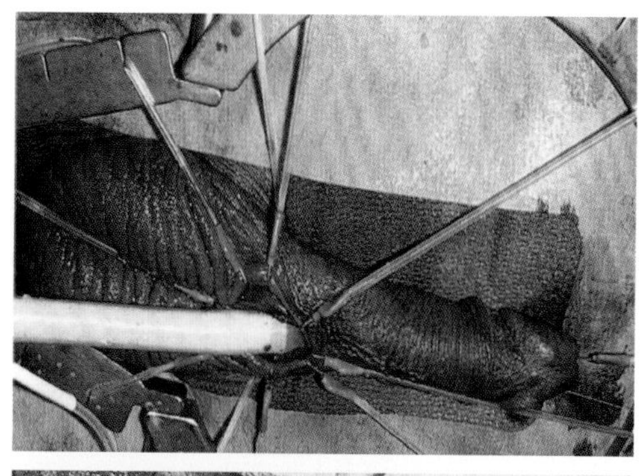

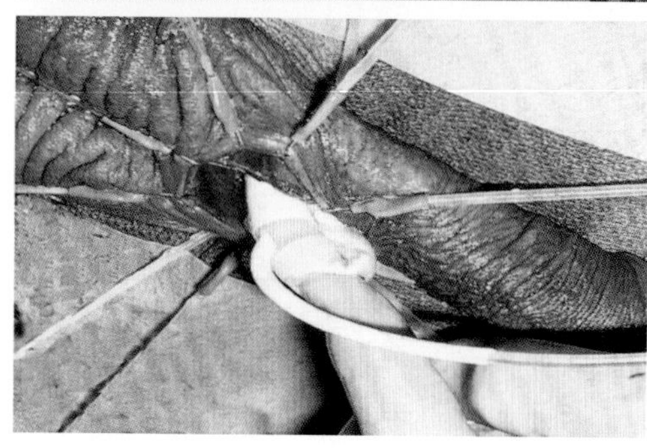

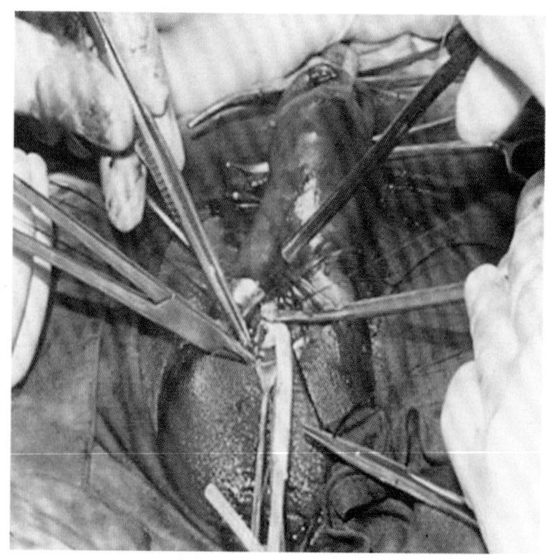

图 25-3　植入圆柱体

张）探至耻骨后方，扩张该间隙，可以采用宫颈窥器撑开通道以方便放置。将水囊置入膀胱前间隙并注满盐水（一般 60ml）。适当牵拉输液管以保证储液囊顶部位于膀胱前间隙的开口处，便于未来需要时将储液囊取出。暂时钳夹连接管。

6. 置入泵　在阴囊内使用钝性分离，形成一个囊袋。一般位于皮下组织当中，与睾丸（鞘膜）保持一定距离。将泵置入阴囊，确认泵的顶部及释放按钮可以让患者方便地触碰到，方便以后的使用。

将泵和水囊连接起来。注意此过程需要排出气泡，应在连接管中注水至饱满后再予以连接。然后将泵在阴囊内固定（图 25-4）。

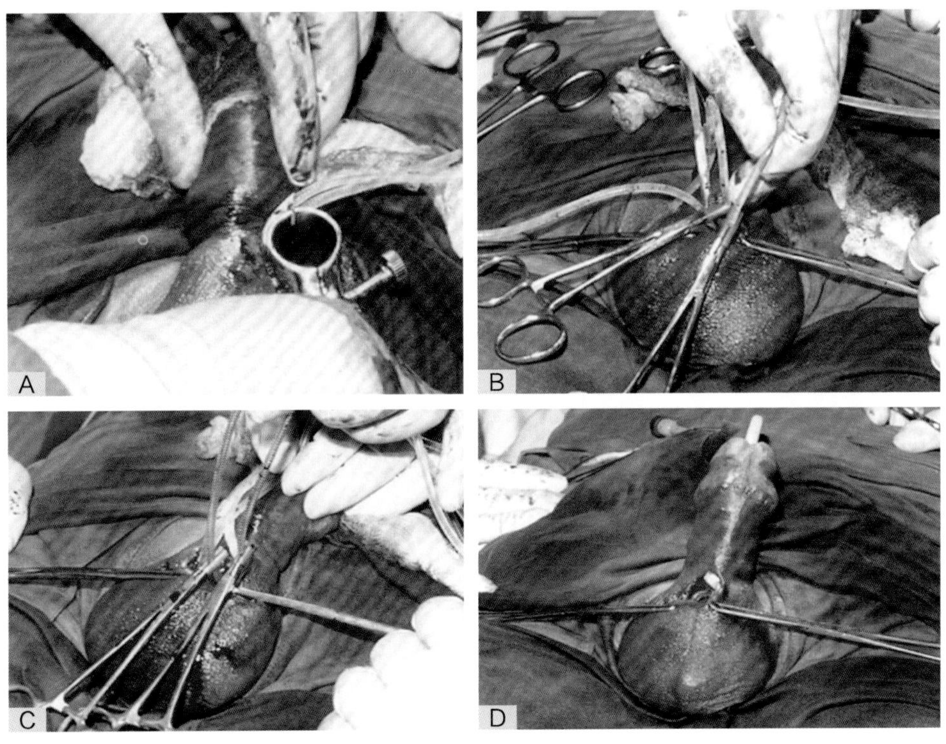

图 25-4　植入水囊和泵

7. 装置测试，关闭切口　植入物均安装完成后，尝试膨胀和释放装置，以确定阴茎起勃器位置合适并能正常工作（图 25-5）。然后去除阴茎头的牵引线。逐层关闭切口，放置引流。部分膨胀装置，伤口加压包扎。

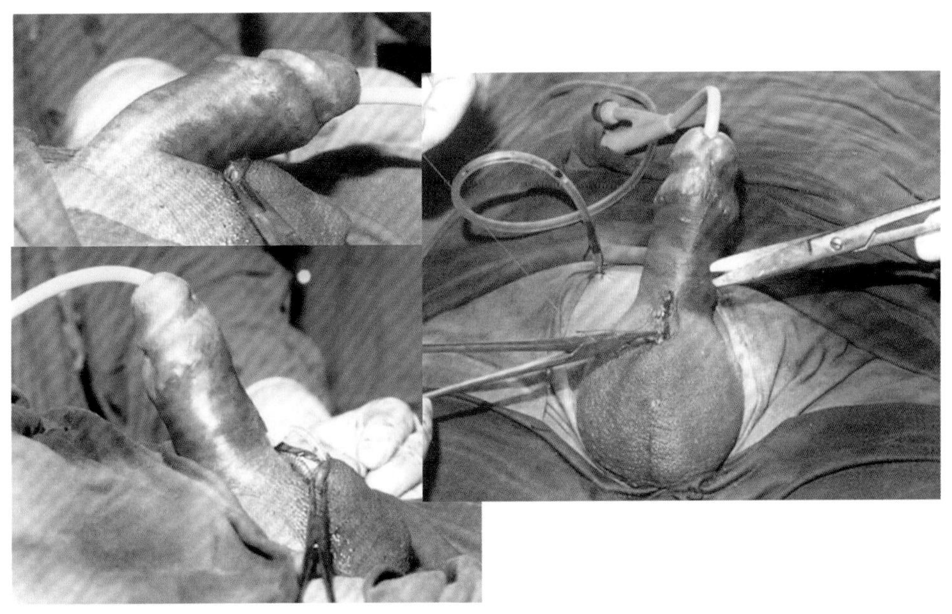

图 25-5　植入后测试

8. 术后管理　术后 4 小时解除阴茎弹力绷带。尿管多可在术后 1 天拔除。术后第 2 天鼓励患者下床活动。一般情况下引流管引流量不超过 30ml 时可以考虑拔除,一般多可在术后 1~2 天左右拔除。术后当天到术后 3~5 天给予抗生素预防感染。

术后 2 周(从术后第 1 天即可开始)每天膨胀及释放装置,并且建议每日用手轻度摩擦圆柱体和泵,避免植入物与体表皮肤粘连。术后四周可进行性生活,逐步开始学习掌握起勃器的使用。

起勃器的使用方法:当需要膨胀起勃器时,迅速而坚定地挤压泵,接着释放泵,使起勃器激活,继续交替挤压和释放泵,直到圆柱体充满液体,阴茎勃起,一般完全勃起可能需要 10~25 次挤压和释放;当需要回缩起勃器时,找到位于泵顶部座上的回缩按钮,按住回缩按钮约 4 秒,然后释放,当圆柱体放液回缩后,可以适当挤压阴茎,使得阴茎更加疲软(图 25-6)。

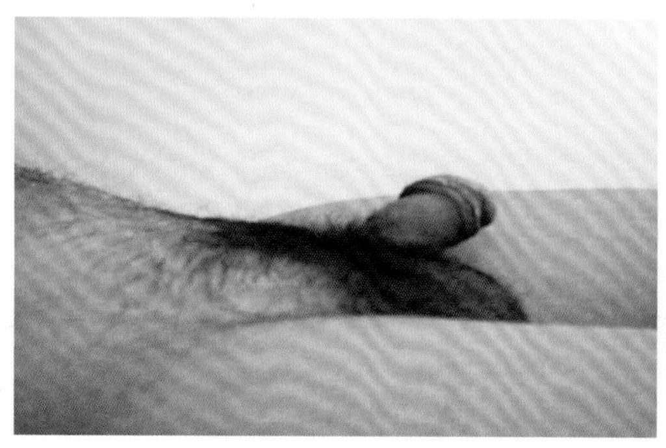
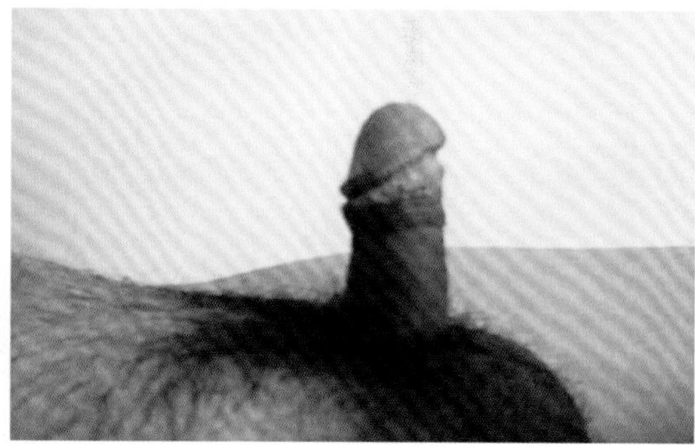

图 25-6　术后效果

【要点解析】

1. 对于 RP 术后有性生活需求的患者,建议尽早纳入阴茎康复治疗,在围手术期加强患者宣教和管理,术后尽早开始治疗。

2. 对于重度勃起功能障碍患者、药物治疗效果不佳的 ED 患者,应当在充分评估手术指征和禁忌证后及时考虑阴茎起勃器植入术。

(方　冬)

专家述评

ED 是最常见的性功能障碍,而 RP 术后出现的 ED 更是一个全球面临的临床难题。在文献报道中和实际工作中,大多数患者在 RP 术后难以完成性生活,并且相当一部分患者放弃了对于性功能的治疗。随着国内对于前列腺癌诊断技术的成熟,越来越多的年轻患者被发现、诊断前列腺癌并接受了 RP 术,使得对于术后 ED 治疗的要求更加迫切。当前仍然处在主要依靠 PDE5i 治疗的阶段。目前的药物治疗越来越强调规律治疗,可以更加有效地改善阴茎供血,改善性生活质量,改善生活满意度。在 RP 术后尽快开始规律治疗可以更早地、更积极地恢复患者性功能。

阴茎起勃器植入这一手术的出现则更彻底地解决了相关患者的烦恼。在目前的报道中，阴茎起勃器植入术成功率很高，无论因为何种原因造成的 ED 大多数都可以通过阴茎起勃器植入得到满意的治疗。在欧美国家，在 RP 术后 ED 患者中进行阴茎起勃器植入术非常普遍，绝大多数患者都可以在手术恢复后在起勃器的辅助下完成满意的性生活。客观上讲，目前由于医师对于技术掌握的有限、社会大众对于手术的畏惧，阴茎起勃器植入手术在中国的开展还远远不够普遍。相信随着技术和设备的进一步发展，阴茎起勃器植入手术会更加成熟，器械相关并发症会进一步减少，操作也更加简便。并且随着社会大众对于性医学知识的进一步了解，阴茎起勃器植入手术的应用也会更加普遍。

目前 RP 术的技术也在日趋成熟，越来越多的医师强调在术中要实现肿瘤控制、尿控、性功能的“三连胜”。在此基础上辅以早期的药物治疗、及时的起勃器植入，相信会实现大多数患者在 RP 术后仍然能够保持满意性功能的目的。此外，客观的讲，无论是药物治疗还是起勃器植入手术都需要一定的医疗费用，随着国民经济水平的提高，社会对于性功能相关治疗的接纳程度越来越高，也会有助于相关治疗的开展。

（辛钟成）

参考文献

[1] BURNETT A L, NEHRA A, BREAU R H, et al. Erectile Dysfunction: AUA Guideline[J]. J Urol, 2018, 200(3): 633-641.

[2] MONTORSI F, BROCK G, STOLZENBURG J U, et al. Effects of tadalafil treatment on erectile function recovery following bilateral nerve-sparing radical prostatectomy: a randomised placebo-controlled study (REACTT)[J]. Eur Urol, 2014, 65(3): 587-596.

[3] 金哲，朱一辰，崔万寿，等. 阴茎起勃器植入手术治疗重度勃起功能障碍的效果和患者满意度[J]. 北京大学学报(医学版)，2010, 4): 413-417.

[4] SONG W D, YUAN Y M, CUI W S, et al. Penile prosthesis implantation in Chinese patients with severe erectile dysfunction: 10-year experience[J]. Asian J Androl, 2013, 15(5): 658-661.

[5] 郭应禄，辛钟成，李辉喜，等. 迎接生命科学第三次革命 重视微能量医学发展[J]. 北京大学学报(医学版)，2015, 4): 559-565.

[6] LU Z, LIN G, REED-MALDONADO A, et al. Low-intensity Extracorporeal Shock Wave Treatment Improves Erectile Function: A Systematic Review and Meta-analysis[J]. Eur Urol, 2017, 71(2): 223-233.

[7] LIN G, REED-MALDONADO A B, WANG B, et al. In Situ Activation of Penile Progenitor Cells With Low-Intensity Extracorporeal Shockwave Therapy[J]. J Sex Med, 2017, 14(4): 493-501.

第 26 章

老年前列腺癌患者的治疗选择——精准评估的意义

临床问题

第一节　老年前列腺癌患者评估与治疗的意义

把老年前列腺癌患者的评估以及治疗选择单独作为一个专题进行讨论非常有意义。关于“老年”一词，目前不同的国家和不同的机构所规定的标准并不完全一致。按照世界卫生组织（WHO）的标准，60 岁至 74 岁为年轻的老年人；75 岁至 89 岁为老年人；90 岁以上为长寿老人。随着生活水平的提高和人均寿命的延长，目前西方很多国家已经以 65 岁为老年的分界点。但在我国，仍然以 60 岁作为划定老年人的标准。不同于年轻患者，老年人往往身体整体状况较差，很多老人合并有一项或多项内科疾病。而且，往往生活自理能力较差。因此，不同于年轻患者，在对老年前列腺癌的患者进行治疗决策时，除疾病本身之外，还需要考虑更多的综合因素，结合每个患者的个体情况，决定最佳治疗策略。本章节以此为重点，探讨精准评估在老年前列腺癌治疗决策当中的意义。

前列腺癌在老年男性当中发生率相当高，前列腺癌的发病率随年龄增加显著增高。一组来自美国的统计数字表明，前列腺癌的发病年龄高峰位于 70 至 80 岁之间[1]。

按照传统的观点认为，前列腺癌发展相对缓慢，因此，对于高龄患者，治疗策略相对保守，因为多数老年患者往往最终死于前列腺癌以外的其他疾病。然而，近年来的统计结果表明，在因前列腺癌死亡的患者当中，41% 年龄在 75 岁到 84 岁之间，30% 在 85 岁以上[2]。

对于老年前列腺癌的治疗，目前主要的困难在于，世界上关于前列腺癌的大多数临床研究都有明确的年龄限制，基本上都将老年人排除在外。因此，在这方面缺乏高水平的循证医学证据作为临床指导。仅有的文献，也大多数为回顾性研究。

对于前列腺癌的治疗策略制定，目前国内外并没有明确的年龄限制。现在，欧美指南更多强调的是对老年人整体状况的精准评估。

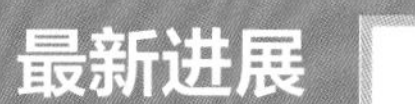

第二节　老年前列腺癌患者的精准评估

对老年人整体状态的精准评估，是一项比较细致的工作，要求涵盖诸如内科合并症情况，营养状况，生活自理能力，精神认知状态，社交能力等诸多方面。现在已经有许多成熟的量表，便于临床工作当中对这些老年患者进行评估。

一、初始评估

最简单的初始评估工作，目前国际上常用 G8 筛查量表进行（详见表 26-1）。该评估主要包含 8 个方面的内容，包括进食情况，体重减轻情况，日常活动，神经、精神系统情况，体重指数，日常用药情况，患者的健康状况自评以及患者年龄。根据这些结果，可以将患者划分为相对"健康"以及躯体功能障碍。

表 26-1　G8 筛查量表

A	在过去的 3 个月内，是否因食欲下降、消化系统问题、咀嚼、吞咽障碍而导致进食减少	0 = 进食显著减少 1 = 进食中度减少 2 = 没有进食减少发生
B	过去 3 个月内是否有体重减轻	0 = 体重减轻 >3 kg 1 = 不知道 2 = 体重减轻在 1~3kg 之间 3 = 没有体重减轻
C	日常活动	0 = 长期卧床 1 = 可以下地，但无法进行户外活动 2 = 可以正常外出
E	神经、精神系统问题	0 = 严重的痴呆或抑郁 1 = 轻度痴呆 2 = 没有精神系统问题
F	体重指数（BMI，单位为 kg/m^2）	0 = BMI <19 1 = BMI 19~<21 2 = BMI 21~<23 3 = BMI ≥23
G	每天是否需要服用 3 种以上的药物	0 = 是 1 = 否

续表

H	与同龄人相比，患者如何评价自己的健康状况	0 = 没有其他人好 0.5 = 不知道 1 = 和其他人一样好 2 = 比其他人好
I	年龄	0:>85 岁 1:80~85 岁 2:<80 岁
	总分	0~17

在 G8 量表评估之后，如果患者被划定为躯体功能障碍（总分≤14 分），那么，下一步需要进行合并症评估，生活自理能力评估，以及营养状态评估。

二、合并症评估

合并症评估，其目的在于精确评价患者伴随的其他疾病，来确定患者的躯体功能障碍是否可逆。目前常用老年疾病累积评分量表进行（Cumulative Illness Score Rating-Geriatrics，CISR-G）。CISR-G 将合并症评定为 0~4 级：

- 0 级：无合并症存在。
- 1 级：仅存在轻微的合并症，或过去曾发生过重大合并症，现已得到控制或治愈。
- 2 级：中等程度的合并症，或存在躯体残疾，需要一线治疗。
- 3 级：严重的 / 持续的 / 严重的残疾 / 难以控制的长期慢性病。
- 4 级：极重度 / 需要立即治疗 / 终末器官衰竭 / 严重功能障碍。

三、生活自理能力评估

生活自理能力评估包括日常生活活动评估（activities of daily living，ADL）及日常工具使用能力评估（Instrumental Activities of Daily Living，IADL），其中，IADL 不仅反映患者的日常自理能力，也在一定程度上反映患者在社区环境中的社交自理能力（表 26-2）。

表 26-2　IADL 量表

日常活动	分数
使用电话的能力	
1. 能够完全独立操作电话机，能够独立完成号码查询以及完成拨号动作	1
2. 只能拨打几个熟悉的电话号码	1
3. 只能够接听电话，无法独立拨打电话	1
4. 完全无法使用电话机	0
购物能力	
1. 能够独立完成购物活动	1

续表

日常活动	分数
2. 能够独立完成小额商品的购买	0
3. 需要有人陪伴才能够完成购物	0
4. 完全无法购物	0
做饭能力	
1. 能够独立完成烹饪计划、准备原料，并且制作出数量充足的食物	1
2. 如果别人协助准备好烹饪原料，可以制作出数量充足的食物	0
3. 仅仅能够热饭，或者能自己做一点饭，但数量上无法满足食用需求	0
4. 完全依靠他人	0
处理家务的能力	
1. 能够处理日常家务，偶尔需要他人协助（重体力活动）	1
2. 只能够完成一些较轻微的日常活动，如洗碗，整理床铺	1
3. 能够完成一些较轻微的日常活动，但无法维持最基本的日常清洁	1
4. 需要有人协助才能完成家务	1
5. 无法参加任何家务劳动	0
洗衣	
1. 独立完成洗衣任务	1
2. 只能够清洗小件衣物，如袜子	1
3. 所有的洗衣任务都需要他人来完成	0
使用交通工具能力	
1. 能够独立乘坐公共交通工具，或者可以自己开车	1
2. 自己能打车出行，但无法乘坐其他公共交通工具	1
3. 在他人协助下，可以乘坐公共交通工具出行	1
4. 仅在他人协助下，可以打车或乘私家车出行	0
5. 完全无法外出	0
药物管理能力	
1. 能够在准确的时间服药，而且保证每次服药剂量准确	1
2. 如果他人能够将每次的用药按单次服用剂量提前准备好，能够按时服药	0
3. 无法自己服药	0
财政管理能力	
1. 能够独立管理自己的财务，包括支付账单，去银行办理业务，管理自己的收入	1
2. 对于每日的小额消费能够胜任，但在去银行办理业务，或在大额消费时，需要他人协助	1
3. 完全无法管理自己的财务	0

IADL 量表中的全部 8 个类别并不都适用于男性人群，因此，在老年前列腺癌的患者筛查中，目前只保留了 4 个条目：财务管理能力；药物管理能力；使用交通工具能力；使用电话能力。

四、营养状况评估

可通过确定过去 3 个月的体重减轻情况来估计个体的营养状况：

营养状况良好：体重下降小于 5%。

有营养不良的风险：体重下降 5%~10%。

严重营养不良：体重下降大于 10%。

老年前列腺癌患者分组：

根据以上的评估，可以将这些老年前列腺癌患者归为 3 类：

1. 健康组　对于这类患者，可以进行前列腺癌的标准治疗，具体治疗方案与年轻患者相同。

2. 体弱组，但功能障碍可逆　患者具备以下任何一种情况：2 级合并症；一项可逆的 3 级合并症，1 或 2 项 ADL 功能障碍；或存在可逆转的营养不良。本组患者要求无神经、精神问题。在适当的老年内科干预之后，这些患者也可以接受标准的前列腺癌治疗。

3. 脆弱组，功能障碍不可逆　若患者存在以下一种或多种情况，则认为其功能障碍不可逆：多项 3 级合并症或 1 项 4 级合并症；超过 2 项不可逆的 ADL 异常；重度营养不良；或合并有神经、精神问题。治疗方案需根据患者的功能障碍情况进行调整。

综上，我们在对一名老年前列腺癌患者进行治疗决策时，不能仅仅取决于患者的年龄，而是需要根据患者的全身综合状态进行评估之后，再做决定。目前国内外许多指南，在提到前列腺癌治疗决策时，都以“预期寿命是否大于 10 年”作为评判标准。然而，实际上，在临床工作中，估算一名患者的预期寿命往往十分困难，而且，在国内，目前没有较好的工具能够用来推算患者的预期寿命。即便在国外，有用生命表（life tables）或列线图（nomogram）来预测预期寿命的文献报道，但其参考的患者信息往往较少，对于合并症情况较为复杂的患者往往应用价值有限。因此，对老年患者健康状况进行精准评估，显得尤其有意义。

第三节　老年前列腺癌患者的治疗策略选择

国际老年肿瘤学会（International Society of Geriatric Oncology，SIOG）已有专门的老年前列腺癌诊疗指南[3~5]。对于转移性前列腺癌和局限性前列腺癌，分别有不同的推荐意见。详见图 26-1 和图 26-2。[3,4]

老年局限性前列腺癌患者的治疗选择：

相对于转移性前列腺癌，局限性前列腺癌的治疗选择更多，面临的困难也更多。对于局限性前列腺癌的老年患者，治愈性治疗方案包括放疗（包括外放疗和粒子植入治疗）和根治

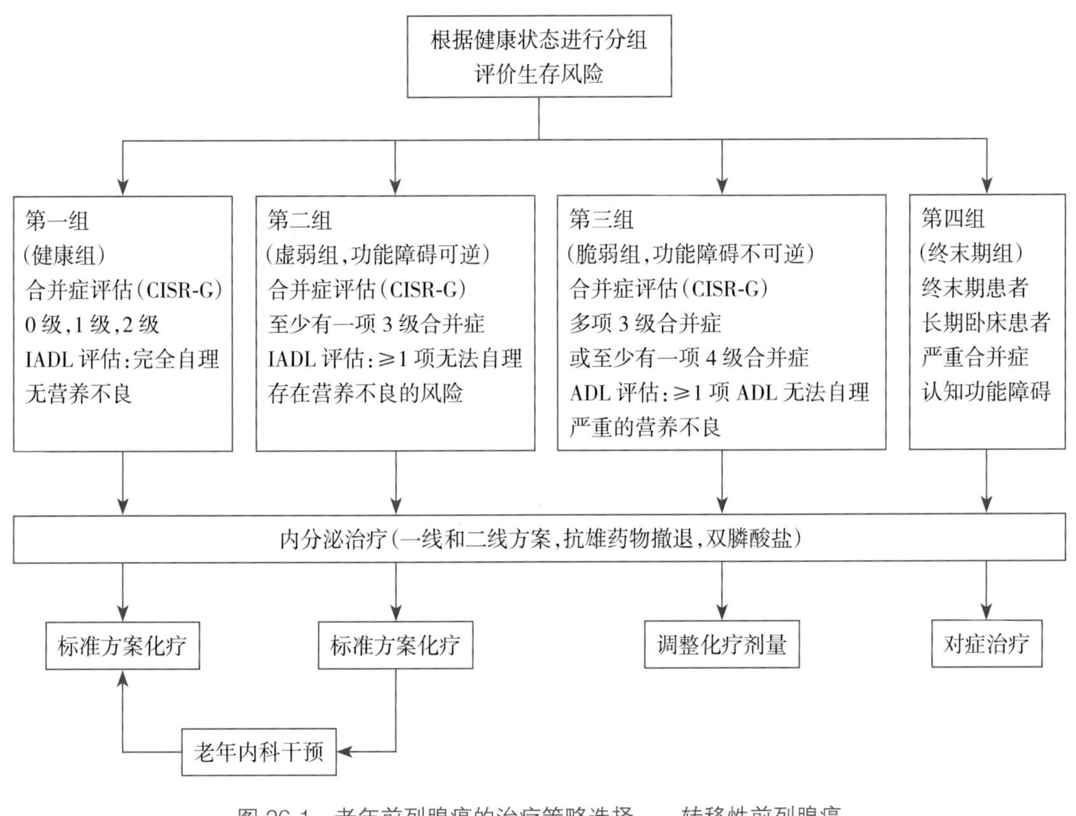

图 26-1　老年前列腺癌的治疗策略选择——转移性前列腺癌

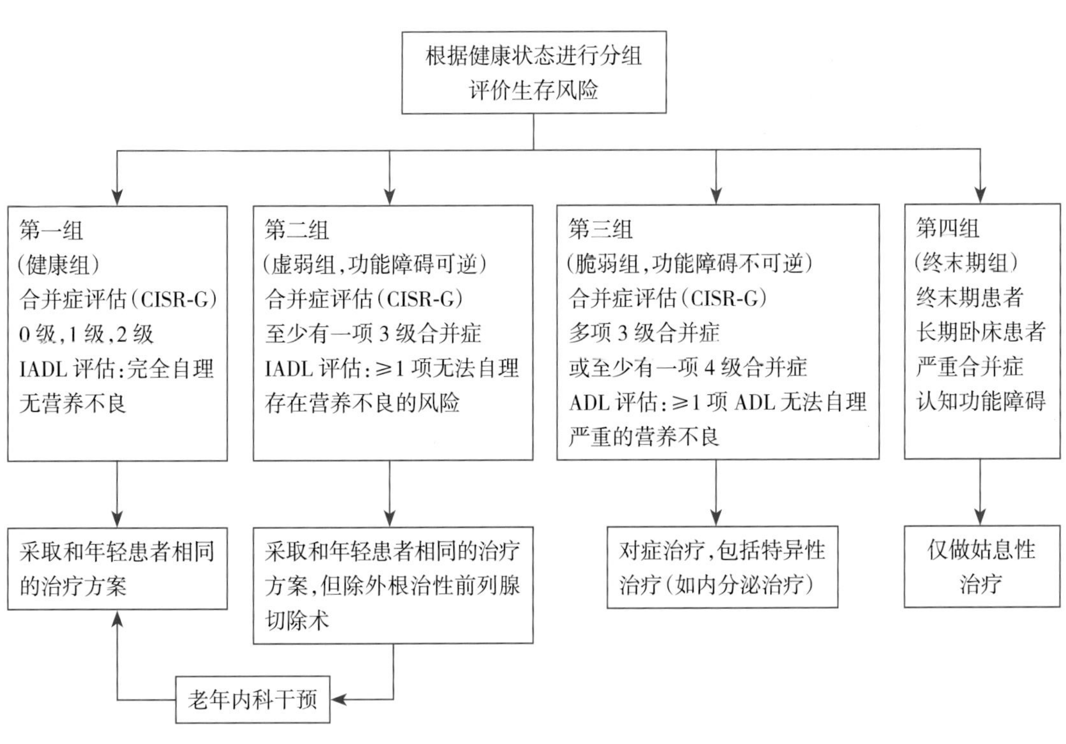

图 26-2　老年前列腺癌的治疗策略选择——局限性前列腺癌

性前列腺切除术。其他标准治疗选项包括主动监测和观察等待治疗。对于低危局限性前列腺癌的患者，目前不推荐单纯内分泌治疗作为一线治疗方案，但对于老年患者，如果身体情况不适宜接受治愈性治疗，单纯内分泌治疗仍不失为一个选择。虽然目前并没有证据表明单纯内分泌治疗能够改善这部分患者的生存，但对于有症状的患者而言，内分泌治疗可以在一定程度上减轻患者的症状。

根治性前列腺切除术在老年患者中的应用：

对于老年前列腺癌患者，是否可以行根治性前列腺切除术，一直是一个争议颇多的问题。目前相关循证医学证据非常有限。多数关于根治性前列腺切除术的 RCT 研究均将老年患者排除在外。目前仅有部分回顾性研究，但得出的结论也差异很大。因此，对于这部分患者，可能更多需要结合患者自身情况决定最佳的治疗策略；对于部分身体情况良好，没有内科合并症的患者，根治性前列腺切除术仍不失为一个选择。但术前建议与患者进行充分的沟通，并充分告知根治手术可能带来的风险与获益。因为老年患者行根治性前列腺切除术并发症发生率显著高于年轻患者，特别是与控尿和性功能相关的并发症。在一项研究中发现，根治性前列腺切除术并发症发生率随年龄增长而逐步升高（40~49 岁、50~59 岁、60~69 岁和≥70 岁时分别为 4%、7%、9% 和 14%）[6]。一些研究报道，老年男性中尿失禁和性功能障碍的发生率更高。一项研究显示，术后 2 年尿失禁在 74 岁以下男性中比在 75~79 岁男性患者中明显更少（5%~10% 对 27%，P=0.03）[7]。同样，75~79 岁男性患者的术后能够恢复勃起的比例显著低于 60 岁以下男性患者（19% 对 39%）[8]。该研究还收集了接受保守治疗患者的数据。与手术或放疗相比，接受保守治疗的患者在 2 年时出现的尿路和肠道问题更少。老年男性在根治性前列腺切除术后可能更常需要二次干预。与年轻患者（50 岁以下）相比，70 岁以上男性有更高比例需要治疗吻合口狭窄（5.8% vs. 10.8%）或接受人工尿道括约肌置入（0.5% vs. 2.5%）[9]。

实例演示

第四节　老年前列腺癌患者治疗决策实例演示

【适应证】

1. 老年人年龄标准：此处不宜硬性划定年龄界线。在老年前列腺癌患者的治疗中，并不存在实际的年龄限制，而是强调使用工具进行客观评估。

2. 病理证实为前列腺癌。

3. 特殊情况下，可不经病理诊断，依靠 PSA、磁共振成像、骨扫描诊断前列腺癌。

【禁忌证】

无。

【所需器材清单】

1. G8 筛查量表。

2. CISR-G 合并症量表。

3. IADL 生活自理能力评估量表。

4. 营养状态评估。

【团队要求】

1. 具有 5 年以上前列腺癌诊疗经验的泌尿外科医师。

2. 内科团队。

3. 放疗团队。

【操作步骤】

典型病例 1

患者，男性，81 岁，退休高级知识分子，因患有前列腺增生长期服用坦索罗辛治疗，平时排尿症状控制尚可，夜尿 1~2 次 / 晚；每年均例行体检，PSA 进行性升高。2018 年体检 PSA 结果：T-PSA 17.58ng/ml，游离 PSA 百分比 0.10，来我院就诊后完善直肠指诊：前列腺左侧叶可触及可疑结节。进一步行盆腔增强 MRI，提示左侧外周带低信号结节，考虑前列腺癌可能性大，PI-RADS 评分 5 分。

该患者既往身体情况良好，高血压病史 9 年余，药物控制血压平稳。否认糖尿病、心脏病史。否认外伤、手术史。平时日常活动情况良好，每日户外活动 2~3 小时，可以完全自己独立完成购物、社交、阅读报刊等活动。对自身的健康情况具有较好的自我管理能力。

收入院行超声引导下经直肠前列腺穿刺活检。穿刺病理回报：前列腺穿刺 15 针：第 1~8、14、15 针可见前列腺腺癌，Gleason Score 4+3 =7，各针中肿瘤组织所占比例依次为 50%，90%，60%，20%，60%，30%，40%，70%，90% 及 90%，第 1/7/8/15 针可见肿瘤侵犯神经，第 1 针可见肿瘤浸润脂肪生长，考虑肿瘤侵犯至前列腺外。

与患者充分进行病情沟通，因患者平时身体情况较好，各系统及器官功能均较为理想，因此，仍然有机会接受治愈性的治疗。但对于这类高龄患者，如果选择手术治疗，术后尿控往往恢复情况不甚理想，因此，对于有根治性治疗意愿的患者，可以尝试外放疗。在向该患者告知各种治疗的利弊之后，患者决定行新辅助内分泌治疗 3 个月之后行根治性外放疗。

典型病例 2

患者，男性，86 岁，因右髋部疼痛 8 个月，进行性加重 6 周来诊。在门诊查血 PSA：T-PSA 683.9ng/ml，直肠指诊：前列腺质地坚硬，双侧叶均可触及硬结。行盆腔 MRI 提示：前列腺双侧外周带病变，考虑前列腺癌可能性大，双侧精囊受累；双侧盆腔淋巴结肿大，首先考虑转移。全身骨扫描结果：T8，T11，L2 椎体，左 11 肋，右侧骶骨、髂骨多发浓聚影，结合病史和血 PSA 结果，首先考虑骨转移。

既往史：患者 4 年前曾患脑梗，康复后遗留有下肢活动不利，平时多数时间靠轮椅活动。日常活动需要靠家人协助。糖尿病史 14 年，血糖控制不平稳，间断胰岛素注射控制血糖；慢性肾功能不全 4 年，目前血肌酐波动在 200~300μmol/L；高血压病史 17 年，药物控制血压，血压有波动。慢性心功能不全，双下肢可凹性水肿，平时服用利尿药治疗。9 年前因左肾肿瘤行根治性左肾切除术，手术病理左肾透明细胞癌，G2，pT1b。

收入院行前列腺穿刺活检：前列腺穿刺 8 针，均可见癌，Gleason 评分 4+5=9 分，伴神经内分泌分化。

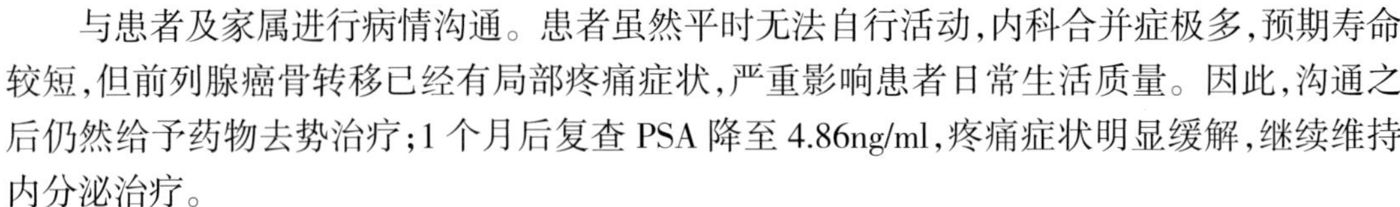

与患者及家属进行病情沟通。患者虽然平时无法自行活动，内科合并症极多，预期寿命较短，但前列腺癌骨转移已经有局部疼痛症状，严重影响患者日常生活质量。因此，沟通之后仍然给予药物去势治疗；1 个月后复查 PSA 降至 4.86ng/ml，疼痛症状明显缓解，继续维持内分泌治疗。

【要点解析】

1. 患者的生理年龄不是治疗的绝对限制。
2. 根据每个患者的具体情况进行综合、客观评估。
3. 对于存在治愈性治疗指征的患者，放疗不失为一个好的选择。

（郝　瀚）

专家述评

老年前列腺癌患者的治疗是一项复杂而又多样化的工作。患者的生理年龄绝非唯一的参考标准。在实际工作当中，需要针对每名患者，进行精准、系统的评估，客观反映出患者的整体真实情况，再根据相应情况制定治疗策略。

对于身体情况良好的老年局限性前列腺癌患者，如果有接受治愈性治疗的意愿，仍然可以采取较为积极的治疗方案。但在制订治疗方案时，选择根治性前列腺切除术需要慎重，因为老年患者相较年轻患者，更容易出现手术相关并发症，需要与患者进行充分的沟通再进行决定。

在一些情况下，对于这些老年患者，仅靠泌尿外科医师可能无法做出最佳的选择。近年来流行的多学科会诊(Multiple Disciplinary Team，MDT)会提供极大的帮助。与老年内科医师，放疗科医师，以及肿瘤内科医师一起讨论之后再做出决定，可能会对这些患者带来最大程度的获益。

随着中国人均寿命的不断延长，中国社会老龄化日益加重。中国的老年人越来越多，所占人口比例也越来越高。截至 2014 年底，我国 80 岁以上的老年人达 2400 多万，而且，这一数字还在继续逐年增加。前列腺癌多数在老年男性当中发病。今后，泌尿外科在实际临床工作当中，可能会遇到越来越多的老年患者，需要引起中国泌尿外科医师的广泛关注。

（张　凯）

参考文献

[1] HORNER Mj，RIES LAG，KRAPCHO M，et al. SEER Cancer Statistics Review，1975-2006，National Cancer Institute. Bethesda，MD，https://seer.cancer.gov/csr/1975_2006/，based on November 2008 SEER data submission，posted to the SEER web site，2009.[M]. 2009.

[2] LAG，R，MELBERT D，KRAPCHO M，et al. SEER Cancer Statistics Review，1975-2005.[M]. 2008.

[3] DROZ J，BALDUCCI L，BOLLA M，et al. Management of prostate cancer in older men：recommendations of a working group of the International Society of Geriatric Oncology[J]. Bju International，2010，106(4)：462-469.

[4] DROZ J P，AAPRO M，BALDUCCI L，et al. Management of prostate cancer in older patients：updated recommendations of a working group of the International Society of Geriatric Oncology[J]. Lancet Oncol，

2014,15(9):e404-414.

[5] DROZ J P,ALBRAND G,GILLESSEN S,et al. Management of Prostate Cancer in Elderly Patients: Recommendations of a Task Force of the International Society of Geriatric Oncology[J]. Eur Urol,2017,72(4): 521-531.

[6] KUNDU S D,ROEHL K A,EGGENER S E,et al. Potency,continence and complications in 3,477 consecutive radical retropubic prostatectomies[J]. J Urol,2004,172(6 Pt 1):2227-2231.

[7] STANFORD J L,FENG Z,HAMILTON A S,et al. Urinary and sexual function after radical prostatectomy for clinically localized prostate cancer:the Prostate Cancer Outcomes Study[J]. JAMA,2000,283(3):354-360.

[8] HOFFMAN R M,BARRY M J,STANFORD J L,et al. Health outcomes in older men with localized prostate cancer:results from the Prostate Cancer Outcomes Study[J]. Am J Med,2006,119(5):418-425.

[9] MOHAMAD B A,MARSZALEK M,BROSSNER C,et al. Radical prostatectomy in Austria:a nationwide analysis of 16,524 cases[J]. Eur Urol,2007,51(3):684-688;discussion 689.

第 27 章

患者对前列腺癌的认识及对治疗的期许

编者按

前列腺癌患者多为老年人，诊断手段复杂，包括直肠指诊、血清前列腺特异性抗原、多参数磁共振成像检查、前列腺穿刺活检等；治疗手段多样，包括手术、放疗、药物等；患者生存率较高，对生活质量有着较高要求。因此，在诊疗过程中，医师与患者的沟通与交流显得非常重要。本章从一位前列腺癌患者的角度，表达患者对前列腺癌疾病的认识及对治疗的期许，希望对泌尿外科医师的诊疗有所帮助，医患共同应对疾病，共建和谐医患关系。

我是宋刚医师治疗的前列腺癌患者。2017 年 8 月确诊前列腺癌并接受了根治性前列腺切除术。宋刚医师及其团队给了我极大的帮助，我内心对他们充满了感激。我有几点体会。

首先，要坚持定期全面的体检。我是 2016 年 9 月在北京大学第一医院体检中心体检时经直肠指诊发现有结节，才遵医嘱进一步检查的。体检时 PSA 为 2.50ng/ml，如果不是有经验的外科医师直肠指诊发现结节，只靠验血标记物，恐怕就不能较早地让患者接受进一步检查。我以前认为前列腺癌是西方发达国家人常得的病，自己完全没有精神准备。

其次，要充分相信医师并积极配合治疗。11 月我在北京大学第一医院做 B 超及磁共振检查，发现前列腺有异常信号，进而被要求做穿刺活检。我当时担心穿刺副作用(有我这种想法的患者不少)，但还是及时想明白了：应该相信医师的综合判断并积极配合。2016 年底我住院做了 B 超引导下的穿刺，共穿刺 13 针。首次穿刺病理诊断未见癌。

第三，要主动继续联系医师，关注后续检查。首次穿刺的结果让我感到轻松，但又心存问题：直肠指诊、B 超和磁共振检查都有异常信号，与穿刺结果是什么关系？我应在什么情况下与医师联系？幸运的是我在 2017 年 7 月到医院听了宋刚医师的讲座。我认真听了讲座，理解了宋医师讲的磁共振 - 超声融合前列腺靶向穿刺新技术。在他的安排下，我再次接受穿刺，这次即融合靶向穿刺活检。起初家人不太赞成，理由还是担心副作用，并且半年前做过穿刺，未见癌。我自己坚持听从宋刚医师的意见，要做融合靶向穿刺。我相信一次穿刺可能漏检，新技术能提高检出率，应该搞清结节和 B 超、磁共振检查的异常信号是怎么回事。这次靶向穿刺联合系统穿刺共 19 针，有 2 针病理诊断有癌，Gleason Score 3+4（sum=7）。宋刚医师和他的团队及时给我安排做了根治性前列腺切除手术。切下来的前列腺标本病理诊断：左叶 78 张切片可见 8 张有癌，右叶 57 张切片可见 3 张有癌。可见，融合靶向穿刺阳性检出率是较高的，这个新技术是患者的福音，是值得着重发展的有效新技术。我希望这项技术能够得到进一步的推广。我术后两次“三个月复查”PSA<0.003ng/ml。我按宋刚医师嘱咐每天适度锻炼体质和进行康复训练，现在已基本控制了尿失禁，只在个别时候在餐后坐姿时有少量失禁。

我希望继续得到宋医师的指导和帮助。

秦　兆

2018 年 7 月

注：为保护患者隐私，署名为化名。

专家述评

患者对前列腺癌的认识是一个逐渐加深的过程。越来越多的患者认识到体检的重要性。每一位因下尿路症状到门诊就诊的患者都应该检查血 PSA。在大型医疗机构，对于 PSA 异常的患者，还有更为先进的多参数磁共振成像检查（mpMRI），以及前列腺健康指数（PHI）协助诊断。前列腺穿刺从手指引导下的“盲穿”到系统穿刺，发展到精准的磁共振 - 超声融合靶向穿刺。外科治疗手段一方面越来越强调保留功能（尿控功能，性功能），一方面手术适应证越扩越大（例如寡转移前列腺癌）。内科治疗则体现在新型药物的研发（如新型内分泌治疗药物）和治疗新领域的开拓（如化疗新的适应证）。越来越多的检查和治疗技术从理论走向现实，从可选方案变成标准方案。在前列腺癌精准诊断和治疗的大潮中，泌尿外科医师需要有接受新知识、新观点、新技术的敏锐能力，同时还要熟练地学会应用新技术和新药物，为患者提供高质量的医疗服务。

另一方面，将各种新知识、新观点、新技术用通俗易懂、生动活泼的语言和图画介绍给患者，也是医师需要具备的一项能力。郭应禄院士说过：“必须将本专业相关创新内容及时告诉读者，这样才叫全面，才能通过科普读物提高全民族的科技认知。”《北大专家画说泌尿疾病》医学科普丛书（三册）从科普语言的文学化、思想化，科普图画的艺术化、逻辑化方面做出了努力。例如，《前列腺七十二变》分册中将前列腺生理和病理变化形容为“能开能合”——前列腺掌管泌尿、生殖的功能，“藏菌藏石”——指前列腺炎，“能大能小”——指前列腺增生，“成妖成魔”——指前列腺癌。让人看后印象深刻。在讲解前列腺穿刺时，用“飞镖图”表示系统穿刺分区取样，随意性大的特点，用彩色、黑白“融合图”表示磁共振 - 超声融合靶向穿刺图像融合、精准定位的特点，将前列腺癌精准诊断的最新技术表达得形象生动（图 27-1）。

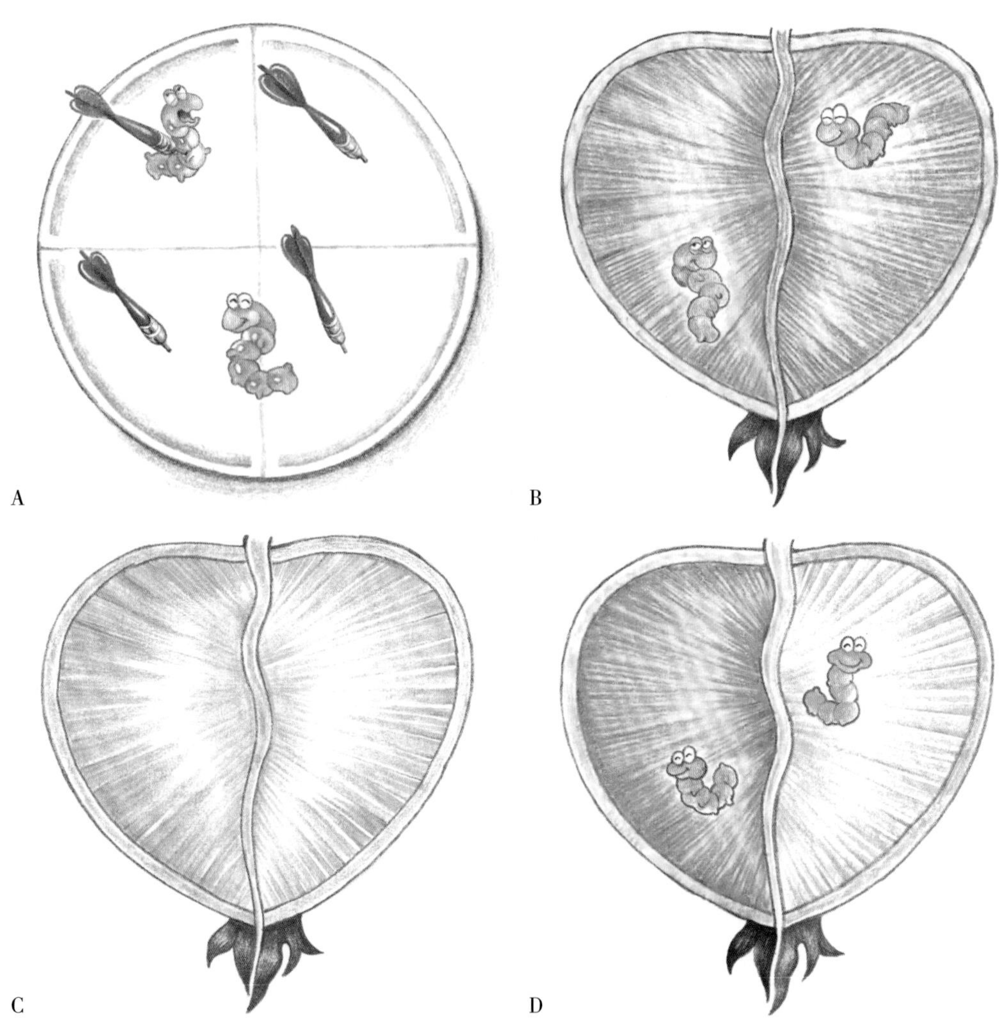

图 27-1 《北大专家画说泌尿疾病》医学科普丛书前列腺穿刺示意图
A. 系统穿刺的特点为分区取样，随意性大；B、C、D. 磁共振 - 超声融合靶向穿刺的特点为图像融合、精准定位

最后，泌尿外科医师还可以借鉴慢性疾病管理以及“同伴支持”的经验，组建前列腺癌活动小组。医师多了解患者对疾病的认识和对治疗的期许，患者通过交流活动达到良好的心理健康状态，共同应对前列腺癌，提高前列腺癌的治疗效果。

（宋　刚）

第 28 章

前列腺癌患者的心理健康

临床问题

第一节 前列腺癌患者的普遍心理状态

说起癌症，不管是既往体健还是常年患病的人，当被告知自己被确诊为某种癌症，都会感到震惊，并且短期之内无法接受事实。主要是由于人们在认知层面上已经把“癌症”与“死亡”根深蒂固地捆绑在一起，癌症因此也被笼罩上了一层黑色的情绪色彩。不管是什么部位的癌症，分型如何，是否有转移，很容易联想到自己曾经看到过的癌症晚期患者的痛苦状态——经化疗后头发脱落的憔悴面容，生活的艰难状态，还有因治疗带给家庭的沉重负担等。特别是有一些癌症与不良生活习惯并无显著关联，患病者在其日常生活中明明已经做了很多也相对全面的预防工作，或者比周围人生活得更仔细，但还是被确诊患上癌症，这会让患者更加难以接受，从而感慨抱怨，甚至心中充满愤怒和怨恨。

即便是有一定医学常识的患者，甚至是有医学专业背景的人患病，也很难做到非常冷静客观地看待自己患病这件事，都会有情绪起伏，甚至更严重的情绪问题及其他躯体表现。换句话说，得知自己患病可以说是一件创伤性事件，得知自己患“癌症”更是重大创伤性事件。

在所有癌症分类中，恶性程度更高的、对生活质量影响更大的癌症对患者心理影响程度越高。另外，一些对外观有影响以及影响性特征的癌症也会让患者产生更大心理负担。例如女性患乳腺癌，在临床就有患者会拒绝接受切除乳房手术，即便有改良根治术指征者也坚持要求做保乳治疗。对于前列腺癌患者，对一部分患者医师会建议其采用切除睾丸的治疗方式，这种治疗后可能会对性生活产生一定程度的影响，这些问题也会让患者难以接受，患者为此感到痛苦。常见的表现为失眠、烦躁、情绪低落、坐卧不安等，严重的有轻生念头甚至是自杀行为。

所以，前列腺癌患者的心理特征与其他癌症有共同性，也有其特殊性。针对前列腺癌患者的心理干预也有其相对应的差别。

最新进展

第二节　前列腺癌与患者心理因素的相互关系

前列腺癌是泌尿外科最常见的恶性肿瘤之一，在欧美等西方国家，其发病率居男性恶性肿瘤首位，死亡率仅次于肺癌。中国前列腺癌发病率要远低于西方国家。但是，近年来中国前列腺癌发病率也在持续增多。

虽然前列腺癌在中国发病率在不断升高，但是总体上来看还是要低于其他癌症的发生率，也没有西方国家那般高发。正是由于以上这些原因，中国男性对于前列腺炎和前列腺增生相对比较熟悉，但普遍对前列腺癌缺乏了解。也正是由于人们对此疾病的重视程度并不充分，了解十分有限，以至于早期发现前列腺癌的检查更是很少去做。但是，早期发现患病的时机恰恰是前列腺癌治疗的关键，所以，亟需引起重视。

再加之，前列腺癌有其特点，早期并无明显躯体症状，所以一旦出现症状以后再去检查诊治，往往已经错过了最佳治疗时机。也正是因为听到周围人一旦确诊“前列腺癌”往往就是晚期，所以，人们对于此疾病的认识常存在误解，认为一旦发生就没有治愈的机会。

一、心理因素对前列腺癌的影响

据临床经验，从感冒到癌症很多疾病都被怀疑与心理压力和情绪因素有关。

为此科学家也进行了大量研究，其中美国的罗林·麦克克拉提博士发现，类似爱、感激、满足感等积极正向的情绪都可以促进催产素的分泌。催产素是由大脑垂体后叶分泌，下丘脑室旁核和视上核合成的一种激素，也被称为“信任激素”。它能调节自主神经系统，也能调节脑部其他主管情绪和社会行为区域的活动。它还可以放松神经系统，从而释放压力。部分医学研究也证明，当人处于沮丧、悲观和冷漠状态时，体内的复合胺和多巴胺都会偏低。复合胺能调节人对疼痛的感知能力，这也是为什么在有沮丧倾向的患者中，45% 的人会有种种类似疼痛等不适感的原因。

很多临床观察都得出了非常相似的结论，心理社会因素对癌症的发生、发展及预后有着密切联系[1]。特别是一些研究中，肿瘤患者在明确诊断的初期几乎无一例不出现情绪问题和心理障碍，并且患者心理情绪表现非常多样化，有 70% 左右的患者出现焦虑、抑郁、恐惧、压抑、愤怒、绝望等情绪问题。但是个体表现出的症状和严重程度与其患病前性格、家庭因素、文化修养以及病情轻重有关。

那么，心理情绪对于前列腺癌的影响是什么呢？

Perron 等发现，β- 受体阻滞剂可以降低 18% 患前列腺癌的风险，其可能机制是干扰了肾上腺激素和去甲肾上腺素对心理压力的影响。随后 Hassan 等于 2012 年对其进行了更深入的研究,并建立了小鼠模型研究心理压力对前列腺癌影响的机制。发现心理压力过高可以抑制细胞自噬,并且可以在应用 PI3K 抑制剂的磷酸酶 - 张力蛋白同源物(PTEN)- 缺乏前列腺癌动物模型和经比卡鲁胺抗雄治疗的 myc 小鼠(限制性表达 c-myc 的前列腺小鼠)中起到延迟前列腺肿瘤退化的作用。这种效应能够被选择性的 β-2 受体阻滞剂通过诱导蛋白激酶 A(protein kinase A,PKA)阻断剂的表达或者诱导 BCL-2 相关的包含突变型 PKA 磷酸化作用位点的死亡启动子的表达所阻断。

由此可见,心理环境可以通过激活肾上腺素能受体或选择性 β-2 受体或 PKA 或 BAD(BCL-2 家族促凋亡成员之一)抗细胞自噬信号通路实现对前列腺癌的调控,并且心理压力过高会加速前列腺癌的发展[2]。

所以,非常有必要对前列腺癌患者进行心理情绪管理和疏导。

二、前列腺癌对患者心理的影响

被确诊为前列腺癌的患者,心理情绪问题主要有以下几方面来源:

(一) 得知患病以后的复杂情绪,特别是被确诊为癌症的心理冲击

人们普遍对癌症并不足够了解,对癌症存在相当一部分的错误认识,也并没有足够的医学常识了解前列腺癌与其他癌症的区别。所以,大部分患者及家属还是停留在“谈癌色变”的阶段,常会产生不同程度的情绪反应。

(二) 对于治疗费用和治疗时长不确定性的担忧,以及治疗对家庭造成的经济负担产生的焦虑

患者有无医疗保险对于治疗费用的担忧程度是不同的,另外,有一些针对肿瘤的治疗用药属于自费项目,还有一些是根据肿瘤分期不同报销比例有不同,这些都是患者及家属可能产生焦虑情绪的来源。

(三) 不同治疗方式对患者心理情绪的影响

特别是需要采取切除性器官治疗方式的患者情绪问题相对会更加突出。尤其对于注重自身形象,对自己各方面要求较高,性格敏感的人更容易产生严重的负性心理及生理反应,导致焦虑和抑郁程度加重。所以,女性乳腺癌需要切除乳房的患者,与男性前列腺癌需要切除睾丸的患者,伴发的抑郁焦虑症状的严重程度都会高于其他恶性肿瘤。据调查,前列腺癌患者行睾丸切除术后,患者在家庭中、社会中的角色会在缺失睾丸的基础上又有更明显的改变。行睾丸切除术可造成前列腺癌患者生活质量下降,在躯体功能、角色功能、情绪功能、认知功能、社会功能、性生活质量等多个领域均有大小不同程度的影响。

(四) 治疗的其他副作用

性功能下降及性生活质量下降、尿失禁、疼痛等,也是前列腺癌患者担忧的重要问题,对患者心理情绪影响同样非常明显。

疾病治疗对患者的影响,担心手术切口会出现疼痛、出血、感染,由于术中尿道括约肌的

损伤或牵拉，有时可出现暂时性或永久性尿失禁，又或手术可损伤神经血管束，术后出现勃起功能障碍等。所有这些都会给患者带来莫名的痛苦而难以忍受，使患者感到恐惧、绝望、自卑。

当然，还有患者个人因素影响心理情绪，例如不同年龄阶段、文化程度、社会地位、病程、临床分期对患者的焦虑抑郁情绪影响各不相同。

2014 年 Curtis 等发现前列腺癌一经确诊，对患者心理影响主要表现为情绪调节功能严重受损。这种情绪调节障碍将导致前列腺癌患者的紧张、愤怒、疲劳和抑郁等指数上升。国内的相关调查发现前列腺癌患者普遍存在以下心理特征及行为：①恐惧、焦虑、抑郁；②悲观、绝望、自杀倾向；③失眠、多梦；④拒绝接受治疗。另外还有研究表明，在确诊前列腺癌后的第一年患者心理压力明显大于确诊前列腺癌 2~6 年后的患者。

第三节 对前列腺癌患者的心理干预与心理治疗

一、进行心理治疗前的评估和判断

心理治疗的特别之处就在于强调每位患者的个体特征，即便确诊患有同一种疾病，手术治疗的术式都是一样的，但是心理干预的方式却不能"批量生产"或完全复制。

如前所述，由于产生心理情绪问题与患者患病前性格、家庭因素、文化修养以及病情轻重都有相关，所以心理治疗同样需要根据每位患者不同特征有侧重地干预治疗。同样，需要根据患者情绪处于不同阶段有针对性地进行干预。

即便心理治疗是具有个体化差异的，还是需要治疗者在掌握了共性特征以后再进行个体化的心理治疗。

那么，患者确诊患上前列腺癌以后的几个心理情绪阶段，如下：

（一）不同阶段患者的心理特征

当人们遭受特别重大损失和打击时，心理变化过程一般可以归纳为五个阶段：震惊期、否认期、愤怒期、抑郁期和适应期。患者处于不同的心理阶段，会有不同的心理及行为反应特点。

由于每个人的承受能力不同，对待患病这件事的反应和态度也不同，所以，当被告知或主动得知自己患上前列腺癌以后，对于患者本人来说患病等同于重大创伤事件，也会经历上述五个阶段。

1. 震惊期 震惊期是对创伤事件本身的立即反应，主要表现为吃惊或情绪上的麻木，患者的注意力多集中在当时确诊患前列腺癌时情景的回忆中，对外界其他刺激的反应能力降低。从心理分析的角度可以理解为这一阶段是心理创伤的初始阶段，心理的焦点主要集中在事件本身和肌体创伤上，是问题产生的阶段。

2. 否认期 由于患病而带来一系列的影响和变化来得太突然和凶猛，大大超出了个体的承受能力，患者会自然地采用心理防御机制面对患病的事实，表现为对疾病及其带来的各种可能性一概否认，对预后没有丝毫的心理准备，最常见的表现就是认为自己不会患上恶性肿瘤，这些都是别人的事，不会发生在自己身上。这就是心理学上讲的否认机制在起作用。

3. 愤怒期　此时特别容易把患病这件事进行外归因，例如我并没有不良生活嗜好，为何会患前列腺癌？我平时很乐观，为何会得癌症？生活对我太不公平！我们单位组织的体检项目里面为什么没有排查前列腺癌的项目？如果有我就不会如此。也有责怪医师护士不尽责的，我都得了癌症，医护工作者还那么冷静简短地回答我的问题，他们没有同情心，太不负责……此阶段，患者特别容易被激怒，哪怕平时也经常听到的话，这个阶段情绪也很可能会被点燃。有些患者不仅出现愤怒情绪，还会伴随出现攻击性行为，对象有可能是家人，医护工作者，甚至是朋友或者陌生人。

4. 抑郁期　患者会发现尽管从心理上否认自己是前列腺癌患者的现实，还是需要尽早接受并尽快进行对症治疗，于是把更多精力转向关注前列腺癌的治疗和预后，关心医务人员对自己病情的评估和预后问题。但是这一阶段患者并没有做好准备去处理问题，而是当听到治疗可能带来的影响，非常可能出现压抑和焦虑等情绪反应，对未来生活表现为极度的失望，对手术治疗的并发症恐惧。一小部分对今后生活完全失望的患者甚至出现自杀的念头或实施自杀行为。

另一方面，在此阶段患者的依赖心理增强，并开始变得敏感，或经常出现儿童期的一些退行性行为或心理反应。这一阶段是得知患病后心理最难过的一个阶段，也是患者最容易想不开或发生自杀行为的主要时期。从心理分析的角度来讲，抑郁期的患者主要应运用压抑、退行、置换、补偿、投射等心理防御机制来减轻内心的焦虑或转移心理能量。

5. 适应期　当患者逐渐了解并全面接受现实，心情渐渐趋于平静也开始理智思考问题，同时对前列腺癌和治疗有了比较正确的认识，便开始进入适应期。患者进入适应期以后，会逐渐采取措施去接受患病的事实，同时，也会积极去了解今后治疗的各种可能遇到的问题，配合医生完善各种检查或术前准备。

进入适应期，并不是对疾病完全消除了恐惧，也并不代表完全没有焦虑，而是可以允许自己带着少量“症状”生活并接受治疗。大部分患者并不会特别顺利地走到第 5 阶段，非常可能在前几个阶段反复游走，也有可能某一阶段特别迅速地度过，这都是有可能的，可见每个人走到第 5 阶段所花费的时间是不同的。所以，必要时请专业心理医生进行干预，以及专科医生如实讲解病情及各种可能进行的治疗方案的优缺点，比较耐心给患者讲解，也是非常关键的。

（二）多种治疗方案的选择困难而带来的情绪问题

前列腺癌有很多疗法可供选择，但每个疗法都有利弊，最好的做法是，充分考虑病情后，将不同疗法结合起来，让获益最大化。但是，患者并不具备专业医学知识，很难具备短期内能够准确客观判断各种治疗方案利弊的能力。

临床上的确有患者在查阅资料后，面临是否接受手术治疗的纠结，或希望寻求更好的疗法。早期前列腺癌患者是否可以大胆地选择主动监测，而拒绝手术呢？事实上，前列腺癌治疗方案的选择是个比较复杂的问题。医师需要理解，这的确会给患者造成很大心理压力和负担。当然，医师需要把风险讲清楚，最终决定权在患者。

医师在给患者交待病情制订治疗方案时，建议采用最简单明了的方式讲解，避免使用过多专业术语。让患者能够听得懂，清楚各种治疗方式的利弊。

对于前列腺癌治疗带来的患者情绪问题，在临床占比很大，此时泌尿外科的主管医师对疾病和治疗的告知，对于患者情绪的影响是决定性的。患者对自己病情的了解和对治疗的理解而获得的安全感，这部分是心理医师及心理治疗无法替代的。类似上述这种浅显易懂的语言，会让患者更快更充分了解自身病情，从而根据自身情况来判断采取何种治疗方式。所以，医护工作者的充分告知对患者情绪问题来说有着非常重要的意义和作用。

（三）副作用带来的情绪问题

雄激素剥夺疗法（androgen deprivation therapy，ADT）是晚期前列腺癌的标准治疗方式。起初 ADT 主要用于有远处转移、进展期前列腺癌或不能通过手术治疗的前列腺癌患者的治疗，随后 ADT 陆续用于手术治疗或放疗后的辅助治疗，以及手术和放疗后的生化复发的治疗，甚至早期前列腺癌的治疗。

随着 ADT 临床应用的增加，其不良反应也引起了人们重视。1993 年 Herr 等第一次采用心理学 QoL 量表对 ADT 患者进行生活质量的评估，早期的研究发现 ADT 主要引起认知功能下降、贫血、骨密度下降和病理性骨折，后期发现对性功能、人际关系等都有影响。2005 年 Matthew 等进一步研究发现，接近 85% 接受 ADT 治疗的患者有不同程度的阴茎勃起功能障碍、性欲减退等症状，由此造成的性功能障碍会严重影响夫妻之间不论情感上还是生理方面的亲密感，给患者及伴侣带来严重的精神心理方面困扰。

还有研究表明，ADT 对患者配偶造成的心理压力甚至比患者本人还要严重。她们常常会怀疑是不是自己缺少吸引力，或者丈夫对自己失去了兴趣才会如此。久而久之，这种亲密感的丧失比缺乏性生活对婚姻关系更具破坏力，影响家庭稳定性。2015 年 Rhee 等还发现 ADT 能使患者机体女性化，尤其是乳房发育。针对男性的这种改变，大多数人会选择躲避隐藏起来，避免与人进行社交。日积月累就会造成前列腺癌患者与社会隔离，严重影响其社交能力和人际关系，从而使患者的情绪问题更为严重。

由于上述问题带来的患者心理问题还需提前做心理干预，必要时可以加入夫妻婚姻关系咨询以及提升患者社交能力的辅导[3]。

二、对于前列腺癌患者的心理治疗

心理干预心理治疗，是指临床医师通过言语交谈建立起与患者的良好医患关系，应用心理学和医学知识指导和帮助患者克服和纠正不良生活方式、行为习惯、情绪障碍、认知偏见以及适应问题。给予心理支持、授予必要的科学知识，帮助患者战胜心理障碍。现列举几种临床最常使用的心理干预方法：

（一）认知行为治疗（cognitive-behavioral therapy，CBT）

认知行为治疗是由 A.T.Beck 在 20 世纪 60 年代发展出的一种有结构、短程、认知取向的心理治疗方法，主要针对抑郁症和焦虑症等心理疾病和不合理认知导致的心理问题。它的主要着眼点是放在患者不合理的认知问题上，通过改变患者对己、对人或对事的看法与态度来改变心理问题。例如前列腺癌患者认为患上癌症就距离死亡并不遥远了,活不长了。这就是典型的不合理认知,因为即便都是前列腺癌患者,病情严重程度不同,需要看是否存在淋巴结转移、远处转移。显然,把所有前列腺癌都认为"没救了",显然是不合理认知,从而就会产生一系列情绪反应,情绪又会作用于人的行为。对治疗感到绝望的人,治疗期间必然不会比其他患者更加配合医生完成治疗。

这其中存在 ABC 理论,即:A 指与情感有关系的事件(activating events);B 指信念或想法(beliefs),包括理性或非理性的信念;C 指与事件有关的情感反应结果(consequences)和行为反应。

事件和反应的关系:通常认为事件 A 直接引起情绪反应和行为反应 C。事实上并不是所有人看待同一件事反应都一样,也就是在 A 与 C 之间有 B 的中介因素。A 对于个体的意义或是否引起反应受 B 的影响,即受人们的认知态度和信念决定。

例如同样是被诊断患有前列腺癌,有人就会认为幸好发现及时,只要积极治疗就会好起来。还有人就会认为自己已然走到生命尽头,从此往后的每一天都处于痛苦之中。可见,真正让人绝望的不是患病这件事本身,而是患者自身对待疾病的认知评估和信念,非理性或错误认知会导致异常情感或行为反应。

所以,心理医师帮助来访者指出其错误认知,打破自动化思维,就会间接改变患者的情绪反应和应对的行为。

(二)团体心理治疗以及同伴支持

团体心理治疗,即团体成员就大家所共同关心的问题进行讨论,观察和分析有关自己和他人的心理与行为反应、情感体验和人际关系,从而使自己的行为得以改善。

前列腺癌患者的团体心理治疗一般选择"共病群体",即都被确诊为前列腺癌的患者,病程可以不同,有刚刚被确诊的,也有正在接受治疗的,以及不同治疗方式的患者,也可以有出院已接受过治疗的人。

团体治疗一般是由 1~2 名治疗师主持,治疗对象可由 8~15 名具有相同或不同问题的成员组成。治疗以聚会的方式出现,可每周 1~2 次,每次时间 1.5~2 小时,治疗次数可视患者的具体问题和具体情况而定。

在治疗期间,团体心理治疗的主要特色在于随着时间的进展,团体成员自然形成一种亲近、合作、相互帮助、相互支持的团体关系和气氛。这种关系为每一位患者都提供了一种与团体其他成员相互作用的机会,使他们尝试以另一种角度来面对生活,通过观察分析别人的问题而对自己的问题有更深刻的认识,并在别人的帮助下解决自己的问题。

团体治疗的优势在于,有更多人理解自己所担心的问题,有人可以与自己共情。很多患者的亲人朋友虽然给予患者很多各种各样的支持和帮助,但是还是对疾病难以感同身受。如果过于主动热情,患者会感到自己的处境悲惨,特别是自己原来经常帮助他人,更加难以接受这类角色转换。所以,有这些相同或类似经历的同伴支持(peer support)能够更好地帮助前列腺癌患者应对疾病,也可以互相了解不同阶段的治疗方式以及治疗效果。

2006 年全球糖尿病同伴支持项目(peer for progress)正式成立,国内同伴支持的研究起步相对较晚,目前已存在的也多集中在糖尿病为代表的慢性病管理,在恶性肿瘤方面的研究并不太多。目前国际上关于同伴支持在癌症领域的研究主要针对乳腺癌、前列腺癌、结直肠癌以及妇科肿瘤等疾病展开。同伴支持的形式比较多样，包括一对一电话同伴支持、一对一面对面同伴支持、互联网同伴支持以及最常见的同伴支持小组的模式。

所以，团体心理治疗以及同伴支持都是对前列腺癌患者有明确帮助的方式，但是弊端就是一旦有小组固定成员或者一对一的同伴支持对象病故，会对患者的心理冲击过大。另外，团体心理治疗由多名成员组成，组织者和成员间配合不好，中间环节出现问题也容易导致团体心理治疗无法如约持续进行，一旦发生也会使个体成员产生失落感，甚至会放大原有的消极情绪。以上几点也是需要注意的问题。

（三）箱庭疗法

对于一部分得知患上前列腺癌的患者，尚难以接受这个事实，会对心理干预和心理医师产生排斥。即便接受心理干预，也很难如平日一般正常倾述出自己的内心的想法和困惑。此时非常适合给予患者进行箱庭疗法的心理治疗。

其一，箱庭疗法属于非言语治疗。不需要像认知行为疗法那样，需要与患者进行大量沟通，共同寻找到认知方面存在的问题。箱庭疗法，作为一种心理临床技法，是让患者在有细沙的箱子里随意摆放组合玩具来再现其多维的现实生活，使来访者的无意识整合到意识中，是一种从人的心理层面来促进人格变化的心理治疗方法。换句话说，患者不必说话，通过利用沙子和摆放玩具，来表达自己内心的想法和情绪。所以，比较适合抑郁状态不想多讲话的前列腺癌患者。

其二，箱庭疗法主张无条件接纳，为患者营造一个自由与受保护的空间。另外，箱庭疗法的治疗假设之一是母子一体性，即让患者感受到类似儿童时期被母亲保护和无条件被爱的体验。由于平日社会对男性的要求要坚强，男儿有泪不轻弹，但是得知患上前列腺癌以后，患者很容易出现心理层面的退行性改变，即原来非常坚强的人现在特别容易哭泣，变得特别脆弱。箱庭疗法的无条件接纳和保护，刚好可以承装容纳患者的所有脆弱。这也使得治疗成为可能[4]。

三、心理干预的效果评估

对于前列腺癌患者的心理干预和心理治疗，与临床其他心理疾病的治疗预期会有很大不同。

临床大量实践结果显示，虽然心理治疗后患者的抑郁焦虑症状明显减轻，但几乎很少患者出现痊愈，分析原因可能为：①肿瘤属恶性消耗性疾病，因而抑郁焦虑情绪随病期显现阶梯变化趋势，病情的恶化趋势极大地影响着心理卫生状况，阻滞着情绪障碍的改善。②化疗及放疗等导致乏力、恶心、呕吐等副作用，亦可使抑郁焦虑症状反复出现，并影响接受心理干预的积极性。③家庭环境以及家庭对治疗承受能力存在差异。如治疗费用紧张，患者很难平静地面对接下来的治疗。

所以，对于前列腺癌患者的心理治疗与其他方向的心理治疗既有共通性，也有其独特性。对于前列腺癌，心理干预方法主要对患者的认知、情绪、行为等方面入手，采用认知疗法、治疗环境、健康教育以及细节关怀等。医师护士，以及患者家属和患者的共同努力才能促进前列腺癌的治疗向着更加积极有效的方向发展。

实例演示

第四节　前列腺癌患者心理干预过程

【适应证】

1. 确诊前列腺癌或临床可疑前列腺癌的患者[5]。

2. 出现失眠、食欲减退等症状。

3. 因患病而感到紧张或情绪低落。

【禁忌证】

无。

【所需器材清单】

1. 心理测评量表:SCL-90、SAS、SDS、汉密尔顿抑郁量表、汉密尔顿焦虑量表等。

2. 箱庭疗法设备:沙箱和细沙,以及道具架、道具。

3. 心理治疗记录单。

【团队要求】

1. 有良好沟通能力的泌尿外科医师或护士,对患者有细致观察能力,在必要时能对患者或家属提出心理干预的建议。

2. 具有临床经验的心理医师。

【操作步骤】

案例:患者男性,63 岁,高中文化水平,工厂职工退休,城镇职工医保。既往体健,平时喜爱健身锻炼,不抽烟,少量饮酒,否认其他不良嗜好。

由于子女公司有一位同事做体检时被查出患有肺癌,家人意识到预防重要性,于是给父亲做了一套防癌体检,虽然没有任何症状表现,但是最终被确诊为“前列腺癌”。

患者和家属都表示很难接受这个事实,患者认为检查结果有误,去其他三家医院复诊,都被告知诊断无误。后患者认为得了癌症就是距离生命尽头很近了,于是悲观厌世,重度失眠,甚至想要放弃治疗,偶有轻生念头。

按照创伤后的五个阶段来对照,此患者目前已经到了抑郁期,并且还在愤怒期和抑郁期来回游走,按照目前患者情绪状态和认知状况很难顺利进入下一阶段接受期。

所以,根据这位患者的具体情况,分析产生抑郁情绪的原因,心理医师判断对该患者进行心理干预的前期铺垫一定是要让其了解自己的病情以及治疗方案,再进行心理干预或者同时进行心理干预。

采用认知行为疗法对其进行心理干预。很多患者并不是对自己的不合理情绪完全意识不到的,而是明知道不合理但是却控制不了。家属的劝说此时也不会有太显著作用,类似这种疾病并不可怕,或者有医疗保险治疗费用并不会影响家庭生活等,患者此时并不会接受此类劝说,认为是家属善意的安慰罢了。毕竟治疗和预后由专科医师来说会更令人信服,至于治疗费用是否对家庭会产生影响,患者认为如果不患病就不会产生治疗费用,所以一旦治疗必然会消耗家人的精力和金钱。至于治疗可能会引发的副作用,此时专科医生的讲解很可能也并不会令患者平静下来,因为对于概率问题,患者最担心的是自己会成为小概率事件的分子。

专业心理医师需要先肯定患者的情绪,而不能完全否定他,或者告诉患者此时他的情绪大多是不合理的。这只会加重患者的情绪问题,对于治疗无益。心理医师还要讲解为什么大部分人得知患上“前列腺癌”会出现与其类似的反应。例如:人在做判断时并不是只有一套体系在工作,而是很多工作系统共同协作。其中存在“理智系统”(也被称为“意识”)和情绪系统。理智系统的特点(图 28-1)精确但是速度慢,它能够对信息做出更全面、更准确的判断,但是也需要更多的时间来进行判断;情绪系统则相反,只能做出相对比较粗糙的判断,不够准确全面,但是它做出反应的速度会非常快(图 28-2)。

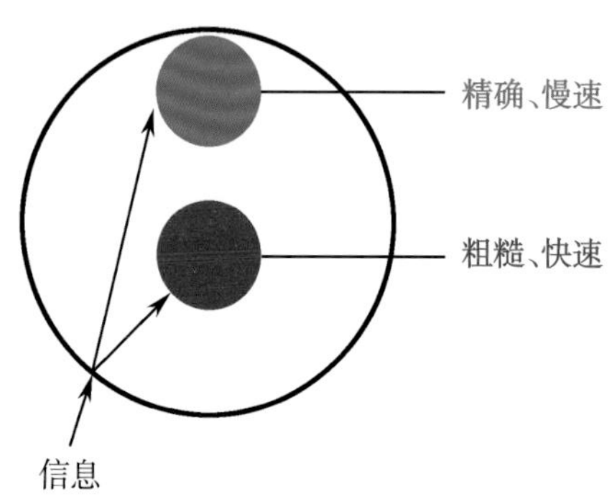

图 28-1 理智系统与情绪系统的特点
蓝色为理智系统,红色为情绪系统

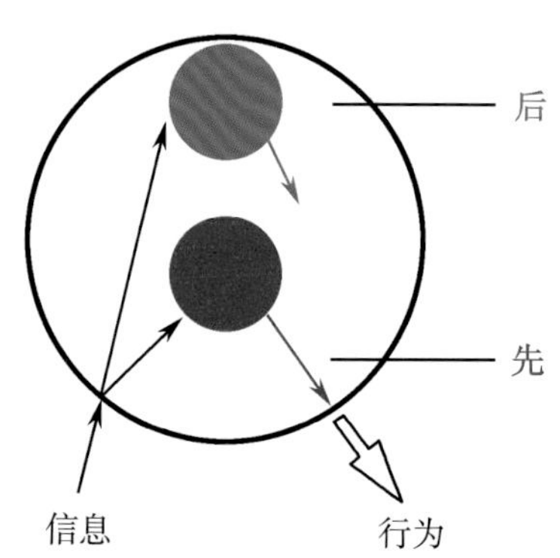

图 28-2 情绪系统会先于理智系统做出反应
蓝色为理智系统,红色为情绪系统

可见,信息进入人脑后,必然会先出现情绪然后才会理智的分析判断。因为红球接收信息在先、处理速度更快,因此红球会先于蓝球做出反应,并下达行动指令,尽管它的判断有可能不够准确。在得知自己患前列腺癌以后,情绪反应是我们的本能反应,不受意识控制。因为即便产生怎样的负面情绪都没有错,是非常合理的。

神经科学发现情绪系统先于理智系统发育并成熟。人在遭遇重大创伤性事件以后,会出现类似退行性改变,由此可见出现情绪问题再合理不过了。

当患者了解自己的情绪并不是不合理,就会减轻自责等心理冲突,这样就能够集中更多心理能量去面对并解决疾病的治疗问题。

当患者情绪稳定下来,就可以开始逐一解决患者担忧的具体问题。例如治疗方案,治疗费用,以及预后等。对于需要切除睾丸或行根治性前列腺切除术的患者,还需要进行进一步且有针对性的心理干预。

在接受专科治疗期间,可以辅助团体心理辅导以及个体和团体的箱庭疗法。

【要点解析】

1. 对前列腺癌患者的心理干预,先要判断患者处于的心理反应阶段,结合患者本身性格、家庭情况、文化水平等,有针对性地进行心理干预。

2. 对于因不足够了解导致的对疾病和治疗的误解,需要求助专科医师对患者进行讲解。

3. 可以采用多种治疗方法联合的方法，并不是只可以用认知行为疗法或者单纯做团体治疗。

4. 必要时，家属也需要配合参与心理干预。

（史　宇）

专家述评

有越来越多的人接受心理治疗并认可心理治疗，是因为他们能够看到心理治疗对于前列腺癌等肿瘤患者切实有效的帮助。但是，同样还有人存在一定误区，他们往往认为患病后最重要的就是治疗，其他都不重要，甚至要把大部分精力全部放在对症治疗上面。但是，忽略人的情绪、情感而冷冰冰地单纯讨论治疗对患者不利。在临床，患者看待疾病的方式乐观或消极，睡眠质量如何，是否能够得到同伴支持，这些都会直接或间接影响治疗效果。

所以，心理干预和心理治疗对于前列腺癌患者是非常必要的。心理治疗也并不等于安慰，这是对心理治疗更大的误解。心理医师会针对患者具体问题利用适合的心理治疗方法进行干预，包括精神分析疗法、支持性心理疗法、认知行为疗法、催眠疗法、音乐疗法等。并不是家属或朋友愿意和患者交流就等同于心理治疗，心理治疗是非常专业的领域。

对于心理治疗还需更多普及并扫清人们的误区。尤其是泌尿外科医师也需要学习与患者和家属沟通的技术，以及简单的心理治疗方法，这对于前列腺癌患者的治疗是事半功倍的。同时，针对前列腺癌也应在早期发现方面多做科普教育工作，早期发现、积极治疗也是很重要的。

（王立祥）

参考文献

[1] WATTS S，LEYDON G，BIRCH B，et al. Depression and anxiety in prostate cancer：a systematic review and meta-analysis of prevalence rates[J]. BMJ Open，2014，4(3)：e003901.

[2] HASSAN S，KARPOVA Y，BAIZ D，et al. Behavioral stress accelerates prostate cancer development in mice[J]. J Clin Invest，2013，123(2)：874-886.

[3] CURTIS R，GROARKE A，SULLIVAN F. Stress and self-efficacy predict psychological adjustment at diagnosis of prostate cancer[J]. Sci Rep，2014，4：5569.

[4] 张日昇. 箱庭疗法[M]. 北京：人民教育出版社，2006.

[5] 那彦群，叶章群，孙光，等. 2014 版中国泌尿外科疾病诊断治疗指南[M]. 北京：人民卫生出版社，2014.

后　记

近年来，随着医学影像学、核医学、病理学、分子生物学等学科的发展，外科手术技术的创新，新型药物的研发及现有药物新适应证的确立，前列腺癌的诊断与治疗技术发展迅速。前列腺癌精准化诊断与治疗一直是泌尿、男生殖系统肿瘤的重点和难点。《前列腺癌精准诊断与治疗》试图从诊断与治疗两方面作出回答。

在前列腺癌诊断临床实践中，对每一位因下尿路症状就诊患者检测前列腺特异性抗原（PSA）已是泌尿外科医师的共识。在大型医疗机构，对于 PSA 异常的患者，还有更为先进的多参数磁共振成像检查（mpMRI），以及前列腺健康指数（PHI）协助诊断。前列腺影像报告与数据系统（PI-RADS）评分 3 分及以上提示有病灶，1~2 分无病灶的阴性结果对于临床有意义前列腺癌的阴性预测值高达 89%。PHI 对于 PSA 处于灰区的患者具有较好的区分良恶性病变的作用。磁共振成像 - 超声融合前列腺靶向穿刺活检结合了理想穿刺的两个“可视”要求——病灶可视，穿刺过程可视，大大提高了临床有意义前列腺癌的检出率，具有良好的发展前景。前列腺癌病理 ISUP 新分级分组系统将以 Gleason 评分为基础的病理诊断与预后更加关联。人工智能在前列腺癌病理诊断中的研发与应用，将大大减轻病理医师的工作强度，提高诊断效率。前列腺特异性膜抗原 PSMA PET/CT 目前主要应用于根治性前列腺切除术（RP）术后生化复发患者检测复发或转移病灶。在前列腺癌的精准诊断中，雄激素和遗传因素也是热门话题。虽然降低或阻断雄激素可以治疗前列腺癌，但前列腺癌发生与雄激素的关系尚不明确，甚至双极雄激素治疗可能会有部分治疗效果。对于晚期难治性前列腺癌，应充分重视“分子肿瘤专家委员会”的诊疗模式。

在前列腺癌治疗临床实践中，精准治疗分为两个方面——外科精准和内科精准。

外科精准指用越来越精细化的切除，保留更多的组织和结构，从而在不损害肿瘤控制的情况下，提高术后尿控能力和保留性功能。无论机器人辅助腹腔镜手术、腹腔镜手术、保留神经血管束（NVB）的手术，还是精准尿路重建的手术等，都是为了此 3 个目标。年龄是影响术后尿控的最重要因素，前后重建技术可以提高术后早期尿控，保留 NVB 对于尿控的益处尚存争议，但前列腺尖部的精细解剖有助于术后早期甚至长期尿控。治疗中重度压力性尿失禁的金标准是人工尿道括约肌植入术，但要严格把握适应证。可以明确的是，术中保留 NVB 对于术后性功能的恢复非常重要，这也是 Walsh 教授解剖性 RP 的精髓。RP 术后重度勃起功能障碍，保守治疗无效后可以考虑行阴茎起勃器植入术。

另一方面，外科手术范围呈现扩大化趋势。对于淋巴结转移风险 >30% 或术前影像学可疑淋巴结转移的患者，可行超扩大淋巴结清扫术。对于寡转移前列腺癌患者（转移病灶 ≤5 处，无内脏转移），可行减瘤性 RP + 扩大淋巴结清扫术，这是另外一种意义上的精准治疗。越来越精准的光子（X 线）放疗甚至质子放疗，前列腺癌冷冻局灶治疗（与全腺体治疗相对),更是进一步推进前列腺癌治疗精准化发展。

内科治疗方面,高肿瘤负荷转移性激素敏感性前列腺癌在去势治疗基础上同步多西他赛化疗或阿比特龙治疗可以大幅提高患者生存率,已经得到业界的认可。如何在二者之间选择是今后的研究方向。对于 CRPC 患者,尿液外泌体 AR-V7 检测是判断新型内分泌药物疗效的可选手段。以免疫检查点抑制剂为基础的免疫治疗,PSMA 靶向治疗值得期待。老年前列腺癌患者治疗方案的选择、对主动监测更深的理解和应用同样是前列腺癌精准治疗的内容。当然,了解患者对疾病的认识和对治疗的期许,注重前列腺癌患者的心理健康,也是泌尿外科医师的工作内容。

由此可见,前列腺癌精准诊断与治疗之路任重而道远,让我们携手共进、创新开拓!

宋　刚

2019 年 2 月

索 引

ARN-509 86
CHAARTED 研究 210,234
Epstein 标准 41
LATITUDE 研究 235
Sipuleucel-T 261,263
Src 激酶 82
STAMPEDE 研究 210,235

B

靶向穿刺 39
背深静脉复合体 110,132,140
笔形束扫描 185
表观扩散系数 19
病例对照设计 5
勃起功能障碍 283

C

常规分割放疗 179
磁共振波谱 18
磁共振成像 - 超声融合前列腺靶向穿刺活检 40
醋酸阿比特龙 85,212,228

D

大体肿瘤体积 189
单光子断层计算机显像 253
单核苷酸多态性 94
蛋白激酶 A 82
等待观察 217
狄氏筋膜 124,140,146
动态对比增强 18,20
队列研究 5
多参数磁共振成像 18
多西他赛 205,233
多学科会诊 302

E

恩杂鲁胺 86,228,229

F

放射性核素靶向治疗 251
放射治疗 179
腹腔镜根治性前列腺切除术 128,136,152

G

睾酮 78
根治性前列腺切除术 136,270,283
寡转移 165
观察性研究 5
国际老年肿瘤学会 298

H

横断面研究 5
横纹括约肌 146,147
后正中嵴 147,149
后重建技术 151

化疗耐受性差 206
黄体生成素 83
黄体生成素释放激素 83

J

激素难治性前列腺癌 80
计划靶体积 183,189
铰链区 79
筋膜间技术 110,118,137
筋膜内技术 110,118,137
经会阴穿刺 38
经直肠超声引导下前列腺系统穿刺活检术 37
经直肠穿刺 38
局灶治疗 197
巨噬细胞 261
卷积神经网络 70

K

抗雄治疗 84
扩散加权成像 18,20
扩展布拉格峰 185

L

联合雄激素阻断 81
良性前列腺增生 11
林奇综合征 94
临床靶体积 189
临床试验设计 5
临床无意义癌 37
临床有意义癌 37,41

M

泌乳素 83
免疫检查点疗法 265
免疫治疗 260

N

内分泌治疗 83,227
尿道内括约肌 147
尿道外括约肌 147
尿失禁 146,270
尿素衍生物 252

P

配体结合区 79,241

Q

前列腺健康指数 11
前列腺特异性膜抗原 48,168,251
前列腺特异性抗原 10
前列腺特异性抗原同源异构体 11
前列腺影像报告与数据系统 21
前重建技术 150
去势抵抗性前列腺癌 80,228,240
去势治疗 83

R

热休克蛋白 79
人工智能 70
认知行为治疗 312
认知融合 40
日常工具使用能力评估 296
日常生活活动评估 296
软件融合 40

S

三维适形放射治疗 179
神经血管束 110,137,284
术后切缘阳性 108

树突状细胞　261
双极雄激素治疗　230
双氢睾酮　78

T

调强放疗技术　178
调强质子放疗　185
同伴支持　313
同伴支持项目　313
图像引导放射治疗技术　178

W

外泌体　244
外周血循环肿瘤细胞　244

X

系统穿刺　38
系统综述　4
箱庭疗法　313
心理干预心理治疗　312
雄激素剥夺治疗　80,83
雄激素非依赖性前列腺癌　80,240
雄激素受体　78,79,240
雄激素受体剪切变异体　241
雄激素受体剪切变异体 -7　81,241
旋转调强放疗　180
循证医学　4

Y

液体活检　244
阴茎康复　285
阴茎起勃器　286
影像勾画　40
影像融合　40
影像追踪　40

Z

直肠指诊　10
治疗计划系统　179,188
主动监测　217
锥形束 CT 技术　180
最大尿道闭合压　272
最大膀胱容量　272

图书在版编目（CIP）数据

前列腺癌精准诊断与治疗 / 宋刚主编 .—北京：人民卫生出版社，2019

ISBN 978-7-117-28089-1

Ⅰ. ①前… Ⅱ. ①宋… Ⅲ. ①前列腺疾病 – 癌 – 诊疗 Ⅳ. ①R737.25

中国版本图书馆 CIP 数据核字（2019）第 026349 号

前列腺癌精准诊断与治疗

主　　编： 宋　刚
出版发行： 人民卫生出版社（中继线 010-59780011）
地　　址： 北京市朝阳区潘家园南里 19 号
邮　　编： 100021
E - mail： pmph @ pmph.com
购书热线： 010-59787592　010-59787584　010-65264830
印　　刷： 北京顶佳世纪印刷有限公司
经　　销： 新华书店
开　　本： 787 × 1092　1/16　　**印张：** 21
字　　数： 511 千字
版　　次： 2019 年 3 月第 1 版　2019 年 10 月第 1 版第 3 次印刷
标准书号： ISBN 978-7-117-28089-1
定　　价： 209.00 元